Serge Tixa

Atlas Palpationsanatomie

Serge Tixa

Atlas Palpationsanatomie

2. Auflage

Deutsche Übersetzung von Gudrun Meddeb

ELSEVIER
URBAN & FISCHER

URBAN & FISCHER München

Zuschriften und Kritik an:
Elsevier GmbH, Urban & Fischer Verlag, Lektorat Komplementäre und Integrative Medizin, Karlstraße 45, 80333 München

Titel der Originalausgabe:
Atlas d'anatomie palpatoire vol 1 & 2
Vol 1: 2005, ISBN 2-294-01294-1; Vol 2: 3. Aufl. 2005, ISBN 2-294-01293-3
Erschienen bei: Elsevier Masson S. A. S.
An imprint of Elsevier Limited

Wichtiger Hinweis für den Benutzer
Die Erkenntnisse in der Medizin unterliegen laufendem Wandel durch Forschung und klinische Erfahrungen. Herausgeber und Autoren dieses Werkes haben große Sorgfalt darauf verwendet, dass die in diesem Werk gemachten therapeutischen Angaben (insbesondere hinsichtlich Indikation, Dosierung und unerwünschten Wirkungen) dem derzeitigen Wissensstand entsprechen. Das entbindet den Nutzer dieses Werkes aber nicht von der Verpflichtung, anhand der entsprechenden Literatur zu überprüfen, ob die dort gemachten Angaben von denen in diesem Buch abweichen und seine Verordnung in eigener Verantwortung zu treffen.

Bibliografische Information der Deutschen Nationalbibliothek
Die Deutsche Nationalbibliothek verzeichnet diese Publikation in der Deutschen Nationalbibliografie; detaillierte bibliografische Daten sind im Internet über http://dnb.d-nb.de abrufbar.

2. Auflage 2009

Der Urban & Fischer Verlag ist ein Imprint der Elsevier GmbH.

09 10 11 12 13 5 4 3 2 1

Planung und Lektorat: Christl Kiener, München
Projektmanagement und Lektorat: Annekathrin Sichling, München
Übersetzung: Gudrun Meddeb, Tunis/Tunesien
Register: Cordula Fehling, Schwäbisch-Gmünd
Herstellung und Layout: Marion Kraus, München
Satz: Kösel, Krugzell
Druck und Bindung: Legoprint, Lavis/Italien
Umschlaggestaltung: SpieszDesign, Neu-Ulm
Anatomische Abbildungen: Sobotta Atlas der Anatomie des Menschen, 22. Auflage 2006, Bd. 1 und 2, Elsevier GmbH Urban & Fischer, München
Gedruckt auf 100 g Eurobulk 1,1-faches Vol.

ISBN 978-3-437-58420-6

Aktuelle Informationen finden Sie im Internet unter **www.elsevier.de** und **www.elsevier.com**

Inhaltsverzeichnis

Einleitung

Das vorliegende Werk präsentiert eine spezielle Methode für die palpatorische Anatomie, die so genannte Oberflächenpalpation. Dabei handelt es sich um eine Methode zur Palpation anatomischer Strukturen (Knochen, Bänder, Sehnen, Muskeln, Gefäße und Nerven) auf der Grundlage visueller Kriterien. Jede zu palpierende Struktur wird mit einem Foto darstellt, das von einem didaktisch gut strukturierten Text begleitet wird und somit den Zugang zur betreffenden Struktur erleichtert.

Welche Zielgruppen möchte dieses Buch ansprechen?

Das vorliegende Buch wurde für all jene Berufsgruppen geschrieben, für die die angewandte Anatomie ein unerlässlicher Teil der beruflichen Praxis darstellt.

Wie ist das Buch aufgebaut?

Bei dem vorliegenden Werk handelt es sich um einen aus über 800 Fotografien bestehenden Atlas, der in insgesamt zwölf Kapitel (Hals, Rumpf und Sacrum, Schulter, Oberarm, Ellenbogen, Unterarm, Handgelenk und Hand, Hüfte, Oberschenkel, Knie, Unterschenkel, Sprunggelenk und Fuß) unterteilt ist, die ihrerseits und je nach Region in bis zu vier Unterkapitel unterteilt werden: Knochen, Muskeln (Muskel- und Sehnenstrukturen), Gelenke (Gelenkspalte und Ligamenta) sowie Nerven und Gefäße.
Die Fotografien lassen sich in zwei Gruppen unterteilen:

Fotografien zur Darstellung
- der Körperregion, die dem jeweiligen Kapitel als Einleitung vorangestellt werden,
- der Topografie, die eine Körperregion (z. B. Regio femoralis anterior, Pars lateralis und superior oder lateraler Fußrand) und all ihre palpatorisch zugänglichen Strukturen präsentieren,
- der Struktur, die, wo immer es möglich ist, die anatomische Struktur und ihre Bezüge zu den benachbarten Strukturen darstellt: dabei handelt es sich vor allem um Darstellungen von Muskeln und Muskelgruppen (z. B. M. quadriceps femoris).

Fotografien zur Oberflächenpalpation
Sie stellen den wesentlichen Teil dieses Buches dar. Sie helfen dem Leser, die gesuchte Struktur visuell zu erfassen und beschreiben in einem kurzen Text den Zugang zur gesuchten Struktur.

Wie sollte dieses Buch verwendet werden?

Prinzipiell bieten sich dem Leser zwei Möglichkeiten an:
- Entweder er möchte eine Körperregion (z. B. das Knie) in ihrer Gesamtheit oder einen Teil einer Körperregion (z. B. den lateralen Fußrand) untersuchen, so schlägt er einfach das Kapitel oder Unterkapitel im Inhaltsverzeichnis nach, oder
- er möchte sich einer Struktur aus verschiedenen Blickwinkeln annähern. In diesem Fall schlägt er den Begriff im Index nach und findet alle Seiten, die diesen Begriff enthalten. So wird etwa der M. sartorius im Kapitel über den Oberschenkel, aber auch in den Kapiteln über die Hüfte und das Knie behandelt.

Was bietet dieses neue Werk?

Neue Zugangstechniken, die mit neuen Fotografien vervollständigt wurden.
Anatomietafeln aus dem Sobotta (Sobotta Atlas der Anatomie des Menschen, 22. Auflage 2006, Bd. 1 und 2, Elsevier Urban & Fischer, München), die den pädagogischen Aufbau vervollständigen und mittels Bildern die Lokalisierung eines Muskels und seine Beziehungen zu den benachbarten Muskeln sowie seine Ursprünge und Ansätze darstellen. Gleiches wurde auch für die Lokalisierung von Knochenstrukturen, Gelenken bzw. Nerven und Gefäßen gemacht.

Informationen über Ursprung und Ansatz der Muskeln. Die diesbezüglichen Textabschnitte schließen an die Beschreibung der Zugangstechniken an. Sie sind klar gekennzeichnet und erleichtern dem Leser das rasche Auffinden der gesuchten Informationen. Alle im medizinischen Bereich tätigen Praktiker wissen, wie oft Anatomie gelernt und wieder vergessen wird, bis man sie wirklich beherrscht. Dies hat uns dazu veranlasst, die Ansätze und Ursprünge der Muskeln diesem Buch hinzuzufügen, da palpatorische Anatomie ohne detaillierte Kenntnisse der theoretischen Anatomie unmöglich ist.

Informationen über die Muskelfunktionen. Diese Abschnitte wurden in dieser neuen Auflage der Darstellung der Muskeln bzw. Muskelgruppen hinzugefügt, wieder im Bemühen, dem Leser eine zusätzliche Hilfe für das Erlernen der Anatomie zu bieten.

Anmerkung: In diesem Buch haben wir jeder Körperregion ein Kapitel gewidmet. Dabei sind wir uns der Tatsache bewusst, dass etwa Muskeln immer wieder die Grenzen dieser Regionen überschreiten. Unsere Vorgangsweise lässt sich damit rechtfertigen, dass jeder Muskel durch einen transversalen Ansatz, d. h. in Bezug auf die ihn umgebenden Strukturen, untersucht wird, aber auch hinsichtlich seiner gesamten Länge, d. h., dass bei jedem Muskel sowohl der Ursprung als auch der Muskelbauch und der Ansatz präsentiert werden (z. B. der M. iliopsoas, der weit über die Regio femoralis hinausreicht und den man auch in der Abdominalregion wiederfindet).
Eine kurze Anmerkung zu den Begriffen „proximale" oder „distale" Hand, die bei der Beschreibung der Techniken gelegentlich verwendet werden. Dabei wird jene Hand oder jener Griff (des Therapeuten) als „proximal" oder „distal" bezeichnet, die dem Ursprung der unteren Extremität des zu untersuchenden Patienten angenähert ist oder sich von dieser weiter entfernt.

Danksagung

Ich bedanke mich bei den vielen Studenten, die freiwillig viel Zeit und Energie investiert haben und mir für die oftmals sehr langwierigen Fototermine zur Verfügung standen.
Da mich sehr viele Studenten unterstützt haben, kann ich sie nicht alle namentlich nennen, möchte mich aber dennoch bei allen, ob ihre Fotos in diesem Buch Verwendung fanden oder nicht, nochmals herzlich bedanken.
Mögen diese Zeilen Ausdruck meiner Anerkennung sein.
Ich darf ihnen auf diesem Weg versichern, dass ich keinen einzigen von ihnen vergessen habe, da dieses Buch ohne sie nicht hätte entstehen können.

Serge Tixa

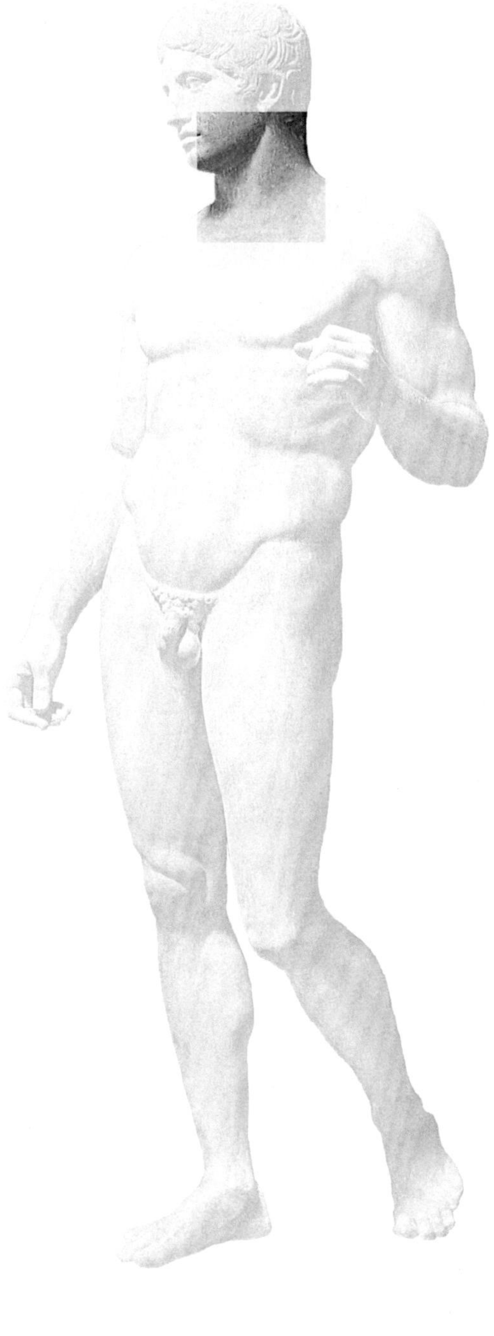

1 Der Hals

Topografische Darstellung des Halses

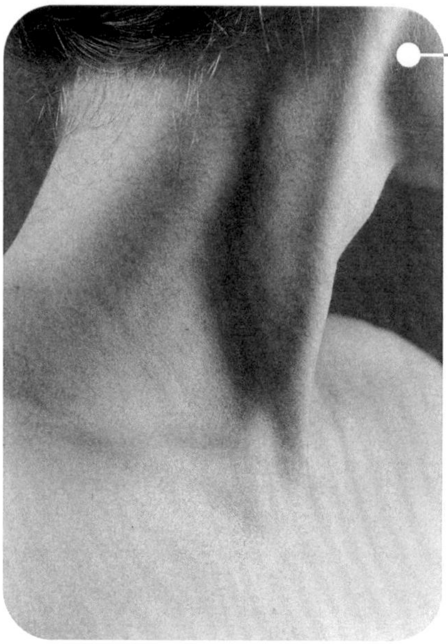

Darstellung der Halsregion

Knochen

Hals- und Kopfregion: knöchernes Skelett

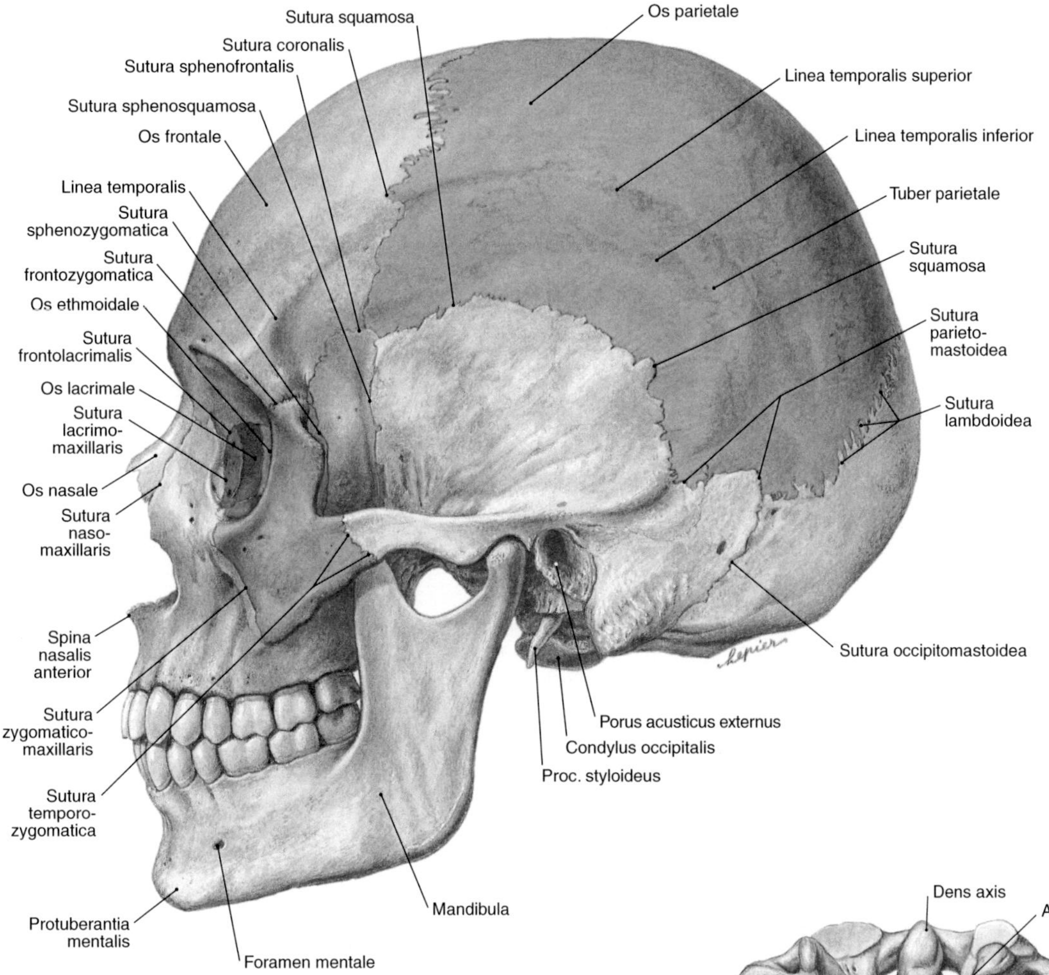

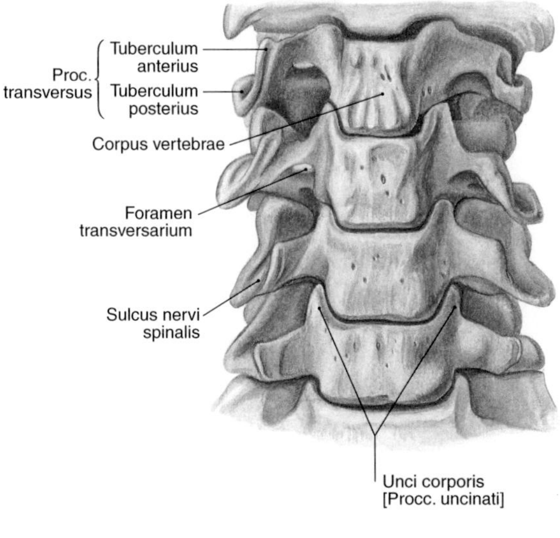

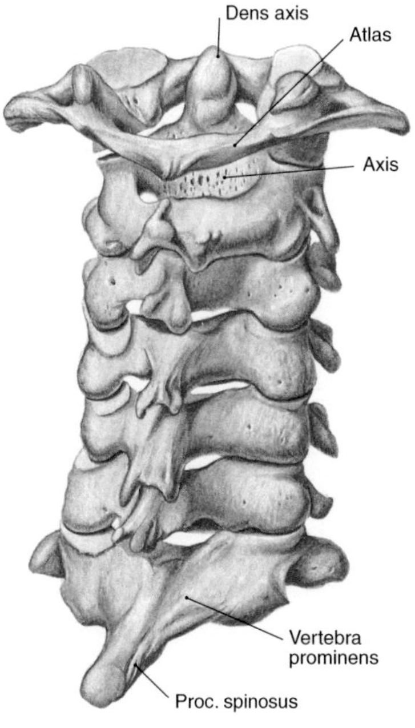

Vordere Halsregion

Die wichtigsten palpatorisch zugänglichen Strukturen:

- Schildknorpel (Cartilago thyroidea) (➤ Abb. 1.3 – 1.5)
- Incisura thyroidea superior (➤ Abb. 1.5)
- Zungenbein (Os hyoideum):
  - Zungenbeinkörper (Corpus ossis hyoidei) (➤ Abb. 1.3, 1.6 und 1.7)
  - kleines Zungenbeinhorn (Cornu minus) (➤ Abb. 1.8)
  - Zungenbeinhöcker (➤ Abb. 1.7)
  - großes Zungenbeinhorn (Cornu majus) (➤ Abb. 1.9)
- Ringknorpel (Cartilago cricoidea) (➤ Abb. 1.10)
- Luftröhre (Trachea) (➤ Abb. 1.11)

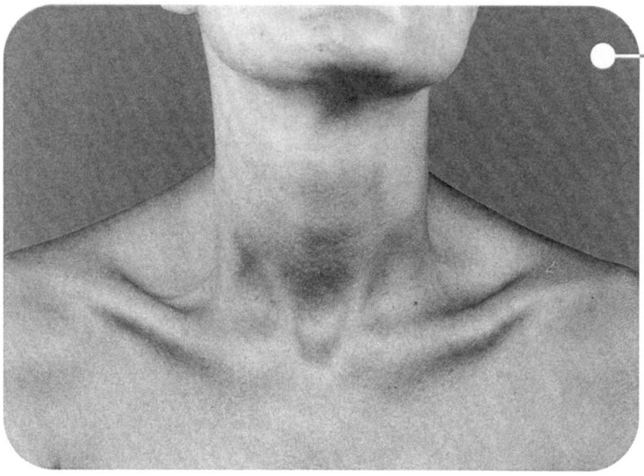

Abb. 1.2

Halsregion, Ansicht von anterior

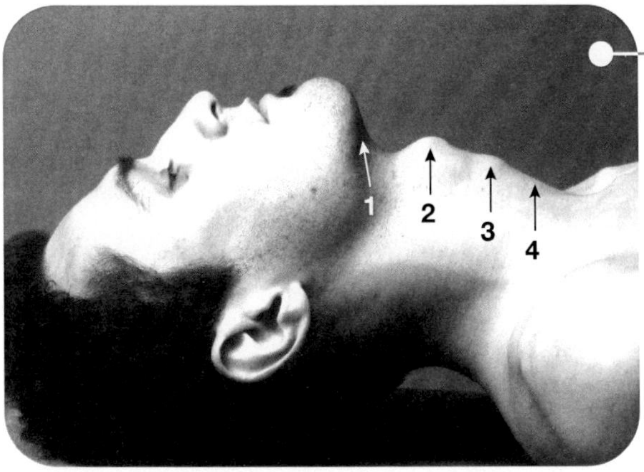

Abb. 1.3 Visualisierung der verschiedenen Knochen- und Knorpelstrukturen des Kehlkopfs

Der Kehlkopf, Larynx, das wichtigste Organ zur Stimm- und Lautbildung, liegt im mittleren und vorderen Teil des Halses. Nach oben öffnet er sich zur Pars laryngea pharyngis, die den untersten Abschnitt des Rachens, Pharynx, bildet. Der Kehlkopf liegt unterhalb des Zungenbeins und oberhalb der Luftröhre. Er ist zwischen dem Zungenbein, oben, und dem Oberrand des Manubrium sterni ertastbar. Er bewegt sich beim Sprechen, Atmen und Schlucken ungefähr um eine Wirbelhöhe.

Der Kehlkopf besteht aus verschiedenen Knorpeln, von denen nachfolgend nur die Stützknorpel, Schild- und Ringknorpel, besprochen werden.

Anmerkung: Das Zungenbein, das mit dem Schildknorpel über die Membrana thyrohyoidea verbunden ist, ist nicht Teil des Kehlkopfskeletts.

1. Lage des Zungenbeins
2. Erhebung des Kehlkopfs (Schildknorpel)
3. Ringknorpel
4. Luftröhre

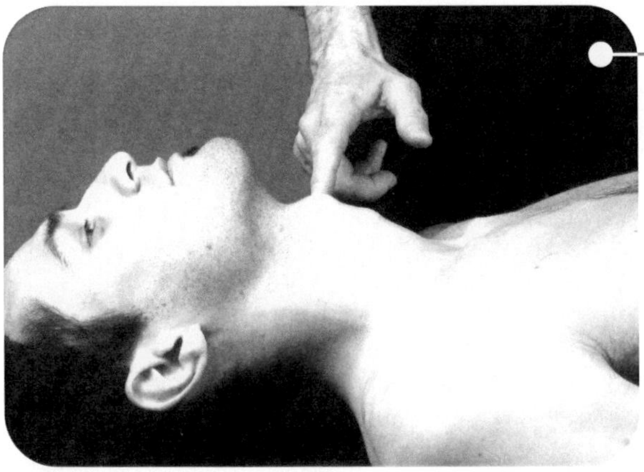

Abb. 1.4 Schildknorpel (Cartilago thyroidea)

Um den Schildknorpel besser sehen zu können, bewegt man den Kopf des Patienten in Hyperextension. Der Schildknorpel liegt zwischen dem Zungenbein (➛ Abb. 1.3 und 1.6 – 1.9) oben und dem Ringknorpel (➛ Abb. 1.3, 1.10) unten. Der Schildknorpel (in der Abbildung durch den Zeigefinger des Therapeuten angezeigt) ist der volumenmäßig größte Kehlkopfknorpel. Seinen Namen (etymologisch: schildförmig) verdankt er seiner Form und seiner Lage: er bedeckt vorne die übrigen Elemente des Kehlkopfes. Der Schildknorpel ist beim Mann stärker ausgebildet als bei der Frau.

Anmerkung: Unter den elf Knorpelstrukturen, aus denen der Larynx besteht, sind drei unpaarig und liegen an der Mittellinie: der Schildknorpel (der beim Erwachsenen und bei älteren Menschen oft verknöchert), der Ringknorpel und der Kehldeckel (Epiglottis).

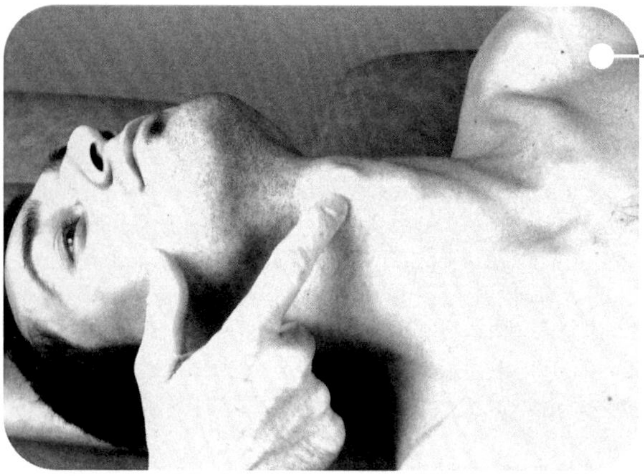

Abb. 1.5 Incisura thyroidea superior

An der Verbindung der beiden Seiten des Schildknorpelkörpers ist an der Oberkante ein Einschnitt, die Incisura thyroidea superior, ertastbar, die auf der nebenstehenden Abbildung sehr gut erkennbar ist. Der Zeigefinger des Therapeuten liegt auf dem an der Medianlinie liegenden Einschnitt, der sich am Oberrand des Schildknorpels im Bereich des Adamsapfels befindet.

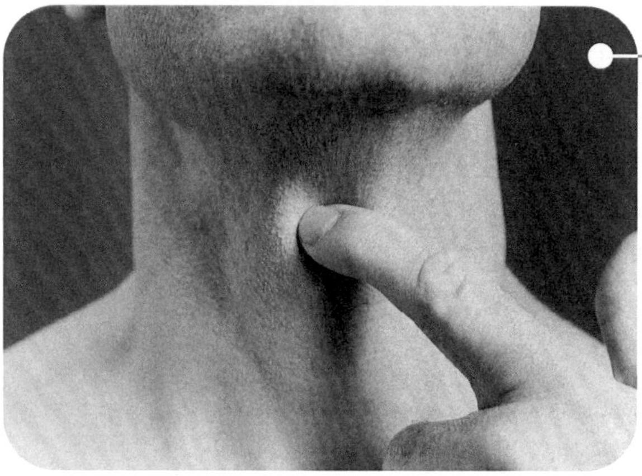

Abb. 1.6 Zungenbeinkörper (Os hyoideum), erster Schritt

Der Therapeut legt den Zeigefinger auf den medianen Einschnitt am Oberrand des Schildknorpels (Incisura thyroidea superior ➤ Abb. 1.5). Das ist der erste Schritt für die Lokalisierung des Zungenbeins, das sich unmittelbar darüber befindet.

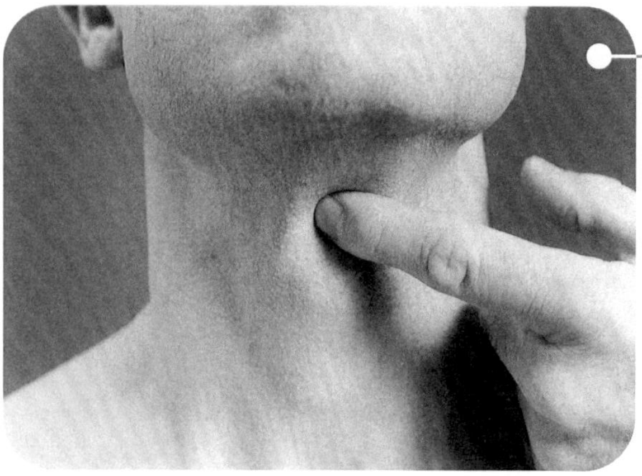

Abb. 1.7 Zungenbeinkörper (Os hyoideum), zweiter Schritt, und medianer Zungenbeinhöcker

Nachdem der erste Schritt zur Lokalisierung des Zungenbeins abgeschlossen wurde (➤ Abb. 1.3 – 1.6), lässt man den Zeigefinger etwas nach oben gleiten, um mit dem Zungenbeinkörper Kontakt aufzunehmen. Dieser liegt, bei leichter Extensionsposition des Halses, eine Fingerbreite in Richtung Unterkiefer. Der mediane Zungenbeinhöcker bildet eine knöcherne Erhebung, welche unmittelbar unter der Haut erkennbar ist.

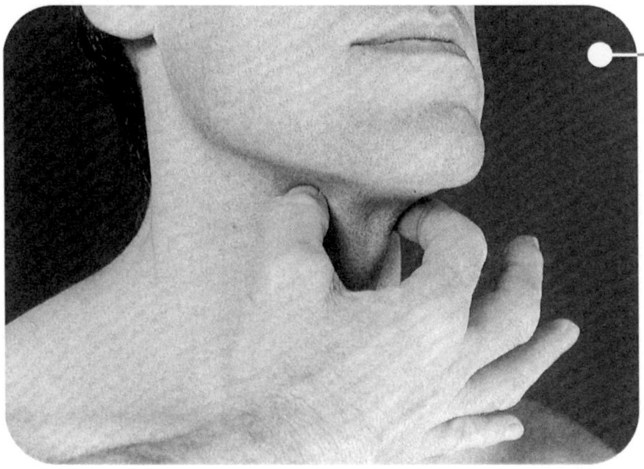

Abb. 1.8 Zungenbein (Os hyoideum), kleines Horn (Cornu minus)

Nachdem man den Oberrand des Schildknorpels (➤ Abb. 1.5 und 1.6) und den Zungenbeinkörper sowie den medianen Zungenbeinhöcker (➤ Abb. 1.7) lokalisiert hat, umgreift man den Zungenbeinkörper mit Daumen und Zeigefinger, so dass man die beiden kleinen knöchernen Erhebungen spürt, die kleine nach oben gerichtete Hörner bilden.

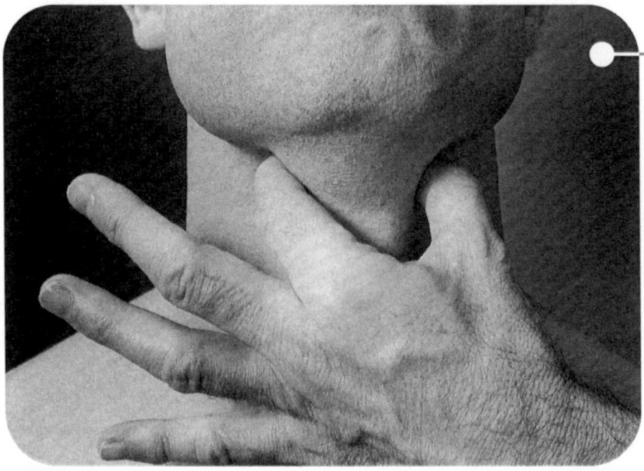

Abb. 1.9 Zungenbein (Os hyoideum), großes Horn (Cornu majus) und hinterer Höcker des großen Horns

Nachdem der Therapeut den Zungenbeinkörper (➤ Abb. 1.6 und 1.7) und die kleinen Hörner (➤ Abb. 1.8) ertastet hat, bewegt er Zeigefinger und Daumen etwas nach lateral, um die großen Hörner zu palpieren, die den Zungenbeinkörper nach oben, hinten und außen verlängern und an der Rückseite mit einem Tuberculum enden, das gleichfalls mit den Fingern ertastet werden kann. Die Kopfextension lässt diese Strukturen besser erkennen.

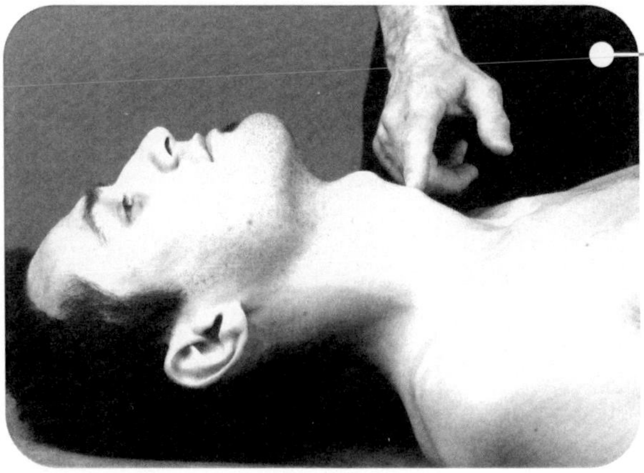

Abb. 1.10 Ringknorpel (Cartilago cricoidea)

Der Ringknorpel ist der kaudalste Knorpel des Kehlkopfs (siehe Zeigefinger auf der Abbildung). Er liegt zwei Fingerbreit unterhalb der Erhebung des Larynx (1). Dieser Knorpel bildet die Basis der Kehlkopfpyramide, die den Übergang zwischen dem Kehlkopf und der ersten Knorpelspange der Luftröhre sicherstellt.

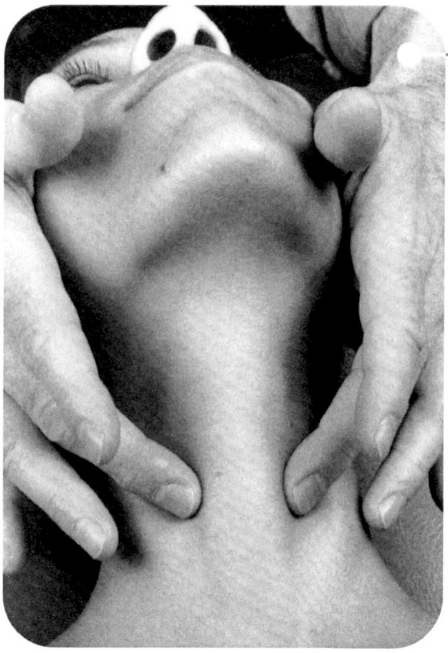

Abb. 1.11 Luftröhre (Trachea)

Für einen guten Zugang zu dieser Struktur bringt man den Kopf des Patienten in Hyperextension.

Die Luftröhre reicht vom Unterrand des sechsten Halswirbels zum fünften Brustwirbel bzw. etwas darüber hinaus. Sie hat die Form eines an der Rückseite abgeflachten Zylinders. Der zylindrische Teil weist leicht tastbare Knorpelspangen auf, die durch die Ligg. anularia verbunden werden.

Die Luftröhre verläuft schräg von oben nach unten und von vorne nach hinten: der zervikale Teil der Trachea reicht vom Unterrand des Ringknorpels (Höhe des Diskus C6 – C7) zur Drosselgrube (Incisura jugularis) am Oberrand des Sternums. Sie hat eine Gesamtlänge von ungefähr zwölf Zentimetern, die je nach Position des Kehlkopfs variiert (Anheben und Absenken beim lebenden Erwachsenen). Ihr Durchmesser beträgt zirka zwölf Millimeter.

Hintere und seitliche Halsregionen (Regio colli dorsalis und Regio colli lateralis)

Die wichtigsten palpatorisch zugänglichen Strukturen:

- Halswirbelsäule (➛ Abb. 1.13)
- Dornfortsatz (Proc. spinosus) des siebten Halswirbels (Vertebra prominens) (➛ Abb. 1.14)
- Dornfortsatz (Proc. spinosus) des sechsten Halswirbels (➛ Abb. 1.15)
- Tuberculum posterius des Atlas (➛ Abb. 1.16)
- Dornfortsatz (Proc. spinosus) des Axis (➛ Abb. 1.17)
- Querfortsatz (Proc. transversus) des Atlas (➛ Abb. 1.18)
- Querfortsatz (Proc. transversus) des Axis (➛ Abb. 1.19)
- Querfortsätze (Proc. transversus) des dritten bis siebten Halswirbels (➛ Abb. 1.20)
- Gelenkfortsätze (Proc. articulares) der Halswirbel (➛ Abb. 1.21 und 1.22)

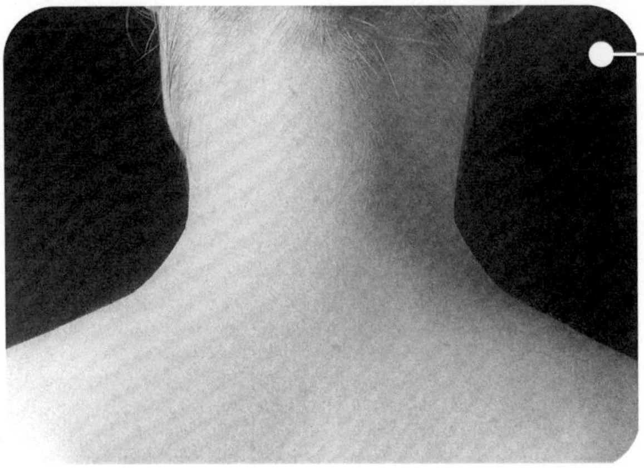

Abb. 1.12

Darstellung der Nackenregion (Regio colli posterior)

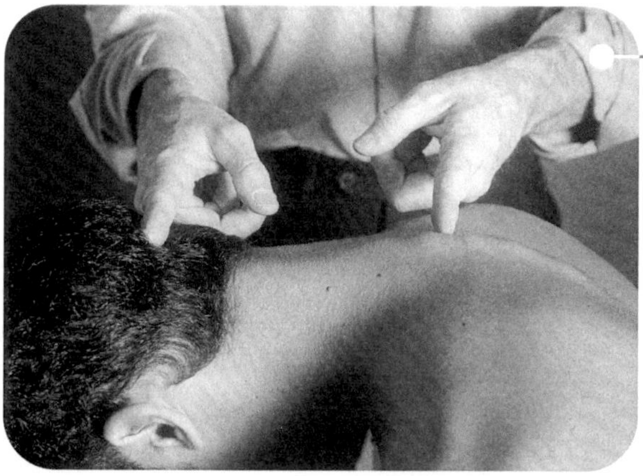

Abb. 1.13 Halswirbelsäule

Der Therapeut zeigt die allgemeine topografische Situation der Halswirbelsäule zwischen dem Hinterhaupt und dem ersten Brustwirbel. Sie besteht aus sieben übereinanderliegenden und miteinander gelenkartig verbundenen Halswirbeln.

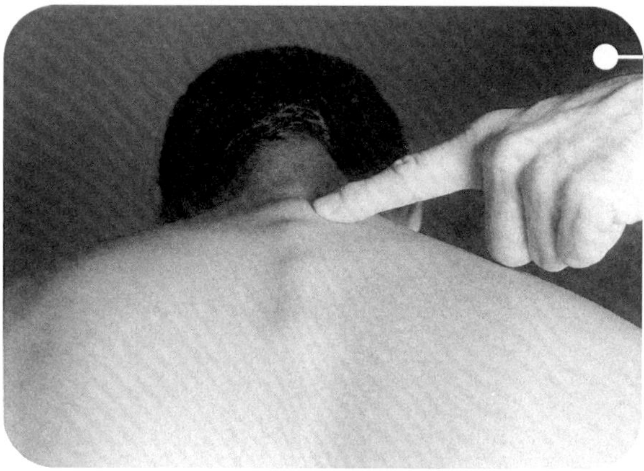

Abb. 1.14 Dornfortsatz (Proc. spinosus) des siebten Halswirbels (Vertebra prominens)

Dieser Fortsatz zeichnet sich dadurch aus, dass er länger ist und stärker hervorsteht und nur ein Tuberkulum aufweist. Wie Verwechslungen mit dem ersten Brustwirbel vermieden werden, wird in den ➛ Abb. 2.34 und 2.35 im Kapitel über den „Rumpf" beschrieben.

Anmerkung: Der Dornfortsatz von C7 ist normalerweise der am meisten hervorstehende Dornfortsatz im zervikothorakalen Übergangsbereich (C6-C7-Th1).

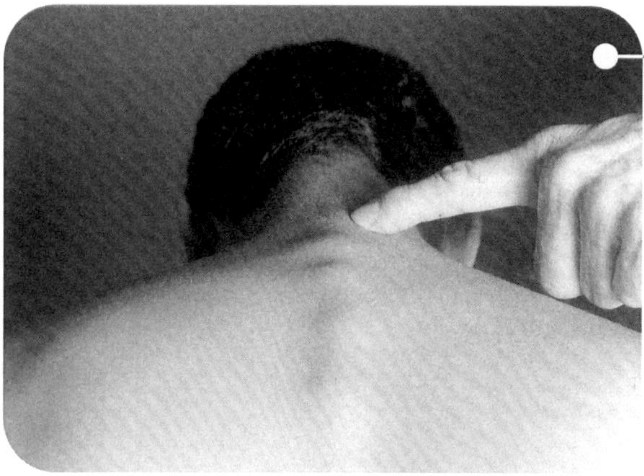

Abb. 1.15 Dornfortsatz (Proc. spinosus) des sechsten Halswirbels

Nachdem der Dornfortsatz des siebten Halswirbels genau identifiziert wurde (➛ Abb. 2.14 und ➛ Abb. 2.32 – 2.34 im Kapitel über den „Rumpf"), ist der sechste Halswirbel sehr leicht oberhalb von C7 erkennbar. Kopfrotationen nach links und rechts lassen den Wirbel (dessen Processus sich eindeutig unter den Fingern bewegt) leicht erkennen und gegenüber C7 abgrenzen.

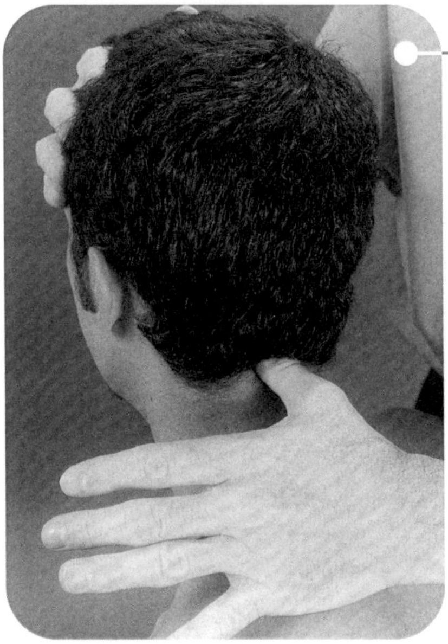

Abb. 1.16 Tuberculum posterius des Atlas

Diese Erhebung findet man in der Verlängerung der Crista occipitalis externa, die sich an der Außenseite des Hinterhauptbeins (Os occipitale) befindet. Unter den Fingern spürt man den Hinterrand des Foramen magnum und unmittelbar darunter, in kaudaler Richtung, eine kleine Vertiefung, in der der Daumen des Therapeuten das Tuberculum posterius des Atlas ertastet.

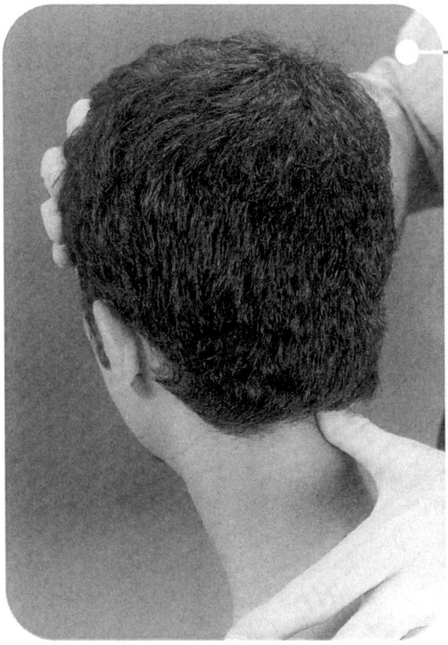

Abb. 1.17 Dornfortsatz (Proc. spinosus) des Axis

Unterhalb der kleinen in → Abb. 1.16 genannten Vertiefung, in der sich das Tuberculum posterius des Atlas befindet, nehmen die Finger eine knöcherne Struktur wahr, den Dornfortsatz des Axis. Dieser steht stark hervor und ist leicht zu spüren, wenn man mit der anderen Hand über einen Stirnkontakt den Kopf leicht in Flexion und Extension bewegt.

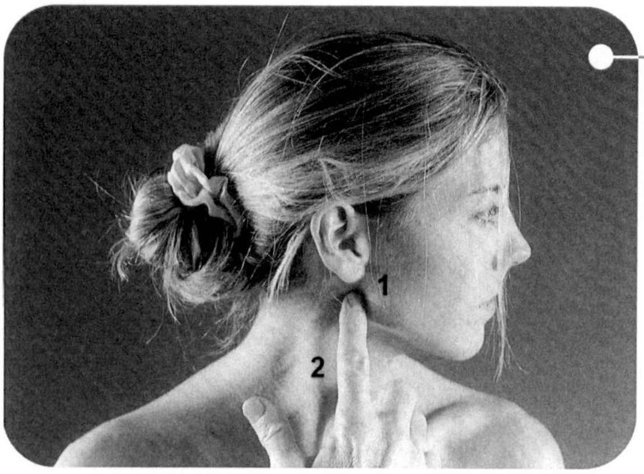

Abb. 1.18 Querfortsatz (Proc. transversus) des Atlas

Man sucht zunächst den Ramus mandibulae (1) und den M. sternocleidomastoideus (2) – der Zeigefinger des Therapeuten kennzeichnet den Raum zwischen diesen beiden Strukturen, in dem der Querfortsatz des Atlas, der seitlich stark hervortritt, zu palpieren ist.

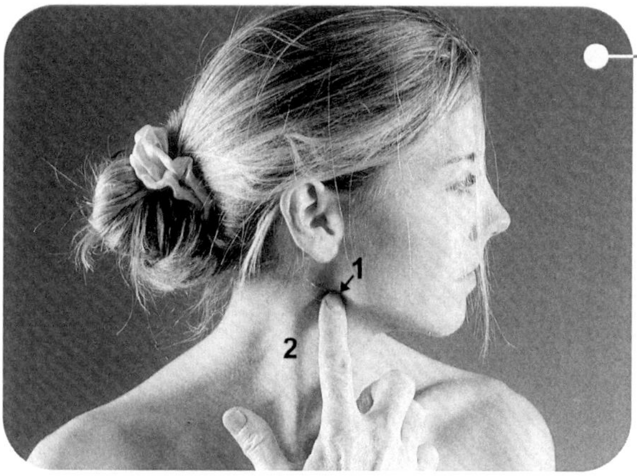

Abb. 1.19 Querfortsatz (Proc. transversus) des Axis

Ausgangspunkt für diese Palpation ist der Mandibulawinkel (Angulus mandibulae, Gonion) (1). Der Fortsatz kann sowohl vor als auch hinter dem M. sternocleidomastoideus (2) palpiert werden. Im Gegensatz zum Proc. transversus des Atlas ist der Querfortsatz des Axis wenig ausgeprägt.
Anmerkung: Diese Struktur muss mit viel Feingefühl palpiert werden, was im Übrigen für alle Strukturen der Halsregion gilt.

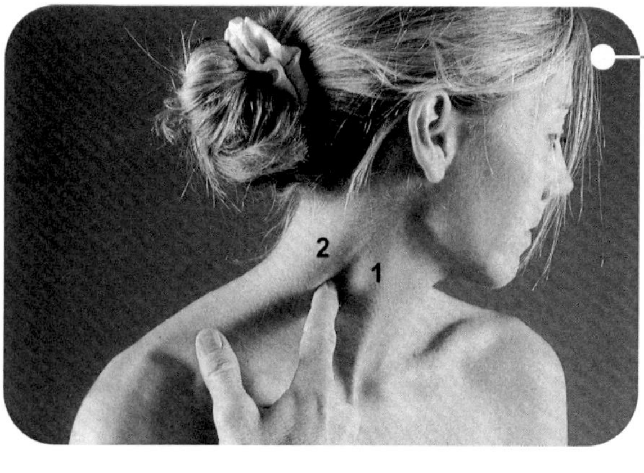

Abb. 1.20 Querfortsätze (Proc. transversus) der dritten bis siebten Halswirbel

Auf der nebenstehenden Abbildung zeigt der Zeigefinger des Therapeuten die Region zwischen dem M. sternocleidomastoideus (1) und dem M. trapezius (2), in der der Finger auf der Suche nach den jeweiligen Querfortsätzen nach unten gleitet.

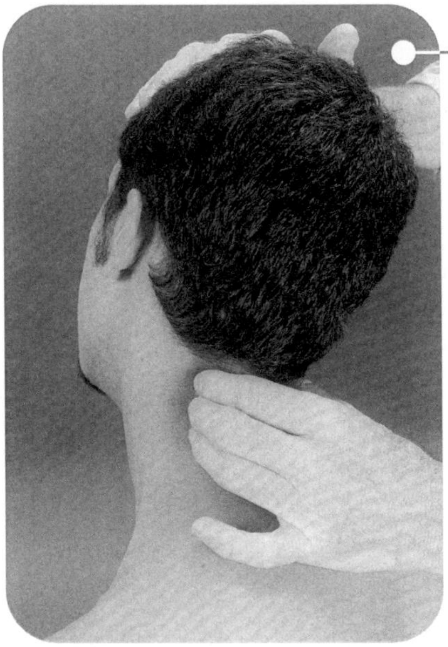

Abb. 1.21 Gelenkfortsätze (Proc. articulares) der Halswirbel, allgemeiner Zugang

Der Therapeut verwendet einen allgemeinen Griff. Er schiebt mit den Fingern den zervikalen Anteil des M. trapezius (➤ Abb. 1.41) nach vorne, der mit den Gelenkfortsätzen der Halswirbel Verbindung hat. Die Gelenkfortsätze zeichnen sich unter den Fingern klar ab, wenn der Therapeut mit Hilfe der anderen Hand, welche auf der Stirn liegt, Seitneigebewegungen nach links und rechts ausführt.
Anmerkung: Nachdem man den lateralen Rand des zervikalen Anteils des M. trapezius (➤ Abb. 1.32) lokalisiert hat, sollte man sich vergewissern, dass der Muskel gut entspannt ist, bevor man die Gelenkfortsätze zu palpieren beginnt.

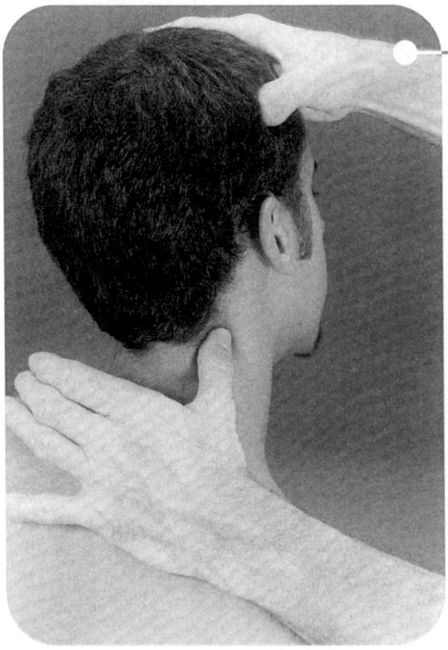

Abb. 1.22 Gelenkfortsätze (Proc. articulares) der Halswirbel, allgemeiner Zugang

Man verwendet den gleichen Griff wie in ➤ Abb. 1.21. Die nebenstehende Abbildung zeigt nur die Position des Daumens und vervollständigt die Erklärungen von ➤ Abb. 1.21.

Muskeln

Halsmuskeln, Ansicht von lateral

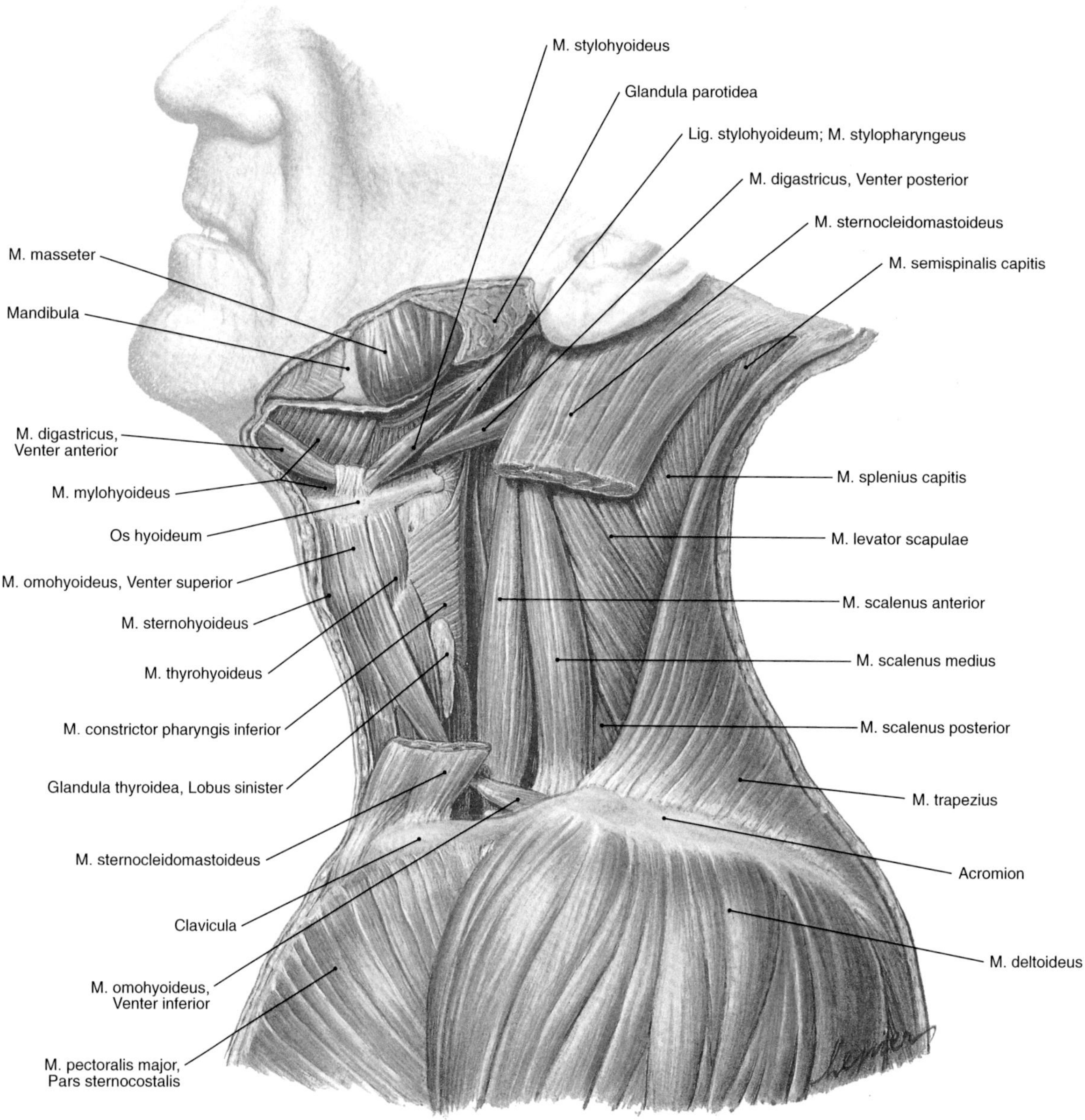

Sternokleidomastoideusregion (Regio sternocleidomastoidea)

Die wichtigsten palpatorisch zugänglichen Strukturen:
- Ursprung der Pars sternalis des M. sternocleidomastoideus (→ Abb. 1.24)
- Zweiteilung der Pars sternalis des M. sternocleidomastoideus (→ Abb. 1.25)
- Muskelbauch der Pars sternalis des M. sternocleidomastoideus (→ Abb. 1.26)
- M. sternocleidomastoideus, Pars clavicularis (→ Abb. 1.27)
- Ansatz des M. sternocleidomastoideus am Proc. mastoideus (→ Abb. 1.28)

Abb. 1.23

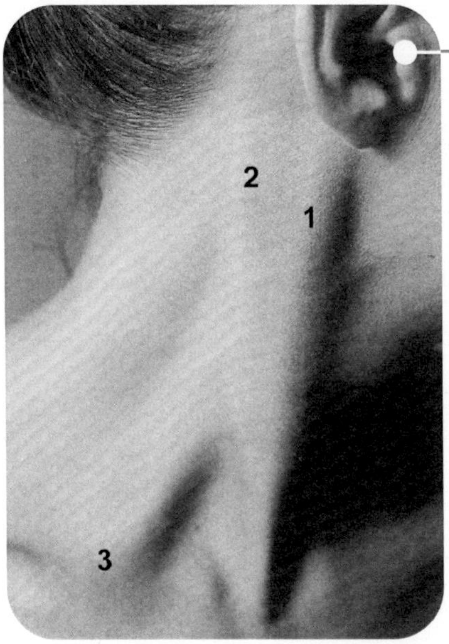

M. sternocleidomastoideus, Ansicht von frontal

1. M. sternocleidomastoideus, Pars sternalis
2. M. sternocleidomastoideus, Pars occipitalis
3. M. sternocleidomastoideus, Pars clavicularis

Funktion

Flexion, homolaterale Seitneigung und kontralaterale Rotation von Kopf und Hals.

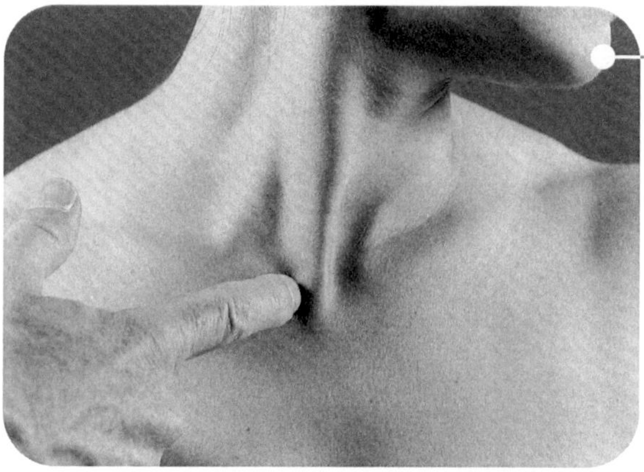

Abb. 1.24 Ursprung der Pars sternalis des M. sternocleidomastoideus, Zugangstechnik und Ursprung

Der Zeigefinger des Therapeuten zeigt den Ursprung dieses Anteils am Manubrium sterni medial der sternoklavikularen Gelenklinie über eine starke Sehne. Wenn der Patient den Kopf zur Gegenseite dreht und eine leichte Seitneigung zur Palpationsseite hinzufügt, wird diese Sehne angespannt.

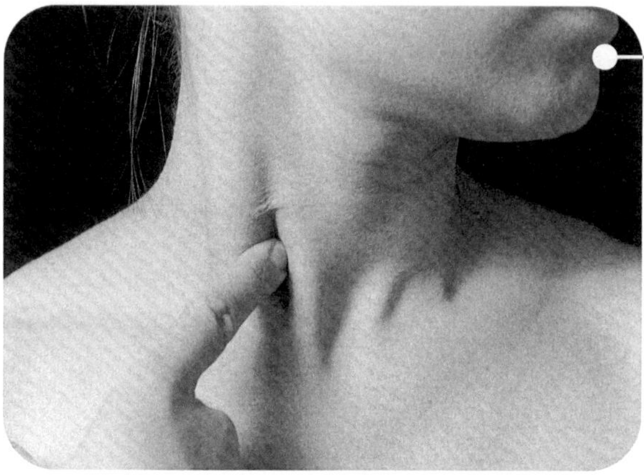

Abb. 1.25 Zweiteilung der Pars sternalis des M. sternocleidomastoideus, Zugangstechnik und Ansatz

Der sternale Anteil wird manchmal zu zwei Muskelfaserbündel ausgebildet: einem sternomastoidalen und einem sternookzipitalen. Diese Faserbündel setzen auf dem Sternum mit zwei deutlich voneinander getrennten Sehnen an, wobei die Sehne des sternookzipitalen Anteils lateral der Sehne des sternomastoidalen Anteils inseriert. Zur Anspannung der Sehnen wird die in ➛ Abb. 1.24 beschriebene Bewegung ausgeführt. Der Zeigefinger des Therapeuten kann zwischen die beiden Anteile hineingreifen, siehe nebenstehende Abbildung.
Der Raum zwischen den beiden Muskelbündeln darf nicht mit der dreieckigen Fläche verwechselt werden, die bei der Muskelkontraktion leicht zu ertasten ist (kontralaterale Rotation und homolaterale Seitneigung) und den klavikularen vom sternalen Anteil abgrenzt (1, ➛ Abb. 1.26).

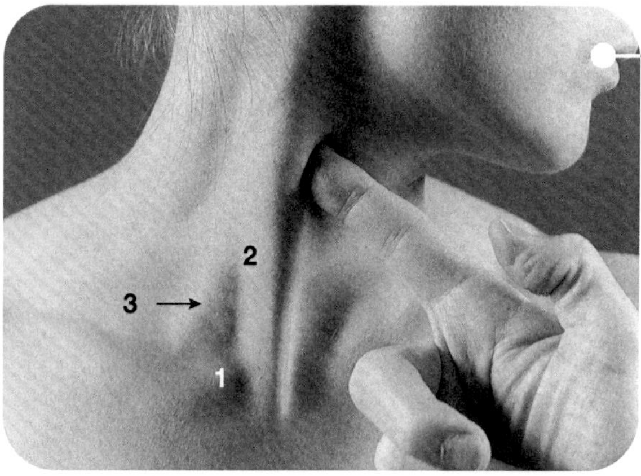

Abb. 1.26 Muskelbauch der Pars sternalis des M. sternocleidomastoideus

Der Muskelbauch nimmt etwas oberhalb des Sternoclaviculargelenks Form an und zieht nach kranial, dorsal und lateral. Die Muskelaktivität entspricht der in ➛ Abb. 1.24 beschriebenen.
Anmerkung: Die Zahl (1) stellt den dreieckigen Raum zwischen dem sternalen Anteil (2) und dem klavikularen Anteil (3) des M. sternocleidomastoideus bei der Rotation von Kopf und Hals dar.

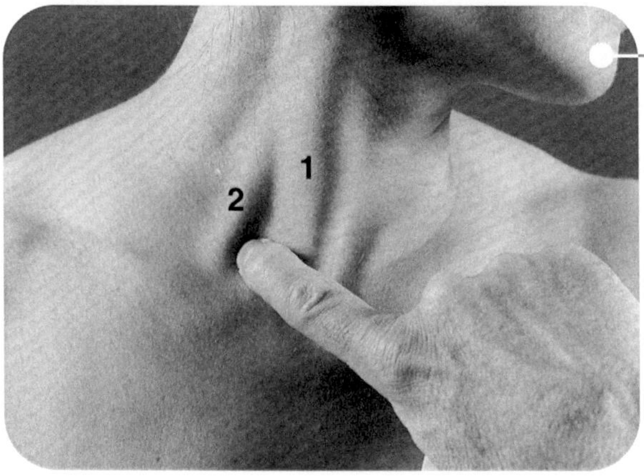

Abb. 1.27 M. sternocleidomastoideus Pars clavicularis, Zugangstechnik und Ansatz

Der Zeigefinger des Therapeuten zeigt den kleidookzipitalen Anteil, einen oberflächlichen und schräg verlaufenden Anteil, der distal im mittleren Drittel der Oberseite des Schlüsselbeins ansetzt. Er überdeckt den in vertikaler Richtung verlaufenden kleidomastoidalen Anteil. Der Patient bewegt Kopf und Hals wie in ➤ Abb. 1.23 beschrieben, nur dass in diesem Fall die homolaterale Seitneigung etwas größer ist und eine leichte Beugung des Kopfes hinzukommt.

Anmerkung: Auf der nebenstehenden Abbildung liegt der Zeigefinger des Therapeuten in einer dreieckigen zellulären Fläche mit inferiorer Basis, die die beiden Hauptmuskelfaserbündel des M. sternocleidomastoideus, die Pars sternalis (1) und die Pars clavicularis (2), voneinander trennt.

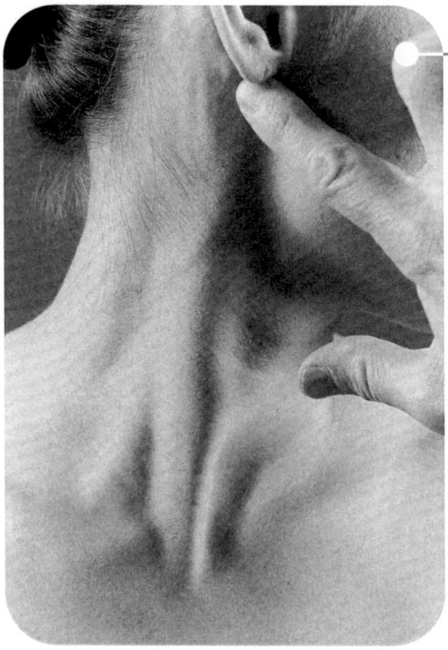

Abb. 1.28 Ansatz des M. sternocleidomastoideus am Mastoid, Zugangstechnik und Ansatz

Der M. sternocleidomastoideus endet am Cranium mit vier Köpfen: zwei okzipitalen, die seitlich an der Linea nuchae superior (in der nebenstehenden Abbildung nicht dargestellt) ansetzen, und zwei mastoidalen Köpfen, die am Processus mastoideus (Struktur wird durch den Zeigefinger des Therapeuten angezeigt) des Os temporale ansetzen, einem kleidomastoidalen Kopf an der Seitenfläche und einem sternomastoidalen Kopf am Apex.

Seitliche Halsregion (Regio colli lateralis)

Die wichtigsten palpatorisch zugänglichen Strukturen:

- Muskelbauch des M. scalenus posterior und des M. scalenus medius (➤ Abb. 1.30).
- M. splenius cervicis (Tiefe) und M. splenius capitis (Oberfläche) (➤ Abb. 1.30)

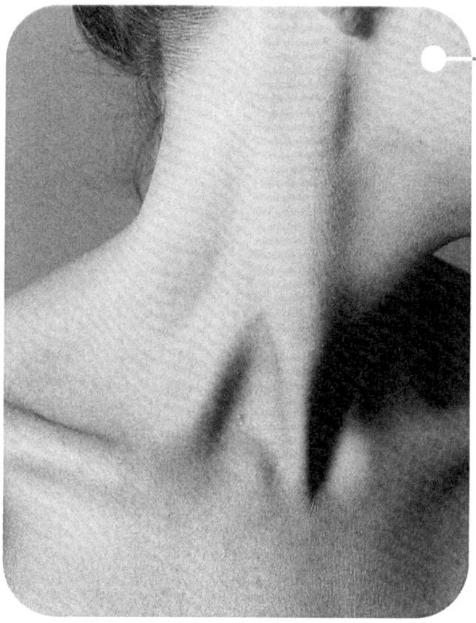

Abb. 1.29

Hals, anterolaterale Ansicht

Funktion

Muskelbäuche der Mm. scaleni posterior, medius und anterior:

- Wenn der Fixpunkt auf der Halswirbelsäule liegt, heben sie die beiden ersten Rippen an und sind Inspirationsmuskeln.
- Wenn der Fixpunkt am Thorax liegt, üben sie eine homolaterale Seitneigung aus, die von einer leichten kontralateralen Rotationsbewegung begleitet wird.
- M. splenius cervicis und M. splenius capitis (Oberfläche): Extension, homolaterale Seitneigung und Rotation von Kopf und Hals.

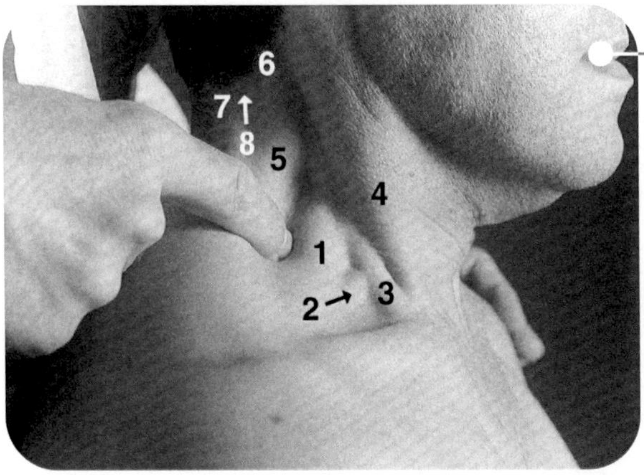

Abb. 1.30 Allgemeine Präsentation der Muskeln der seitlichen Halsregion (Regio colli lateralis)

Die Mm. scaleni, bei denen normalerweise drei Muskel unterschieden werden, können im proximalen Teil auch als Muskelmasse beschrieben werden. Die durch den Zeigefinger des Therapeuten angezeigte Muskelmasse (1) stellt die Gesamtheit der Muskelbäuche der Mm. scaleni medius und posterior dar, der posteriorste Teil kann als M. scalenus posterior betrachtet werden. Um diese Masse klar hervorzuheben, ersucht man den Patienten, über den oberen Teil des Brustkorbs kurz und wiederholt einzuatmen (diese Inspiration stellt eine der Funktionen der Mm. scaleni dar, wenn der Fixpunkt in der Halswirbelsäule liegt).

Anmerkung: Der M. scalenus posterior setzt distal an der superolateralen Fläche der zweiten Rippe an. Der M. scalenus medius setzt distal an der Oberfläche der ersten Rippe, hinter dem Tuberculum musculi scaleni anterioris und hinter dem Sulcus arteriae subclaviae, an.

1. Muskelmasse der Mm. scaleni medius und posterior
2. M. omohyoideus, Venter inferior
3. M. sternocleidomastoideus (Pars clavicularis)
4. M. sternocleidomastoideus (Pars sternalis)
5. M. levator scapulae
6. M. sternocleidomastoideus (kleidookzipitaler Anteil)
7. M. trapezius (Pars cervicalis)
8. M. splenius

Chronologische Untersuchungsmethode der verschiedenen Muskeln der seitlichen Halsregion (Regio colli lateralis)

Abb. 1.31

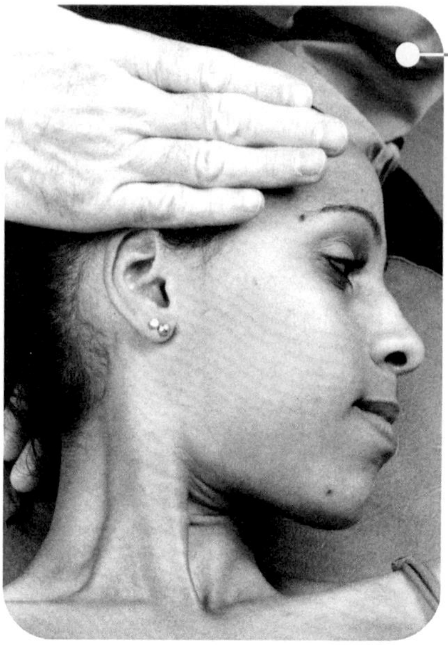

Erster Schritt: Auffinden des M. sternocleidomastoideus

Der Patient befindet sich in Rückenlage. Zur Anspannung des rechten M. sternocleidomastoideus wird sein Kopf nach links gedreht. Der Therapeut steht am Kopfende und legt seine rechte Hand oberhalb des Ohrs seitlich auf den Kopf des Patienten, um den Muskel anzuspannen.

Ursprung und Ansatz

Der M. sternocleidomastoideus verfügt über vier Köpfe: einen sternookzipitalen, einen sternomastoidalen, einen kleidookzipitalen und einen kleidomastoidalen Kopf.

Inferior setzt er am Schultergürtel mit zwei Köpfen an: einem klavikularen und einem sternalen Kopf.

- Der klavikulare Kopf setzt im medialen Drittel an der Oberseite der Clavicula nahe dem Hinterrand an (der kleidookzipitale Kopf liegt oberflächlicher als der kleidomastoidale Kopf und näher am anterioren Rand der Clavicula).
- Der sternale Kopf ist unten an der Vorderfläche des Manubrium sterni, unterhalb des Sternoclaviculargelenks, über eine kräftige Sehne fixiert, die dem sternookzipitalen und dem sternomastoidalen Kopf gemeinsam ist, wenn diese als getrennte Teile auftreten.

Die vier Köpfe enden in zwei okzipitalen und zwei mastoidalen Köpfen.

- Die beiden okzipitalen Köpfe enden im seitlichen Teil der Linea nuchae superior: der kleidookzipitale Anteil medial, der sternookzipitale Anteil lateral.
- Die beiden mastoidalen Köpfe – kleidomastoidaler und sternomastoidaler Kopf – enden auf dem Processus mastoideus des Os temporale.

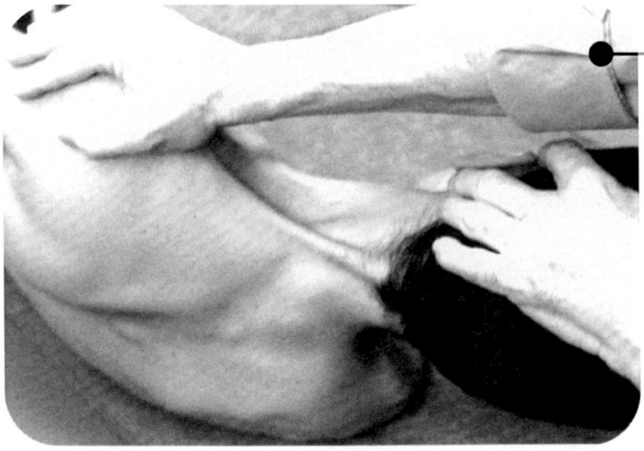

Abb. 1.32 Zweiter Schritt: Auffinden des M. trapezius

Der Patient liegt auf seiner rechten Seite. Während die rechte Hand des Therapeuten die linke Schulter des Patienten senkt, verhindert seine linke Hand, die am unteren seitlichen Teil des Kopfes liegt, eine Seitneigung des Kopfes des Patienten nach links. Dadurch tritt der klavikulare Anteil des M. trapezius im posteriolateralen Teil des Halses stark hervor.

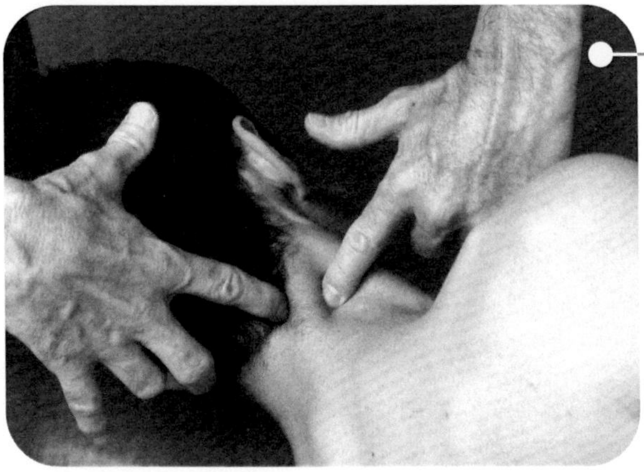

Abb. 1.33 Dritter Schritt: Auffinden des M. levator scapulae. Posteriore Ansicht

Um diesen Muskel anzuspannen oder unter den Fingern hervortreten zu lassen, genügt es, der Seitneigung des Kopfes mit einer seitlich am Kopf des Patienten liegenden Hand (auf der nebenstehenden Abbildung nicht dargestellt) zu widerstehen. Der Kopf des Patienten wird zu Beginn der Bewegung auf dem Bauch des Therapeuten abgestützt, so dass sich der Patient zwischen den Anspannungs- und Entspannungsphasen etwas erholen kann.
Der Therapeut kann den Patienten auch ersuchen, wie in der nebenstehenden Abbildung dargestellt, den Kopf und den Hals zur Seite zu neigen (das Gewicht des Kopfes bietet dabei ausreichend Widerstand). Dadurch hat der Therapeut beide Hände frei und kann den Muskel besser palpieren.

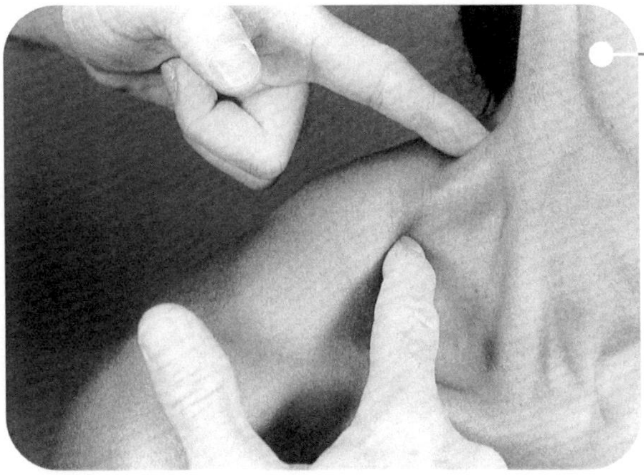

Abb. 1.34 Dritter Schritt: anteriore Ansicht des M. levator scapulae

Auf der nebenstehenden Abbildung nimmt der Therapeut den Muskelbauch des M. levator scapulae zwischen beide Zeigefinger.

Ursprung und Ansatz

- Der M. levator scapulae setzt mit vier Sehnen an den Tubercula posteriora der Querfortsätze des 1. bis 4. Halswirbels an.
- Er endet am medialen Rand der Scapula, oberhalb der Schultergräte (Spina scapulae).

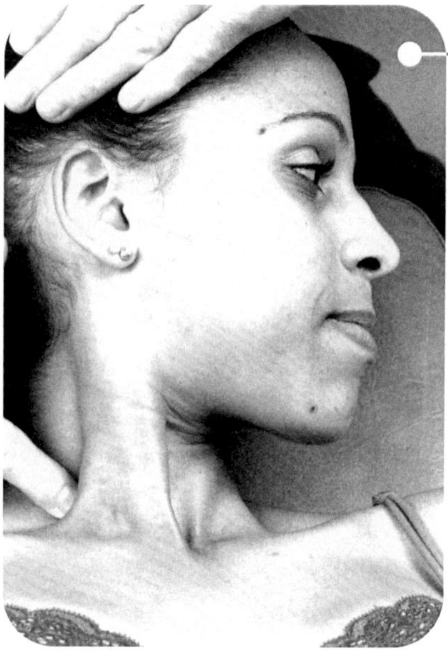

Abb. 1.35 Vierter Schritt

Der Patient befindet sich in Rückenlage, sein Kopf wird nach links gedreht, um den rechten M. sternocleidomastoideus anzuspannen. Der Therapeut steht am Kopfende und legt seine linke Hand oberhalb des rechten Ohrs seitlich auf den Kopf des Patienten. Um den hinteren Rand des klavikularen Anteils des M. sternocleidomastoideus hervorzuheben, ist dieser Anhaltspunkt wichtig, da man von hier aus den M. scalenus anterior finden kann, dessen Lage hinter dem M. sternocleidomastoideus in der nebenstehenden Abbildung durch den Zeigefinger des Therapeuten angedeutet wird.

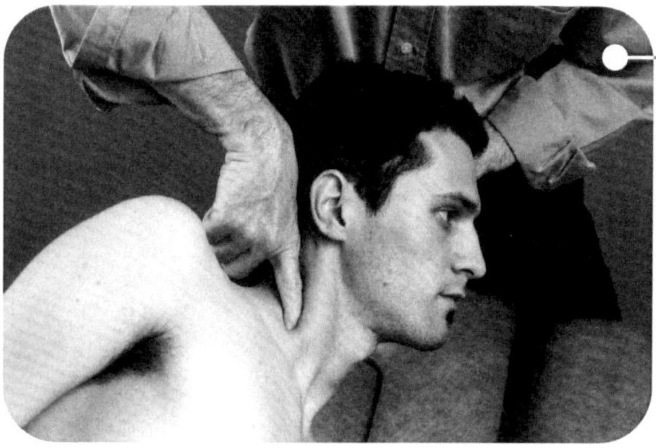

Abb. 1.36 Fünfter Schritt: M. scalenus anterior

Der Patient liegt auf der kontralateralen Seite. Der Therapeut unterstützt mit seiner linken Hand den Kopf des Patienten, der Zeigefinger und eventuell der Mittelfinger seiner rechten Hand gleiten hinter dem klavikularen Anteil des M. sternocleidomastoideus nach unten und palpieren den M. scalenus anterior. Eine passive Seitneigung des Kopfes und der Halswirbelsäule erleichtert diese Vorbereitung. Um den Muskel besser ertasten zu können, lässt man den Patienten mehrmals kurz ein- und ausatmen, dadurch wird der obere Teil des Brustkorbs mobilisiert – das ist eine der Funktionen des M. scalenus anterior, wenn sich der Fixpunkt oben (an der Halswirbelsäule) befindet.

Ursprung und Ansatz

- Der M. scalenus anterior setzt oben an den Tubercula anterioria der Querfortsätze des 3. bis 6. Halswirbels an.
- Er endet an der Oberseite der ersten Rippe auf dem Tuberculum musculi scaleni anterioris und vor dem Sulcus arteriae subclaviae. Der N. phrenicus verläuft an seiner Vorderseite.

Anmerkung: Der N. phrenicus liegt in der Hülle des M. scalenus anterior und bildet eine Anastomose mit dem Nerv des M. subclavius. Er zieht zwischen der A. und der V. subclavia in den Thorax.

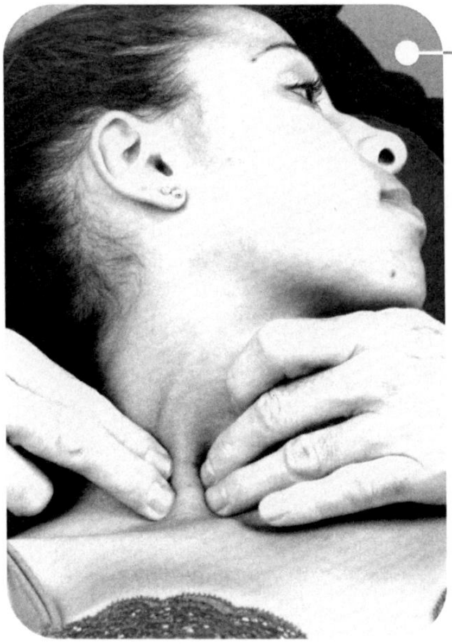

Abb. 1.37 Sechster Schritt: Auffinden des M. scalenus medius

Nachdem der Therapeut den M. levator scapulae gefunden hat (➤ Abb. 1.33 und ➤ Abb. 1.34), legt er seinen Finger vor diesen Muskel und rollt ihn über eine ziemlich voluminöse Muskelmasse in der Fossa supraclavicularis. Auf der nebenstehenden Abbildung liegt der betreffende Muskel zwischen den Fingern des Therapeuten. Der Patient führt eine homolaterale Seitneigung von Kopf und Hals aus, der sich der Therapeut mit einer Hand widersetzt. (Der Patient liegt auf der kontralateralen Seite, sein Kopf ruht auf dem Abdomen des Therapeuten.) Wenn der Patient mehrmals hintereinander kurz einatmet, ist der Muskel besser zu spüren.

Ursprung und Ansatz

- Der M. scalenus medius hat seinen Ursprung
  - auf dem Querfortsatz des Axis
  - auf dem Tuberculum anterius der Querfortsätze von C3 bis C6
  - auf dem Querfortsatz von C7.
- Er endet an der Oberfläche der ersten Rippe, hinter dem Tuberculum musculi scaleni anterioris und der A. subclavia.

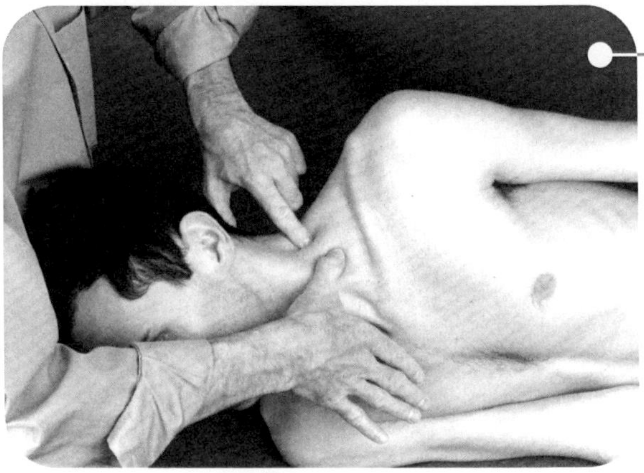

Abb. 1.38 Siebter Schritt: Auffinden des M. scalenus posterior

Man verwendet die gleiche Methode wie für den M. scalenus medius (➤ Abb. 1.37). Auf der nebenstehenden Abbildung liegt der M. scalenus posterior zwischen dem rechten Daumen und dem linken Zeigefinger des Therapeuten. Die Muskelbäuche der Mm. scaleni medius und posterior können proximal miteinander verschmelzen und einen gemeinsamen Muskel bilden. Wenn dies nicht der Fall ist, nimmt man eine Vertiefung zwischen den beiden Muskeln wahr.

Ursprung und Ansatz

- Der M. scalenus posterior hat seinen Ursprung auf den Tubercula posteria der Querfortsätze des 4. bis 6. Halswirbels.
- Er inseriert auf der superolateralen Fläche der zweiten Rippe.

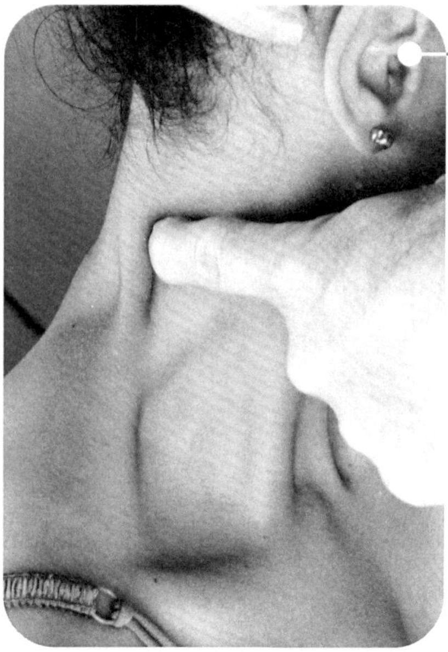

Abb. 1.39 Achter Schritt: Auffinden des M. splenius

Hat man den M. levator scapulae erst gefunden, ist dieser Muskel leicht zu finden. Man legt den Finger hinter den Muskel und hat sofort Kontakt mit dem M. splenius, der vorne und oben vom M. sternocleidomastoideus, vorne und unten vom M. levator scapulae und hinten vom M. trapezius umgeben wird.

Ursprung und Ansatz

Der M. splenius entspringt an den Dornfortsätzen der mittleren und unteren Halswirbel und der oberen Brustwirbel (C4 bis Th5) und teilt sich anschließend in zwei Muskel:

- Der M. splenius capitis nimmt seinen Ursprung an der Hinterhauptschuppe und auf der Linea nuchae superior, vor dem M. sternocleidomastoideus, und auf dem Proc. mastoideus des Os temporale.
- Der M. splenius cervicis inseriert an den Querfortsätzen (Tuberculum posterior) von Atlas und Axis und manchmal auch mit einer Zacke auf den Querfortsätzen des dritten Halswirbels (C3).

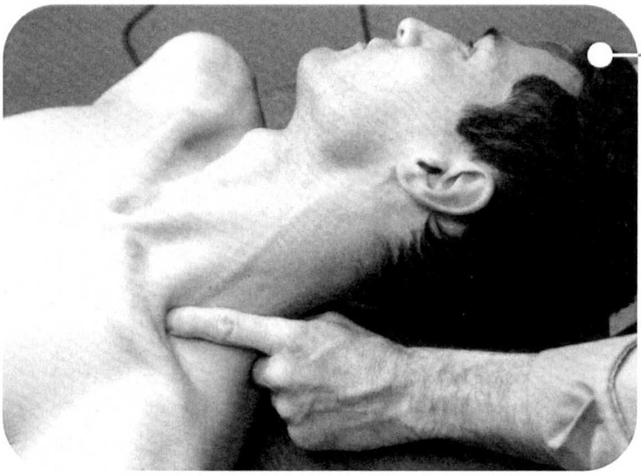

Abb. 1.40 Neunter Schritt: Auffinden des M. omohyoideus, Zugangstechnik und Ansätze

Der M. omohyoideus hat zwei Muskelbäuche, die vom Zungenbein zum Oberrand der Scapula verlaufen. Der Zeigefinger des Therapeuten zeigt den unteren Teil des Muskels im unteren und seitlichen Teil der Fossa supraclavicularis.

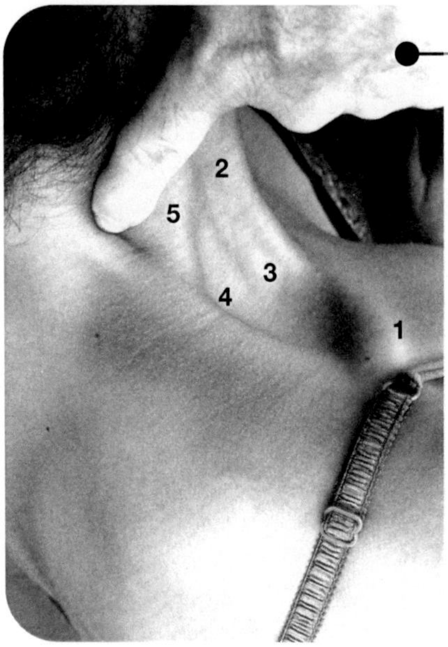

Abb. 1.41 Zehnter Schritt: Visualisierung und Beziehungen zwischen den verschiedenen Muskeln der Supraclavicularregion

Auf der nebenstehenden Abbildung bezeichnet der Zeigefinger des Therapeuten den in der Vertiefung liegenden M. splenius. Die Abbildung bietet auch eine gute Vorstellung von den Beziehungen der Muskeln der Regio supraclavicularis: Clavicula (1), M. sternocleidomastoideus (2), M. scalenus anterius (3), M. scalenus medius (4) – der im proximalen Abschnitt manchmal mit dem M. scalenus posterius verschmilzt – und der M. levator scapulae (5).

Die anteriore Halsregion (Regio colli anterior)

Die wichtigsten palpatorisch zugänglichen Strukturen:
- Platysma (➛ Abb. 1.43)
- M. mylohyoideus (➛ Abb. 1.44)
- M. digastricus, Venter anterior (➛ Abb. 1.45)
- M. sternohyoideus, topografische Visualisierung (➛ Abb. 1.46)
- M. sternohydoideus, Muskelbauch (➛ Abb. 1.47)
- M. omohyoideus, Venter superior (➛ Abb. 1.48)
- M. sternothyroideus (➛ Abb. 1.49)

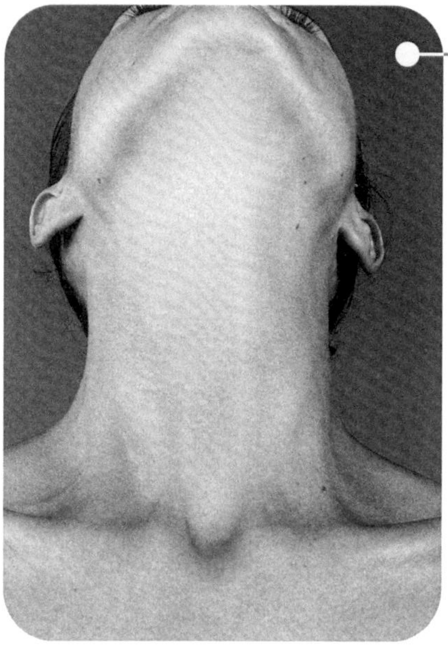

Abb. 1.42

Darstellung der anterioren Halsregion (➛ Anatomietafel Seite 14)

Funktion

Obere Zungenbeinmuskeln (Mm. suprahyoidei):
- Die Mm. geniohyoideus und mylohyoideus und der Venter anterior des M. digastricus senken die Mandibula oder heben das Zungenbein an, je nachdem auf welchem dieser beiden Knochen sie ihren Fixpunkt nehmen.
- Der Venter posterior des M. digastricus und der M. stylohyoideus heben das Zungenbein an.

Alle auf das Zungenbein wirkenden Muskeln sind auch am Absenken der Mandibula beteiligt, indem sie die inferioren Ansätze der oberen Zungenbeinmuskeln fixieren.

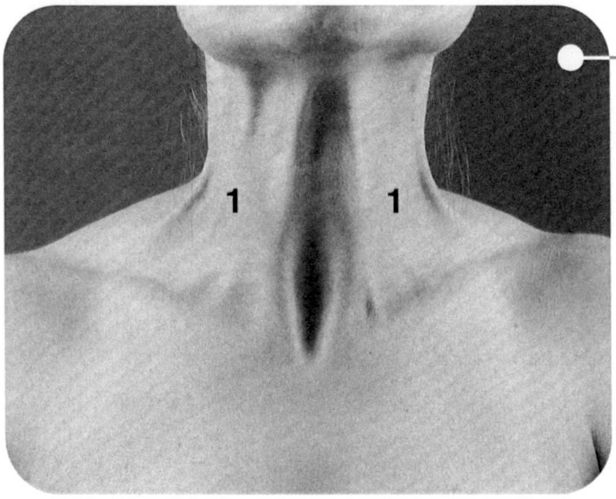

Abb. 1.43 Platysma

Um diese Struktur (1), die zwischen den Mundwinkeln und dem Unterrand der Mandibula oben und der Haut der Region der Mm. pectoralis und deltoideus unten liegt, anzuspannen, genügt es, die Mundwinkel nach unten, außen und hinten zu ziehen. Das Platysma ist eine unmittelbar unter der Haut gelegene Muskelplatte.

Ursprung und Ansatz

Der sehr flächige, dünne und viereckige Muskel bedeckt die vordere und seitliche Halsregion und den unteren Teil des Gesichts. Er erstreckt sich vom Thorax zur Mandibula und zu den Wangen.

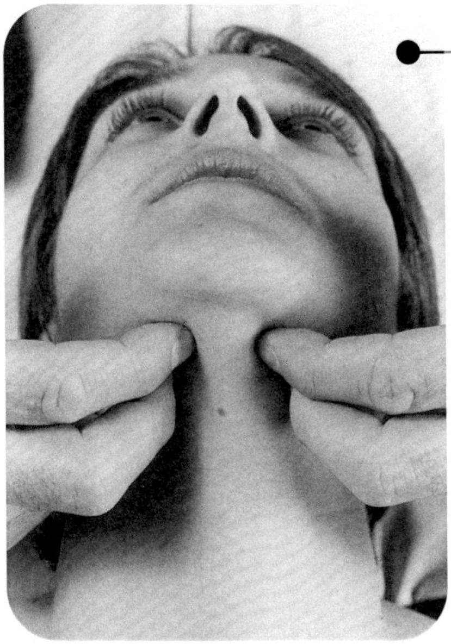

Abb. 1.44 M. mylohyoideus

Es handelt sich um den wichtigsten Muskel des Mundbodens, der in seinem unteren Anteil durch den Venter anterior des M. digastricus (→ Abb. 1.45) und auf der Oberseite durch den M. geniohyoideus verstärkt wird. Wenn der Patient den Unterkiefer senkt, den Mund öffnet oder schluckt (dadurch wird das Zungenbein angehoben, wenn der Fixpunkt auf der Mandibula ist), spannt sich der Muskel innerhalb des freien unteren Rands der Mandibula sichtbar an (Tafel Seite 14).

Ursprung und Ansatz

- Der Muskel entspringt über sehnige Fasern auf der gesamten Länge der Linea mylohyoidea mandibulae.
- Er setzt kaudal am Corpus ossis hyoidei an.

Die beiden Mm. mylohyoidei vereinigen sich an der Mittellinie zu einer medianen Raphe.

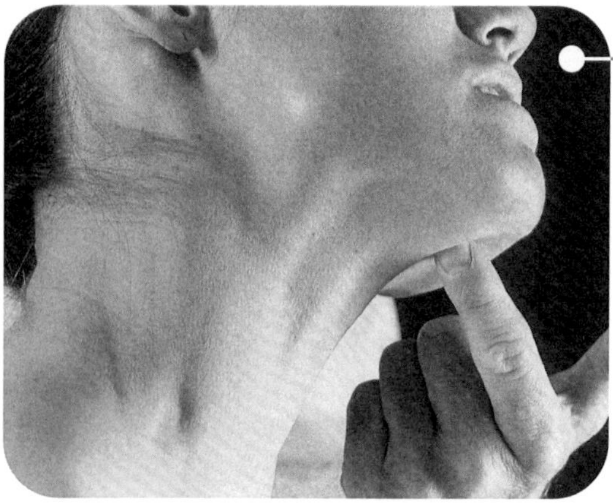

Abb. 1.45 M. digastricus, Venter anterior

Dabei handelt es sich um einen oberhalb des Zungenbeins (➛ Abb. 1.6 – 1.9) liegenden Muskel, der gemeinsam mit dem M. mylohyoideus den Mundboden bildet (➛ Abb. 1.44). Der Zeigefinger des Therapeuten legt sich in den Zwischenraum zwischen den beiden paarigen und symmetrischen Muskeln und nimmt Kontakt mit der Raphe auf, die die beiden Mm. mylohyoidei verbindet (Tafel Seite 14). Diese Muskeln verstärken die Unterseite der Mm. mylohyoidei. Man ersucht den Patienten, den Unterkiefer zu senken, um den Muskel anzuspannen. Im Halsbereich ist der M. digastricus ein länglich geformter, aus zwei Muskelbäuchen (anterior und posterior) bestehender Muskel, die durch eine Zwischensehne miteinander verbunden sind. Er liegt im oberen und seitlichen Teil des Halses und erstreckt sich bis zum Mastoid und zur Symphysis mandibulae.

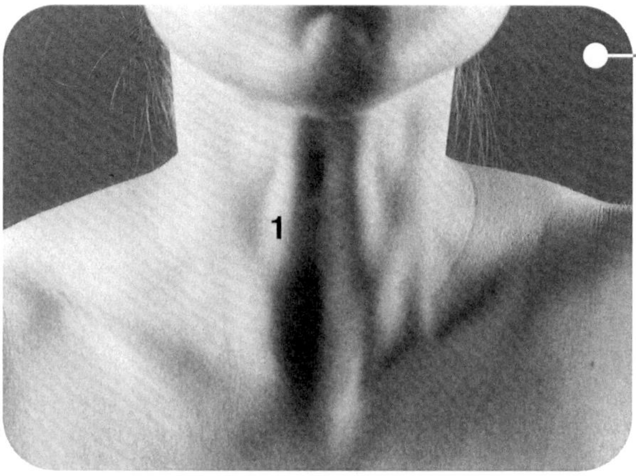

Abb. 1.46 M. sternohyoideus, topografische Visualisierung und Ansätze

Der M. sternohyoideus (1) hat seinen Ursprung an der Rückseite des Sternoklavikulargelenks und an den anschließenden Zonen der Clavicula und des Manubrium sterni. Proximal setzt er am Unterrand des Zungenbeinkörpers nahe der Medianlinie an. Die beiden Muskeln ziehen schräg nach kranial und medial (Tafel Seite 14).

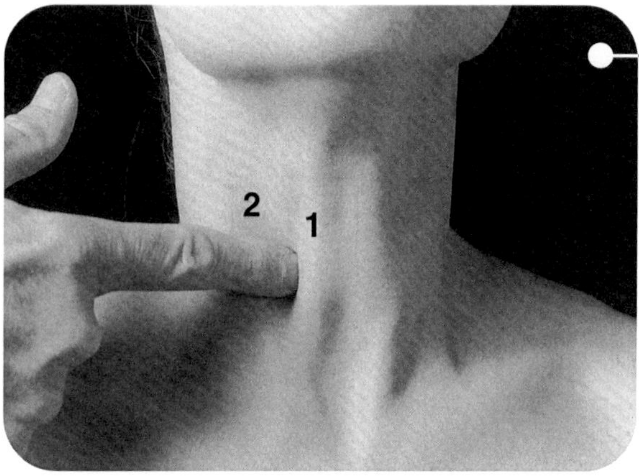

Abb. 1.47 M. sternohyoideus, Muskelbauch

Auf der nebenstehenden Abbildung trennt der Zeigefinger des Therapeuten den Muskelbauch des M. sternohyoideus (1) vom M. sternocleidomastoideus (2).

Topografische Beziehungen: dieser sehr dünne Muskel zieht vor den Mm. sternothyroideus und thyrohyoideus von der Clavicula zum Zungenbein.

Anmerkung: Nicht alle Patienten weisen gut definierte Muskelbäuche auf (Tafel Seite 14).

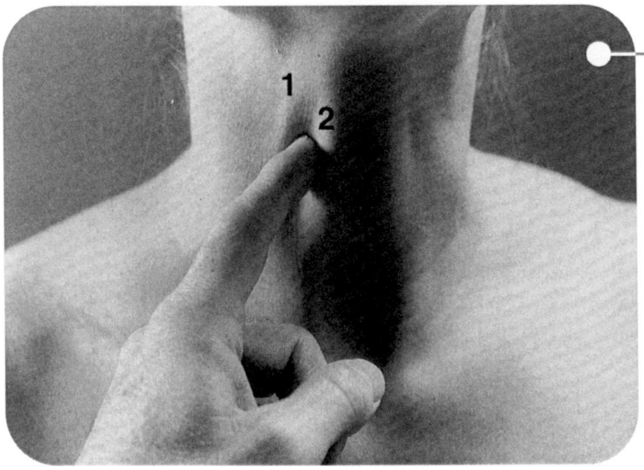

Abb. 1.48 M. omohyoideus, Venter superior

Der vom Zungenbein zum Oberrand der Scapula reichende Muskel (1) hat einen leicht schräg nach unten und außen gerichteten Verlauf. Er folgt dem Außenrand des M. sternohyoideus (2) (➤ Abb. 1.46 und 1.49) und setzt sich dann, über eine so genannte Zwischensehne, die den Richtungswechsel des Muskels kennzeichnet und deren Verlauf dem der in der Tiefe liegenden V. jugularis inferior entspricht, in einem Venter inferior fort (➤ Abb. 1.30). Der Venter inferior endet am Margo superior scapulae medial der Incisura scapulae (Tafel Seite 14).

Ursprung und Ansatz

Der Muskel inseriert mit sehnigen Fasern am Unterrand des Zungenbeins, lateral des M. sternohyoideus.
Anmerkung: Die Kontraktion des M. omohyoideus hat möglicherweise Einfluss auf die Durchflussmenge der Vena jugularis interna.

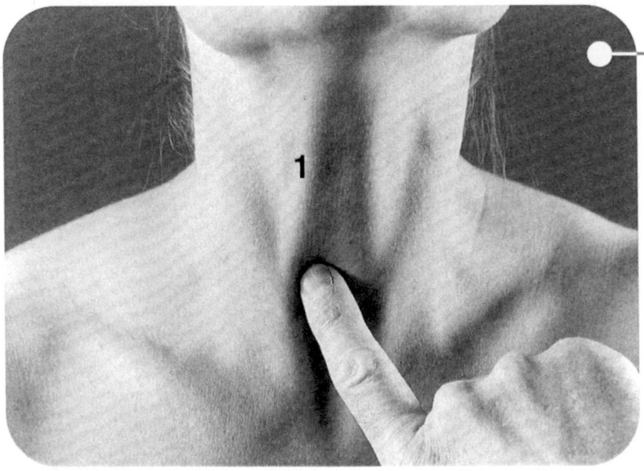

Abb. 1.49 M. sternothyroideus

Man muss den M. sternohyoideus (1) (➤ Abb. 1.46, 1.47) nach lateral schieben, um Zugang zum M. sternothyroideus zu bekommen, der nicht bei allen Menschen direkt unter den Fingern zu spüren ist.

Ursprung und Ansatz

Dieser flache und längliche Muskel zieht vor dem Kehlkopf und der Schilddrüse vom Sternum zur Schilddrüse.

Nerven und Gefäße

Die wichtigsten palpatorisch zugänglichen Strukturen:
- A. subclavia (➛ Abb. 1.51)
- Plexus brachialis (➛ Abb. 1.52)
- A. carotis interna, Pulsabnahme (➛ Abb. 1.53).

Abb. 1.50

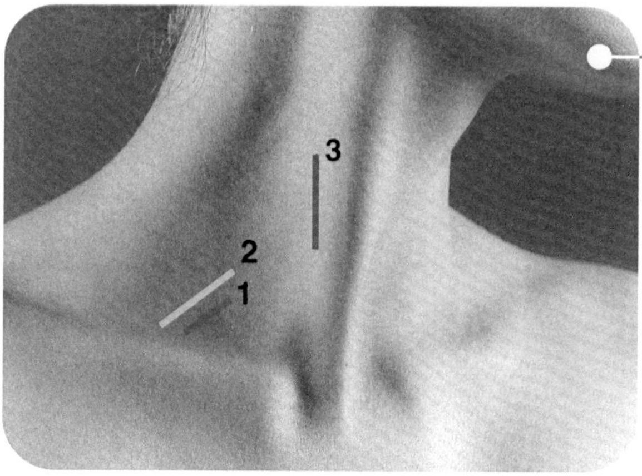

Darstellung der Nerven und Gefäße des Halses

1. A. subclavia
2. Plexus brachialis
3. A. carotis interna

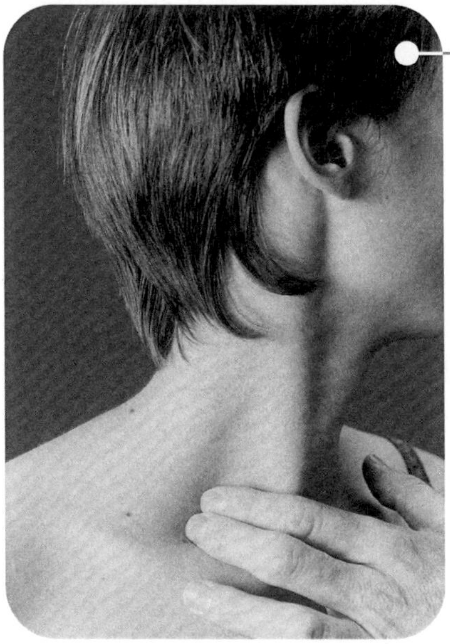

Abb. 1.51 A. subclavia

Man sucht die Pars clavicularis des M. sternocleidomastoideus (➤ Abb. 1.27), indem man den Patienten ersucht, eine kontralaterale Rotation mit dem Kopf auszuführen (Rotation zur Gegenseite des betreffenden Muskels). Man legt die Finger flach auf das mediale Drittel der Clavicula, über den kleidookzipitalen Anteil, bis man den Puls der Arterie unter den Fingern spürt.

Anmerkung: Die A. subclavia liegt unmittelbar hinter dem M. scalenus anterius (➤ Abb. 1.36).

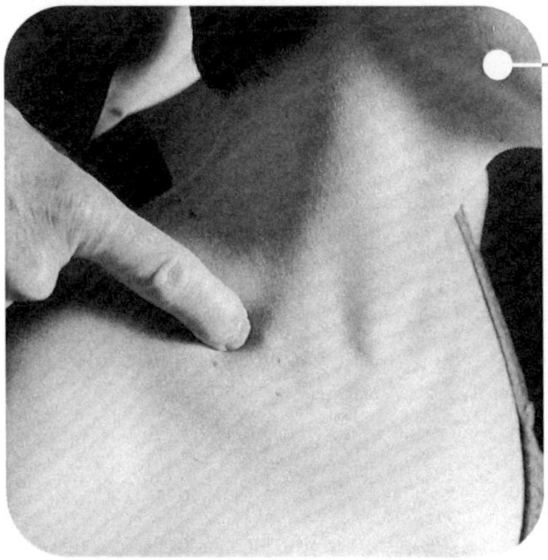

Abb. 1.52 Plexus brachialis

Gleicher Zugang wie in ➤ Abb. 1.51. Durch die Pars cleidooccipitalis spürt man eine rundliche „Schnur", vom Therapeutenfinger angedeutet, die die gesuchte Struktur darstellt. Um diese Struktur anzuspannen und damit besser sichtbar zu machen, ersucht man den Patienten, eine kontralaterale Kopfrotation und Seitneigung auszuführen, während man den Arm des Patienten in Außenrotation und Extension bringt.

Anmerkung: Der Plexus brachialis zieht mit der A. subclavia zwischen dem M. scalenus anterior (➤ Abb. 1.36) und dem M. scalenus medius (➤ Abb. 1.37) durch.

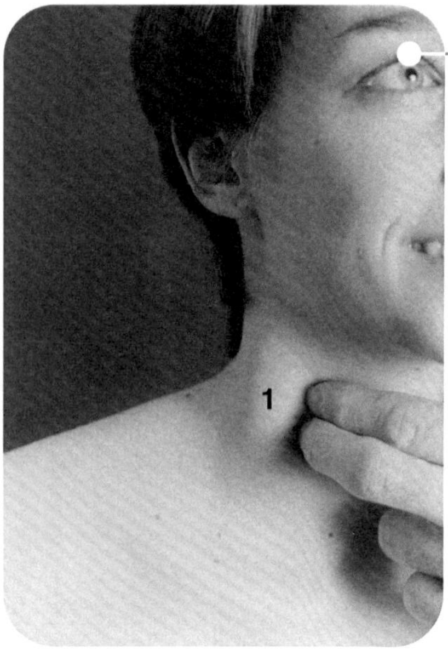

Abb. 1.53 A. carotis interna. Pulsmessung

Der Karotispuls kann entweder anterior und medial des sternalen Anteils des M. sternocleidomastoideus (1) ertastet werden, wie in der nebenstehenden Abbildung dargestellt, oder posterior und lateral des gleichen Muskelanteils.

Anmerkung: Der Karotispuls wird jeweils nur auf einer Seite gemessen, um die Blutzufuhr ins Gehirn nicht zu unterbrechen. Der Druck auf die A. carotis hat mit viel Feingefühl zu erfolgen, da es zur Ablösung von atherosklerotischen Plaques kommen kann, die eine Hirnembolie zur Folge haben können. In Notfallsituationen ist die Messung des Karotispulses eine sehr nützliche Technik, da an dieser Stelle ein Puls von geringem Druck (ungefähr 60 mmHg), der gerade noch über der Hypoxieschwelle des Gehirns liegt, wahrgenommen werden kann.

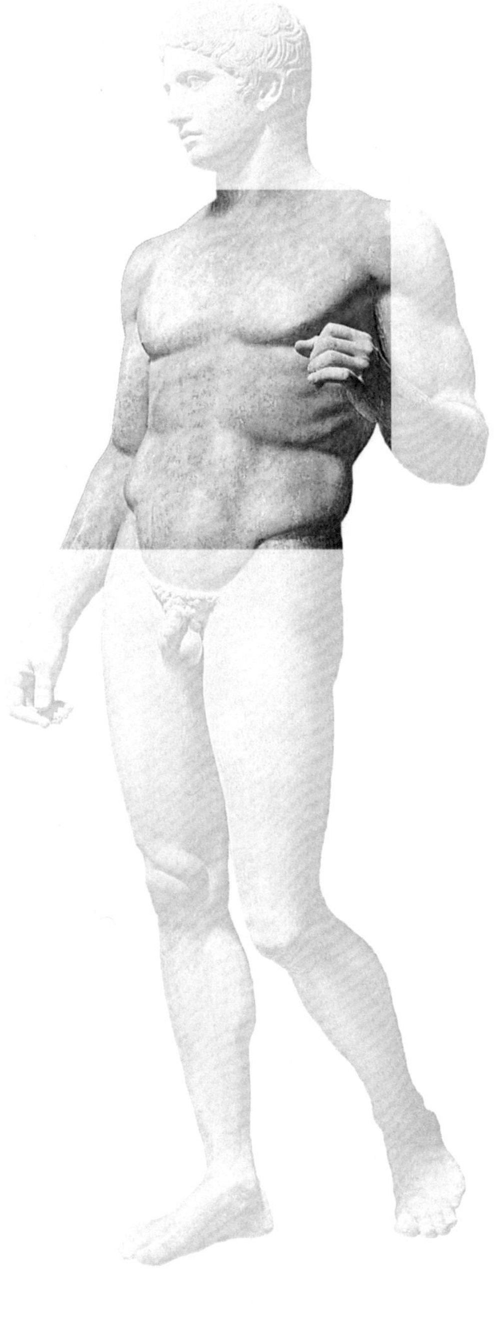

2 Der Rumpf und das Sacrum

Topografische Darstellung von Rumpf und Sacrum

Abb. 2.1

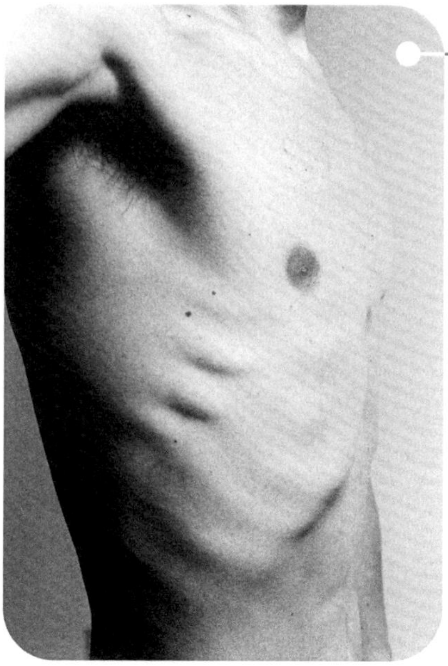

Rumpf, Ansicht von anterolateral

Knochen

Knochen des Brustkorbs

Ansicht von anterior

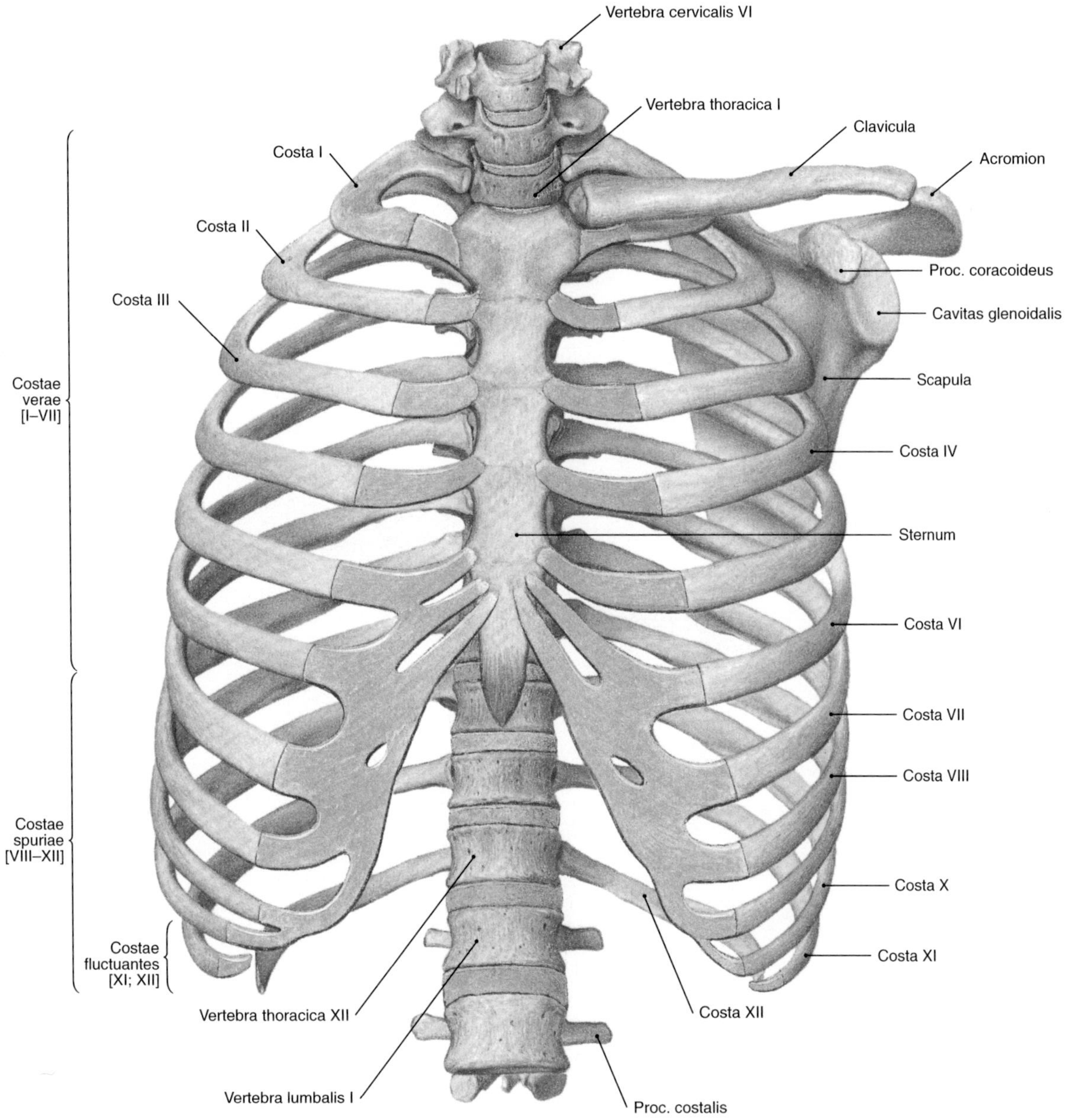

Ansicht von posterior

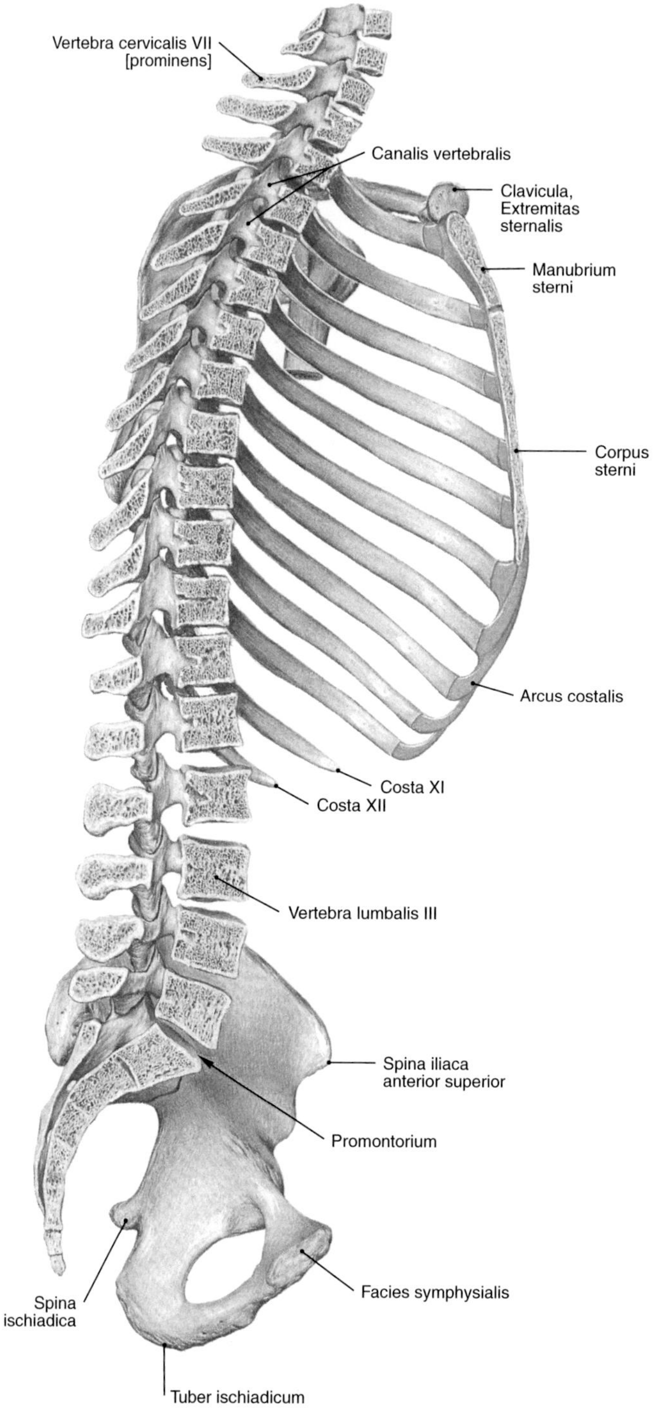

Skelett der Abdominalregion

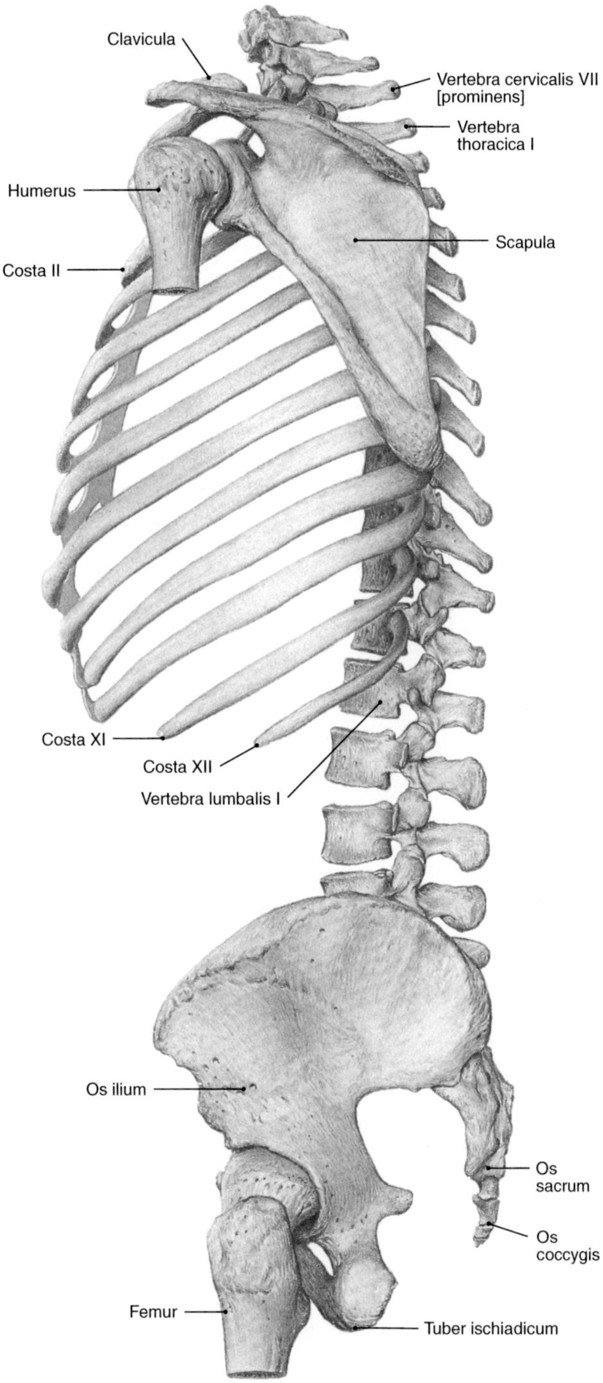

Wirbelsäule

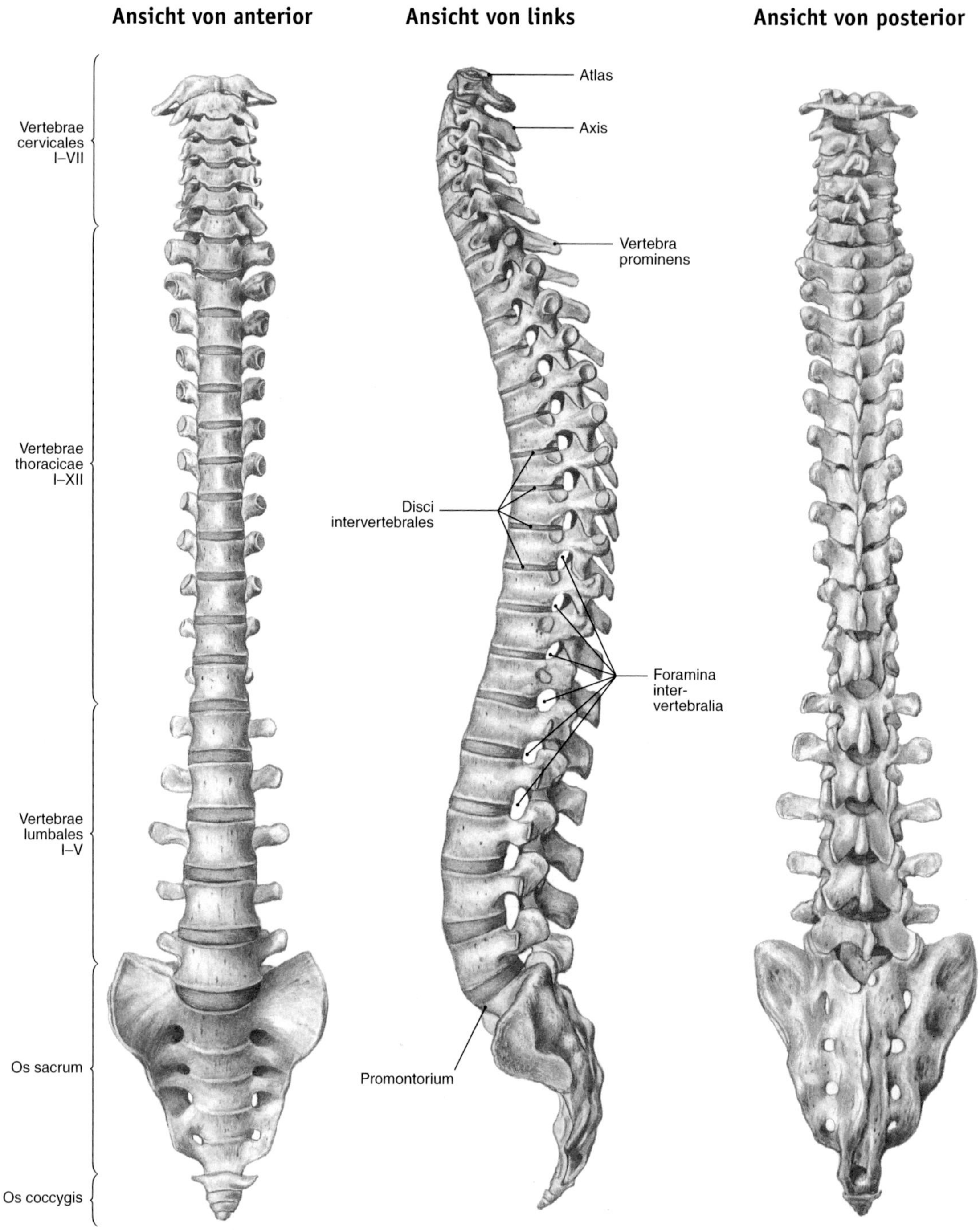

Der Thorax

Die wichtigsten palpatorisch zugänglichen Strukturen:

- Brustbein (Sternum), allgemeine Darstellung (➤ Abb. 2.3)
- Manubrium sterni (➤ Abb. 2.4)
- Drosselgrube (Incisura jugularis) (➤ Abb. 2.5)
- Brustbeinwinkel (Angulus sterni) (➤ Abb. 2.6)
- Brustbeinkörper (Corpus sterni) (➤ Abb. 2.7)
- Schwertfortsatz (Processus xiphoideus) (➤ Abb. 2.8)
- Obere Thoraxöffnung (Apertura thoracis superior) (➤ Abb. 2.9)
- Erster Rippenknorpel (Cartilago costalis) (➤ Abb. 2.10)
- Erste Rippe: Rippenkörper (Corpus costae) oberhalb der Clavicula (➤ Abb. 2.11)
- Posteriores (dorsales) Ende der ersten Rippe (Os costale) (➤ Abb. 2.12 und 2.13)
- Tuberculum m. scaleni anterioris (Lisfranc) (➤ Abb. 2.14)
- Anteriores (ventrales) Ende der zweiten Rippe (Os costale) (➤ Abb. 2.15)
- Zweite Rippe (Os costale) im anterioren Teil des Thorax (➤ Abb. 2.16)
- Zweite Rippe (Os costale) in der seitlichen Halsregion (➤ Abb. 2.17)
- Posteriores (dorsales) Ende der zweiten Rippe (➤ Abb. 2.18)
- Echte Rippen (Costae verae) (siehe Anmerkung ➤ Abb. 2.11) (➤ Abb. 2.19)
- Falsche Rippen (Costae spuriae) (➤ Abb. 2.20)
- Untere Thoraxöffnung (Apertura thoracis inferior) (➤ Abb. 2.21)
- Einkerbungen des Rippenbogens (Arcus costalis), 7., 8., 9. und 10. Rippenknorpel (➤ Abb. 2.22)
- Elfte Rippe (➤ Abb. 2.23) anteriores (ventrales) Ende (➤ Abb. 2.24)
- Zwölfte Rippe (Os costale) (➤ Abb. 2.25)
- Zwölfte Rippe, anteriores (ventrales) Ende (➤ Abb. 2.26 und 2.27)
- Zehnte Rippe (Os costale) (➤ Abb. 2.28)
- Rippenwinkel (Angulus costae) (➤ Abb. 2.29)

Abb. 2.2

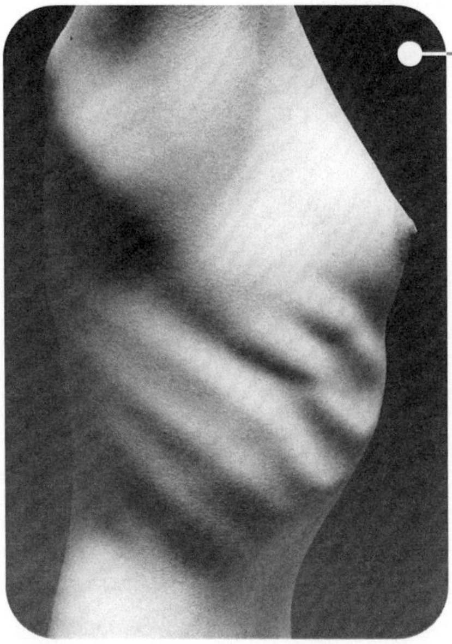

Thorax, Ansicht von lateral

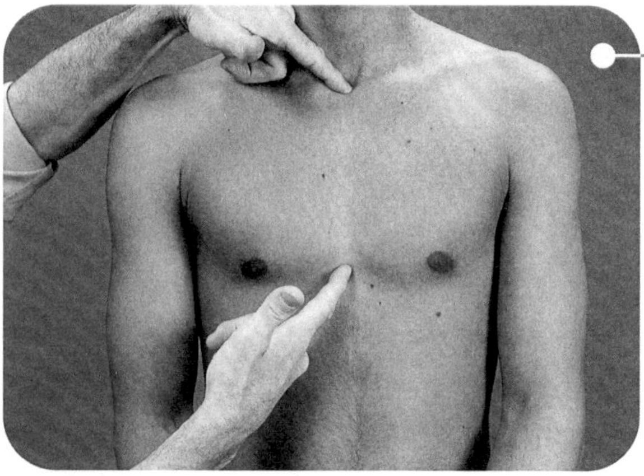

Abb. 2.3 Brustbein (Sternum), allgemeine Darstellung

Das flache unpaarige Brustbein nimmt den vorderen und mittleren Teil des Thorax ein. Die beiden Zeigefinger in der nebenstehenden Abbildung zeigen das Sternum. Es besteht aus drei Teilen: einem kranialen Handgriff, dem Manubrium sterni (➤ Abb. 2.4), einem mittleren Teil, dem Corpus sterni (➤ Abb. 2.7), und einem kaudalen Teil, dem Processus xiphoideus.

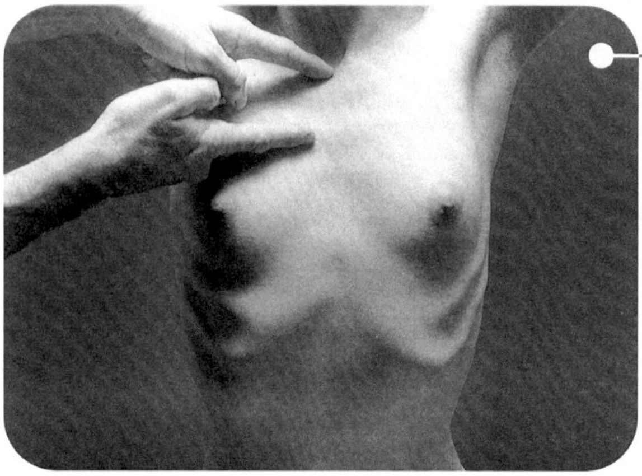

Abb. 2.4 Manubrium sterni

Das in der Abbildung durch die beiden Zeigefinger dargestellte Manubrium umfasst ca. ein Drittel des gesamten Brustbeins. Die Verbindung zum Brustbeinkörper (➤ Abb. 2.7) liegt auf Höhe der zweiten Rippe.

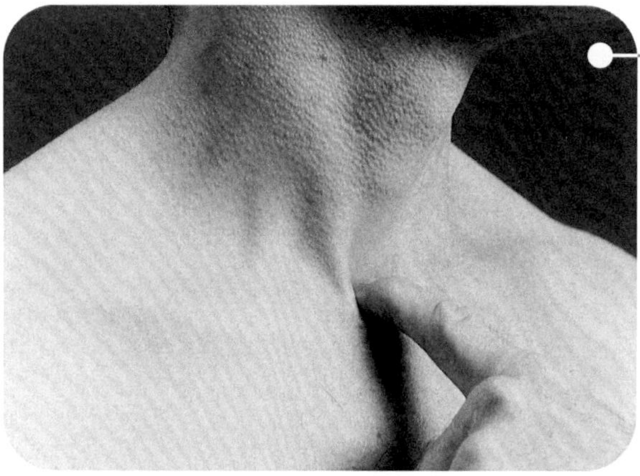

Abb. 2.5 Drosselgrube (Incisura jugularis)

Die in der nebenstehenden Abbildung mit dem Zeigefinger angedeutete Incisura jugularis befindet sich am Oberrand des Brustbeins. Unter dem Finger fühlt sie sich wie eine nach oben konkave Vertiefung an.

Anmerkung: Die beiden anderen Vertiefungen in diesem Abschnitt des Brustbeins, die die medialen Enden der Clavicula aufnehmen, werden als Incisurae claviculares bezeichnet. Sie sind in Querrichtung konkav, von anterior nach posterior flach und nach kranial und lateral gerichtet.

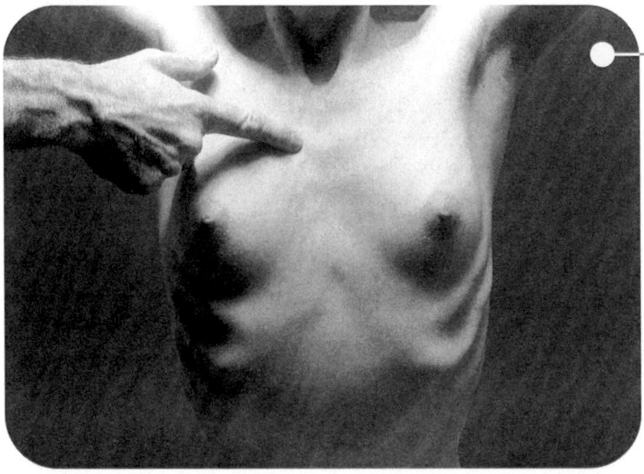

Abb. 2.6 Brustbeinwinkel (Angulus sterni)

Der in der Abbildung mit dem Zeigefinger angedeutete Brustbeinwinkel ist die Verbindungslinie zwischen dem Manubrium sterni (➤ Abb. 2.4) und dem Corpus (➤ Abb. 2.7), die auf der Höhe der zweiten Rippe liegt. Der Angulus sterni bildet eine V-förmige, nach vorne erhabene Kante.

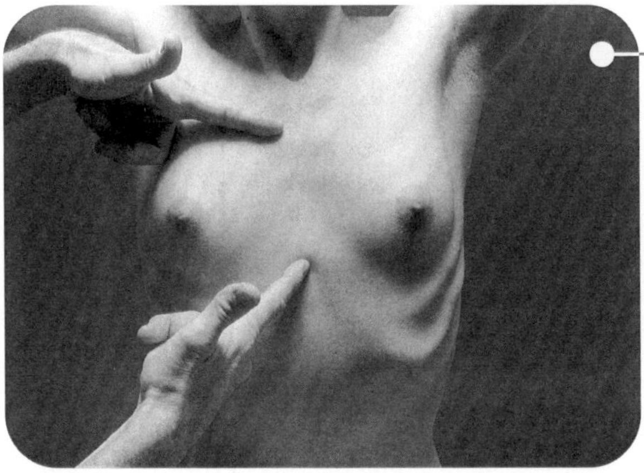

Abb. 2.7 Brustbeinkörper (Corpus sterni)

Die beiden Zeigefinger des Therapeuten zeigen die Position dieses Teils des Sternums zwischen dem Sternumwinkel (➤ Abb. 2.6) und dem Processus xiphoideus (➤ Abb. 2.8). Bei der Palpation der Vorderseite dieser Struktur spürt man drei oder vier quer verlaufende Kanten (Fusionsstellen der einzelnen Brustbeinwirbel) sowie vertikale raue Zonen als Ansatzstellen für die sternochondralen Anteile des M. pectoralis major (➤ Abb. 3.39 im Kapitel über die „Schulter“).

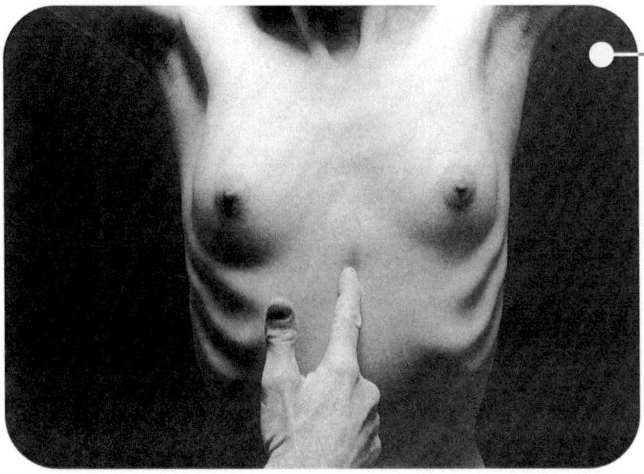

Abb. 2.8 Schwertfortsatz (Processus xiphoideus)

Der am kaudalen Ende des Corpus sterni (➤ Abb. 2.7) gelegene Schwertfortsatz setzt die Rückseite des Brustbeins fort, es liegt folglich etwas zurückversetzt. Zudem endet der Processus xiphoideus manchmal mit Zacken, die nach vorne, hinten oder zu einer Seite abweichen können und somit, je nach Patient, mehr oder weniger leicht palpierbar sind.

Anmerkung: Diese Struktur ist beim Erwachsenen fast immer knorpelig.

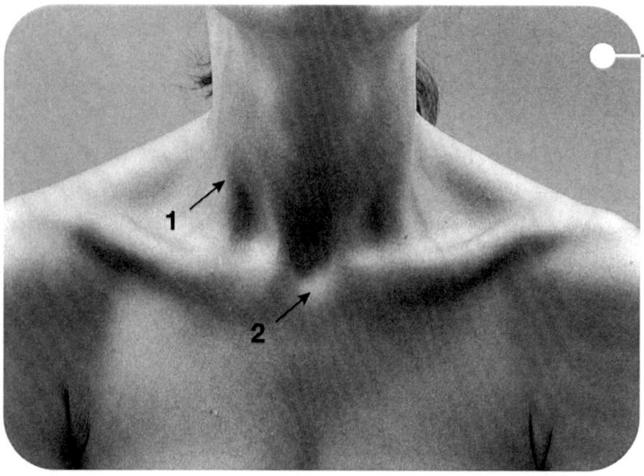

Abb. 2.9 Obere Thoraxöffnung (Apertura thoracis superior)

Diese einer Ellipse mit großem Querdurchmesser gleichende Öffnung ist nach unten schräg nach vorne geneigt. Sie wird vorne durch die Incisura jugularis (1) (auch ➛ Abb. 2.5), die auf der Höhe des Unterrands des zweiten Brustwirbels liegt, seitlich durch die erste Rippe (2) und hinten durch den Oberrand des ersten Brustwirbels begrenzt.

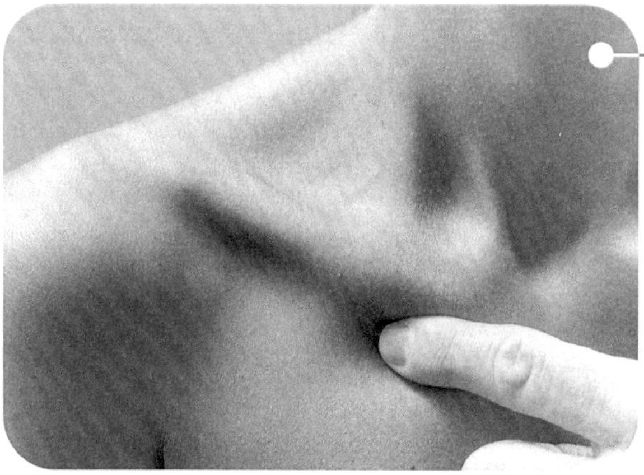

Abb. 2.10 Erster Rippenknorpel (Cartilago costalis)

Der unmittelbar unterhalb der Clavicula und im Kontakt mit dem seitlichen Rand des Manubrium sterni liegende Zeigefinger des Therapeuten zeigt diese Struktur an. Wenn nötig, lässt man den Patienten wiederholt und schnell in den oberen Teil des Brustkorbs atmen, um unter dem Zeigefinger die gesuchte Struktur besser wahrzunehmen.

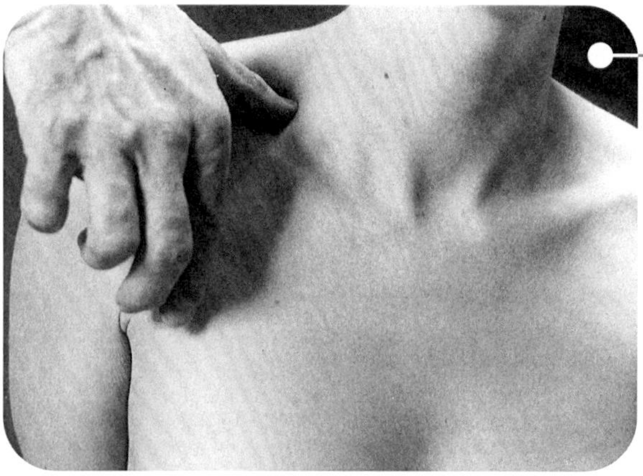

Abb. 2.11 Erste Rippe, Rippenkörper (Corpus costae) oberhalb der Clavicula

Oberhalb und hinter der Clavicula nimmt der Therapeut eine Dichte wahr, die der gesuchten Struktur entspricht (Struktur, die praktisch auf ihrer gesamten Länge zugänglich ist).

Anmerkung: Die erste Rippe ist eine echte Rippe, d. h. eine Rippe, die mit dem Sternum über einen Rippenknorpel verbunden ist.

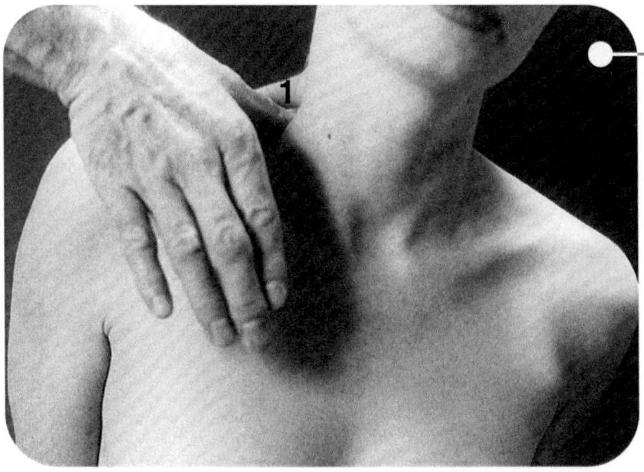

Abb. 2.12 Posteriores (dorsales) Ende der ersten Rippe (Os costale)

Die erste Rippe ist an dieser Stelle sehr leicht palpierbar, wenn man die oberen Fasern des M. trapezius (1), wie in der Abbildung dargestellt, entsprechend nach rückwärts schiebt.

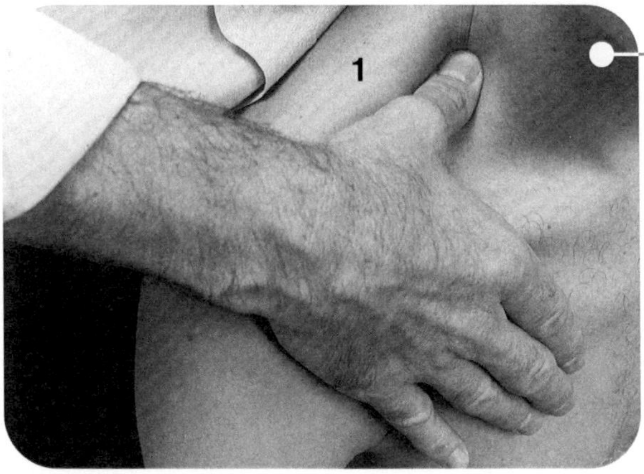

Abb. 2.13 Großaufnahme des posterioren (dorsalen) Endes des Rippenkörpers der ersten Rippe (Os costale)

Auf der nebenstehenden Abbildung drückt der Daumen des Therapeuten die oberen Fasern des M. trapezius (1) nach rückwärts und kontaktiert den am weitesten posterior liegenden Abschnitt auf der Oberseite der ersten Rippe.

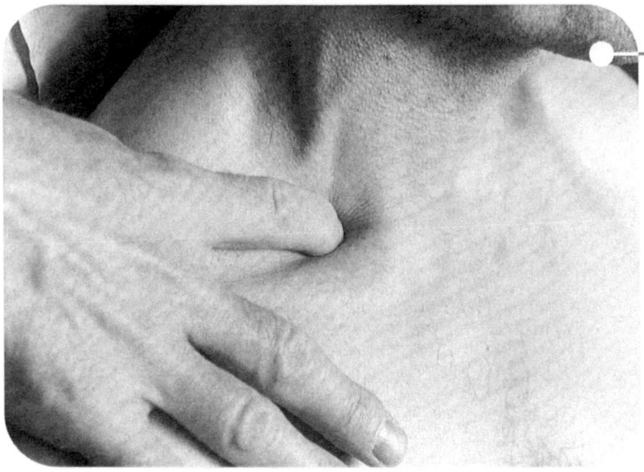

Abb. 2.14 Tuberculum m. scaleni anterioris

Um diese Struktur gut wahrnehmen zu können, muss man zunächst den Finger oberhalb und hinter die Clavicula legen und dann die Muskulatur entspannen (indem man den Patienten ersucht, eine homolaterale Rotation und Seitneigung mit dem Kopf auszuführen). Das Tuberculum kann bei manchen Patienten durch die Dicke der beiden klavikularen Köpfe des M. sternocleidomastoideus ertastet werden.

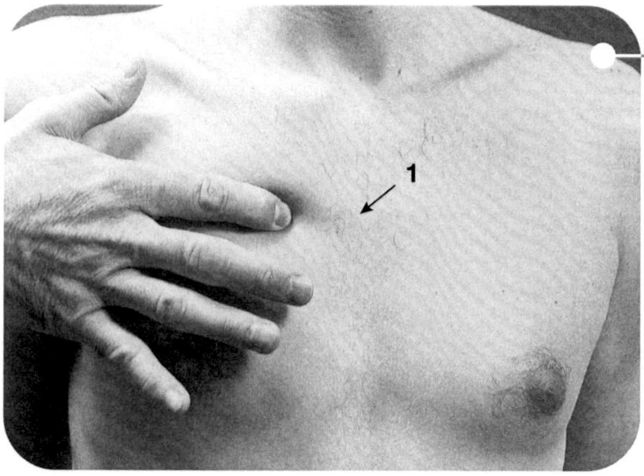

Abb. 2.15 Anteriores (ventrales) Ende der zweiten Rippe (Os costale)

Das anteriore Ende liegt zwischen der ersten Rippe und den mittleren Rippen und seitlich in der Verlängerung des Angulus sterni (1) (auch ➛ Abb. 2.6). In der Abbildung liegt der Zeigefinger des Therapeuten im zweiten Interkostalraum und drückt gegen den inferioren Teil der zweiten Rippe.

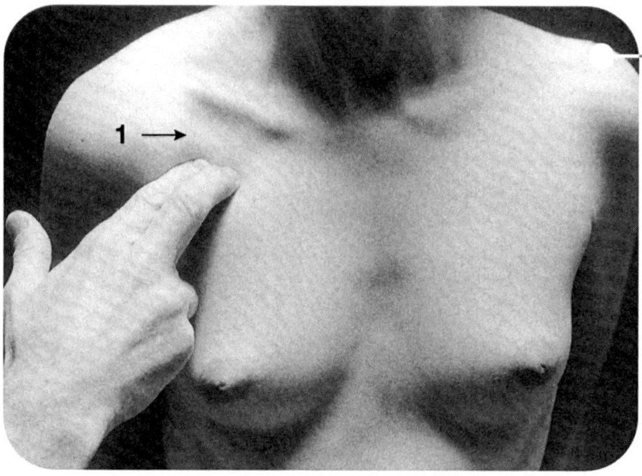

Abb. 2.16 Zweite Rippe im anterioren Teil des Thorax

Wie aus der nebenstehenden Abbildung ersichtlich, kann man der zweiten Rippe bis zu dem Punkt folgen, an dem sie unter der Clavicula verschwindet und Richtung Processus coracoideus (1) zieht.

Anmerkung: Die zweite Rippe ist eine echte Rippe (➛ Anmerkung der Abb. 2.11).

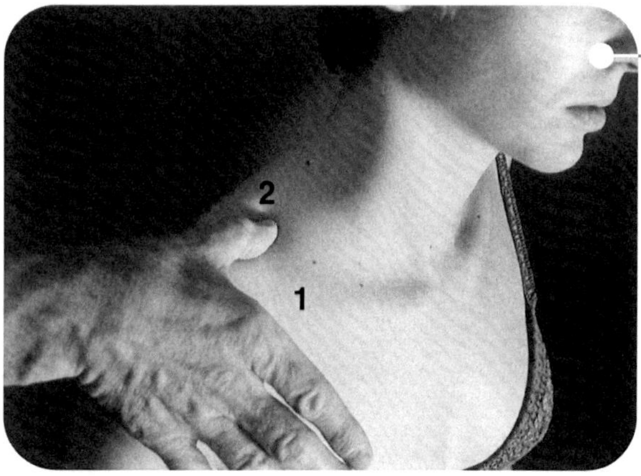

Abb. 2.17 Zweite Rippe (Os costale) in der seitlichen Halsregion

In der seitlichen Halsregion spürt man, hinter dem lateralen Ende der Clavicula (1) und nachdem man den M. trapezius (2) nach posterior verschoben hat, eine Dichte unter den Fingern, die der zweite Rippe entspricht. Zur besseren Palpation kann der Finger des Therapeuten nach unten gelenkt werden, während man gleichzeitig den Patienten bittet, schnell und wiederholt einzuatmen; dadurch wird der obere Teil des Brustkorbs und folglich die zweite Rippe mobilisiert.

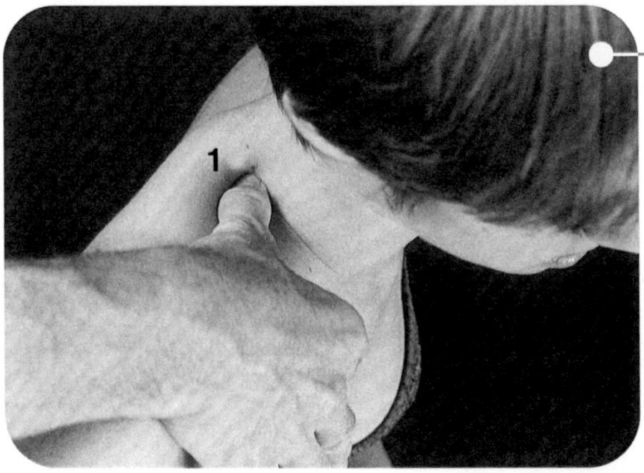

Abb. 2.18 Posteriores (dorsales) Ende der zweiten Rippe (Os costale)

Die Abbildung zeigt die Palpation des posterioren Endes der zweiten Rippe, nachdem der M. trapezius (1) verschoben wurde und der Finger hinter und unterhalb der ersten Rippe die zweite Rippe palpiert (➛ Abb. 2.12).

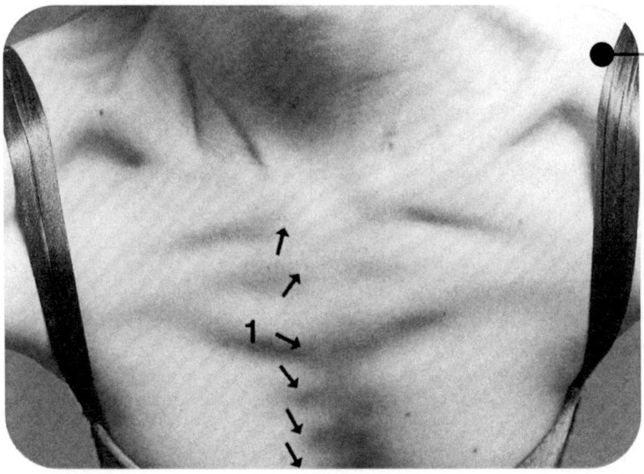

Abb. 2.19 Echte Rippen (Costae verae)

Auf der nebenstehenden Abbildung werden die sternalen Enden der echten Rippen (1) bis zur sechsten Rippe gezeigt (die siebte Rippe ist in der ➛ Abb. 2.20 unten erkennbar). Die echten Rippen zählt man vom Sternumwinkel (➛ Abb. 2.6) aus. Der Angulus sterni entspricht der zweiten Rippe. Es gibt sieben echte Rippen.
(➛ Anmerkung der Abb. 2.11).

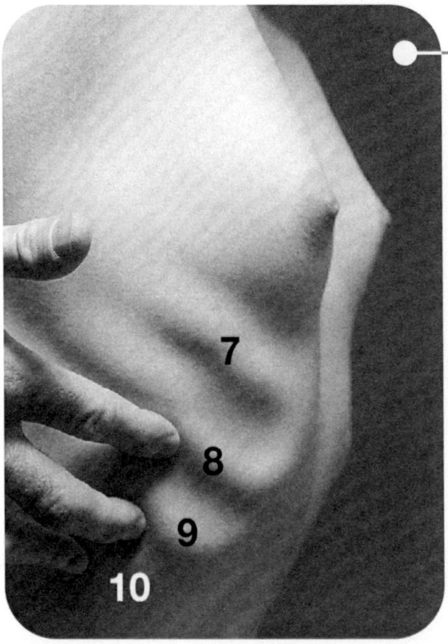

Abb. 2.20 Falsche Rippen (Costae spuriae)

Es gibt drei falsche Rippen, die in der Abbildung durch die Finger des Therapeuten dargestellt werden. Die falschen Rippen (achte, neunte und zehnte Rippe) stehen mit dem Sternum nur indirekt in Verbindung und legen sich jeweils an den Knorpel der nächsthöheren Rippe an. Die Knorpel der falschen Rippen bilden mit dem Knorpel der siebten Rippe (7) den Rippenbogen (Arcus costalis).

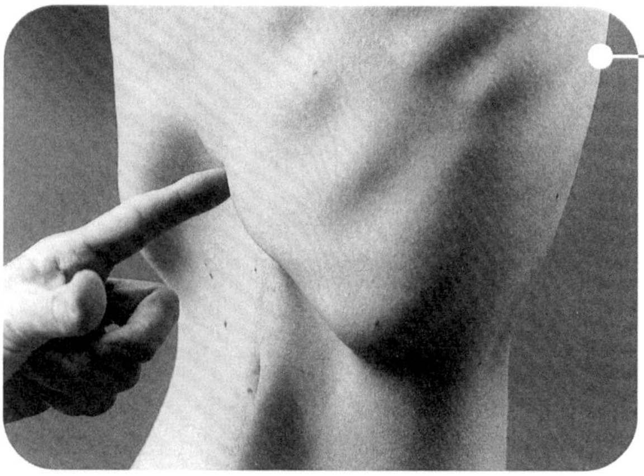

Abb. 2.21 Untere Thoraxöffnung (Apertura thoracis inferior)

Diese ellipsenförmige Öffnung mit großem Querdurchmesser ist fast dreimal so groß wie die obere Thoraxöffnung (➛ Abb. 2.9). Sie verläuft schräg nach unten und hinten. Sie wird anterior durch den Processus xiphoideus (➛ Abb. 2.8), der auf der Höhe des zehnten Brustwirbels liegt, und posterior durch den Wirbelkörper des zwölften Brustwirbels begrenzt. Seitlich wird sie durch den Rippenbogen (7., 8., 9. und 10. Rippenknorpel) und die fliegenden Rippen (Costae fluitantes) (➛ Abb. 2.23 – 27) begrenzt.
Anmerkung: Diese Öffnung wird durch den Zwerchfellmuskel (Diaphragma) ausgefüllt.

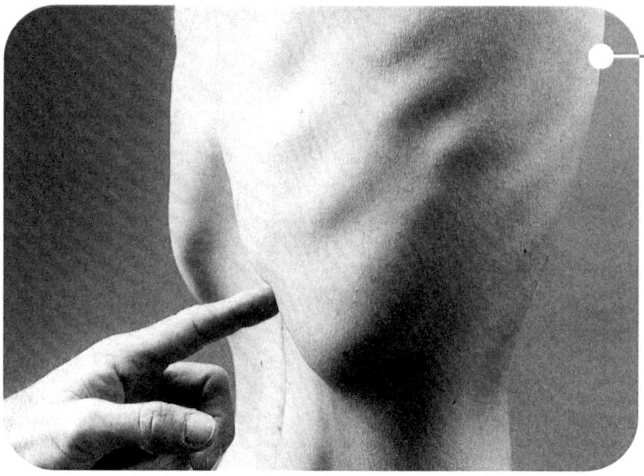

Abb. 2.22 Einkerbungen des Rippenbogens (Arcus costalis), 7., 8., 9. und 10. Rippenknorpel

Folgt man dem Unterrand des Rippenbogens vom Processus xiphoideus ausgehend, erkennt man zwei Einkerbungen: eine erste Einkerbung (➛ Zeigefinger in Abb. 2.21), die der Verbindung zwischen dem 8. und 7. Rippenknorpel entspricht, und eine zweite Einkerbung, die der Verbindung zwischen dem 10. und dem 9. Rippenknorpel entspricht (siehe Zeigefinger auf der nebenstehenden Abbildung).
Anmerkung: Diese beiden Einkerbungen sind nicht immer sehr markant.

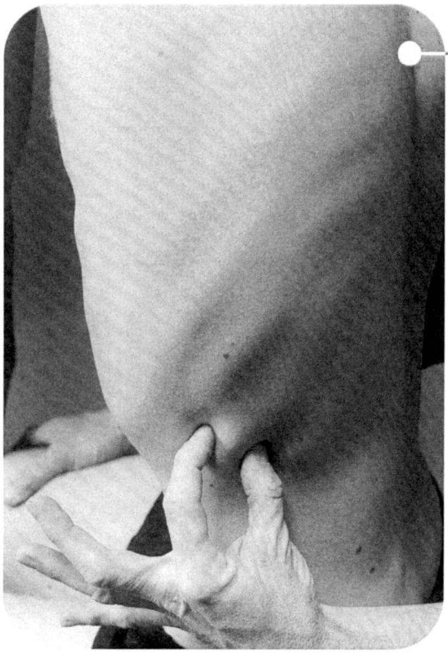

Abb. 2.23 Elfte Rippe (Os costale)

Die nebenstehende Abbildung zeigt die elfte Rippe, die zwischen Zeigefinger und Daumen gehalten wird. Um diese Rippe gut palpieren zu können, stellt sich der Therapeut hinter den Patienten und legt beide Hände an den Unterrand des Rippenbogens (➛ Abb. 2.20), d. h. auf den Unterrand der zehnten Rippe. Hat er die zehnte Rippe gefunden, verschiebt er seine Finger im Bereich der anterolateralen Bauchwand und in Richtung Crista iliaca auf der Suche nach einer Rippe, die unmittelbar unterhalb des kaudalen Rands des Rippenbogens liegt und deren anteriores Ende frei ist.
Anmerkung: Die Crista iliaca wird im Kapitel über die Hüfte im Band über die unteren Extremitäten beschrieben.

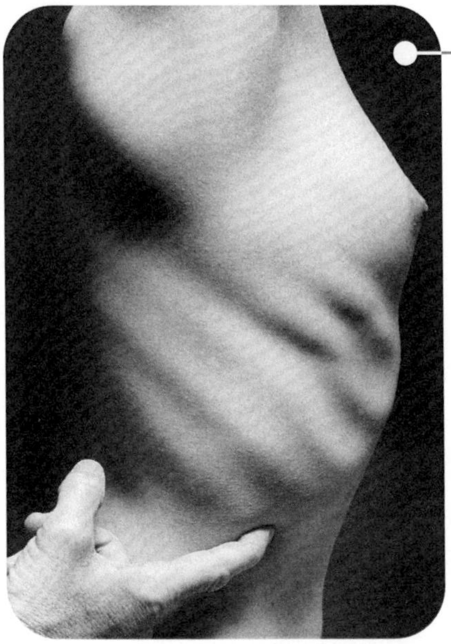

Abb. 2.24 Elfte Rippe (Os costale), anteriores (ventrales) Ende

Der Zeigefinger auf der nebenstehenden Abbildung kennzeichnet das anteriore Ende der elften Rippe, die mit einem Rippenknorpel versehen ist, deren spitz auslaufendes Ende frei ist. Es handelt sich um eine fliegende Rippe.

Anmerkung: Das etwa zwanzig Zentimeter lange anteriore Ende der elften Rippe liegt meist etwas vom Unterrand der zehnten Rippe entfernt, bei manchen Patienten liegt sie sehr nahe an der zehnten Rippe und kann mit dieser sogar verschmelzen.

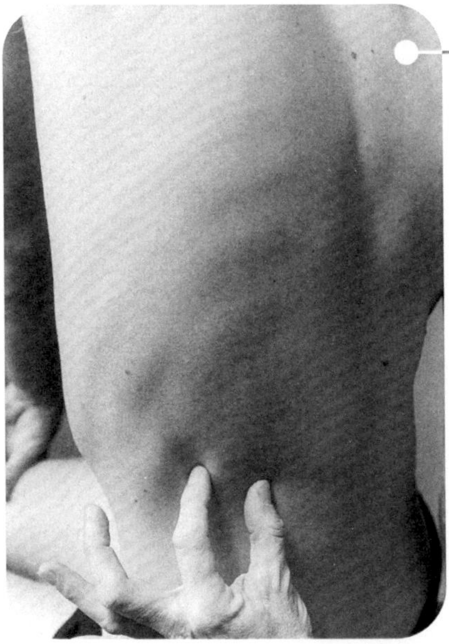

Abb. 2.25 Zwölfte Rippe (Os costale)

Die nebenstehende Abbildung zeigt die zwölfte Rippe zwischen Daumen und Zeigefinger. Nachdem man die elfte Rippe gefunden hat (➛ Abb. 2.23 und 2.24), lässt man die Finger etwas in Richtung Crista iliaca seitlich am Körper entlanggleiten, zudem verschiebt man die Finger nach posterior, da die zwölfte Rippe kürzer als die elfte ist.

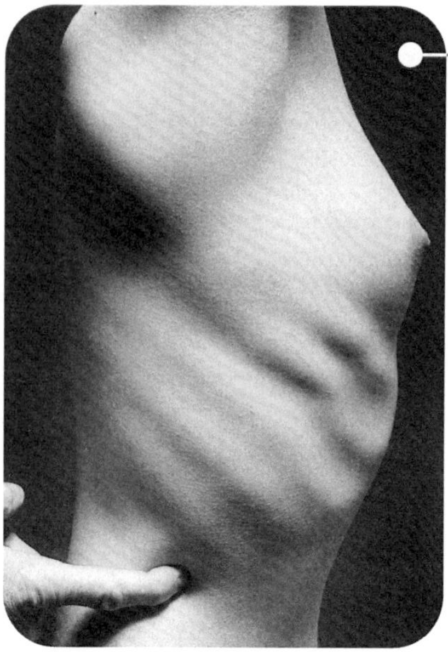

Abb. 2.26 Zwölfte Rippe, anteriores (ventrale) Ende, Profilansicht

Der Zeigefinger auf der nebenstehenden Abbildung zeigt das anteriore Ende der zwölften Rippe, das ebenfalls spitz zuläuft und frei ist.

Anmerkung: Die zwölfte Rippe ist gleichfalls eine fliegende Rippe, sie ist meist 10 bis 14 cm lang (in zwei Drittel der Fälle), kann aber auch sehr kurz sein und nur zwischen 3 und 6 cm lang sein, in diesem Fall kann sie leicht mit dem Querfortsatz eines Lendenwirbels verwechselt werden.

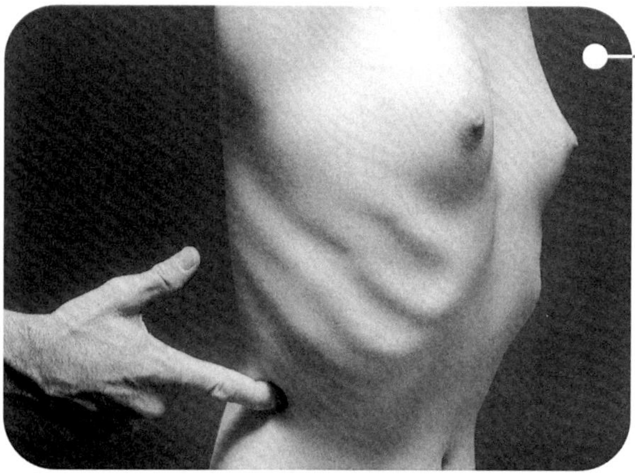

Abb. 2.27 Zwölfte Rippe (Os costale), anteriores (ventrales) Ende, anterolaterale Ansicht

Der Zeigefinger in der nebenstehenden Abbildung liegt auf dem anterioren Ende der zwölften Rippe. Diese anterolaterale Ansicht des Brustkorbs zeigt die Position dieser Rippe im Verhältnis zur elften Rippe (➛ Abb. 2.23 und 2.24) und gegenüber den Rippen 7, 8, 9 und 10, die gemeinsam den Rippenbogen (Arcus costalis) bilden (➛ Abb. 2.20).

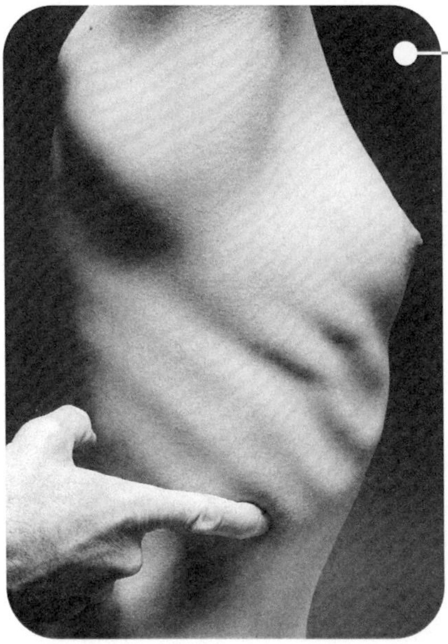

Abb. 2.28 Zehnte Rippe (Os costale)

Das anteriore Ende der zehnten Rippe ist manchmal nicht mit dem Knorpel der neunten Rippe verwachsen. In diesem Fall bleibt das anteriore Ende frei. Auf der nebenstehenden Abbildung liegt der Zeigefinger des Therapeuten auf diesem Ende.

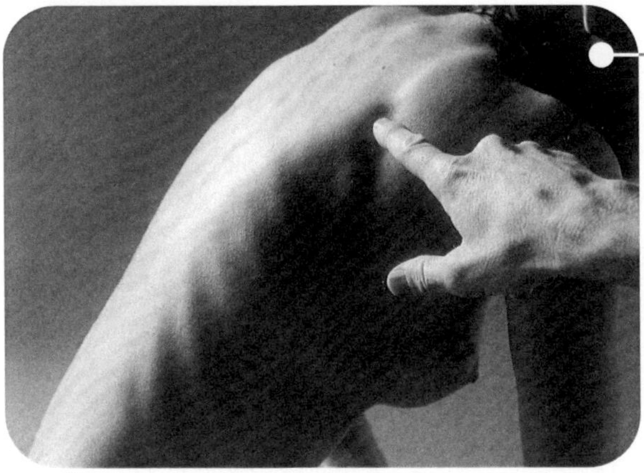

Abb. 2.29 Rippenwinkel (Angulus costae)

Dieser Winkel entspricht der ersten Richtungsänderung der Rippe im rückwärtigen Teil des Brustkorbs, ab dieser „Biegung" zieht die Rippe nach unten und vorne.

Brust- und Lendenwirbelsäule

Die wichtigsten palpatorisch zugänglichen Strukturen:

- Brustwirbelsäule (Vertebrae thoracicae) von Th1 bis Th12 (➛ Abb. 2.31)
- Zervikothorakaler Übergang C7 bis Th1 (➛ Abb. 2.32)
- Wirbel C7 bis Th1 (➛ Abb. 2.33 und 2.34)
- Visualisierung der Beziehungen „Schulterblatt – Dornfortsätze" (➛ Abb. 2.35)
- Dornfortsatz (Proc. spinosus) von Th1 (➛ Abb. 2.36)
- Dornfortsatz (Proc. spinosus) von Th3 (➛ Abb. 2.37)
- Dornfortsatz (Proc. spinosus) von Th7 (➛ Abb. 2.38)
- Querfortsatz (Proc. transversus) der Brustwirbel (Vertebrae thoracicae) (➛ Abb. 2.39)
- Lendenwirbelsäule (Vertebrae lumbales) von L1 bis L5 (➛ Abb. 2.40)
- Vierter und fünfter Lendenwirbel (Vertebrae lumbales), L4 und L5 (➛ Abb. 2.41 und 2.42)
- Querfortsatz (Proc. transversus) der Lendenwirbel (Vertebrae lumbales) (➛ Abb. 2.43)

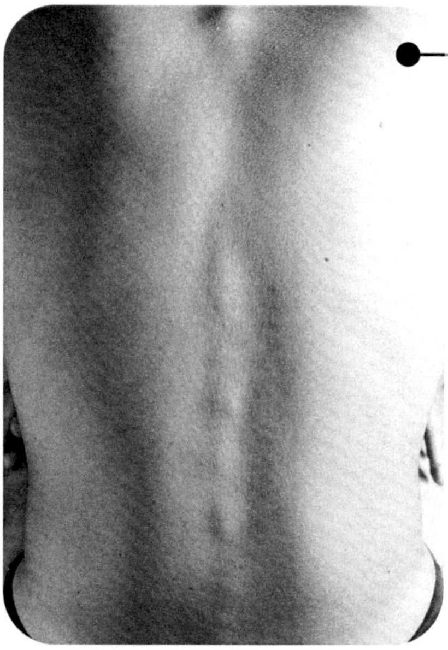

Abb. 2.30

Brust- und Lendenwirbelsäule in Kyphose, Ansicht von posterior

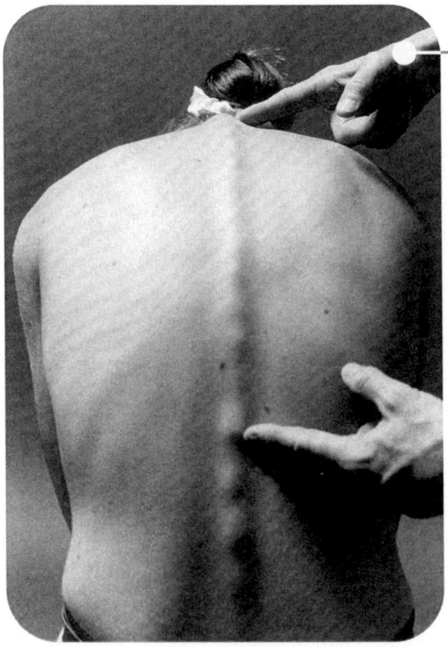

Abb. 2.31 Brustwirbelsäule (Vertebrae thoracicae) von Th1 bis Th12

Auf der nebenstehenden Abbildung zeigen die beiden Zeigefinger des Therapeuten die Gesamtlänge der Brustwirbelsäule (alle Brustwirbel von Th1 bis Th12).

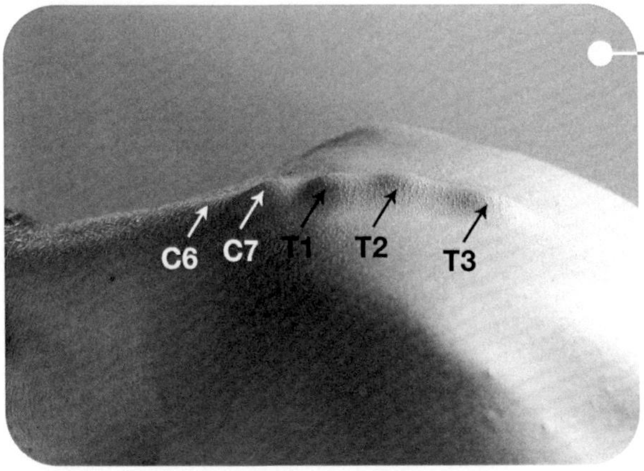

Abb. 2.32 Zervikothorakaler Übergang C6-C7-Th1

Auf der nebenstehenden Abbildung sieht man die Dornfortsätze des letzten Halswirbels, C7, und der ersten Brustwirbel, Th1, Th2 und Th3.
Anmerkung: Der Patient sitzt und neigt den Kopf nach vorne.

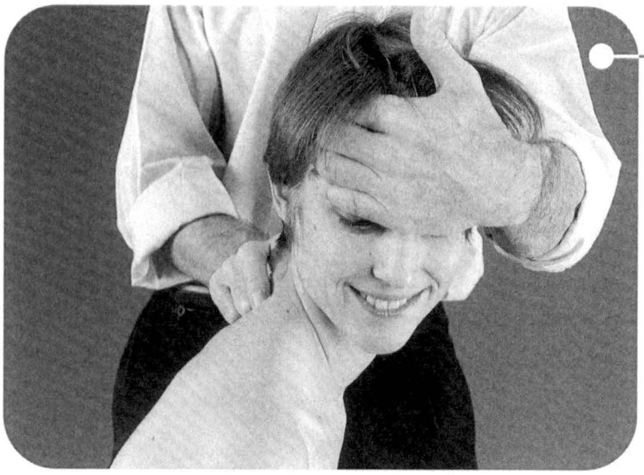

Abb. 2.33 Palpation der Wirbel C6, C7 und Th1 – Kopfrotationstest

Der Patient sitzt, sein Kopf ist in Neutralposition (oder leicht gebeugt). Der Therapeut steht seitlich neben dem Patienten und legt Zeige-, Mittel- und Ringfinger einer Hand auf die Dornfortsätze von C6, C7 und Th1 (➛ Abb. 2.32). Ausgehend von dieser Grundstellung dreht er mit der anderen Hand den Kopf des Patienten zuerst nach links und dann nach rechts und wiederholt anschließend diese Rotation mehrmals. Er spürt eine leichte Bewegung im Bereich C7, keine Bewegung im Bereich Th1 und eine sehr markante Bewegung von C6.

Anmerkung: Diese leichte Bewegung kann bei der Rechtsdrehung gleich null und zur anderen Seite hin stärker ausgeprägt sein, daher ist es wichtig, die Bewegung in beide Richtungen auszuführen.

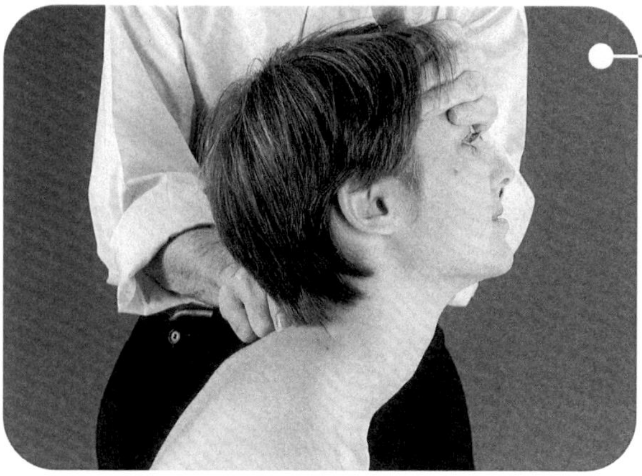

Abb. 2.34 Palpation der Wirbel C6, C7 und Th1 – Extensionstest

Der Patient sitzt, sein Kopf befindet sich in Neutralposition (weder gebeugt noch gestreckt). Seitlich neben dem Patienten stehend legt der Therapeut Zeige-, Mittel- und Ringfinger einer Hand auf die Dornfortsätze des 6. und 7. Halswirbels bzw. des ersten Brustwirbels. (➛ Abb. 2.32). Er legt seine andere Hand auf die Stirn des Patienten und bringt den Kopf in Hyperextension: der Dornfortsatz von C6 „verschwindet", der Dornfortsatz von C7 „verschiebt" sich, je nach Patient, mehr oder weniger, Th1 bewegt sich nicht.

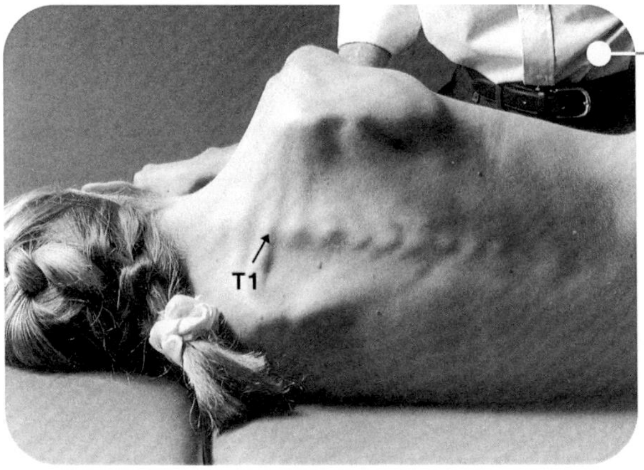

Abb. 2.35 Visualisierung der Beziehungen „Schulterblatt – Dornfortsätze"

Auf der nebenstehenden Abbildung liegt der Patient in Seitenlage, man erkennt, dass der mediale obere Scapulawinkel (Angulus superior) dem Dornfortsatz des ersten Brustwirbels Th1 direkt gegenüberliegt. Das mediale Ende des Schulterblatts (Spina scapulae) liegt gegenüber dem Dornfortsatz von Th3 und der untere Scapulawinkel (Angulus inferior) gegenüber dem Dornfortsatz von Th7.

Anmerkung: Die beschriebene Vorgangsweise sollte als ein erster Ansatz zum schnellen Auffinden der Dornfortsätze betrachtet werden, der durch das Zählen der Dornfortsätze ab C7 (➤ Abb. 2.32 – 2.34) oder ab L5 (➤ Abb. 2.41 und 2.42) vervollständigt werden muss. Die angegebenen Verbindungen dienen nur als ungefähre Anhaltspunkte. Die Position der Scapula gegenüber dem Brustkorb (und ihre Mobilität), die Lage des Patienten auf der Behandlungsliege, die zahlreichen Formabweichungen (Dysmorphismen) der Wirbelsäule (Kyphose, flacher Rücken, Skoliose etc.) können die topografischen Beziehungen zwischen Schulterblatt und Wirbelsäule beträchtlich beeinflussen.

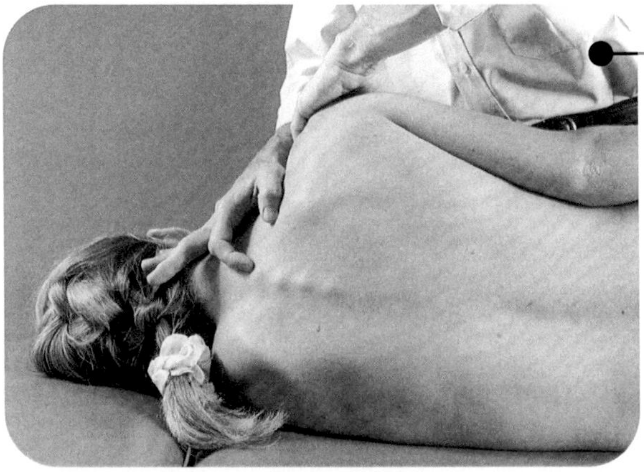

Abb. 2.36 Palpation des Dornfortsatzes (Processus spinosus) von Th1

Auf der nebenstehenden Abbildung weist der Daumen-Zeigefinger-Abstand des Therapeuten auf die Beziehung (➤ Abb. 2.35) zwischen dem medialen oberen Scapulawinkel (Daumen) und dem Dornfortsatz des ersten Brustwirbels (Zeigefinger) hin.

Anmerkung: Die ➤ Abb. 33 und 2.34 beschreiben die beste Methode zum Auffinden von Th1.

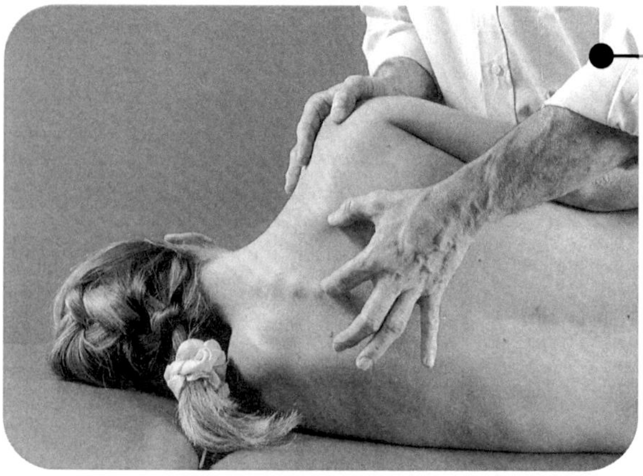

Abb. 2.37 Palpation des Dornfortsatzes (Processus spinosus) von Th3

Auf der nebenstehenden Abbildung weist der Daumen-Zeigefinger-Abstand auf die Beziehung (auch ➤ Abb. 2.35) zwischen dem medialen Ende der Spina scapulae (Daumen) und dem Processus spinosus des dritten Brustwirbels, Th3, (Zeigefinger) hin.

Anmerkung: Das „Abzählen" von C7 aus (➤ Abb. 2.32 – 2.34) ist die sicherste Methode zum Auffinden dieser Struktur.

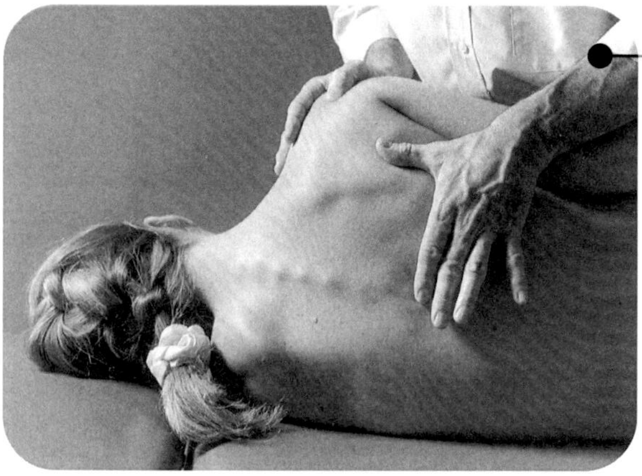

Abb. 2.38 Palpation des Dornfortsatzes (Processus spinosus) von Th7

Auf der nebenstehenden Abbildung weist der Daumen-Zeigefinger-Abstand auf die Beziehung (➤ Abb. 2.35) zwischen dem unteren Scapulawinkel (Daumen) und dem siebten Brustwirbel, Th7, hin.

Anmerkung: Das „Abzählen" von C7 aus (➤ Abb. 2.32 – 2.34) ist die sicherste Methode zum Auffinden dieser Struktur.

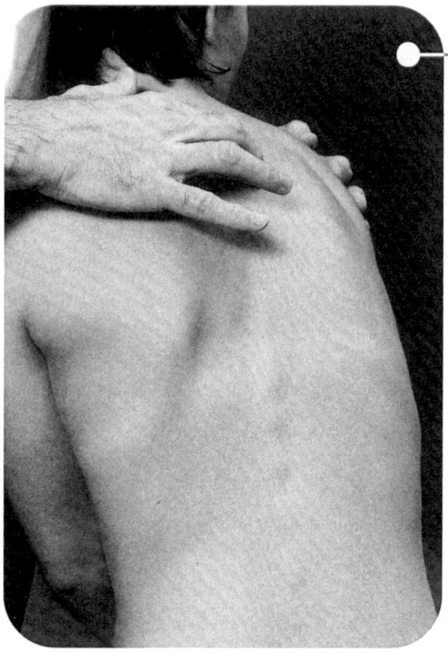

Abb. 2.39 Processus transversus der Brustwirbel

Der Patient sitzt auf der Behandlungsliege, der Therapeut steht seitlich daneben und umgreift die Vorderseite der Schulter. Der Therapeut sucht medial des Rippenwinkels ungefähr zwei Fingerbreit lateral der Dornfortsätze eine Dichte, die der gesuchten Struktur entspricht. Durch den Griff auf der Schulter kann eine Drehung des Rumpfs erzeugt werden, wodurch diese bei manchen Patienten aufgrund ihrer Morphologie schwer zu palpierende Struktur besser ertastet werden kann.

Anmerkung: Die nebenstehende Abbildung zeigt die Zugangstechnik und nicht die gesuchte knöcherne Struktur. Durch die Rumpfrotation tritt der Rippenbogen stärker hervor, und dadurch wird der Unterschied zum Querfortsatz des Wirbels klarer erkennbar, der zwei Fingerbreit lateral des Dornfortsatzes liegt.

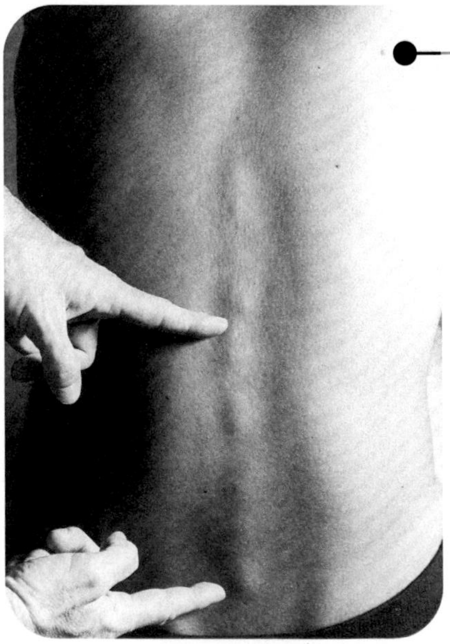

Abb. 2.40 Lendenwirbelsäule (Vertebrae lumbales) von L1 bis L5

Die Zeigefinger des Therapeuten begrenzen in der nebenstehenden Abbildung die Lendenwirbelsäule von L1 bis L5. *Anmerkung: Die aus fünf Wirbeln bestehende Lendenwirbelsäule kann durch die Lumbalisierung des ersten Sakralwirbels, S1, einen zusätzlichen Wirbel bekommen oder durch die Sakralisierung von L5 um einen Wirbel reduziert werden.*

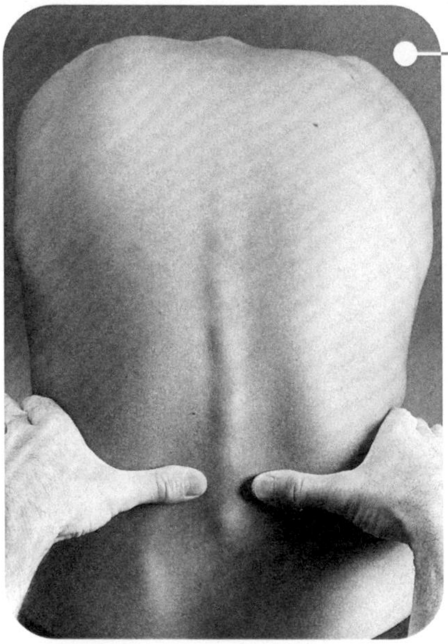

Abb. 2.41 Palpation des vierten und fünften Lendenwirbels (Vertebrae lumbales), L4 und L5

Auf der nebenstehenden Abbildung legt der Therapeut seine Hände auf die Crista iliaca, die Daumen schauen Richtung Lendenwirbelsäule. Wenn die Daumen „natürlich" angelegt werden und somit etwas vor den Handflächen auf dem Rücken zu liegen kommen, bezeichnen sie die Bandscheibe zwischen L4 und L5 (siehe nebenstehende Abbildung), wenn die Daumen des Therapeuten genau in der Ebene der Handflächen angelegt werden, bezeichnen sie den Dornfortsatz des vierten Lendenwirbels (L4).

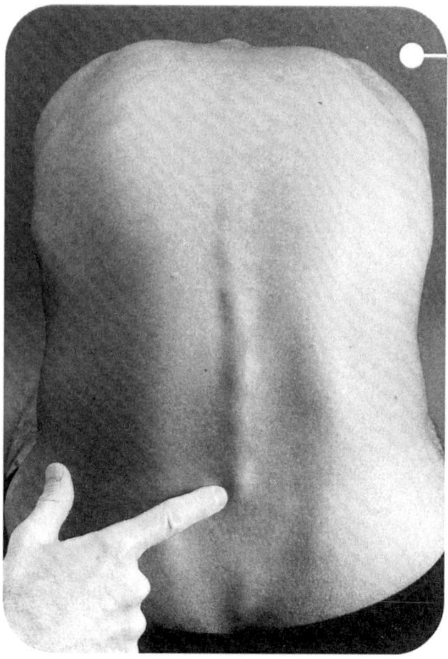

Abb. 2.42 Palpation des fünften Lendenwirbels (Vertebra lumbalis), L5

Sobald L4 gefunden wurde (➤ Abb. 2.41), kann man den Dornfortsatz des darunterliegenden Wirbels L5 ertasten (in der Abbildung durch den Zeigefinger des Therapeuten markiert).

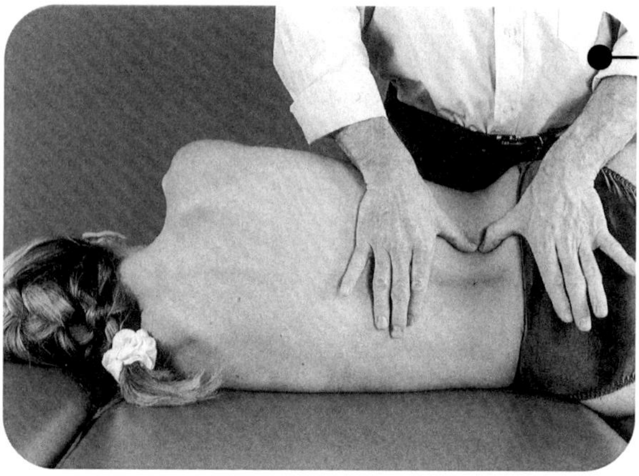

Abb. 2.43 Querfortsatz (Processus transversus) der Lendenwirbel (Vertebrae lumbales)

Der Patient befindet sich in Seitenlage, der Therapeut legt seine Daumen außerhalb des M. erector spinae auf den Rücken und gleitet mit den Daumen Richtung Lendenwirbelsäule, bis er auf eine Dichte stößt, die die gesuchte Struktur kennzeichnet.

Anmerkung:

- *Bei sehr muskulösen Patienten sucht man nach einer Dichte über der Muskelmasse des M. erector spinae.*
- *Der Querfortsatz des ersten Lendenwirbels ist kürzer als die Querfortsätze der anderen Lendenwirbel. Der Querfortsatz von L5 ist länger als die anderen. Ist dieser Querfortsatz zu stark ausgebildet, kann es zu einer Verbindung bzw. Fusionierung mit dem Os coxae kommen, was einer Sakralisierung von L5 entspricht (➤ Anmerkung der Abb. 2.40).*

Sacrum und Coccygis (Kreuzbein und Steißbein)

Anteroinferiore Ansicht

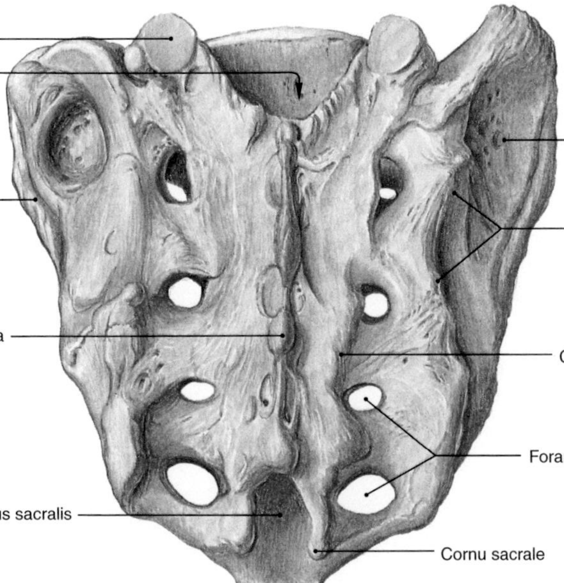

Posteriosuperiore Ansicht

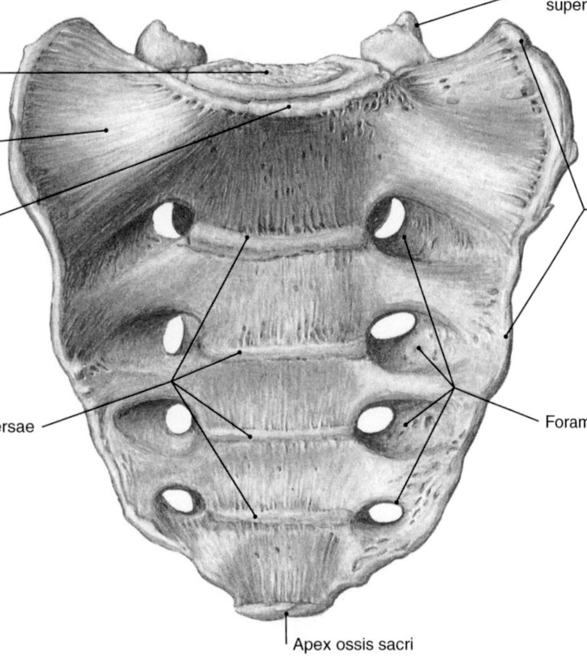

Sacrum

Die wichtigsten palpatorisch zugänglichen Strukturen:

- Kreuzbein (Os sacrum), posterolaterale Visualisierung (➛ Abb. 2.45)
- Erster Kreuzwirbel, S1 (Vertebra sacralis), posteriorer und lateraler Anteil (➛ Abb. 2.46)
- Dornfortsatz (Proc. spinosus) des ersten Kreuzwirbels, S1 (Vertebra sacralis) (➛ Abb. 2.47)
- Dornfortsatz (Proc. spinosus) des zweiten Kreuzwirbels, S2 (Vertebra sacralis) (➛ Abb. 2.48, 2.49 und 2.50).
- Crista sacralis mediana (➛ Abb. 2.51)
- Cornu sacrale (➛ Abb. 2.52)
- Hiatus sacralis (➛ Abb. 2.53)
- Kreuzbein (Os sacrum), lateraler Rand, Ansicht von posterolateral (➛ Abb. 2.54)
- Kreuzbein (Os sacrum), lateraler Rand, Ansicht von posterior (➛ Abb. 2.55)

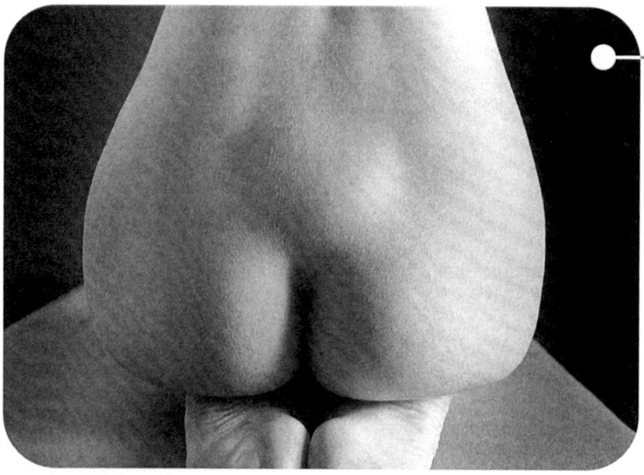

Abb. 2.44

Becken (Pelvis) und Kreuzbein (Os sacrum), Ansicht von posterior

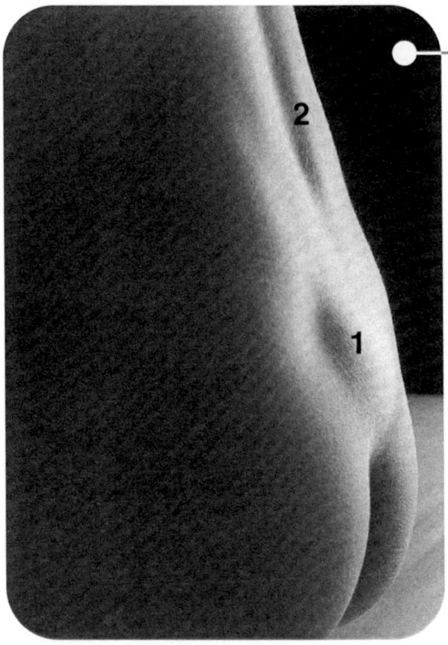

Abb. 2.45 Kreuzbein (Os sacrum), posterolaterale Visualisierung

Auf der nebenstehenden Abbildung ist die Lage des Sacrums (1) als Reliefstruktur unterhalb der Lendenwirbelsäule (2) erkennbar.

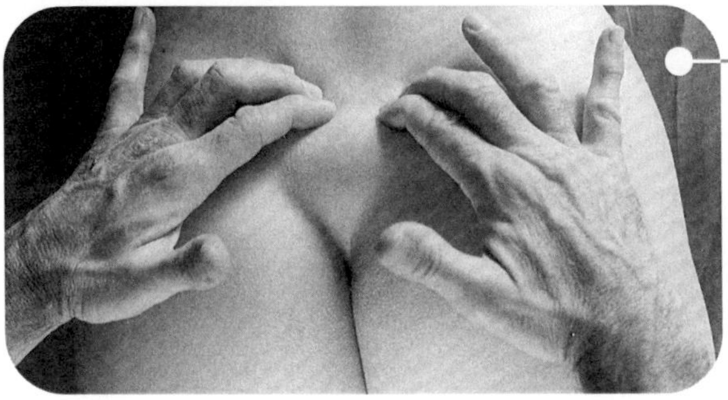

Abb. 2.46 Erster Kreuzwirbel, S1 (Vertebra sacralis), posteriorer (dorsaler) und lateraler Anteil

Der Patient befindet sich in Bauchlage, der Therapeut steht seitlich auf Oberschenkelhöhe neben dem Patienten. Er legt seine Hände zu beiden Seiten der Lendenwirbelsäule auf den Rücken und gleitet von dort unter Ausübung eines leichten Drucks der Wirbelsäule entlang nach kaudal, bis seine Hände unterhalb von L5 gegen die gesuchte Struktur stoßen (siehe nebenstehende Abbildung).

Anmerkung: Die Hände legen sich unterhalb von L5 natürlich auf das Sacrum, dessen Rückseite nach hinten und oben ausgerichtet ist.

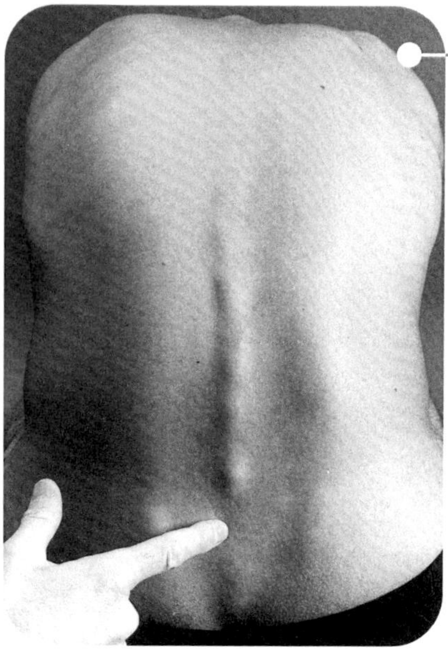

Abb. 2.47 Dornfortsatz (Processus spinosus) des ersten Kreuzwirbels, S1 (Vertebra sacralis)

Nachdem man den Dornfortsatz von L5 gefunden hat, bewegt man die Finger so weit nach kaudal, bis man das erste Tuberculum entlang der Crista sacralis mediana spürt: dieses Tuberculum entspricht der gesuchten Struktur.

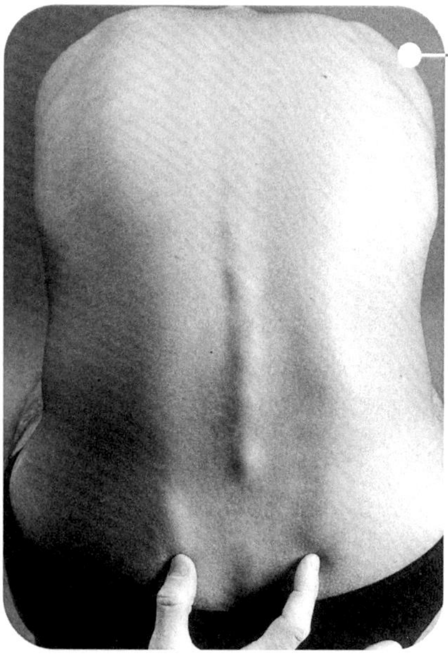

Abb. 2.48 Dornfortsatz (Processus spinosus) des zweiten Sakralwirbels, S2 (Vertebra sacralis), erster Schritt

Auf der nebenstehenden Abbildung ist der Patient im Sitzen mit leicht vorgeneigtem Oberkörper dargestellt. Daumen und Zeigefinger des Therapeuten zeigen die Spina iliaca posterior superior der beiden Ossa coxae an.

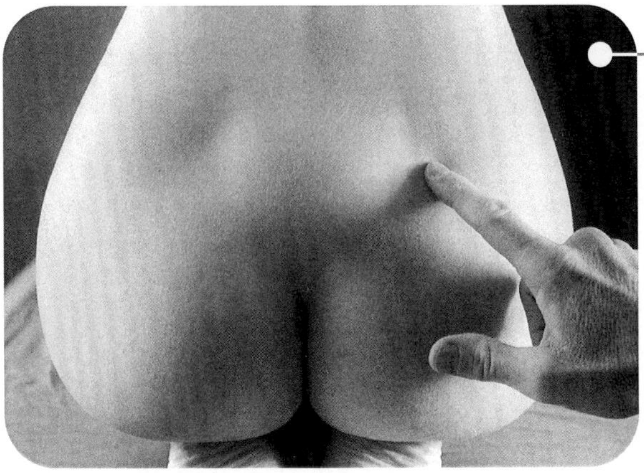

Abb. 2.49 Dornfortsatz (Processus spinosus) des zweiten Sakralwirbels, S2 (Vertebra sacralis), erster Schritt (anderer Zugang)

Auf der nebenstehenden Abbildung weist der Zeigefinger des Therapeuten auf die je nach Patient mehr oder weniger ausgebildete Vertiefung hin, die das Iliosakralgelenk (Articulatio sacroiliaca) andeutet. Dieser äußere Anhaltspunkt entspricht ungefähr der Spina iliaca posterior superior.

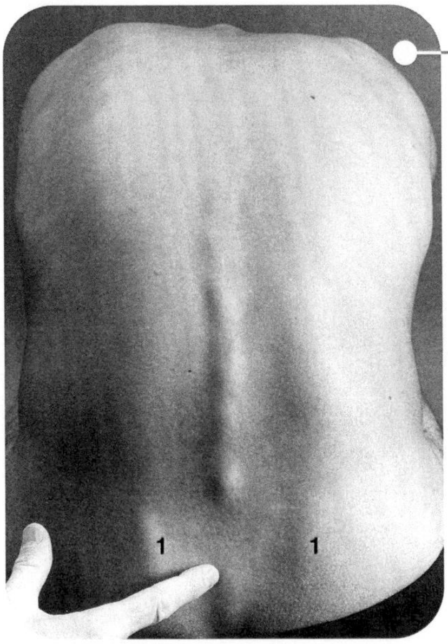

Abb. 2.50 Dornfortsatz (Processus spinosus) des zweiten Sakralwirbels, S2 (Vertebra sacralis), zweiter Schritt

Nachdem man die Spinae iliacae posteriores superiores (1) gefunden hat, unabhängig davon, ob sie klar sichtbar (➤ Abb. 2.48) oder nicht gut erkennbar sind (➤ Abb. 2.49), zieht man eine fiktive horizontale Linie zwischen den beiden Spinae, die genaue Mitte dieser Linie entspricht dem zweiten Tuberculum der Crista sacralis mediana, es entspricht der gesuchten Struktur.

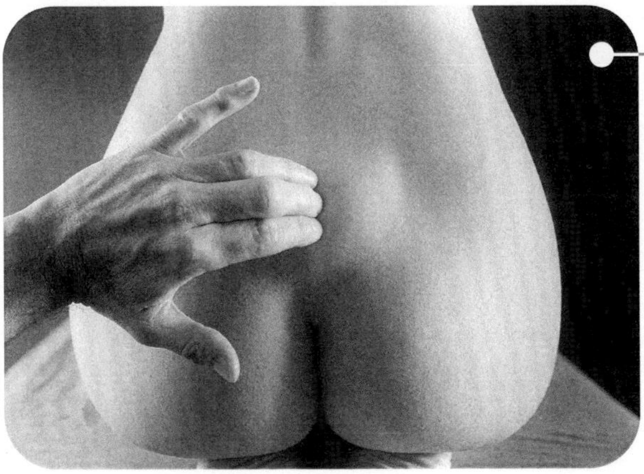

Abb. 2.51 Crista sacralis mediana

Wie in der Abbildung dargestellt, legt man einfach mehrere Finger entlang der Mittellinie auf die Rückseite des Kreuzbeins in Verlängerung der Dornfortsätze der Lendenwirbel. Durch eine leichte Querbewegung über dieser Knochenleiste kann die anatomische Struktur besser ertastet werden.

Anmerkung: Die Crista sacralis mediana besteht aus drei oder vier Tubercula, die durch die Verschmelzung der Dornfortsätze der fünf Kreuzwirbel entstanden sind. Die Dornfortsätze werden durch kleine Vertiefungen voneinander getrennt.

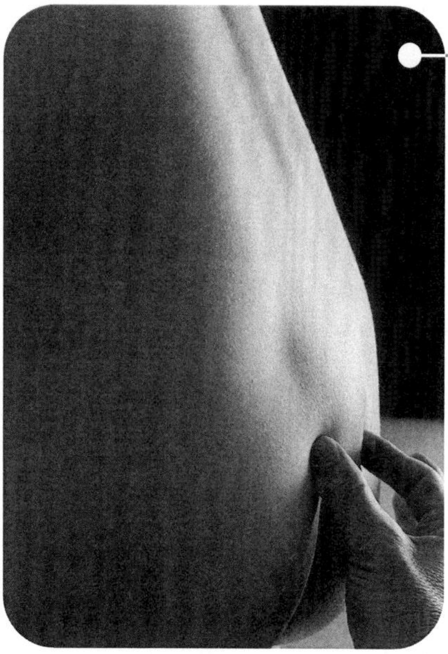

Abb. 2.52 Cornu sacrale

Unmittelbar oberhalb der Analfalte spürt man um die Vertiefung des Hiatus sacralis zwei kleine Knochensäulen, die in Bezug auf die Crista sacralis mediana (➤ Abb. 2.51) etwas seitlich versetzt liegen, es handelt sich um die Cornu sacrales.

Anmerkung: Die Crista sacralis teilt sich an ihrem kaudalen Ende auf Höhe der dritten oder vierten Foramina sacralia posteriora in zwei kleine Knochensäulen, welche als Cornu sacrales bezeichnet werden.

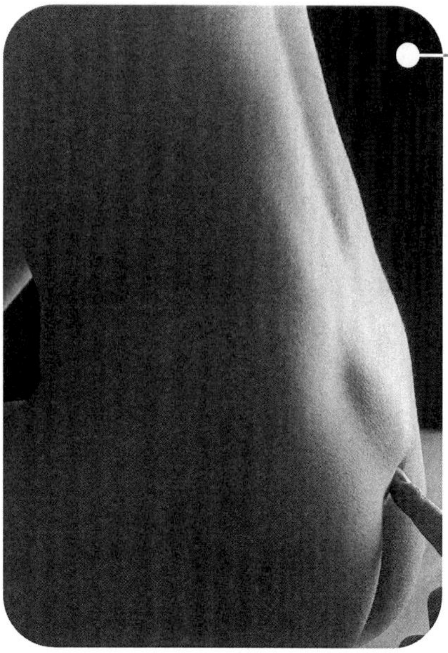

Abb. 2.53 Hiatus sacralis

Unmittelbar oberhalb der Analfalte ertastet man, wie in der Abbildung dargestellt, in Verlängerung der Crista sacralis mediana (➤ Abb. 2.51) eine kleine Vertiefung. Diese wird durch die von oben nach unten und von innen nach außen gerichteten Cornu sacrales (➤ Abb. 2.52) gebildet. Die Cornu begrenzen den Hiatus sacralis, an dessen oberem Ende der Wirbelkanal (Canalis sacralis) endet.

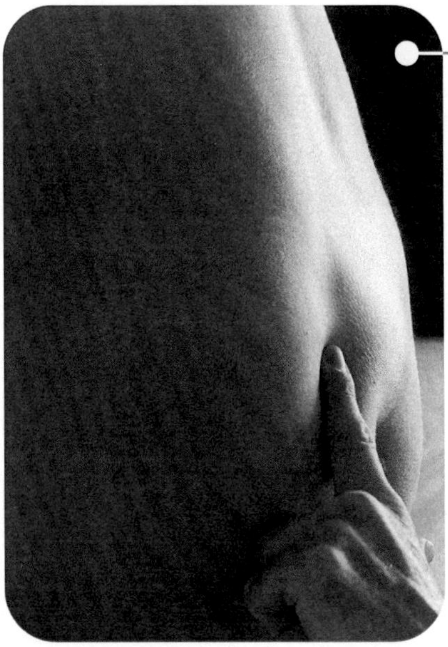

Abb. 2.54 Kreuzbein (Os sacrum), lateraler Rand, posterolaterale Ansicht

Auf der nebenstehenden Abbildung liegt der Zeigefinger des Therapeuten am lateralen Rand des Sacrums, der sich unter dem Finger wie eine breite und nachgiebige Struktur abzeichnet.
Anmerkung: Dieser Rand entspricht dem Kreuzbein.

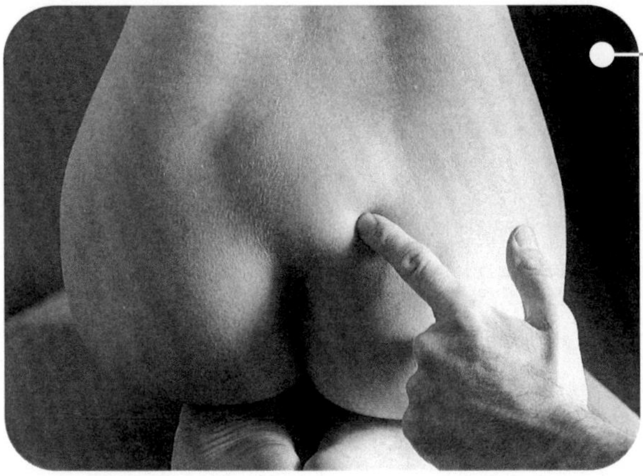

Abb. 2.55 Kreuzbein (Os sacrum), lateraler Rand, posteriore Ansicht

Diese Ansicht hilft bei der Visualisierung des Rands.
Anmerkung: Bei den Gelenktechniken für das Iliosakralgelenk verwendet man häufig einen Kontakt am inferolateralen Sacrumwinkel. Dieser Begriff entspricht keiner anatomischen Struktur, sondern bezeichnet einfach den erhabensten Teil des lateralen Kreuzbeinrands (in der Abbildung durch den Zeigefinger des Therapeuten markiert).

Muskeln

Posteriore Muskelgruppe

Die wichtigsten palpatorisch zugänglichen Strukturen:
- M. trapezius, globale Visualisierung (➤ Abb. 2.57)
- M. trapezius, Pars descendens (➤ Abb. 2.58)
- M. trapezius, Pars transversa (➤ Abb. 2.59)
- M. trapezius, Pars ascendens (➤ Abb. 2.60)
- M. latissimus dorsi (➤ Abb. 2.61 und 2.62), kranialer Anteil im Bereich der Brustwirbelsäule (➤ Abb. 2.63)
- M. rhomboideus major (➤ Abb. 2.64)
- Mm. serratus posterior superior und inferior (➤ Abb. 2.65).
- Ursprungsaponeurose der Mm. serratus posterior superior und inferior (➤ Abb. 2.66)
- M. erector spinae (➤ Abb. 2.67 und 2.68)
- M. iliocostalis lumborum und M. longissimus lumborum (➤ Abb. 2.69)
- M. iliocostalis thoracis und M. longissimus thoracis (➤ Abb. 2.70 und 2.71)
- M. quadratus lumborum im Tetragonum lumbale (Grynfeltt'scher Raum) (➤ Abb. 2.72)

Funktion

M. quadratus lumborum:
- Wenn der Fixpunkt unten liegt, neigt er die Lendenwirbelsäule zur gleichen Seite.
- Er senkt die zwölfte Rippe.
- Wenn der Fixpunkt oben liegt, neigt er das Becken auf seine Seite.

M. erector spinae:
- Diese Muskelgruppe dient zur Streckung der Wirbelsäule.
- Der M. multifidus ist kontralateraler Rotator.
- Die Mm. longissimus und sacrolumbalis führen eine homolaterale Seitneigung und Rotation aus.

M. trapezius, Fixpunkt auf der Wirbelsäule:
- Die Pars descendens bewegt die Schulter nach oben und innen.
- Die Pars transversa bewegt die Scapula nach innen.
- Die Pars ascendens bewegt den medialen Scapularand nach innen und unten und hebt die Schulter leicht an.
- Wenn der M. trapezius seinen Fixpunkt am Schultergürtel hat:
  - führt die Pars descendens eine homolaterale Seitneigung und eine kontralaterale Rotation des Kopfes und des Halses aus,
  - beteiligen sich die Pars transversa und die Pars ascendens an der Elevation des Rumpfs.

Der M. latissimus dorsi, Fixpunkt unten:
- Er ist Adduktor, Innenrotator und bewirkt eine Retroversion des Arms.
- Er senkt die Schulter und ist an der Seitneigung des Rumpfs beteiligt.
- Er ist ein Inspirationsmuskel.
- Der M. latissimus dorsi ist ein sehr wichtiger Muskel zum „Klettern".

Der M. serratus posterior superior hebt die erste Rippe an, er ist somit ein Inspirationsmuskel.

Der M. serratus posterior inferior senkt die letzten Rippen, er ist somit ein Exspirationsmuskel.

Posteriore Rumpfmuskulatur, oberflächliche Ebene

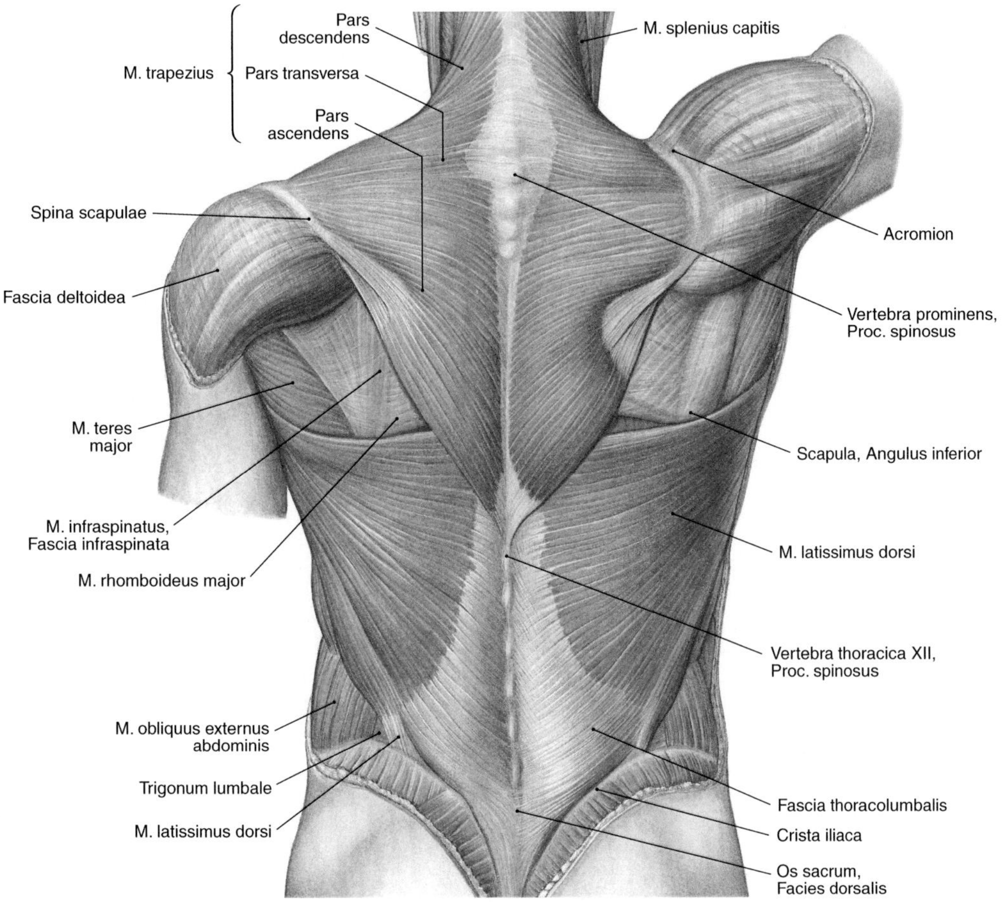

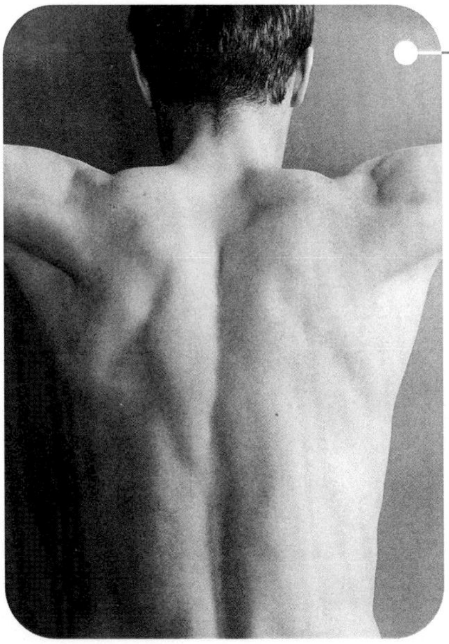

Abb. 2.56 Posteriore Rumpfmuskulatur, globale Ansicht

Posteriore Rumpfmuskulatur, tiefe Ebene

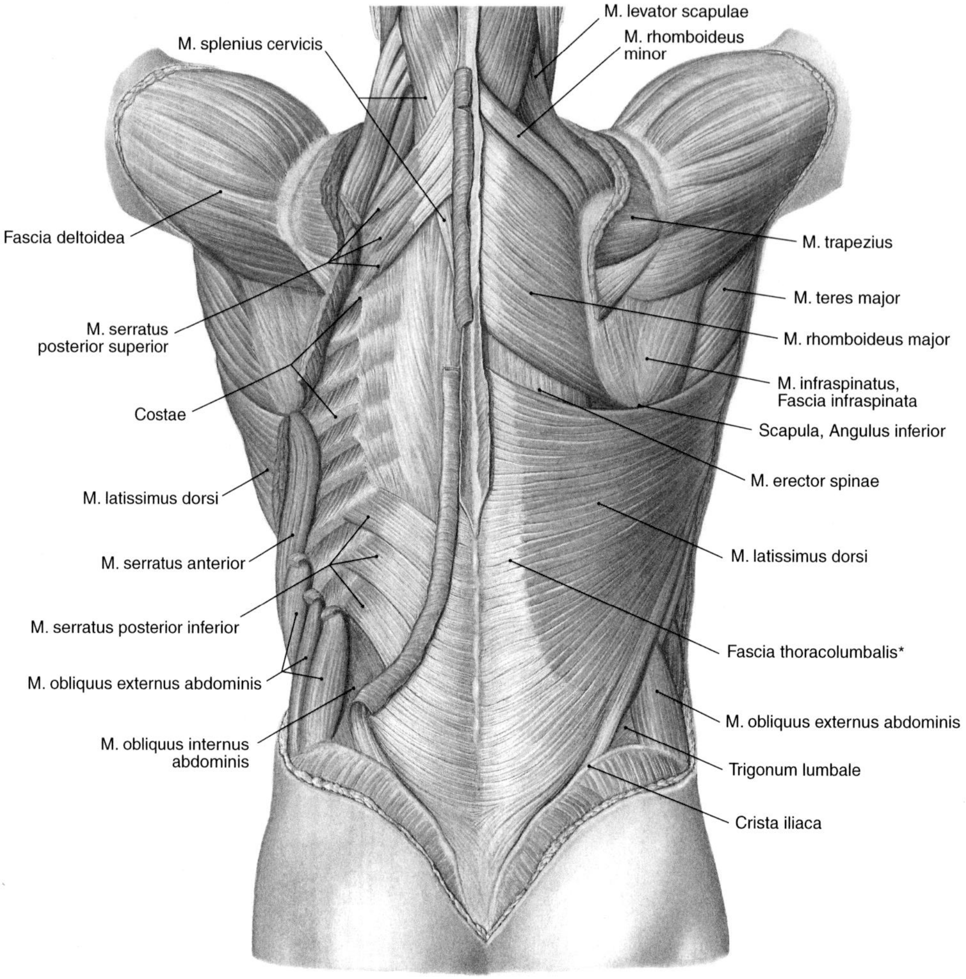

Muskeln der posterioren Region, oberflächliche Schicht der tiefen Muskulatur

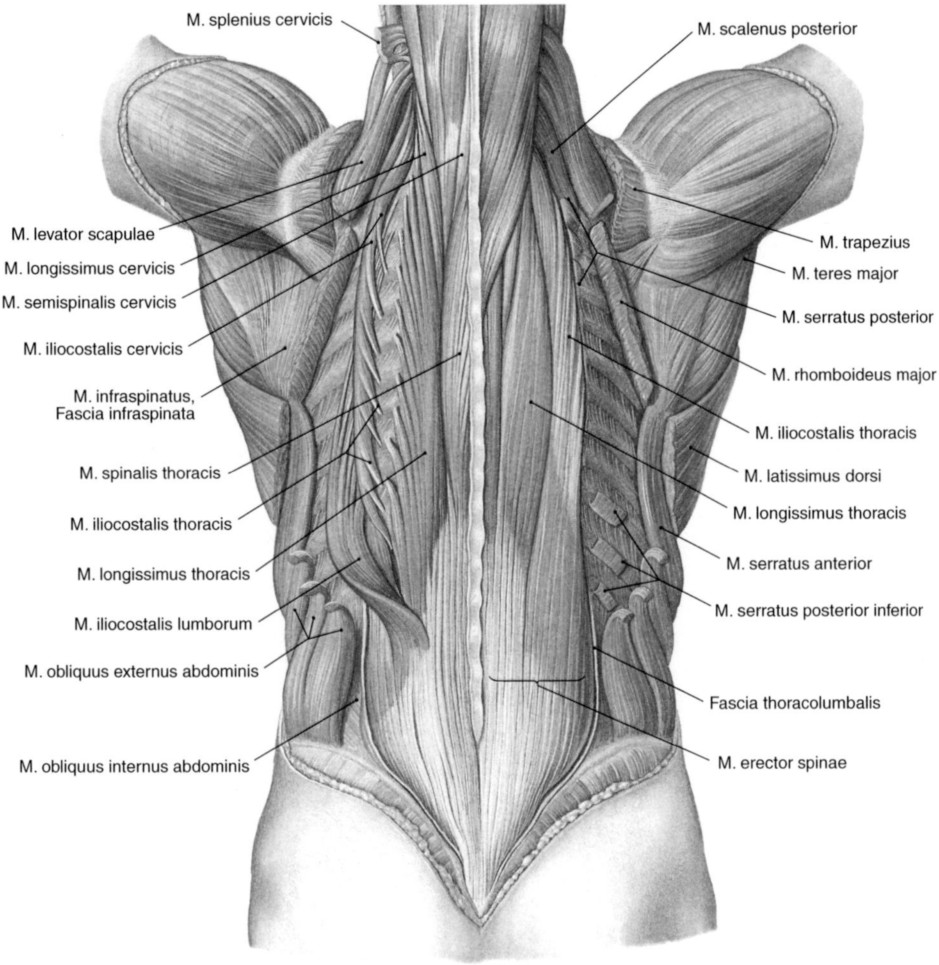

Mm. sacrospinalis, longissimus und spinalis

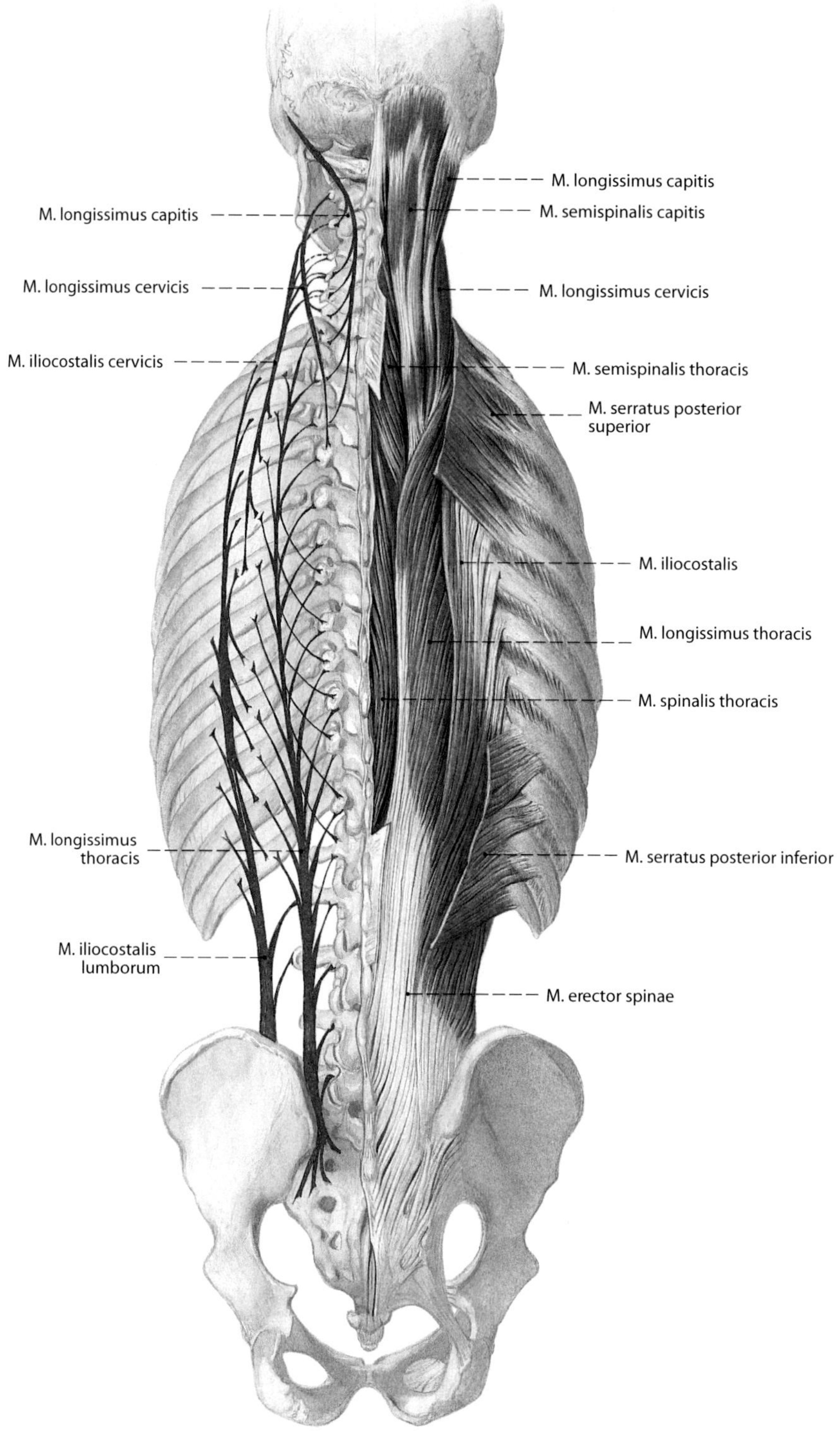

Rückenmuskeln und laterale Muskeln der Bauchwand, Teil 1

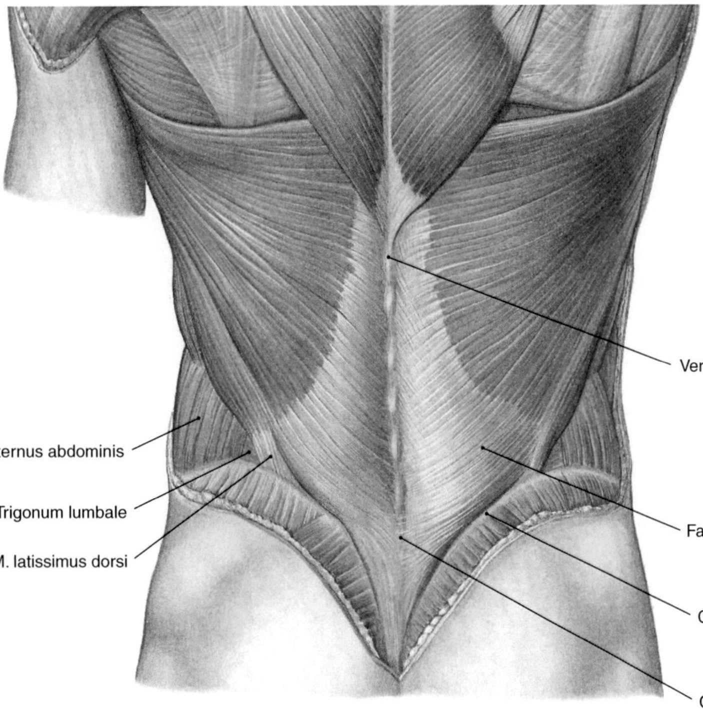

Rückenmuskeln und laterale Muskeln der Bauchwand, Teil 2

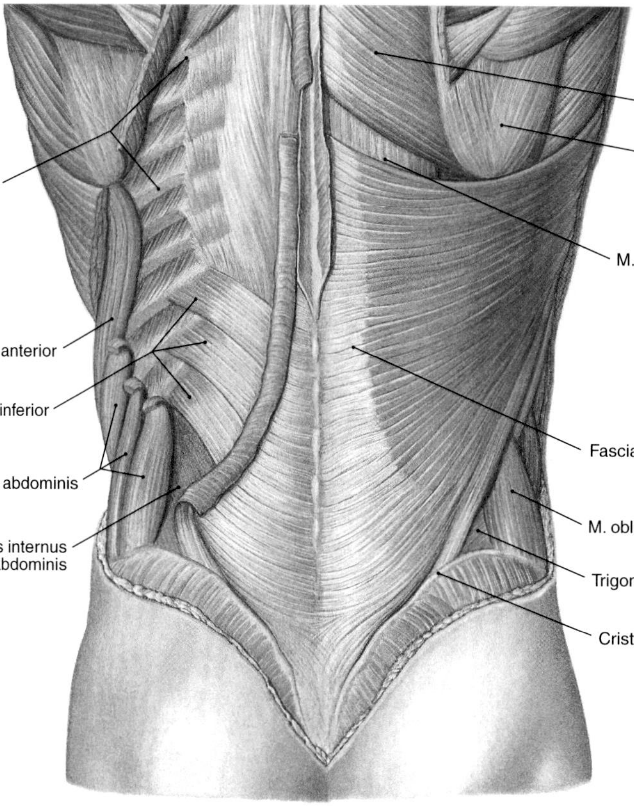

Rückenmuskeln und laterale Muskeln der Bauchwand, Teil 3

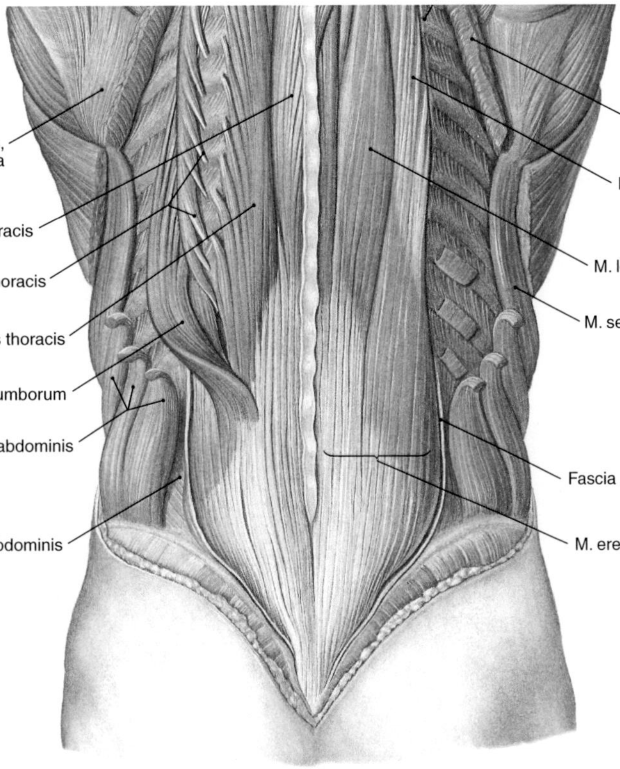

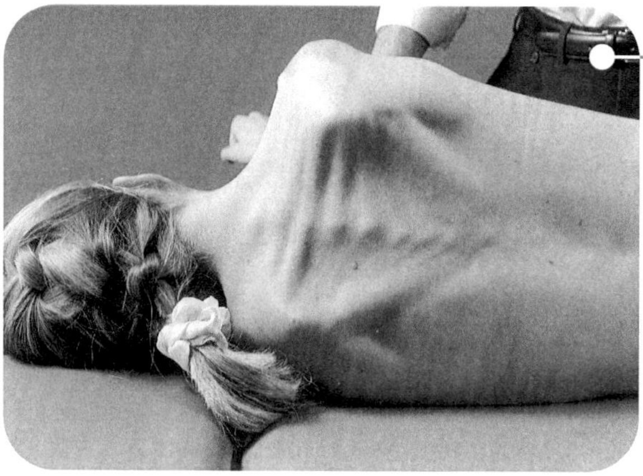

Abb. 2.57 M. trapezius, globale Visualisierung und okzipitospinale Ansätze

Die nebenstehende Abbildung zeigt die topografische Situation dieses Muskels, der gemeinsam mit dem M. latissimus dorsi (➤ Abb. 2.61 – 2.63) die oberflächlichste Ebene der Rückenmuskulatur bildet. Er ist an dieser Region mit der Pars transversa und der Pars ascendens beteiligt.

Ursprung und Ansatz

Im Bereich des Schädels entspringt der Muskel an der Hinterhauptschuppe an der Linea nuchalis suprema. Im Bereich der Wirbelsäule inseriert er am Hinterrand des Lig. nuchae und an der Spitze der Dornfortsätze von C7 bis Th1 (➤ Abb. 2.58 – 2.60).

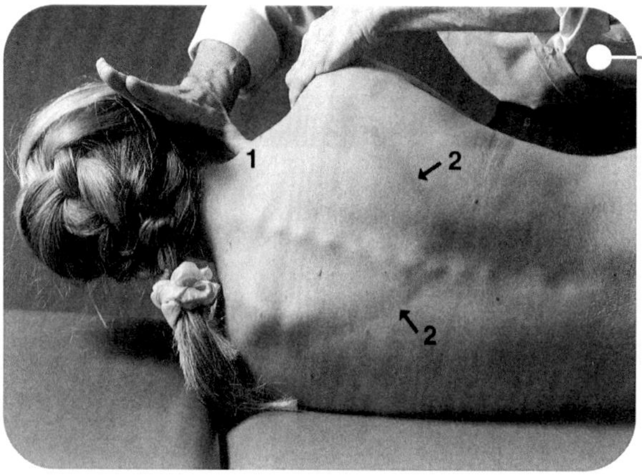

Abb. 2.58 M. trapezius, Pars descendens

Der Patient befindet sich in Seitenlage, der Therapeut steht vor dem Patienten und legt die Palmarseite seiner kranialen Hand seitlich auf den Kopf des Patienten, seine kaudale Hand liegt auf der Schulter. Er ersucht den Patienten, die Schulter anzuheben und eine homolaterale Seitneigung des Kopfes auszuführen, und widersetzt sich diesen beiden gleichzeitig ausgeführten Anspannungen. Der gesuchte Muskel (1) tritt nun seitlich am Hals klar hervor.

Klavikulare Ansätze

Die schräg nach unten und außen verlaufende Pars descendens inseriert im lateralen Drittel des Unterrands der Clavicula und im anschließenden Teil seiner Oberseite. Die Pfeile (2) unterstreichen die inferolateralen Grenzen des M. trapezius (der kraniale und der spinale Ursprung werden in ➤ Abb. 2.57 beschrieben).

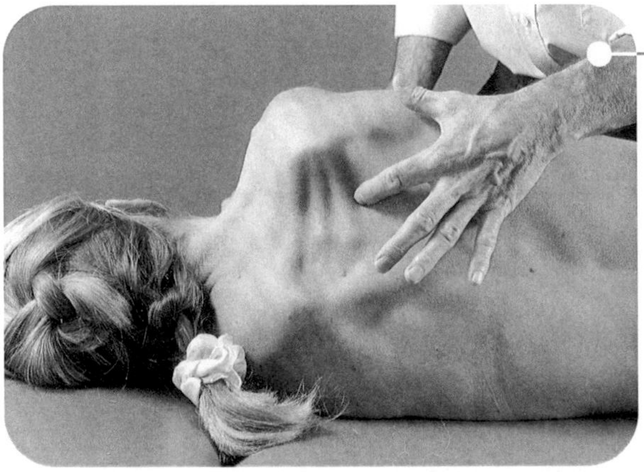

Abb. 2.59 M. trapezius, Pars transversa

Der Patient liegt auf der Seite, seine Arme sind in einem 90°-Winkel zur Schulter gebeugt. Der Therapeut kontaktiert die Außenseite des Arms oberhalb des Ellenbogens und ersucht den Patienten, eine horizontale Abduktion der Schulter durchzuführen, und widersetzt sich dieser Bewegung. Die Pars transversa wird durch den Zeigefinger des Therapeuten angezeigt.

Ansätze an Scapula und Wirbelsäule

Die Fasern der Pars transversa inserieren transversal am Acromion und im oberen Teil des posterioren Rands der Spina scapulae sowie mit einem besonders breiten Ansatz am Tuberculum des M. trapezius (➤ Abb. 3.22 im Kapitel über die „Schulter"). An der Wirbelsäule setzt die Pars transversa auf den Dornfortsätzen der fünf ersten Brustwirbel an.

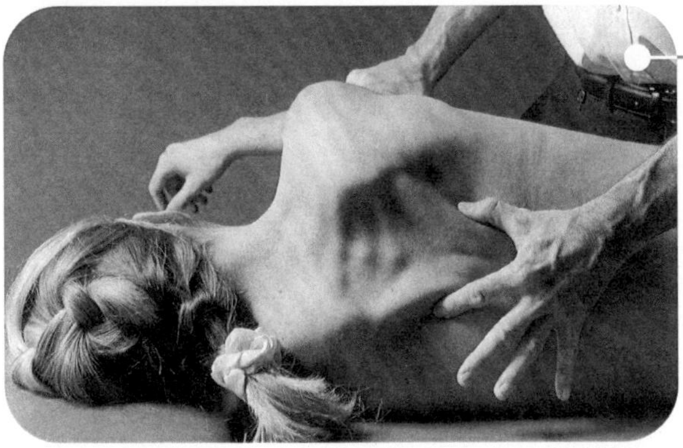

Abb. 2.60 M. trapezius, Pars ascendens

Auf der nebenstehenden Abbildung befindet sich der Patient in Seitenlage, Schulter und Ellenbogen sind 90° gebeugt. Der Therapeut kontaktiert die Außenseite des Arms oberhalb des Ellenbogens. Er ersucht den Patienten, mit seinem Arm eine horizontale Abduktion auszuführen, und widersetzt sich dieser Bewegung. Mit dem „Daumen-Zeigefinger-Griff" palpiert der Therapeut bilateral die beiden gesuchten Muskeln.

Ansätze an Scapula und Wirbelsäule

Diese schräg nach oben und außen verlaufenden Fasern ziehen zu einer abgeflachten Bindegewebsplatte, die am medialen Rand der Spina scapulae inseriert. Im Bereich der Wirbelsäule setzt die Pars ascendens an den Dornfortsätzen der sechs letzten Brustwirbel an.

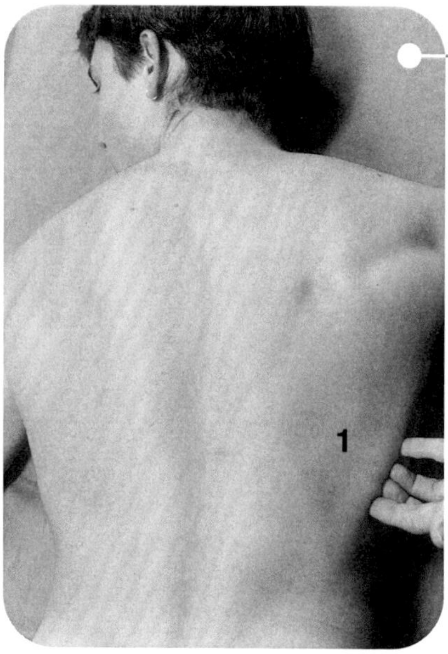

Abb. 2.61 M. latissimus dorsi, globale Visualisierung und topografische Situation

Der Muskel bildet gemeinsam mit dem M. trapezius (→ Abb. 2.57 – 2.60) die oberflächlichste Ebene der Rückenmuskulatur. Es handelt sich um einen voluminösen, flachen Muskel (1), der ein Dreieck mit seitlich liegender Basis beschreibt.

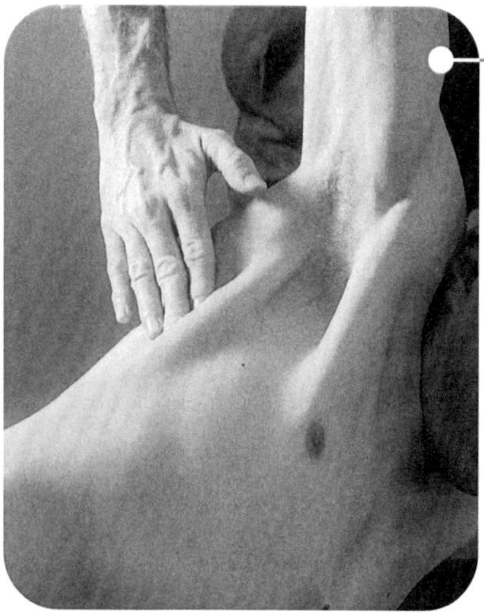

Abb. 2.62 M. latissimus dorsi

Die nebenstehende Abbildung zeigt eine anterolaterale Sicht des Muskels. Der Patient befindet sich in Seitenlage, sein Arm in 90° Abduktion. Der Therapeut kontaktiert die Innenseite des Arms oberhalb des Ellenbogens und widersetzt sich der Adduktion des Arms durch den Patienten.

Ursprung und Ansatz

- Der Muskel entspringt über die Fascia thoracolumbalis:
  - an den Dornfortsätzen von Th7 bis L5 und auf den zugehörigen Abschnitten des Lig. supraspinale
  - auf der Crista sacralis mediana
  - am Labium externum der Crista iliaca.
- Der M. latissimus dorsi entspringt gleichfalls mit mehreren Muskelzacken an den drei oder vier letzten Rippen und am Angulus inferior scapulae
- Die Fasern des Muskels verlaufen Richtung M. teres major und umwinden diesen Muskel. Die Endsehne zieht über die Crista tuberculi minoris hinweg, wo sie durch einen Schleimbeutel vom M. teres major getrennt wird.

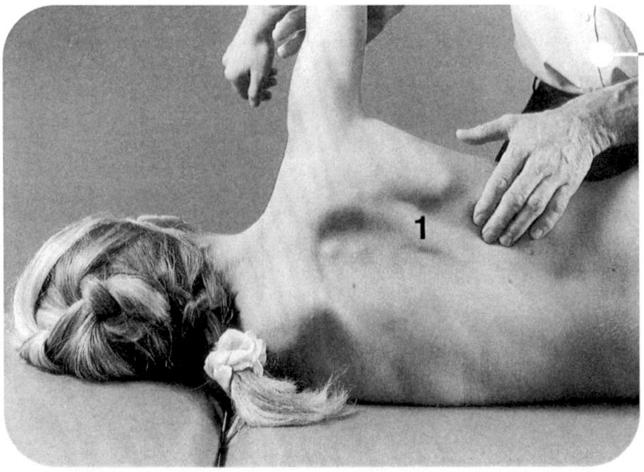

Abb. 2.63 M. latissimus dorsi, kranialer Anteil im Bereich der Brustwirbelsäule

Die Technik zur Kontraktion der Pars ascendens des M. trapezius (1) wurde bereits in ➤ Abb. 2.60 beschrieben. Nachdem dieser Muskel lokalisiert wurde, muss der Therapeut nur seine Finger unter den kaudalsten Anteil dieser Fasern schieben, um den distalsten Teil des M. latissimus dorsi im Bereich der Brustwirbelsäule zu palpieren.

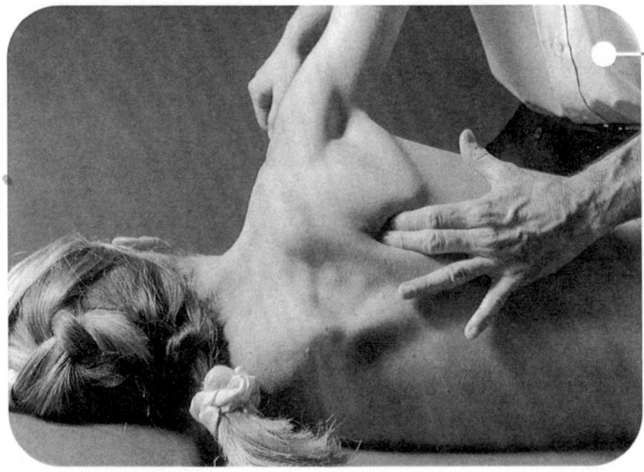

Abb. 2.64 M. rhomboideus major

Der Therapeut sucht zunächst die Pars ascendens des M. trapezius (➤ Abb. 2.60). Anschließend klappt er die Scapula weit genug nach außen (Außenrotation), um den M. rhomboideus major zu palpieren, der in diesem Bereich direkt unter dem M. trapezius liegt. Die Palpation erfolgt zwischen der Brustwirbelsäule und dem medialen Scapularand.

Ursprung und Ansatz

Der M. rhomboideus major entspringt an den fünf obersten Brustwirbeln und inseriert am medialen Scapularand oberhalb der Spina scapulae.

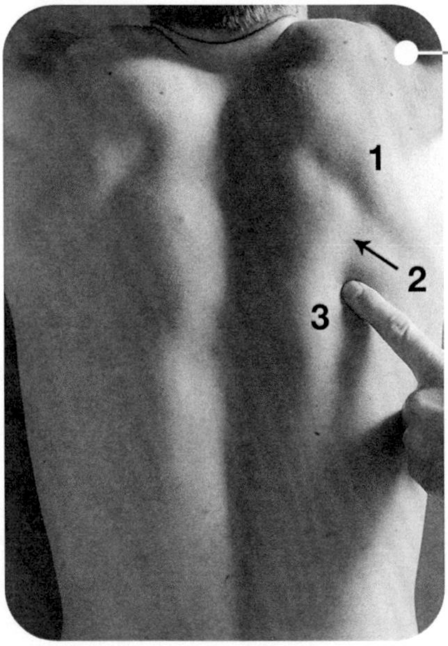

Abb. 2.65 Mm. serratus posterior superior und inferior

Diese beiden abgeflachten viereckigen Muskeln sind über eine Aponeurose miteinander verbunden. Auf der nebenstehenden Abbildung zeigt der Finger des Therapeuten unter der Scapula (1) die „Eintrittsstelle“ [medial des posterioren Rippenwinkels (2)], von der aus man die Mm. serratus posterior superior und inferior durch die Fasern des M. latissimus dorsi palpieren kann und indem man die Finger unter den M. trapezius (3) gleiten lässt.

Ursprung und Ansatz

Die Mm. serratus posterior superior und inferior entspringen von den Dornfortsätzen von C7 bis L3 und etwas lateral vom Angulus costae aller Rippen (➤ Abb. 2.29).

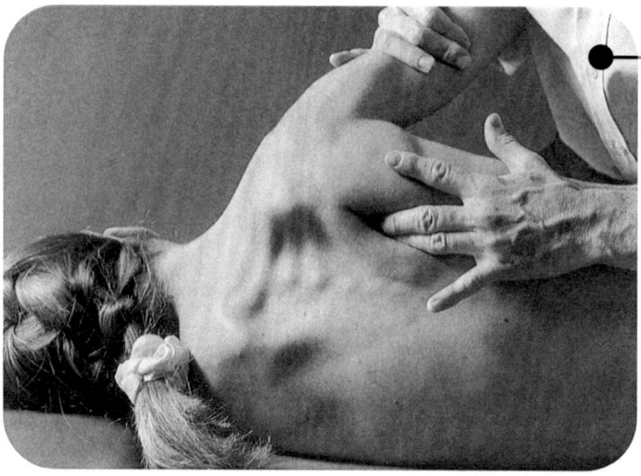

Abb. 2.66 Ursprungsaponeurose der Mm. serratus posterior superior und inferior

Die Ebene der Mm. serratus posteriores wird in der Zone zwischen dem M. serratus posterior superior und dem M. serratus posterior inferior durch eine dünne Bindegewebsplatte gebildet, die sich zwischen der Wirbelsäule einerseits und dem Bereich der vierten bis neunten Rippe andererseits erstreckt.

Anmerkung: Diese Abbildung vervollständigt den in ➤ Abb. 2.65 beschriebenen Zugang. Der Patient liegt dabei in Seitenlage.

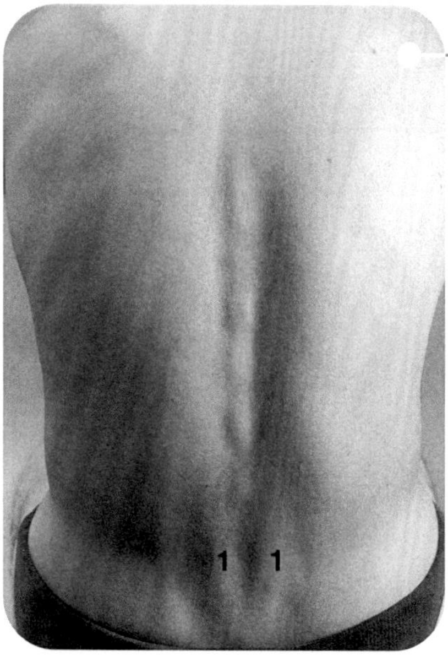

Abb. 2.67 M. erector spinae, topografische Situation

Die Muskeln der als M. erector spinae bezeichneten Muskelgruppe bilden die tiefste Ebene der posterioren Rumpfmuskeln. Sie liegen zu beiden Seiten der Dornfortsätze im posterioren Teil der Lamina arcus vertebrae und der Querfortsätze. Sie erstrecken sich von der Zervikalregion zum Sacrum und bestehen aus sehr eng miteinander verbundenen Muskelzügen (➤ Abb. 2.68), die die neben der Wirbelsäule verlaufende Rinne vollständig ausfüllen.

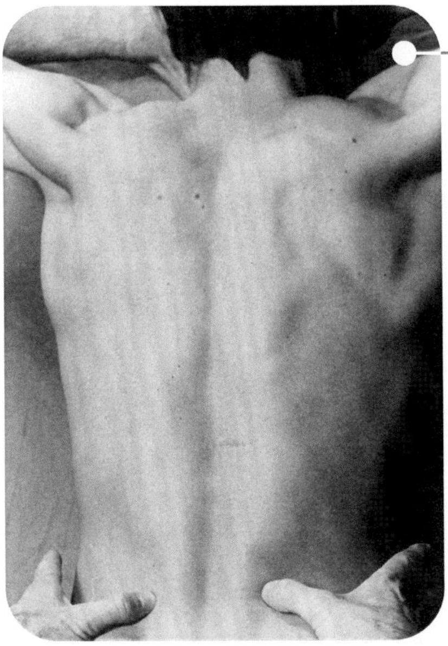

Abb. 2.68 M. erector spinae, kaudaler Anteil

Der Patient befindet sich in Bauchlage. Wenn man den Patienten ersucht, eine Streckung des Rumpfs auszuführen, tritt in einer entlang der Wirbelsäule verlaufenden Rinne in der Lendenwirbelregion die Muskelmasse des M. erector spinae deutlich erkennbar hervor.
Anmerkung: Der M. erector spinae wird durch den M. transversospinalis, den M. spinalis, den M. longissimus thoracis (➤ Abb. 2.69) und den M. iliocostalis gebildet. Die Mm. transversospinalis, spinalis, longissimus und sacrolumbalis vereinigen sich kaudal zu einer nicht differenzierbaren Muskelmasse (1) (➤ Abb. 2.67).

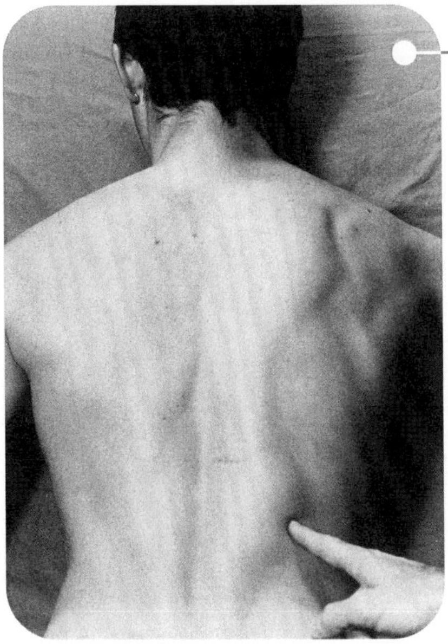

Abb. 2.69 M. iliocostalis lumborum und M. longissimus lumborum

Diese beiden sehr eng miteinander verbundenen Muskeln teilen sich im caudalen Anteil die gleichen Ansätze (Crista iliaca, Tuberculum iliacum und Crista sacralis mediana). Man ersucht den Patienten, eine Rumpfextension auszuführen, um die mit dem Zeigefinger angedeutete Muskelmasse leichter erkennbar zu machen. Diese Technik entspricht der in ➤ Abb. 2.68 beschriebenen.

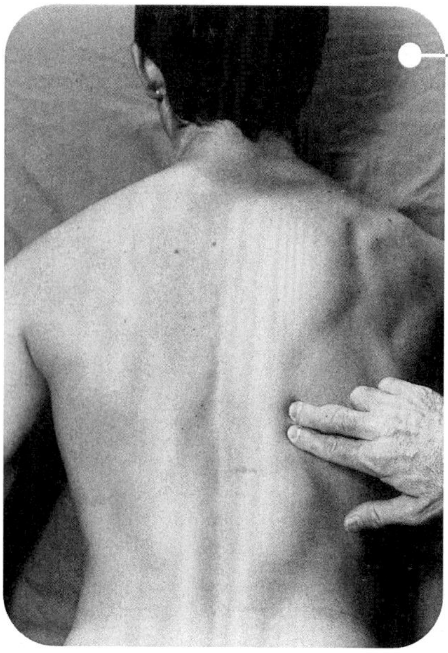

Abb. 2.70 M. iliocostalis thoracis und M. longissimus thoracis, topografische Situation

Die nebenstehende Abbildung zeigt die topografische Situation dieser Muskeln im Bereich der neben der Wirbelsäule liegenden Rinne, die von der Tiefe zur Oberfläche durch folgende Muskeln ausgefüllt wird: Mm. serratus posterior superior und inferior (➛ Abb. 2.65, 2.66), M. rhomboideus major (➛ Abb. 2.64) neben der Scapula und schließlich oberflächlich der M. trapezius (kranial) und der M. latissimus dorsi (kaudal).

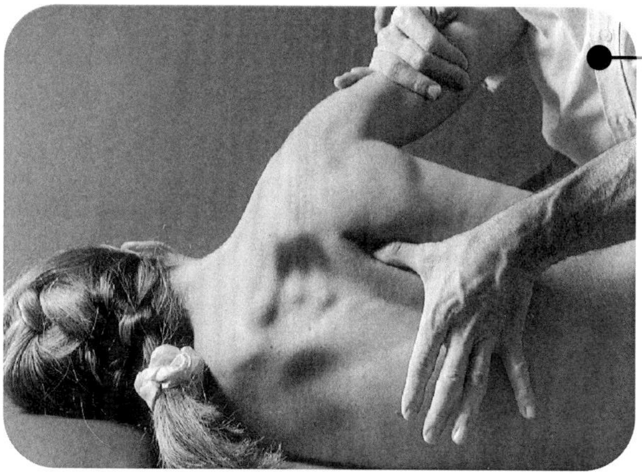

Abb. 2.71 M. iliocostalis thoracis und M. longissimus thoracis

Nachdem der Therapeut die Pars ascendens des M. trapezius (➛ Abb. 2.60) palpiert hat, lässt er zwei Finger (oder auch, wie in der nebenstehenden Abbildung, den Daumen) in Richtung Brustwirbelsäule gleiten. Dabei spürt er unter den Fingern Bündel von fleischigen Muskelfasern, die lateral den M. iliocostalis thoracis und medial den M. longissimus thoracis bilden (auch ➛ Abb. 2.70).
Anmerkung: Die Palpation des M. iliocostalis thoracis kann von Patient zu Patient sehr unterschiedlich sein.

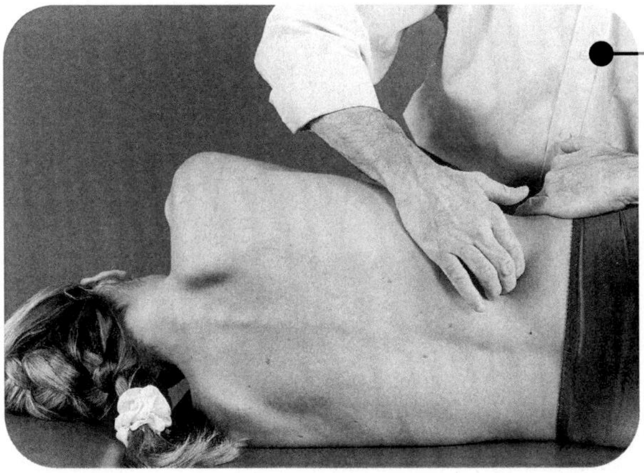

Abb. 2.72 M. quadratus lumborum im Tetragonum lumbale (Grynfeltt'scher Raum)

Der Patient befindet sich in Seitenlage, der Therapeut legt eine Hand auf Höhe der zwölften Rippe (➛ Abb. 2.25 – 2.27) in den Grynfeltt'schen Raum (siehe Anmerkung), die andere wird auf die Crista iliaca gelegt. Er ersucht den Patienten, die Crista iliaca näher an die zwölfte Rippe heranzubringen, und widersetzt sich dieser Bewegung, dabei spürt er die Kontraktion des betreffenden Muskels unter der kranialen Hand.
Anmerkung: Das Tetragonum lumbale (Grynfeltt'scher Raum) ist eine von folgenden Strukturen begrenzte Aponeurose:

- medial durch die Muskelmasse des M. erector spinae
- kaudal und lateral durch den Hinterrand des M. obliquus internus abdominis
- kranial und medial durch die Mm. serratus posterior superior und inferior
- kranial und lateral durch den Unterrand der zwölften Rippe.

Die Muskelebene wird auf ihrer Rückseite durch eine weitere Ebene begrenzt, in der sich das Trigonum lumbale befindet, das wie folgt begrenzt wird: kaudal durch den posterioren Teil der Crista iliaca, lateral und anterior durch den posterioren Rand des M. obliquus externus abdominis und medial durch den lateralen Rand des M. latissimus dorsi.
Diese beiden Räume, das Tetragonum lumbale und das Trigonum lumbale, bilden die beiden Schwachstellen in der posterioren Bauchwand.

Ursprung und Ansatz

Der M. quadratus lumborum ist eine flache, viereckige Muskelpatte, die zwischen dem posterioren Teil des Labium internum der Crista iliaca und der zwölften Rippe bzw. der Lendenwirbelsäule liegt. Der Muskel verläuft vor den Mm. spinales und wird von diesen durch die Ursprungsfaszie des M. transversus abdominis getrennt.

Vordere Bauchwand, mittlere Schicht

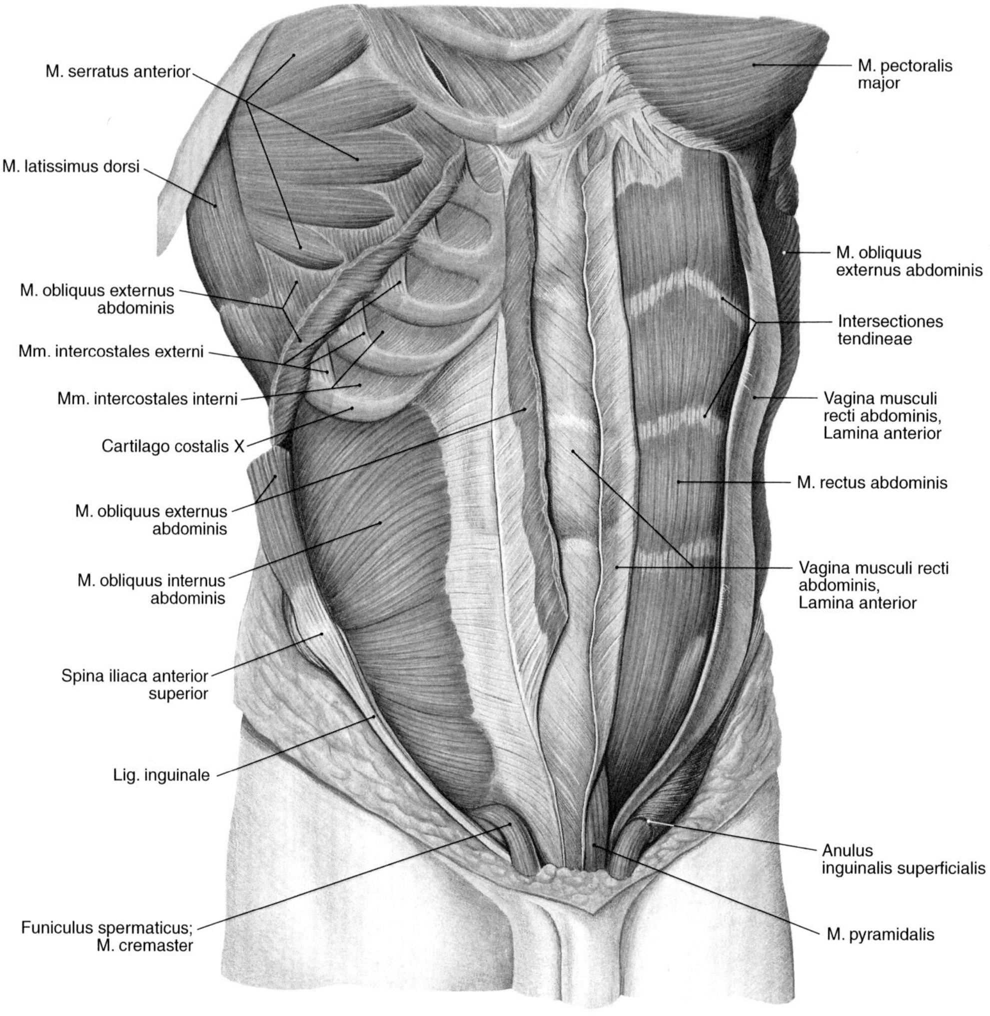

Muskel der anterolateralen Thorax- und Bauchwand

Die wichtigsten palpatorisch zugänglichen Strukturen:
- Mm. intercostales externi (➤ Abb. 2.74)
- M. obliquus externus abdominis:
  - kostale Ansätze (➤ Abb. 2.75, 2.76, 2.80 und 2.81)
  - kostale Muskelzacken (➤ Abb. 2.77)
  - Muskelbauch (➤ Abb. 2.78 und 2.79)
- Anterolaterale Muskeln des Abdomens (➤ Abb. 2.82)
- M. psoas major (➤ Abb. 2.83, 2.84 und 2.85)

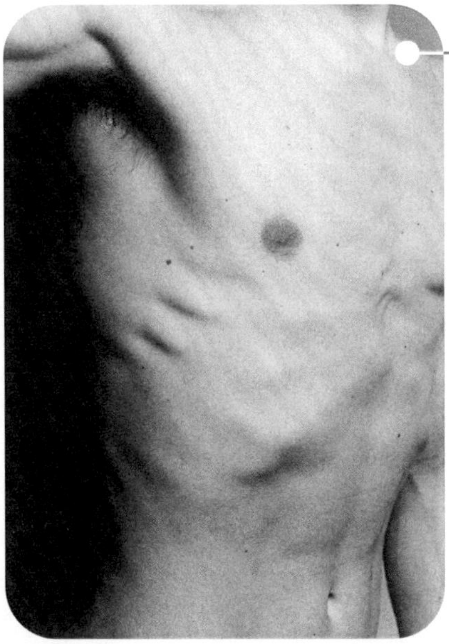

Abb. 2.73 Thorax und Abdomen, Ansicht von anterolateral

Funktion

Die Mm. intercostales externi:
- sind Inspirationsmuskeln,
- erhalten den Brustkorb aufrecht, indem sie eine Überdehnung verhindern.

Der M. iliopsoas:
- ist Beuger und Außenrotator des Oberschenkels gegenüber dem Becken,
- liegt sein Fixpunkt am Femur, ist er Beuger und kontralateraler Rumpfrotator.

Die Muskeln der anterolateralen Bauchwand:
- komprimieren über ihre Kontraktion die Bauchorgane, sie sind an der Harn- und Stuhlentleerung, dem Erbrechen, der Geburt und an der forcierten Exspiration beteiligt.
- Wenn der Fixpunkt oben liegt, bewirken sie zudem eine Retroversion des Beckens.
- Wenn der M. obliquus externus nur auf einer Seite kontrahiert wird, zieht er die Vorderseite dieser Thoraxhälfte zur anderen Seite.
- Wenn der M. obliquus internus nur auf einer Seite kontrahiert wird, bewegt er die Vorderseite der gegenüberliegenden Thoraxhälfte zu sich hin.
- Wenn ihr Fixpunkt im Thorax liegt, bewirken die Muskeln der anterolateralen Bauchwand eine Retroversion des Beckens.

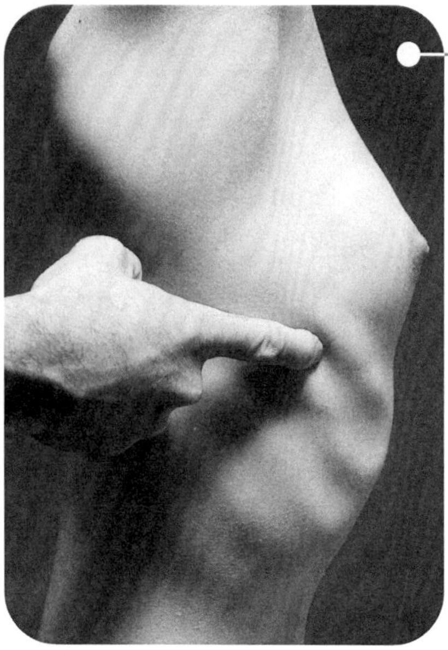

Abb. 2.74 Mm. intercostales

Ursprung und Ansatz

Diese in jedem Zwischenrippenraum vorhandenen Muskeln bestehen von außen nach innen betrachtet aus folgenden Strukturen: die Mm. intercostales externi, interni und intimi. Sie verbinden die aneinander anschließenden Rippenränder und Knorpel und bestehen jeweils aus drei Muskeln pro Zwischenrippenraum. Diese Muskeln werden zusätzlich von kleineren Muskeln unterstützt: Mm. subcostalis und M. levator costarum brevis.

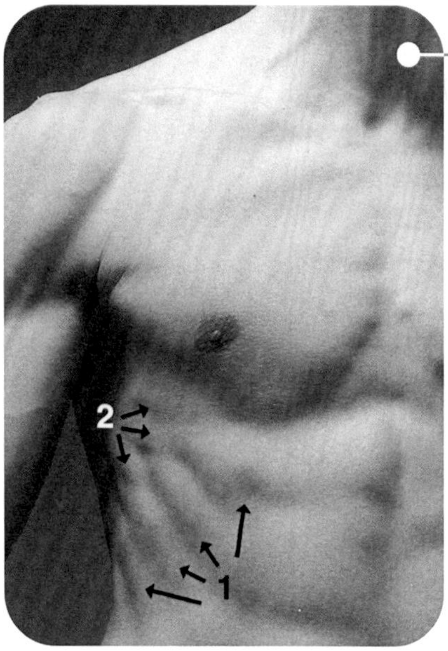

Abb. 2.75 M. obliquus externus abdominis

Kostale Ansätze: Visualisierung

Auf der nebenstehenden Abbildung sieht man die fleischigen Muskelfaserbündel des M. obliquus externus (1), die schräg Richtung siebter oder achter Rippe verlaufen (an deren Außenseite sie ansetzen). In der Abbildung ist auch zu erkennen, dass die Muskelzacken dieses Muskels mit dem M. serratus anterior (2) alternieren (bezüglich der gesamten Ansätze dieses Muskels ➛ Abb. 2.80).

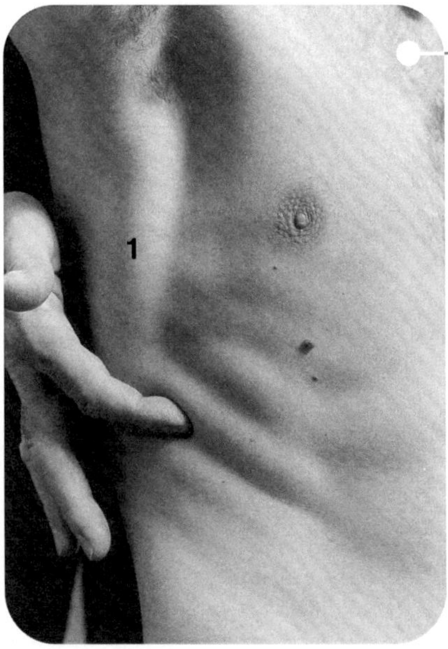

Abb. 2.76 Der M. obliquus externus abdominis und der M. obliquus internus abdominis

Der M. obliquus externus bedeckt den M. obliquus internus. Der Zeigefinger des Therapeuten deutet in der Abbildung auf eine der kostalen Zacken des M. latissimus dorsi hin.

Ursprung und Ansatz des M. obliquus internus abdominis

Dieser Muskel wird gegen den M. transversus abdominis gedrückt, der von diesem Muskel vollständig überdeckt wird. Der M. obliquus internus erstreckt sich vom Darmbeinkamm (Crista iliaca) bis zu den letzten Rippen, zur Linea alba und zum Schambein.

Er entspringt:

- in den vorderen drei Vierteln der Linea intermedia der Crista iliaca und dem lateralen Drittel des Lig. inguinale,
- über eine Sehnenplatte mit der Fascia thoracolumbalis, im hinteren Viertel der Crista iliaca und auf dem Dornfortsatz von L5.

Von diesen Ansätzen aus fächern sich die Fasern von den letzten Rippen zum Os pubis und über die Linea alba aus.

- Die hinteren (nach oben und vorne schräg verlaufenden) Fasern setzen am Unterrand und an der Spitze der vier letzten Rippenknorpel an.
- Die mittleren Fasern setzen sich in einer Sehnenplatte, die an der Ausbildung der Linea alba beteiligt ist, fort.
- Die unteren Fasern haben Ansätze an der Symphyse, am Pubis und am Schambeinkamm (Pecten ossis pubis).

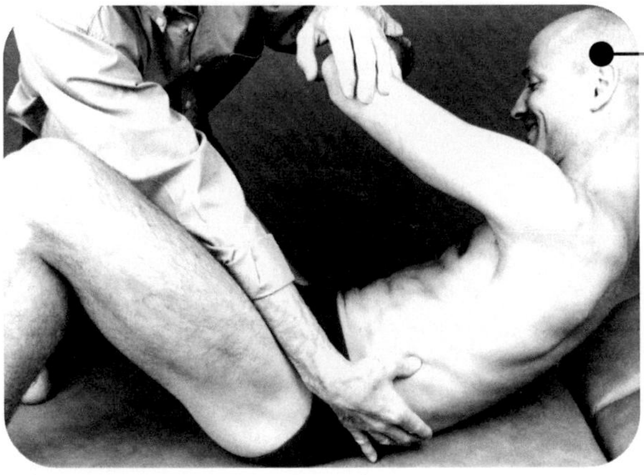

Abb. 2.77 Kostale Muskelzacken des M. obliquus externus, Zugangstechnik

Der Patient befindet sich in Rückenlage, seine Schulter und sein Ellenbogen sind um 90° gebeugt. Der Therapeut steht auf der Gegenseite und ersucht den Patienten, seinen Körper von der Behandlungsliege abzuheben, indem er seinen Ellenbogen zum gegenüberliegenden Knie bewegt. Der Therapeut widersetzt sich dieser Anspannung mit der auf dem Ellenbogen des Patienten liegenden Hand. Die nebenstehende Abbildung zeigt, dass diese Zugangstechnik die kranialen (kostalen) Zacken dieses Muskels kontrahiert, die seitlich und am Unterrand der sieben oder acht letzten Rippen ansetzen.

Anmerkung: Diese Technik lässt auch den fleischigen Muskelbauch des M. obliquus externus (➤ Abb. 2.78) besonders hervortreten.

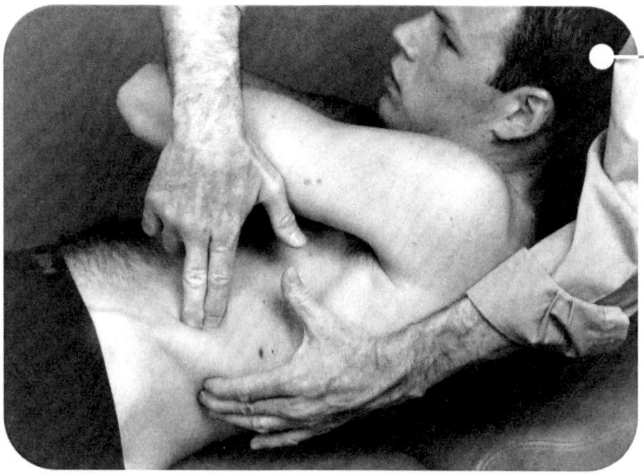

Abb. 2.78 Muskelbauch des M. obliquus abdominis, Zugangstechnik

Neben der bereits beschriebenen Technik (➛ Abb. 2.77), mit der der fleischige Muskelbauch gut erkennbar gemacht wird, kann auch eine einfache Seitneigung in Kombination mit einer leichten Rumpfbeugung diesen Muskel besser hervortreten lassen. Der Therapeut steht am Kopfende, er lenkt und kontrolliert die Bewegung, indem er sich der linken Seitneigung des Patienten mehr oder weniger und je nach Kraft des Patienten mit seinem linken Unterarm widersetzt, seine Finger umgreifen den Muskelbauch.

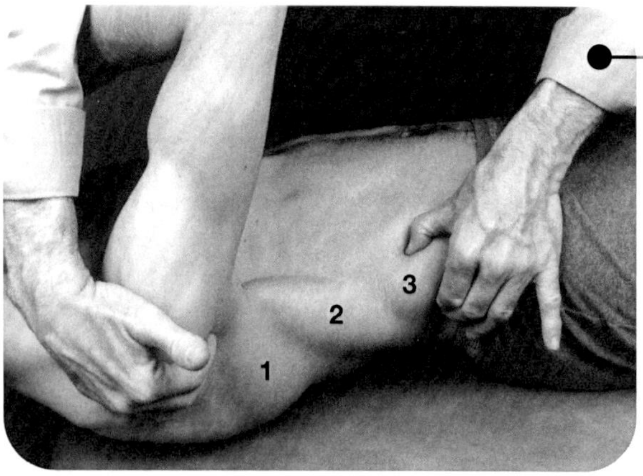

Abb. 2.79 Muskelbauch des M. obliquus externus abdominis, weitere Zugangstechnik, Bezug zu den anderen Muskeln der Region

Man beachte die Beziehungen, die von oben nach unten zwischen dem M. teres major (1), dem M. latissimus dorsi (2) und dem Muskelbauch (3) des M. obliquus externus abdominis bestehen.

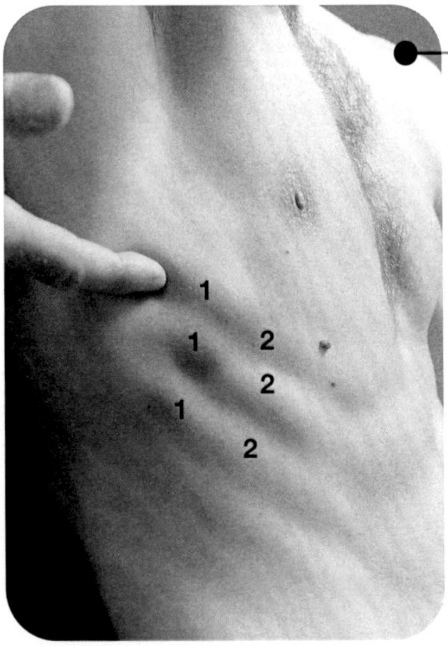

Abb. 2.80 M. obliquus externus abdominis

Kostale Ansätze: Beziehungen zum M. serratus anterior

Auf der Abbildung zeigt der Zeigefinger des Therapeuten die Zacken des M. serratus anterior (1) und die engen Beziehungen dieses Muskels mit dem M. obliquus externus abdominis (2).
Der M. obliquus externus ist ein dünner und flächiger Muskel, hinten fleischig und vorne sehnig. Er ist der oberflächlichste Muskel der anterolateralen Bauchwand.

Ursprung und Ansatz

- Die Fasern des Muskels entspringen im Bereich der Brustwand (Außenseite und Unterrand der sieben bzw. acht letzten Rippen, die letzte Faser entspringt auf dem Knorpel der zwölften Rippe). Diese Zacken wechseln sich mit den unteren Fasern des M. serratus anterior und den Fasern des M. latissimus dorsi (unten) ab.
- An diese fleischigen Fasern schließt eine breite Sehnenplatte an, die als Faszie des M. obliquus externus bezeichnet wird und die an der Ausbildung der Linea alba beteiligt ist und unten am Os pubis und am Lig. inguinale befestigt ist.
- Die vier hinteren Faserbündel des M. obliquus externus, die an den zwei oder drei letzten Rippen entspringen, setzen in der vorderen Hälfte des Außenrands des Darmbeinkamms an.

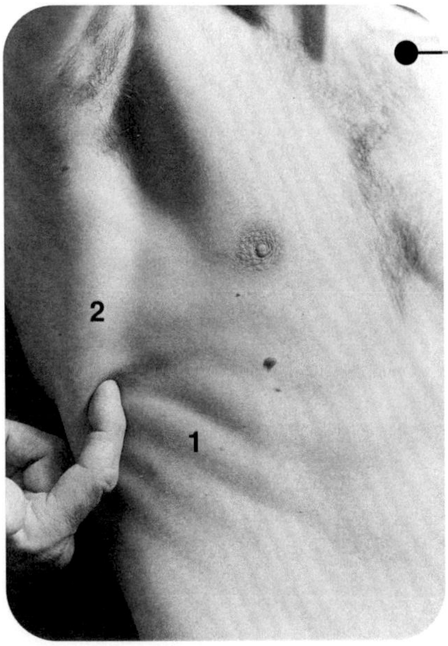

Abb. 2.81 M. obliquus externus abdominis

Kostale Ansätze: Beziehungen zum M. latissimus dorsi

Auf der nebenstehenden Abbildung weist der Zeigefinger des Therapeuten auf die Zacken des M. obliquus externus (1), aber auch auf den M. latissimus dorsi (2) hin und unterstreicht dadurch die engen Beziehungen zwischen diesen beiden Muskeln, die an der Seite der drei oder vier letzten Rippen eng miteinander verzahnt sind.

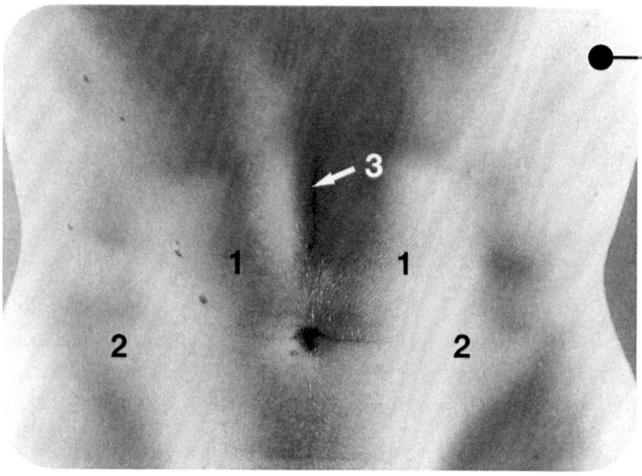

Abb. 2.82 Anterolaterale Muskeln des Abdomens, M. transversus abdominis und M. rectus abdominis

Auf der nebenstehenden Abbildung erkennt man die beiden geraden Bauchmuskeln (M. rectus abdominis) (1), die durch die Linea alba (3) voneinander getrennt werden. Die Muskelbäuche (2) des M. obliquus externus, des M. obliquus internus und des M. transversus abdominis liegen in dieser Reihenfolge (von der Oberfläche zur Tiefe) zu beiden Seiten der geraden Bauchmuskeln.

Anmerkung: Im Bereich der anterolateralen Bauchwand werden fünf Muskeln beschrieben: M. rectus abdominis, M. pyramidalis, M. transversus abdominis, M. obliquus externus und M. obliquus internus abdominis.

Ursprung und Ansatz

M. rectus abdominis:

Es handelt sich um einen länglichen, flächigen und dicken Muskel, der entlang der Mittellinie im anteroinferioren Teil des Rumpfes liegt.

- Kaudal inseriert er an der Crista pubica, zwischen Spina und Symphyse, und an der Vorderseite der Symphysis pubica.
- Kranial entspringt der Muskel über drei Zacken, die ihn mit der Außenseite und dem Unterrand des fünften, achten und siebten Rippenbogens verbinden.

M. transversus abdominis:

Dieser Muskel ist der tiefste Muskel der anterolateralen Bauchwand. Er verfügt im mittleren Teil über einen Muskelbauch und endet an beiden Enden mit einer sehnigen Membran.

Er entspringt:

- an der Innenfläche der sechs letzten Rippenbögen, wobei seine sechs Zacken sich mit den Zacken des Zwerchfells zwischen der zehnten und zwölften Rippe abwechseln,
- an der Spitze der Procc. costales der vier ersten Lendenwirbel über eine Sehnenplatte, die als Faszie des M. transversus abdominis bezeichnet wird und den Raum zwischen den kostalen und iliakalen Ansätzen in seiner ganzen Höhe ausfüllt,
- in der Mitte oder in den vorderen zwei Dritteln des Labium internum der Crista iliaca und am lateralen Drittel des Lig. inguinale.

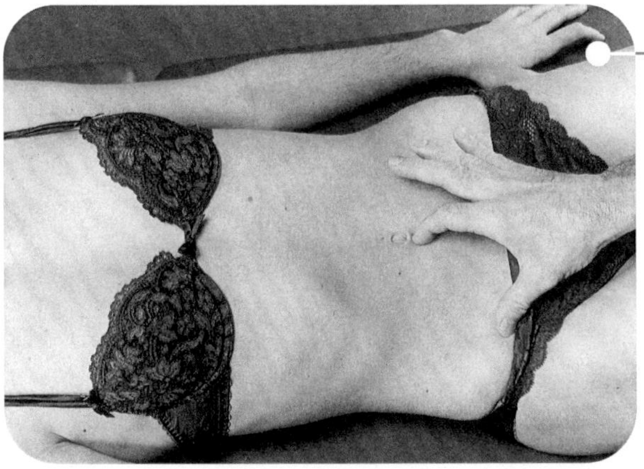

Abb. 2.83 M. psoas major, Zugangstechnik, erster Schritt

Der Patient befindet sich in Rückenlage. Der Therapeut legt den Daumen auf die Spina iliaca anterior superior und den Zeigefinger auf den Nabel des Patienten.

Ursprung und Ansatz

Der M. iliopsoas besteht aus zwei Muskeln, M. psoas und M. iliacus, die sich im Bereich ihrer distalen Ansätze vereinigen.
Der M. psoas major entspringt:

- über fibröse Arkaden an der Seitenfläche der Wirbelkörper von Th12 – L5,
- auf den benachbarten Bandscheiben,
- am Unterrand der Querfortsätze.

Der M. iliacus entspringt:

- am Labium internum der Crista iliaca
- in der Fossa iliaca, der Basis des Sacrums und am Iliosakralgelenk

Beide Muskeln setzen gemeinsam am Trochanter minor an.

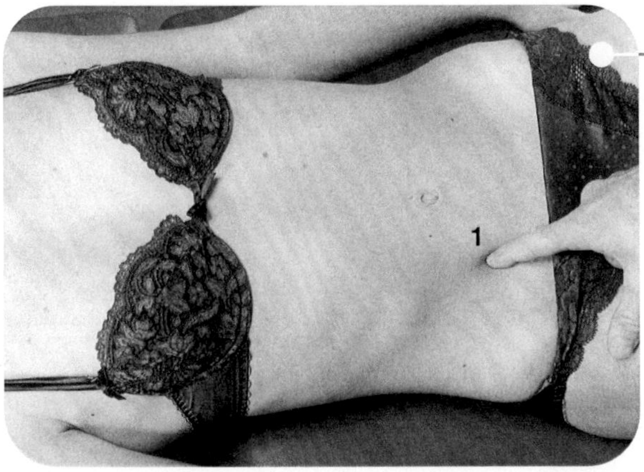

Abb. 2.84 Der M. psoas major, Zugangstechnik, zweiter Schritt

Zieht man eine fiktive Linie zwischen der Spina iliaca anterior superior und dem Nabel (➤ Abb. 2.83) und legt man den Zeigefinger genau in die Mitte dieser Linie, so befindet sich der gesuchte Muskel am Außenrand des M. rectus abdominis (1) (auch ➤ Abb. 2.82).

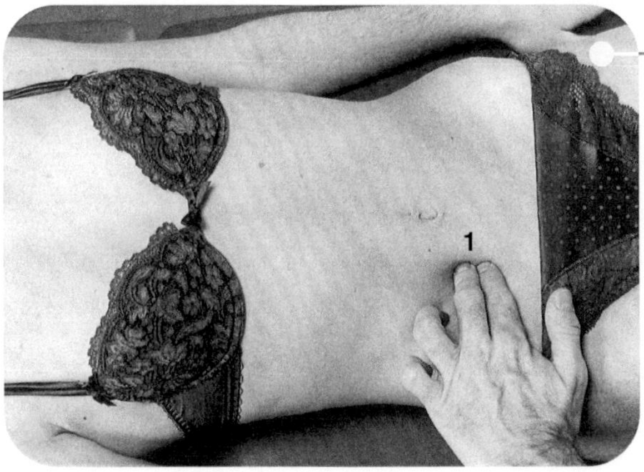

Abb. 2.85 M. psoas major, Zugangstechnik, dritter Schritt

Nachdem die beiden ersten Schritte dieser Zugangstechnik ausgeführt wurden (➤ Abb. 2.83 und 2.84), kann der gesuchte Muskel durch sanftes Eindringen der Finger in die Bauchwand am Außenrand des M. rectus abdominis (1) palpiert werden. Der relativ große Muskelbauch kann unter den Fingern gespürt werden (die aktive Hüftbeugung verstärkt das Palpationsgefühl).

Nerven und Gefäße

Die wichtigsten palpatorisch zugänglichen Strukturen:
- A. axillaris (➛ Abb. 2.87)
- A. abdominalis (➛ Abb. 2.88)

Abb. 2.86

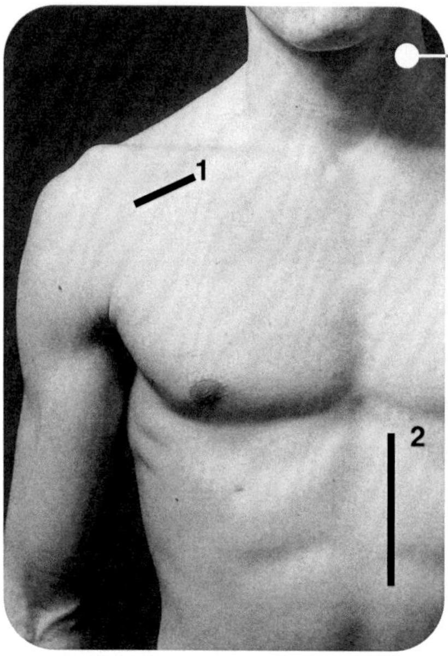

A. axillaris und A. abdominalis, Visualisierung des Verlaufs

1. A. axillaris
2. A. abdominalis

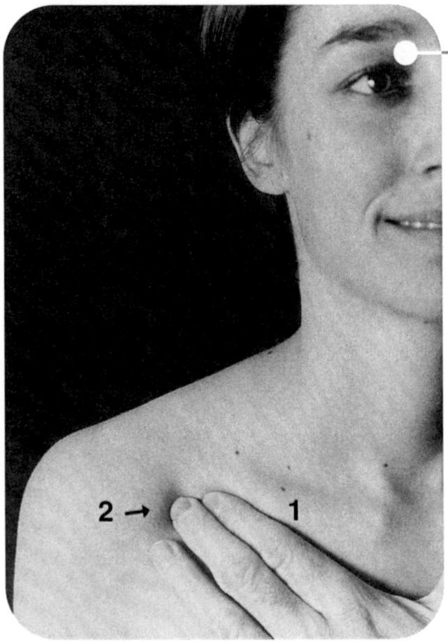

Abb. 2.87 A. axillaris

Der Therapeut legt seine Hand flach auf die Vorderseite des M. pectoralis major: sein Zeigefinger grenzt an den Unterrand der Clavicula (1), die Fingerspitzen stoßen gegen die Medialseite des Processus coracoideus (2) (➛ Abb. 2.28 im Kapitel über die „Schulter"). Er spürt das Pulsieren der Arterie unter seinen Fingern.

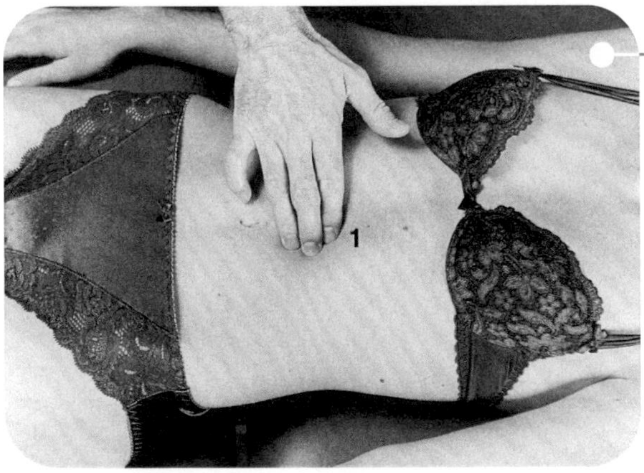

Abb. 2.88 A. abdominalis

Die A. abdominalis ist die Fortsetzung der A. thoracica nach dem Durchtritt durch das Zwerchfell. Sie zieht vor und etwas links von der Wirbelsäule nach unten und teilt sich auf Höhe des Discus zwischen L4 und L5 in zwei Endäste. Um den Puls ertasten zu können, ersucht man den Patienten, sich flach auf den Rücken zu legen und die Knie anzuwinkeln, um die Bauchmuskulatur zu entspannen. Der Therapeut steht auf der rechten Seite neben dem Patienten und legt mehrere Finger oberhalb des Nabels ungefähr einen Fingerbreit links neben die Linea alba (1) (➛ Abb. 2.82). Die Palpation der Bauchwand und des Abdomens sollte mit viel Vorsicht ausgeführt werden.

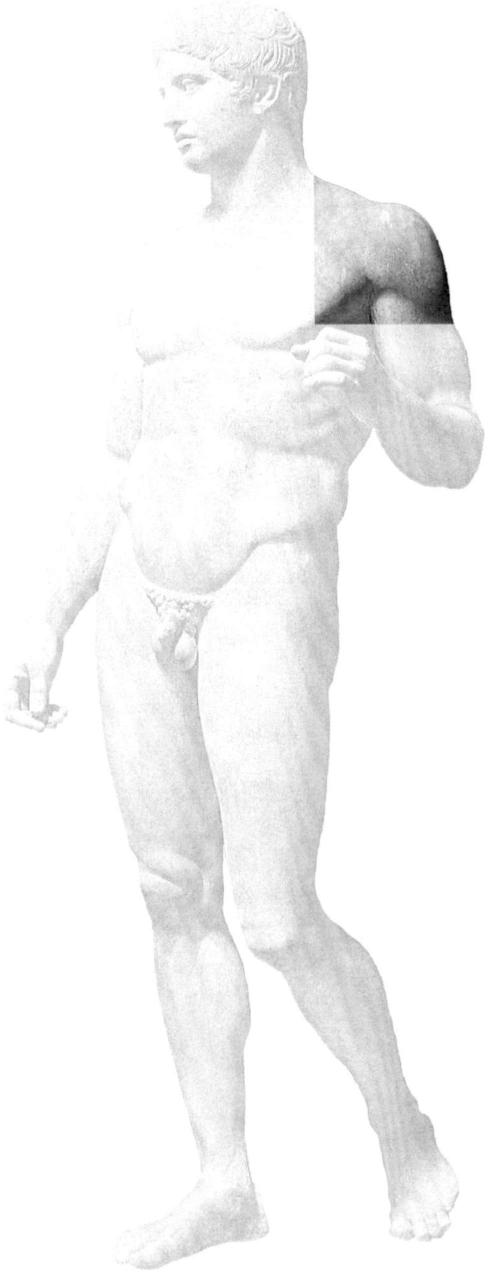

3 Die Schulter

Topografische Darstellung der Schulter

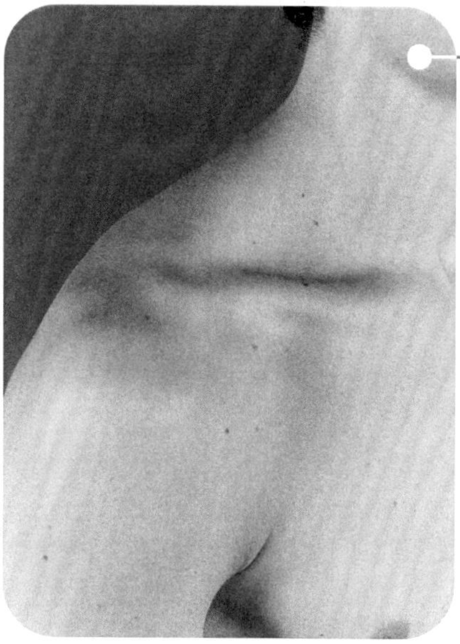

Abb. 3.1

Schulter, Ansicht von anterolateral

Knochen

Clavicula und Sternoklaviculargelenk

Clavicula, Ansicht von kranial

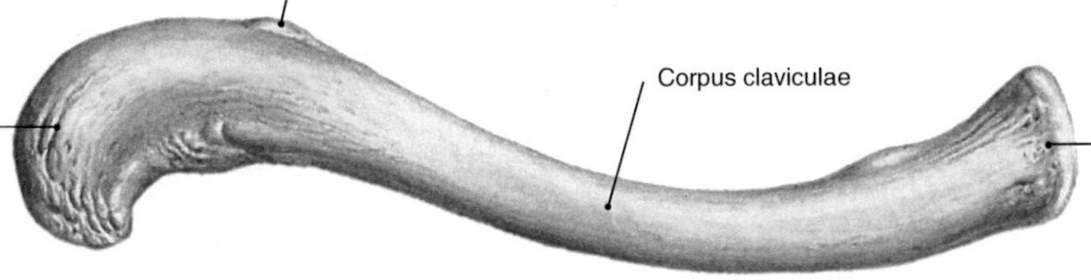

Clavicula von kaudal

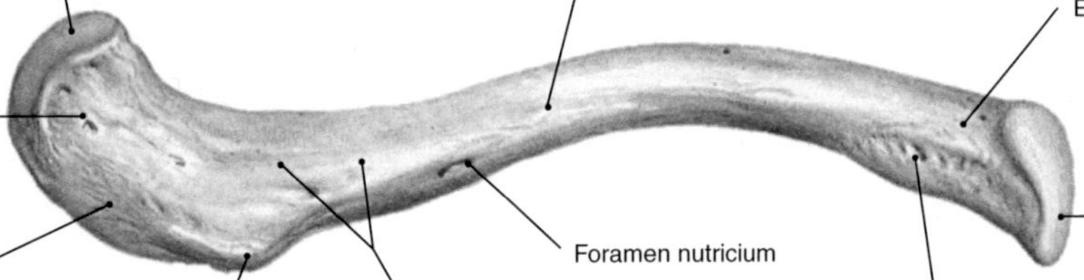

Sternoklaviculargelenk

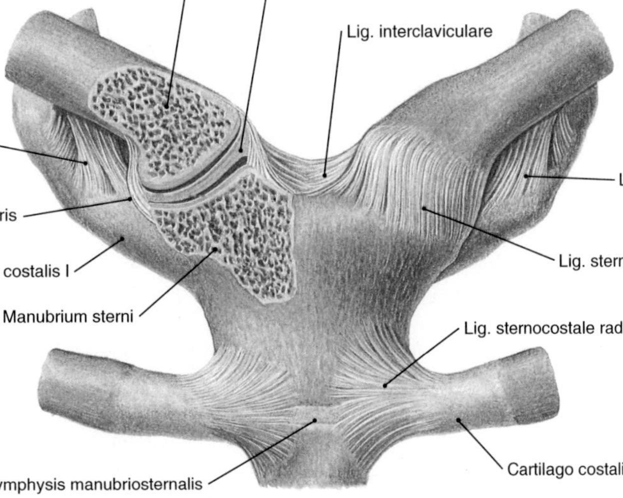

Humerus und Scapula

Ansicht von anterior

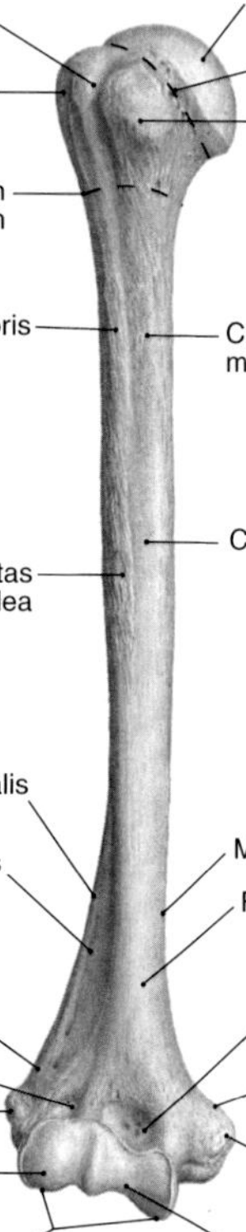

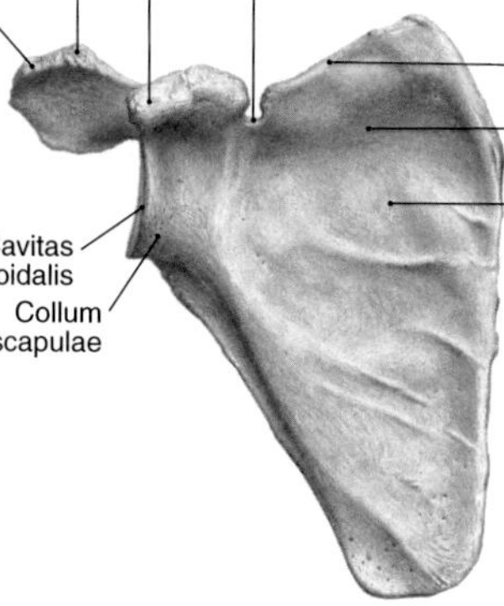

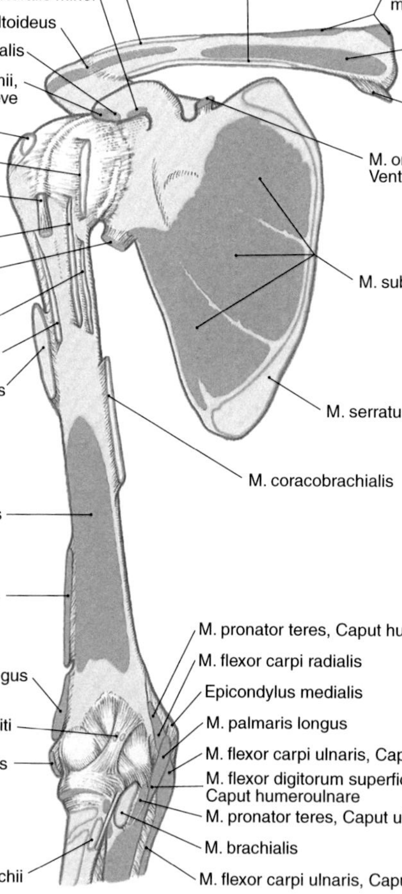

Ansicht von posterior

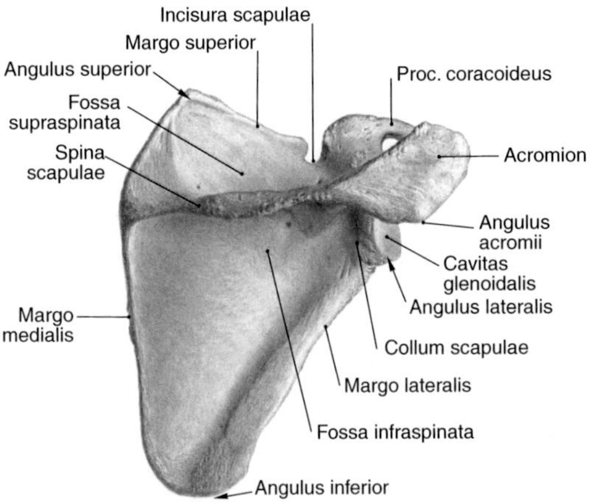

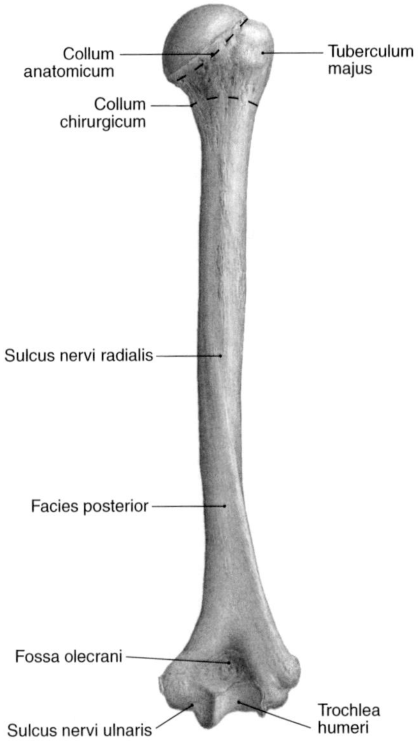

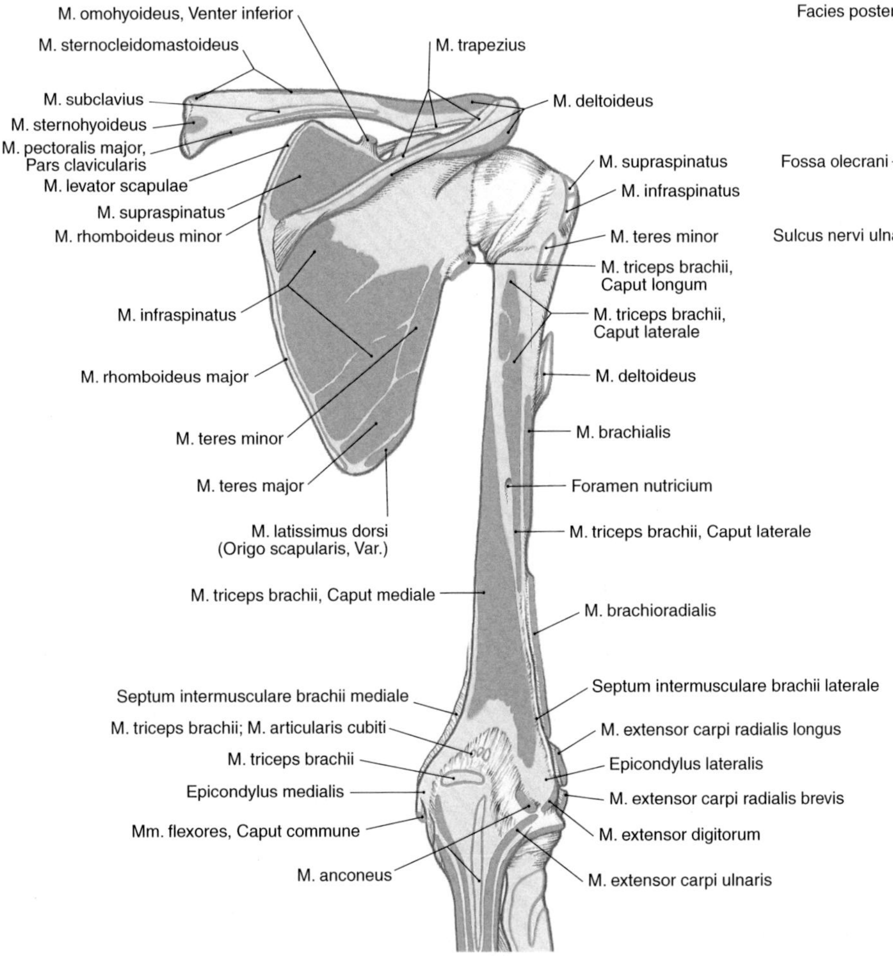

Schultergelenk (Glenohumeralgelenk)

Ansicht von anterior

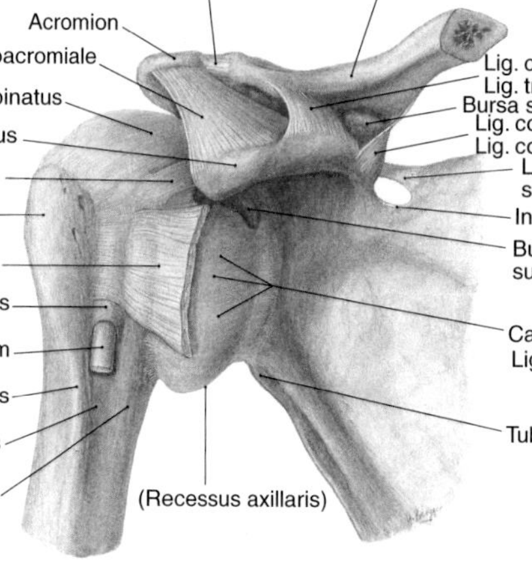

Ansicht von dorsal

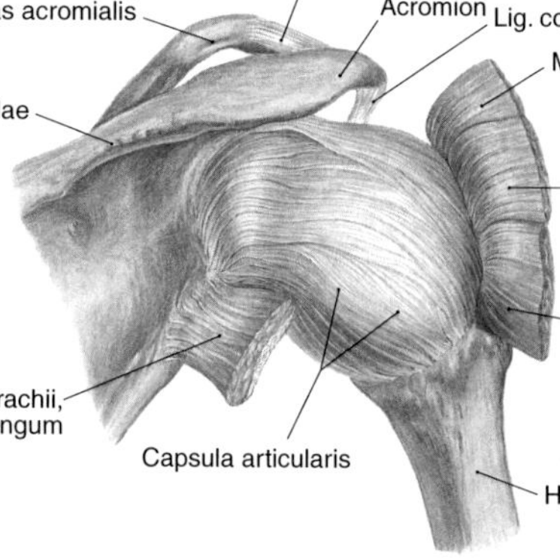

Ansicht von lateral

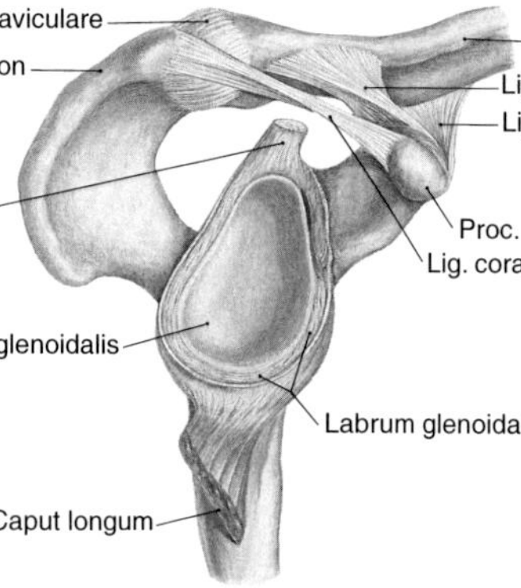

Ansicht von ventral, Schnitt in der Skapularebene

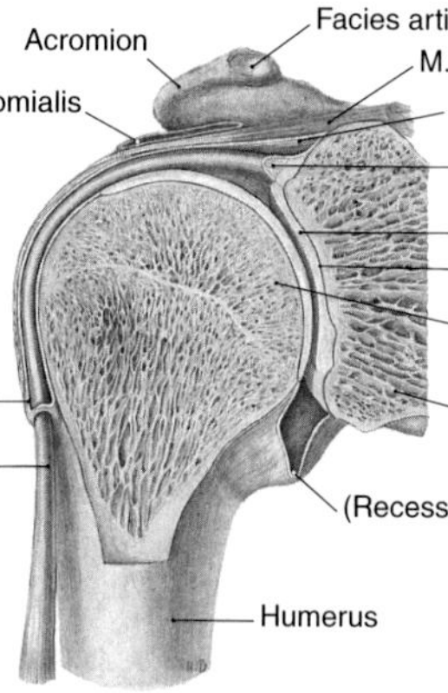

Schlüsselbein (Clavicula)

Die wichtigsten palpatorisch zugänglichen Strukturen:

- Anterolaterale Konkavität (➛ Abb. 3.3)
- Posterolaterale Konvexität (➛ Abb. 3.4)
- Anteromediale Konvexität (➛ Abb. 3.5)
- Posteromediale Konkavität (➛ Abb. 3.6)
- Mediales Ende der Clavicula (Extremitas sternalis) (➛ Abb. 3.7)
- Laterales Ende der Clavicula (Extremitas acromialis) (➛ Abb. 3.8)

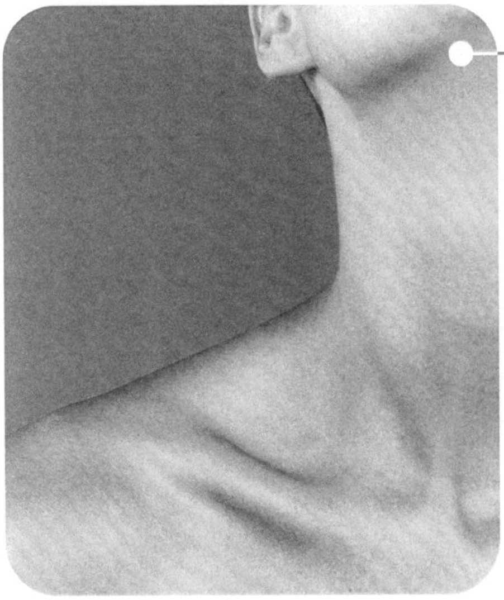

Abb. 3.2

Allgemeine Darstellung des Schlüsselbeins (Clavicula)

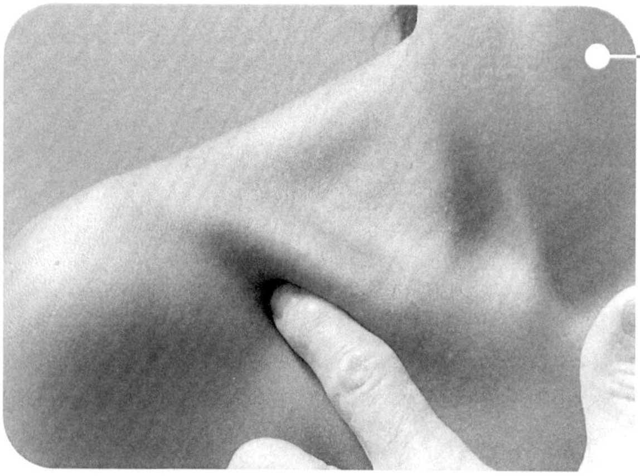

Abb. 3.3 Anterolaterale Konkavität der Clavicula

Die Clavicula ist ein S-förmiger Röhrenknochen, der sich in horizontaler Richtung zwischen Scapula und Sternum einfügt. Ihrem Namen entsprechend, bildet sie ein „Schlüsselelement"[1] des Schultergürtels. An der Clavicula inseriert die Pars clavicularis des M. deltoideus.

1 clavis, lat. Schlüssel (Anm. d. Übers.)

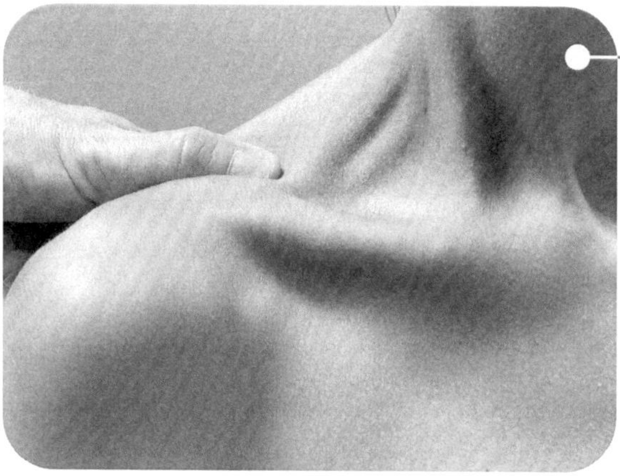

Abb. 3.4 Posterolaterale Konvexität der Clavicula

Der Hinterrand der Clavicula ist konvex und rau und bildet die Ansatzstelle für die an der Clavicula ansetzenden Faseranteile des M. trapezius (dieser Ansatz bedeckt die beiden lateralen Drittel des Hinterrands).

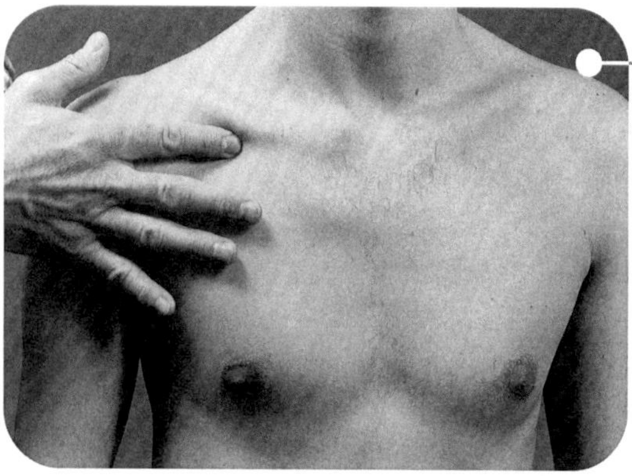

Abb. 3.5 Anteromediale Konvexität der Clavicula

Diese Konvexität umfasst die medialen zwei Drittel des Vorderrands der Clavicula und ist Ansatzstelle für den M. pectoralis major.

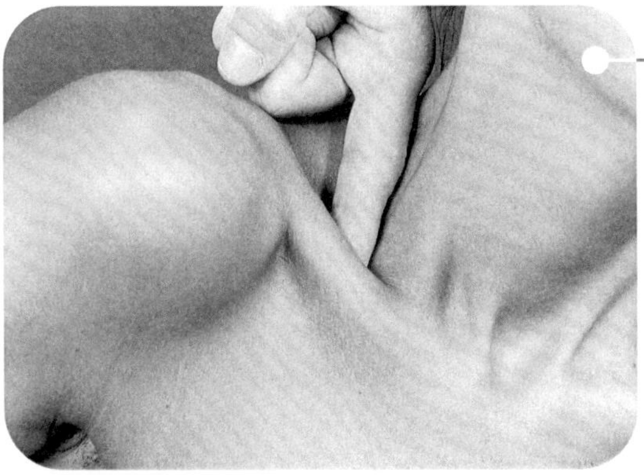

Abb. 3.6 Posteromediale Konkavität der Clavicula

Diese Konkavität nimmt die medialen zwei Drittel des Hinterrands der Clavicula ein.

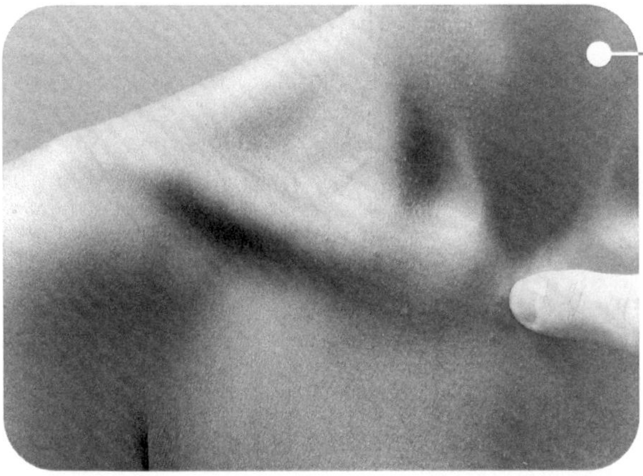

Abb. 3.7 Mediales Ende der Clavicula (Extremitas sternalis)

Diese etwas dickere Struktur verfügt über eine sattelförmig ausgebildete Gelenkfläche, über die die Clavicula mit dem Sternum und dem ersten Rippenknorpel gelenkig verbunden ist.
Anmerkung: Diese drei Strukturen sind an der Ausbildung des Sternoklavikulargelenks beteiligt (Articulatio sternoclavicularis).

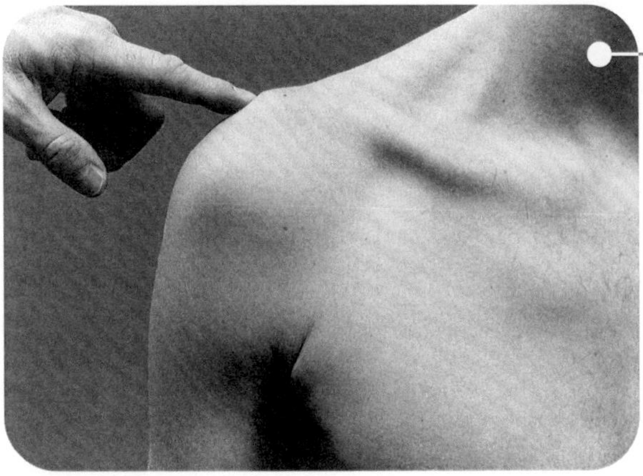

Abb. 3.8 Laterales Ende der Clavicula (Extremitas acromialis)

Dieses von oben nach unten abgeflachte Ende der Clavicula verfügt über eine ovale, nach unten, vorne und außen gerichtete Gelenkfläche für die gelenkige Verbindung mit dem Acromion.
Anmerkung: Acromion und Extremitas acromialis sind an der Ausbildung des Akromioklavikulargelenks (Articulatio acromioclavicularis) beteiligt.

Schulterblatt (Scapula)

Die wichtigsten palpatorisch zugänglichen Strukturen:

- Schulterblatt (Scapula) (➤ Abb. 3.10)
- Scapula, anteriore Seite (➤ Abb. 3.11 und 3.12)
- Schulterblattgräte (Spina scapulae) und ihre laterale Verlängerung, das Acromion (➤ Abb. 3.13 und 3.14)
- Angulus acromialis (➤ Abb. 3.15)
- Acromion, posteroinferiorer Rand, medial des Angulus acromialis (➤ Abb. 3.16)
- Acromion, lateraler Rand (➤ Abb. 3.17)
- Acromion, Spitze (➤ Abb. 3.18)
- Acromion, medialer Rand (➤ Abb. 3.19)
- Spina scapulae (➤ Abb. 3.20)
- Spina scapulae, mediales Ende (➤ Abb. 3.21)
- Tuberculum trapezii (➤ Abb. 3.22)
- Fossa supraspinata (➤ Abb. 3.23)
- Fossa infraspinata (➤ Abb. 3.24)
- Scapula, medialer Rand (Margo medialis) (➤ Abb. 3.25)
- Scapula, lateraler Rand (Margo lateralis) (➤ Abb. 3.26)
- Collum scapulae (➤ Abb. 3.27)
- Rabenschnabelfortsatz (Processus coracoideus) (➤ Abb. 3.28)
- Scapula, superiorer Rand (Margo superior) (➤ Abb. 3.29)
- Unterer Schulterblattwinkel (Angulus inferior scapulae) (➤ Abb. 3.30)
- Oberer Schulterblattwinkel (Angulus superior scapulae) (➤ Abb. 3.31 und 3.32)

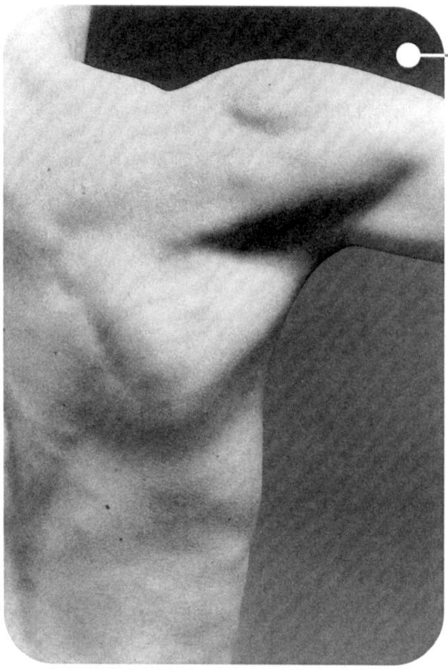

Abb. 3.9

Allgemeine Darstellung des Schulterblatts (Scapula)

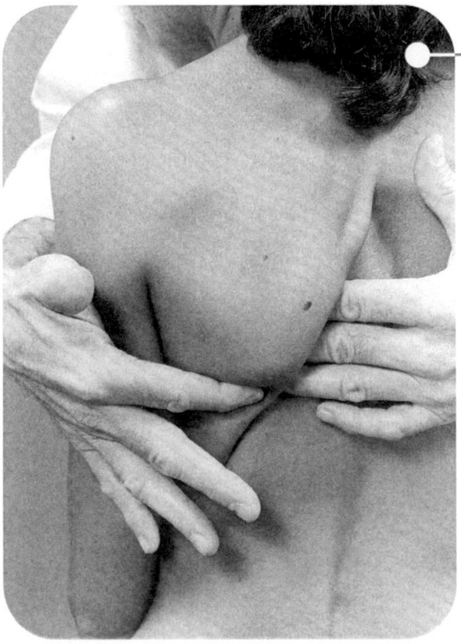

Abb. 3.10 Schulterblatt (Scapula), allgemeiner Zugang

Die Scapula ist ein flacher auf der Rückseite des Brustkorbs aufliegender Knochen, sie liegt zwischen der zweiten und siebten Rippe und ist mit der Clavicula und dem Humerus gelenkig verbunden.

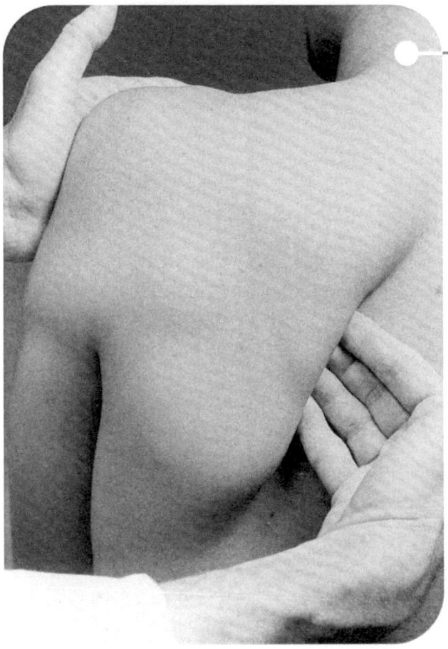

Abb. 3.11 Scapula, anteriore Seite, medialer oder spinaler Zugang

In der nebenstehenden Abbildung wird ein Zugang über die Wirbelsäule gewählt, so dass die Finger des Therapeuten den Ansätzen des M. serratus anterior folgen, der entlang des medialen Rands der Scapula entspringt.

Anmerkung: Entlang des axillaren Rands gibt es eine Knochenleiste, die das Collum scapulae mit dem Angulus inferior verbindet.

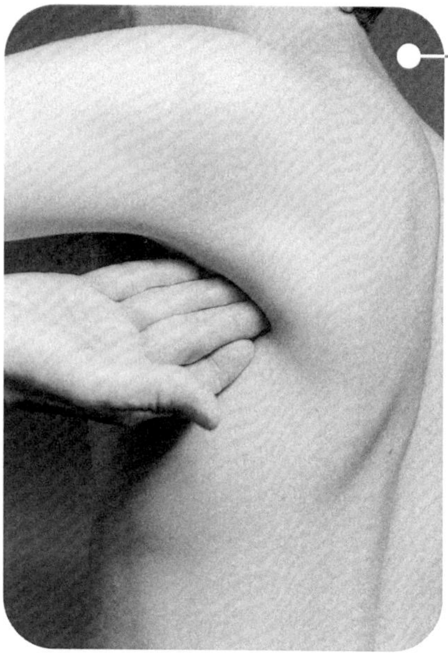

Abb. 3.12 Scapula, anteriore Seite, lateraler oder axillarer Zugang

Dieser Zugang gibt dem Therapeuten die Möglichkeit, seine Finger an den Fasern des M. subscapularis, die an der Vorderseite der Scapula entspringen, auszurichten.

Anmerkung: Entlang dem axillaren Rand gibt es eine Knochenleiste, die das Collum scapulae mit dem Angulus inferior verbindet.

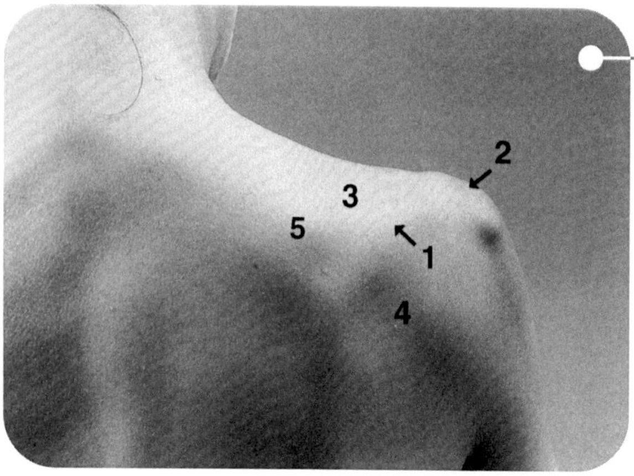

Abb. 3.13 Visualisierung der Spina scapulae und des Acromions

Die an ihrer medialen Spitze dreieckige Spina scapulae (1) nimmt ihren Ursprung an der Verbindung zwischen dem obersten Fünftel und dem vierten Fünftel der Scapula und steht zu dieser Fläche in einem rechten Winkel. Der anteriore Rand der Spina scapulae setzt an der Hinterseite der Scapula an und teilt diese in zwei Abschnitte: die Fossa supraspinata (3) und die Fossa infraspinata (4). Ihre lateralen und posterioren Ränder weiten sich lateral zum Acromion (2).

Anmerkung: Der Angulus superior scapulae (5) (auch ➛ *Abb. 3.31) ist in dieser Abbildung ebenfalls erkennbar.*

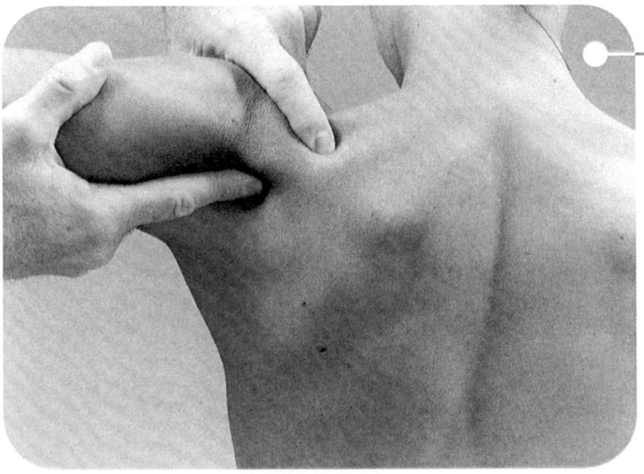

Abb. 3.14 Spina scapulae und ihre laterale Verlängerung, das Acromion

In der nebenstehenden Abbildung beschreiben die beiden Zeigefinger das laterale Ende der Spina scapulae, die nach außer breiter wird und in der Schulterhöhe, dem Acromion, endet. Das viereckige Acromion wird nach lateral, also in umgekehrter Richtung als die Spina, zu der es im einem rechten Winkel steht, flacher. Man beschreibt folgende Strukturen: Oberseite, Unterseite, medialer und lateraler Rand, Spitze und Angulus acromialis.

Anmerkung: Die Oberseite scheint durch eine Verbreiterung des Hinterrands der Spina zu entstehen. Die Unterseite scheint das Ergebnis einer Verbreiterung des lateralen Spinarands zu sein.

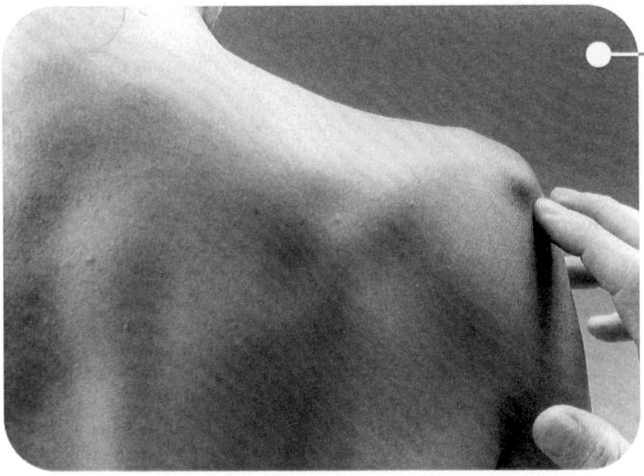

Abb. 3.15 Angulus acromialis

Es handelt sich um einen anatomischen Anhaltspunkt, der den Richtungswechsel des posteroinferioren Rands des Acromions markiert. Hier befindet sich das Ursprungsfeld des M. deltoideus.

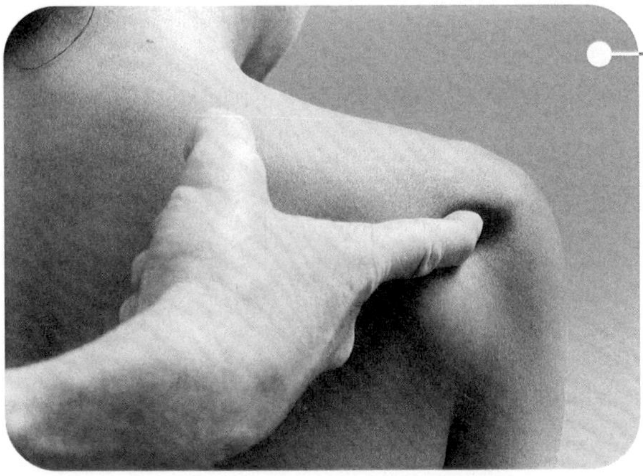

Abb. 3.16 Acromion, posteroinferiorer Rand, medial des Angulus acromialis

Dieser in der Abbildung durch den Zeigefinger angedeutete Rand bildet das Ursprungsfeld für den M. deltoideus.

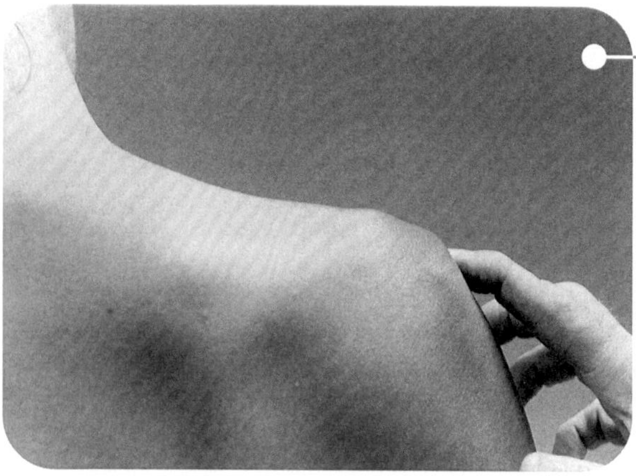

Abb. 3.17 Acromion, lateraler Rand

Diese durch den Zeigefinger markierte Struktur ist Teil der Ursprungszone des M. deltoideus.

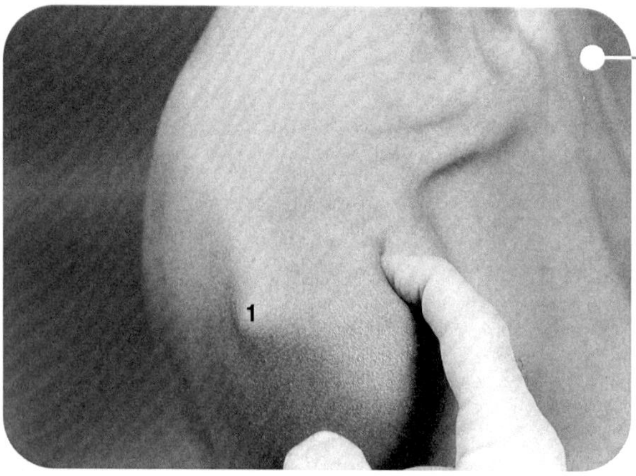

Abb. 3.18 Acromion, Spitze

Sie befindet sich etwas lateral und anterior der Extremitas acromialis der Clavicula. Hier entspringt der M. deltoideus, der durch den Zeigefinger des Therapeuten angedeutet wird.
Auf der nebenstehenden Abbildung erkennt man auch den Angulus acromialis (1).

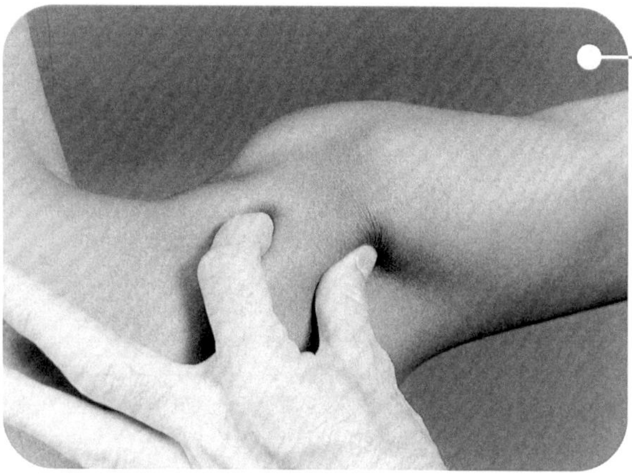

Abb. 3.19 Acromion, medialer Rand

Dieser Rand besitzt auf ungefähr zwei Drittel seiner Länge eine ovale Gelenkfläche, die nach oben und innen gerichtet ist und mit der Extremitas acromialis der Clavicula gelenkig verbunden ist. Auf der nebenstehenden Abbildung nähert sich der Therapeut der gesuchten Struktur mit seinem Zeigefinger, sein Daumen hat Kontakt mit dem posteroinferioren Rand des Acromions.

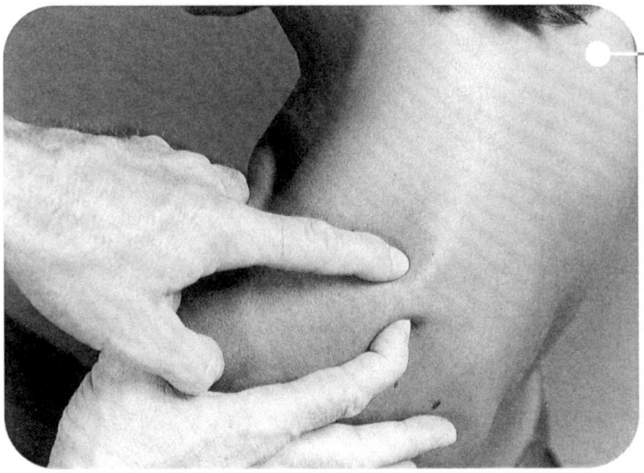

Abb. 3.20 Spina scapulae

Dabei handelt es sich um eine horizontal verlaufende dreieckige Knochenstruktur, die auf der Rückseite der Scapula an der Schnittstelle zwischen dem obersten Viertel und dem dritten Viertel des Schulterblatts ansetzt.

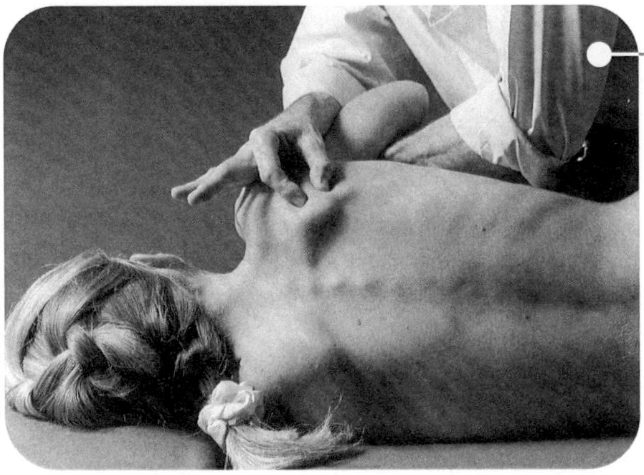

Abb. 3.21 Spina scapulae, mediales Ende

Die Spina scapulae weist an ihrem medialen Ende eine dreieckige Vergrößerung auf, die in der nebenstehenden Abbildung klar erkennbar ist (zwischen Daumen und Zeigefinger des Therapeuten) und am Margo medialis der Scapula endet.

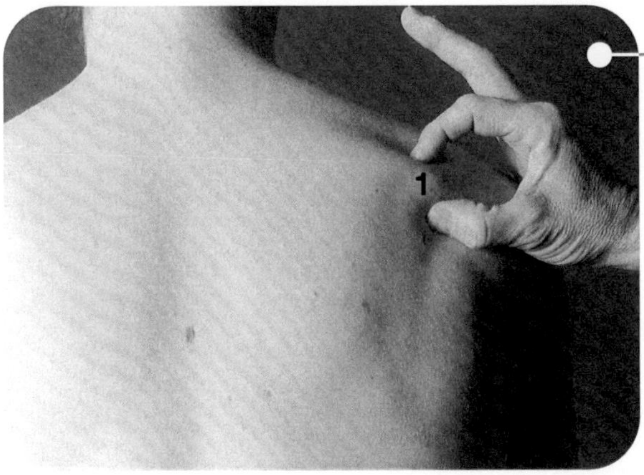

Abb. 3.22 Tuberculum trapezii

Der hintere, direkt unter der Haut liegende Rand der Spina scapulae weist in seinem mittleren Abschnitt eine Verbreiterung auf, die sich unter den Fingern als Verdickung abzeichnet und als Tuberculum trapezii (1) bezeichnet wird.

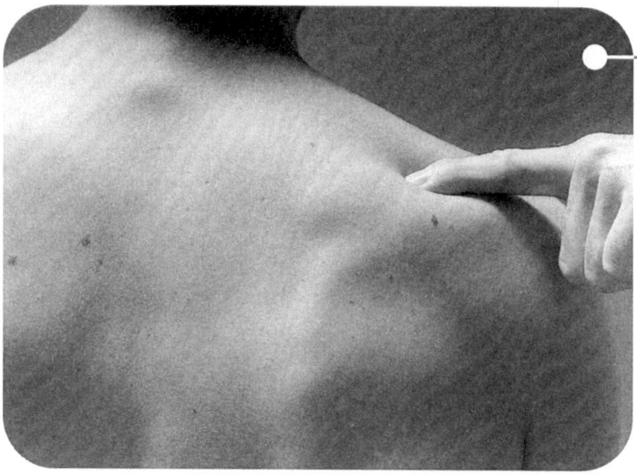

Abb. 3.23 Fossa supraspinata

Diese an der Rückseite der Scapula oberhalb der Spina scapulae liegende Fossa bildet das Ursprungsfeld des M. supraspinatus.

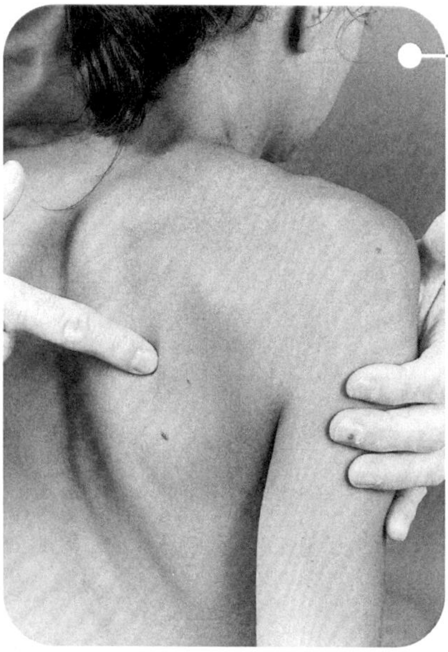

Abb. 3.24 Fossa infraspinata

Diese an der Rückseite der Scapula unterhalb der Spina scapulae gelegene Fossa ist der Ursprungsbereich für den M. infraspinatus.

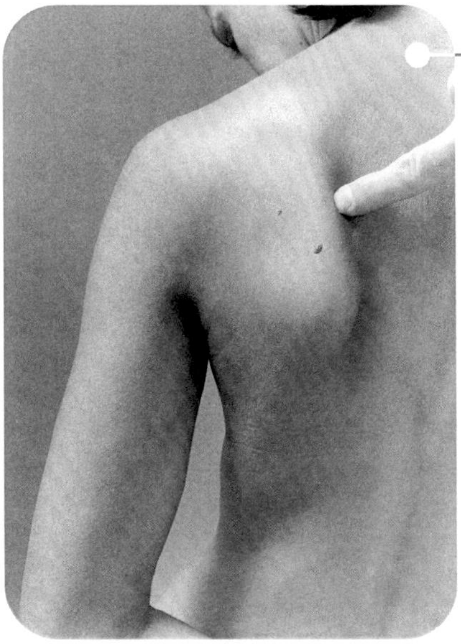

Abb. 3.25 Scapula, medialer Rand (Margo medialis)

Der mediale Rand ist die längste Begrenzung der Scapula. Er wird durch einen stumpfen Winkel gekennzeichnet, dessen Spitze dem medialen Ende der Spina scapula entspricht. Oberhalb dieses Winkels setzt der M. levator scapulae an, unterhalb entspringen die Mm. rhomboideus minor und major.

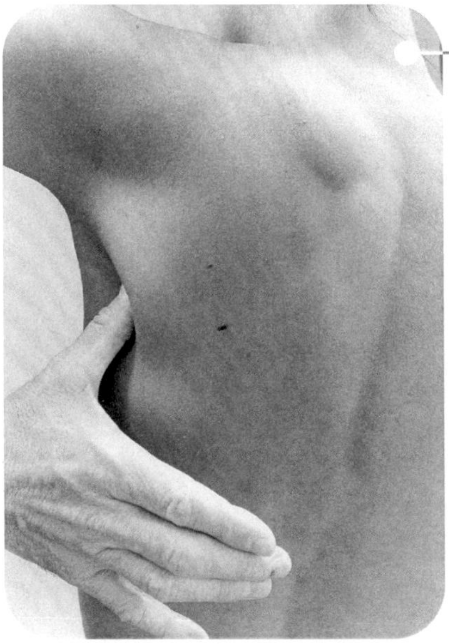

Abb. 3.26 Scapula, lateraler Rand (Margo lateralis)

Der laterale Rand verbreitert sich unterhalb der Gelenkpfanne (Cavitas glenoidalis) zum Tuberculum infraglenoidale, an dem das Caput longum des M. triceps brachii entspringt.

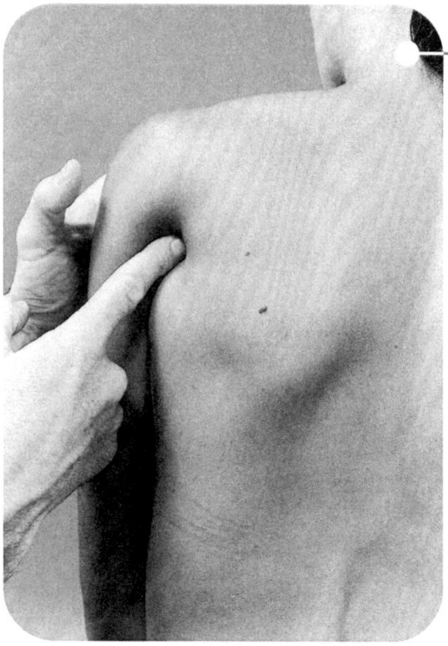

Abb. 3.27 Collum scapulae

Das Collum ist gemeinsam mit der Gelenkpfanne und dem Processus coracoideus Teil des Angulus lateralis der Scapula. Auf der Rückseite des Collums verläuft eine Rinne, die lateral der Spina scapulae die Fossa supraspinata mit der Fossa infraspinata verbindet.

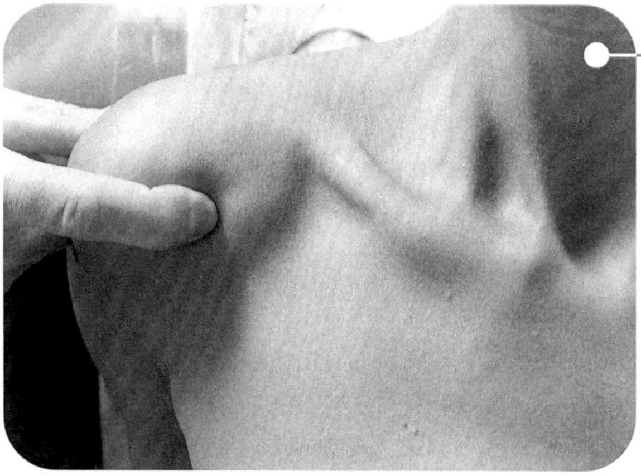

Abb. 3.28 Rabenschnabelfortsatz (Processus coracoideus)

Dieser hackenförmige Fortsatz liegt, wie in der nebenstehenden Abbildung erkennbar, unmittelbar medial des Humeruskopfs und unter der Clavicula. Seine Spitze und sein medialer Rand sind palpatorisch zugänglich.

Ursprung und Ansatz

Diese knöcherne Struktur bildet die Ansatzfläche für den M. pectoralis minor (horizontaler Teil des Hackens), für den M. coracobrachialis sowie für die Sehne des Caput breve des M. biceps brachii (das an der Spitze des Proc. coracoideus entspringt).

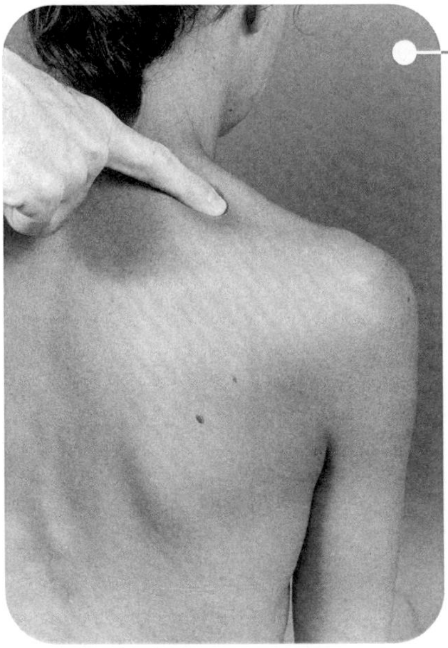

Abb. 3.29 Scapula, oberer Rand (Margo superior)

Dieser kurze, dünne und kantige Rand endet lateral in der Incisura scapulae, durch die der N. suprascapularis verläuft.

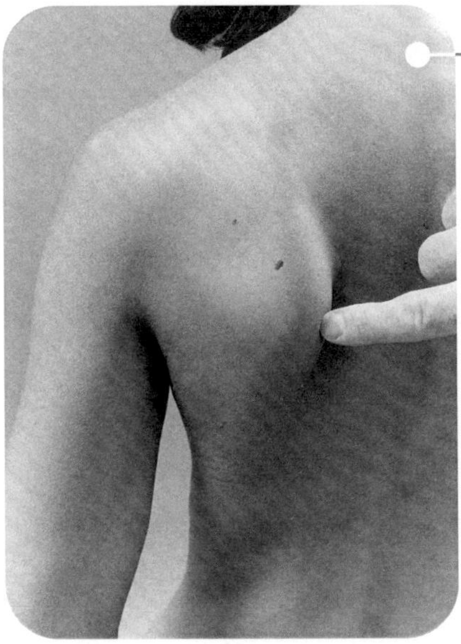

Abb. 3.30 Unterer Schulterblattwinkel (Angulus inferior scapulae)

Der dicke, abgerundete und raue untere Scapulawinkel liegt an der Schnittstelle zwischen dem Margo medialis und dem Margo lateralis.

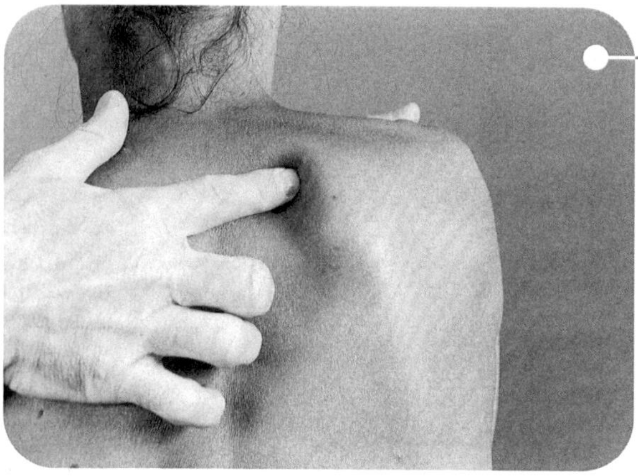

Abb. 3.31 Oberer Schulterblattwinkel (Angulus superior scapulae), posteriorer Zugang

Der Patient sitzt auf der Behandlungsliege, der Therapeut umgreift mit einer Hand die Schulter des Patienten und drückt sie so weit nach dorsal und kranial, dass der mediale Rand der Scapula stärker hervortritt. Der Zeigefinger des Therapeuten bezeichnet den gesuchten Winkel hin.

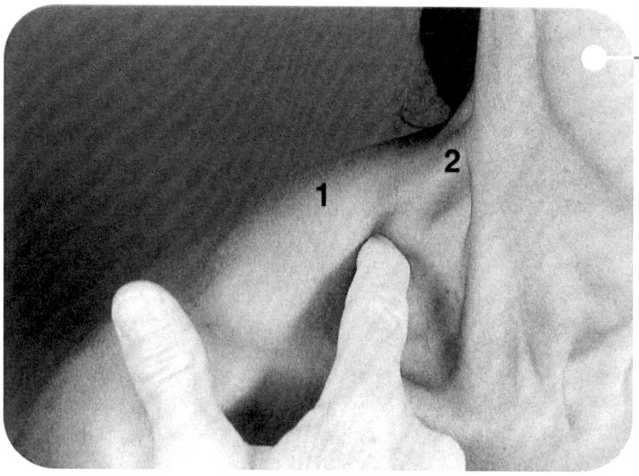

Abb. 3.32 Oberer Schulterblattwinkel (Angulus superior scapulae), „anteriorer" Zugang

Der Patient sitzt auf der Behandlungsliege. Der Therapeut bringt den Arm des Patienten aktiv oder passiv in Retroversion, so dass die Scapula über den Brustkorb nach oben und vorne gleitet und der gesuchte Winkel markant unter den Fingern und in der Muskelmasse des M. trapezius (1) zu spüren ist. Die Zahl (2) zeigt den M. levator scapulae an. Auf der nebenstehenden Abbildung nimmt der Patient die Sitzposition ein. Er könnte aber auch in Seitenlage positioniert werden.

Proximale Epiphyse des Humerus

Die wichtigsten palpatorisch zugänglichen Strukturen:

- Oberarmknochen (Humerus): globaler Griff am Humeruskopf (Caput humeri) (➛ Abb. 3.34)
- Globaler Ansatz für drei Strukturen des Humerus: Tuberculum minus, Sulcus intertubercularis, Tuberculum majus (➛ Abb. 3.35 und 3.36)

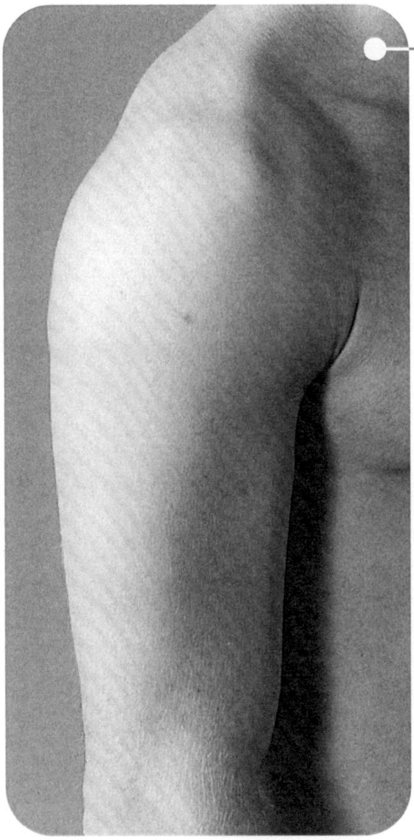

Abb. 3.33

Darstellung des proximalen Endstücks (proximale Epiphyse) des Humerus

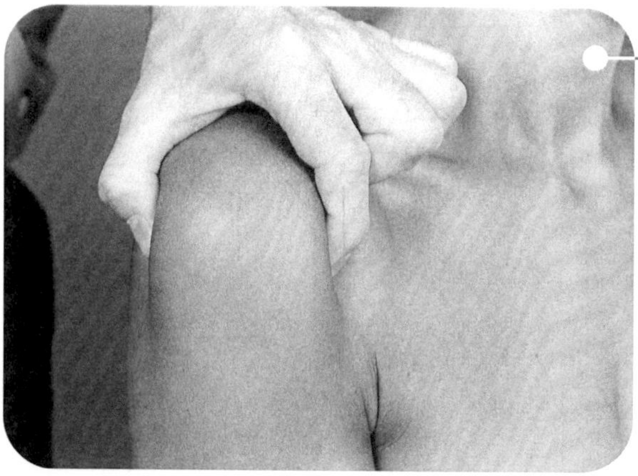

Abb. 3.34 Oberarmknochen (Humerus): globaler Griff am Humeruskopf (Caput humeri)

Auf der nebenstehenden Abbildung umgreift der Therapeut mit einem globalen Zangengriff das laterale Ende der Clavicula und das Acromion und umfasst somit den Humeruskopf. Er ersucht den Patienten, die Schulter abwechselnd in Innen- und Außenrotation zu bewegen, der Ellenbogen kann dabei eventuell um 90° gebeugt werden, und spürt die Rollbewegung des Caput humeri unter den Fingern.

Anmerkung: Beginnt man in der Innenrotationsstellung der Schulter, spürt man deutlich die Bewegung des Tuberculum majus und des Tuberculum minus (auch ➛ *Abb. 3.35 und 3.36). Zwischen diesen beiden Erhebungen verläuft der Sulcus intertubercularis* (auch ➛ *Abb. 3.35 und 3.36), der ebenfalls gut tastbar ist.*

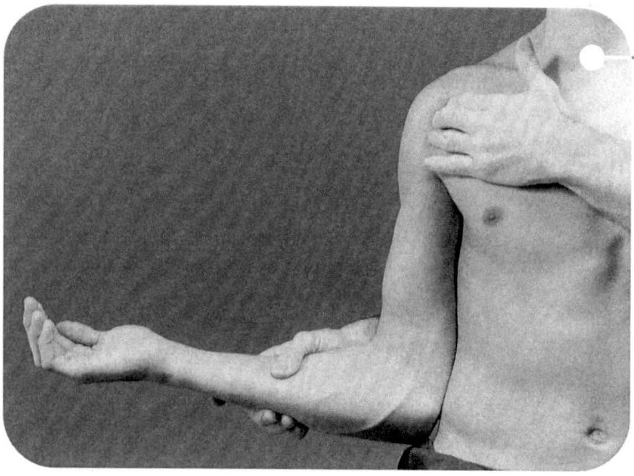

Abb. 3.35 Globaler Ansatz für drei Strukturen des Humerus: Tuberculum minus, Sulcus intertubercularis, Tuberculum majus

Der Patient sitzt auf der Behandlungsliege, sein Oberarm liegt dem Körper an, der Ellenbogen ist 90° gebeugt, die Hand befindet sich in Supinationsstellung. Der Therapeut legt seine Finger großflächig auf den M. pectoralis major und auf den anterioren Anteil des M. deltoideus. Mit Hilfe der anderen Hand bringt er den Arm des Patienten in Außenrotation. In dieser Position spürt der Therapeut unter den Fingern den Processus coracoideus (➛ Abb. 3.28) und unmittelbar lateral davon das Tuberculum minus. Wenn er nun den Arm des Patienten in Innenrotation bewegt, kann er unter den Fingern zunächst den Sulcus intertubercularis und anschließend das Tuberculum majus ertasten.

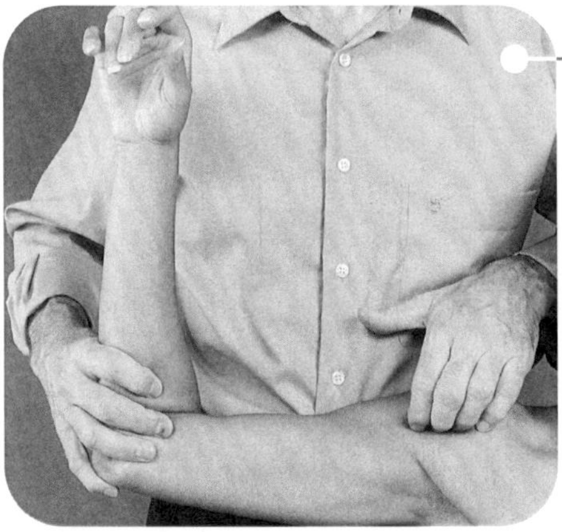

Abb. 3.36 Globaler Ansatz von drei Strukturen des Humerus: Tuberculum minus, Sulcus intertubercularis und Tuberculum majus

Andere Methode

Der Patient befindet sich in Sitzposition, seine Schulter in 90° Abduktion, sein Ellenbogen in 90° Flexion. Der Therapeut steht hinter dem Patienten und legt seine Finger in die von M. deltoideus und M. pectoralis gebildete Rinne (Sulcus deltopectoralis). Die andere Hand umgreift den Ellenbogen und bewegt die Schulter abwechselnd und mit geringer Amplitude in Innen- und Außenrotation. Der Therapeut spürt unter den Fingern die Dichte verschiedener Strukturen, medial das Tuberculum minus, lateral das Tuberculum majus und zwischen diesen beiden Strukturen die Vertiefung des Sulcus intertubercularis.

Muskeln

Anteriore Muskelgruppe

Diese Gruppe besteht aus folgenden Muskeln: M. pectoralis major, M. pectoralis minor, M. subclavius
Die wichtigsten palpatorisch zugänglichen Strukturen:

- M. pectoralis major, Pars clavicularis (➛ Abb. 3.38)
- M. pectoralis major, Pars sternocostalis (➛ Abb. 3.39)
- M. pectoralis major, Pars abdominalis (➛ Abb. 3.40)
- M. subclavius (➛ Abb. 3.41)
- M. pectoralis minor (➛ Abb. 3.42)

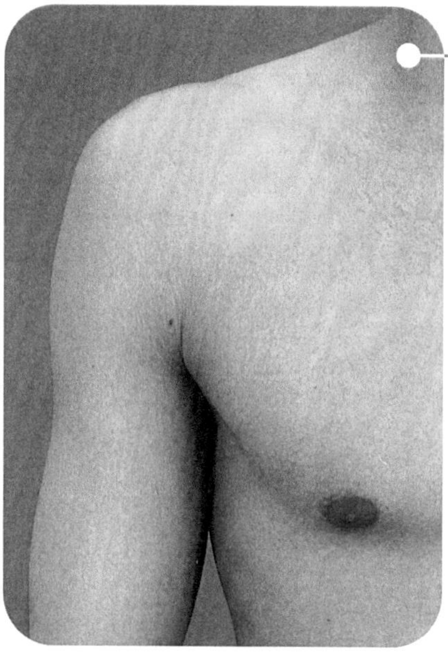

Abb. 3.37

Schulter, anteriore Muskelgruppe

Funktion

M. pectoralis major:

- Liegt der Fixpunkt am Thorax, ist dieser Muskel Adduktor und Innenrotator des Oberarms,
  - die Pars clavicularis hebt den Arm in Adduktion zur kontralateralen Schulter,
  - die Pars sternocostalis erzeugt eine Adduktion in der Horizontalebene,
  - die Pars abdominalis senkt den Arm in Adduktion zur kontralateralen Hüfte.
- Liegt der Fixpunkt am Humerus, ist der Muskel ein zusätzlicher Inspirationsmuskel und an der Elevation des Rumpfs beteiligt.

Anteriore Muskelgruppe: oberflächliche Schicht

M. pectoralis major

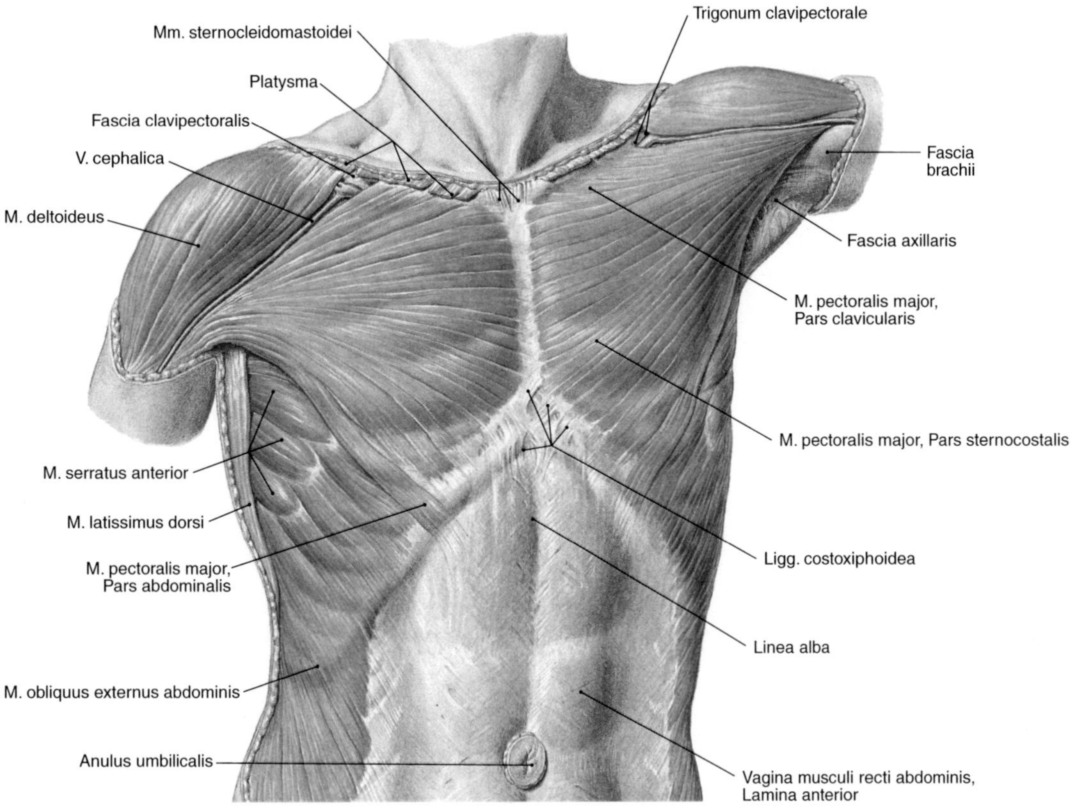

Anteriore Muskelgruppe: tiefe Schicht

Mm. subclavius und pectoralis minor, Ursprünge des M. pectoralis major

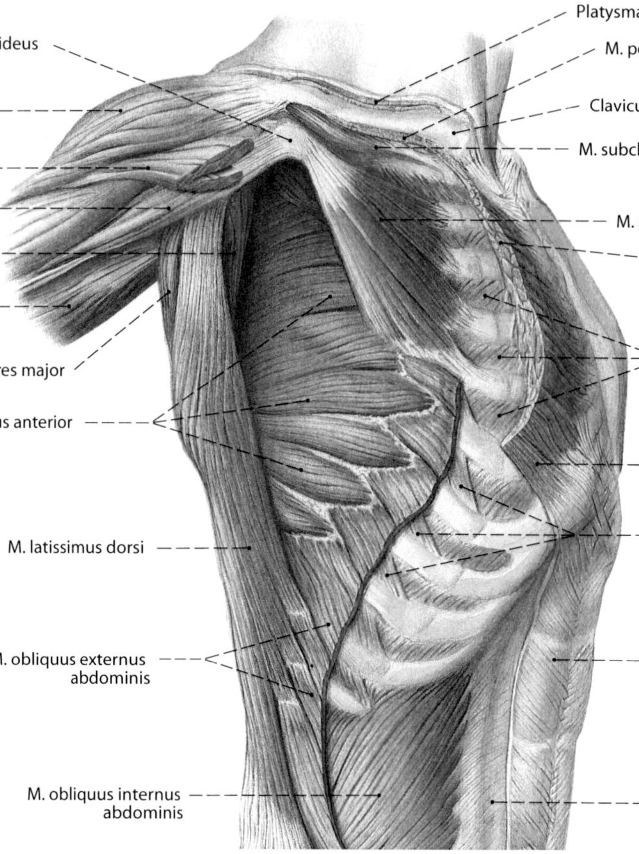

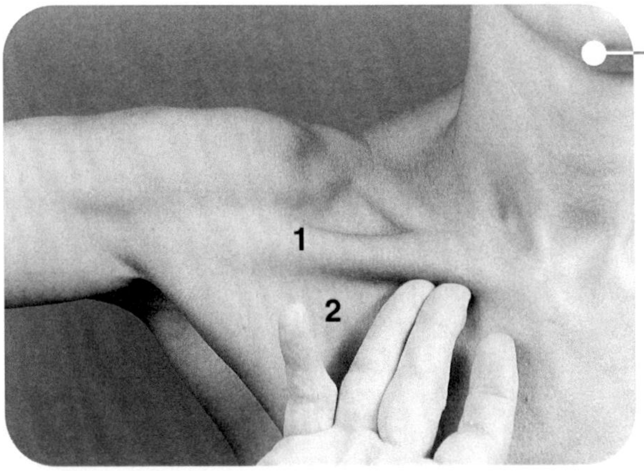

Abb. 3.38 M. pectoralis major, Pars clavicularis

Der Therapeut bringt den Arm des Patienten in 90° Abduktion, den Ellenbogen in 90° Beugung, der Unterarm zeigt nach oben. Er legt eine Hand auf die Innenseite des Oberarms und ersucht den Patienten, gegen seinen Widerstand, den Arm in horizontaler Ebene zu adduzieren. Anschließend legt er zwei Finger unter die Clavicula und sucht nach dem Sulcus, der die Pars clavicularis (1) von der Pars sternocostalis (2) trennt (➤ Abb. 3.39).

Ursprung und Ansatz

- Die Pars clavicularis des M. pectoralis major entspringt an den sternalen zwei Dritteln des anterioren Claviculárands.
- Ansatz: ➤ Abb. 3.40.

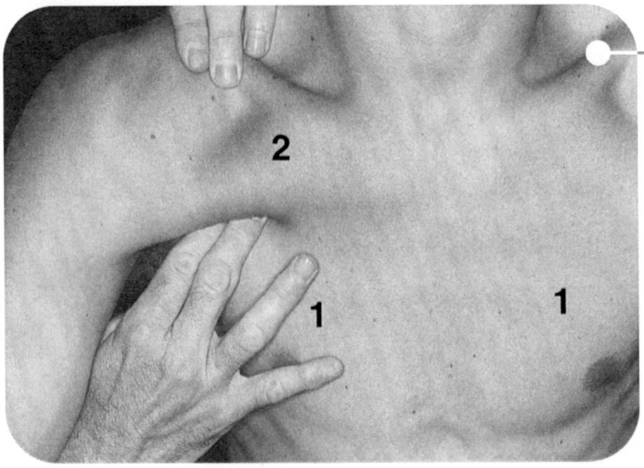

Abb. 3.39 M. pectoralis major, Pars sternocostalis

Der Therapeut bringt den Arm des Patienten zunächst in 90° Abduktion und widersetzt sich der horizontalen Adduktion des Arms. Der gesuchte Muskelanteil (1) tritt unterhalb des Sulcus, der die Pars sternocostalis von der Pars clavicularis (2) trennt, hervor (➤ Abb. 3.38).

Ursprung und Ansatz

- Die Pars sternocostalis des M. pectoralis major nimmt ihren Ursprung:
  - an der Vorderseite des Manubrium sterni,
  - am Corpus sterni,
  - auf den Knorpeln der 2. bis 6. Rippe,
  - am kostalen (knöchernen) Teil des fünften und sechsten Rippenbogens.
- Ansatz: ➤ Abb. 3.40

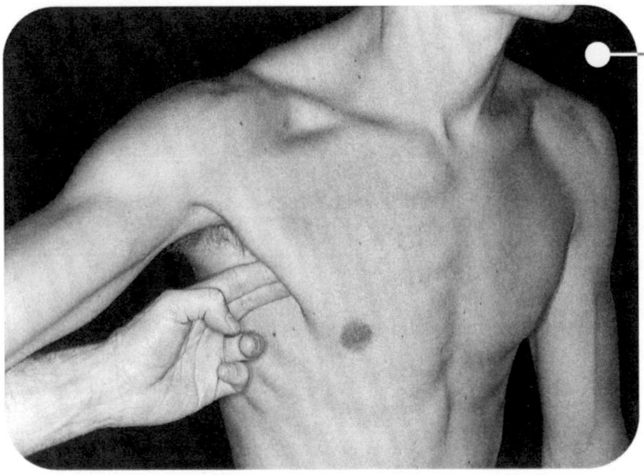

Abb. 3.40 M. pectoralis major, Pars abdominalis

Der Therapeut bringt den Arm zunächst in 90° Abduktion und widersetzt sich anschließend, über einen Kontakt an der Innenseite des Arms, der Schulteradduktion. Die Pars abdominalis bildet den inferolateralen Rand des M. pectoralis major.

Ursprung und Ansatz

- Die Pars abdominalis des M. pectoralis major stammt aus dem vorderen Blatt der Rektusscheide
- Die drei Anteile (Pars clavicularis, Pars sternocostalis und Pars abdominalis) des M. pectoralis major setzen mit einer Sehne an der Crista tuberculi majoris humeri lateral des M. latissimus dorsi an. Die Sehne wird durch einen Schleimbeutel vom M. latissimus dorsi getrennt.

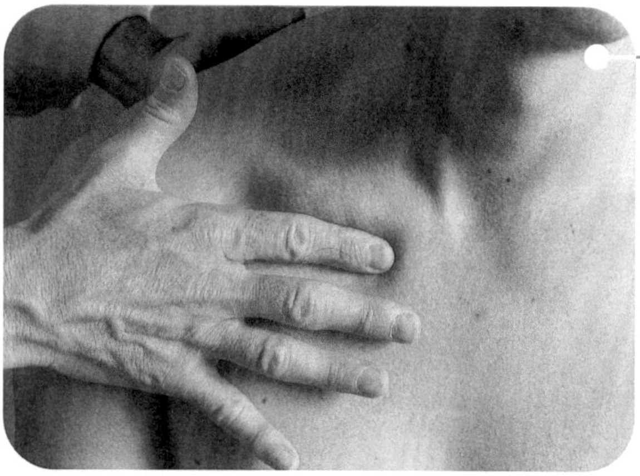

Abb. 3.41 M. subclavius

Auf der nebenstehenden Abbildung zeigt die Hand des Therapeuten die globale Position dieses Muskels, der unter den Fingern kaum tastbar ist.
Anmerkung: Der M. subclavius übernimmt die Funktion eines aktiven Ligaments des Sternoklavikulargelenks und ist somit ein entscheidendes Element für die verschiedenen Bewegungen der Clavicula.

Ursprung und Ansatz
Der M. subclavius entspringt (mit einer Sehne) am ersten Rippenknorpel und inseriert im mittleren Teil der Unterfläche der Clavicula.

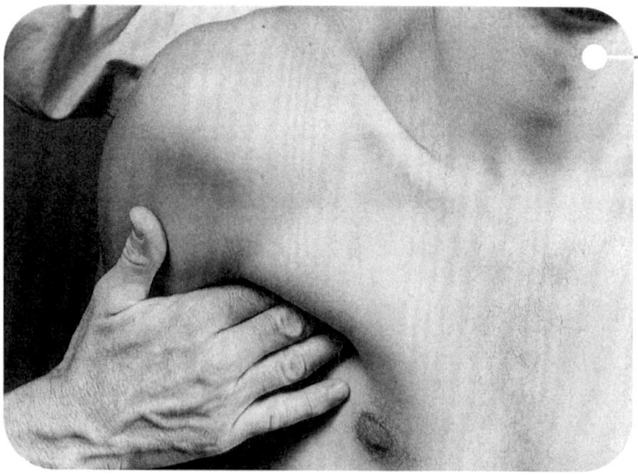

Abb. 3.42 M. pectoralis minor

Der Patient sitzt oder befindet sich in Rückenlage. Der Therapeut umgreift und unterstützt mit seinen Händen den Unterarm des Patienten. Der Ellenbogen ist 90° gebeugt und liegt auf dem Unterarm des Therapeuten auf. Mit Hilfe dieses Griffs kann die Schulter nach oben und innen bewegt werden, so dass sich der M. pectoralis major bestmöglich entspannen kann. Nachdem sich der Muskel entspannt hat, lässt der Therapeut die Fingerkuppen – siehe nebenstehende Abbildung – unter den M. pectoralis major gleiten und palpiert den ziemlich „imposanten“ Muskelzug des gesuchten Muskels. Der M. pectoralis minor ist selbst im entspannten Zustand gut palpierbar. Will man ihn dennoch anspannen, ersucht man den Patienten, entweder kurz und wiederholt einzuatmen, wodurch die 3. bis 5. Rippe mobilisiert werden, die über Ansätze des Muskels verfügen (in diesem Fall befindet sich der Fixpunkt auf dem Processus coracoideus), oder (wie in der nebenstehenden Abbildung) man bewegt die Schulter nach vorne, da der Muskel am Processus coracoideus, der Teil der Scapula ist (➤ Abb. 3.28), ansetzt und für diese Muskelfunktion verantwortlich ist, wenn der Fixpunkt auf den Rippen liegt.

Ursprung und Ansatz
Der M. pectoralis minor entspringt (sehnig) auf der 3., 4. und 5. Rippe und endet am medialen Rand des horizontalen Abschnitts des Processus coracoideus.

Mediale Muskelgruppe

Diese Gruppe umfasst einen einzigen Muskel: den M. serratus anterior.

Abb. 3.43

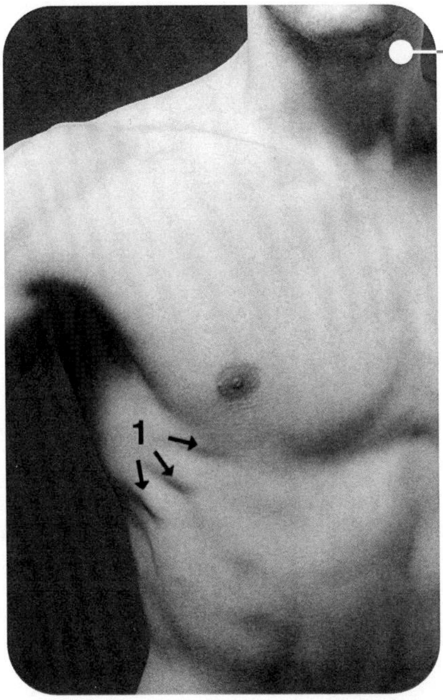

Anterolaterale Ansicht des Rumpfs: Die mediale Muskelgruppe der Schulter.
1. M. serratus anterior

Funktion

Der M. serratus anterior ist Abduktor der Scapula gegenüber der Wirbelsäule, d. h., er verschiebt das Schulterblatt gegenüber dem Thorax nach lateral sowie nach vorne und oben.

M. serratus anterior

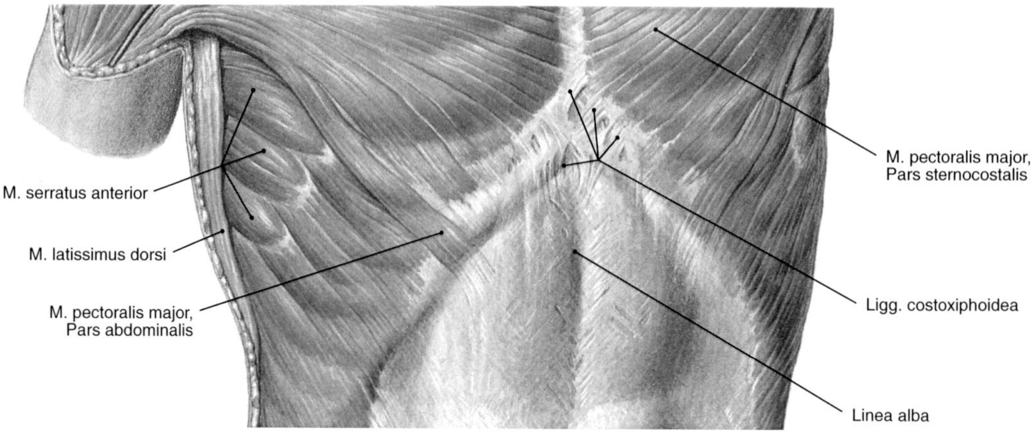

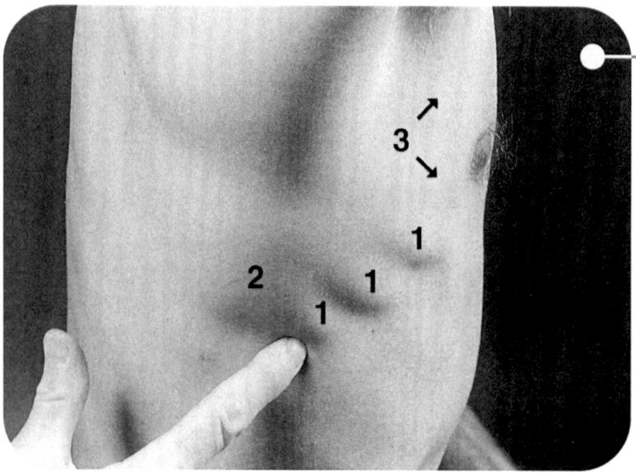

Abb. 3.44 M. serratus anterior, Palpation im Bereich der Rippen

Der Patient steht oder sitzt, man ersucht ihn, mehrmals kurz einzuatmen, um die Muskelzacken (1), die an den Rippen zwischen dem M. latissimus dorsi (2) hinten und dem M. pectoralis major (3) vorne ansetzen (auch ➛ Abb. 3.75 und 3.76 im Kapitel über den „Rumpf"), sichtbar zu machen.

Ursprung und Ansatz

- Der M. serratus anterior entspringt über Muskelzacken an den Seitenflächen der ersten bis zehnten Rippe.
- Er endet auf dem Angulus superior und dem Angulus inferior der Scapula sowie auf dem zwischen diesen beiden Winkeln liegenden Margo medialis scapulae.

Posteriore Muskelgruppe

Diese Gruppe besteht aus den Muskeln der posterioren Achselwand, die in direktem Kontakt mit der Scapula stehen. Nur einer dieser Muskel liegt auf der Vorderseite dieses Knochens: der M. subscapularis. Die anderen fünf Muskeln (Mm. supraspinatus, infraspinatus, teres minor, teres major und latissimus dorsi) liegen dorsal der Scapula.

Die wichtigsten palpatorisch zugänglichen Strukturen:

- M. subscapularis (➛ Abb. 3.46)
- M. supraspinatus (➛ Abb. 3.47 und 3.54, 3.55)
- Ansätze des M. supraspinatus am Humerus (➛ Abb. 3.48)
- M. infraspinatus (➛ Abb. 3.49 und 3.56)
- M. teres minor (➛ Abb. 3.50 und 3.59)
- Ansätze des M. infraspinatus und des M. teres minor am Humerus (➛ Abb. 3.51)
- M. teres major (➛ Abb. 3.52, 3.57 und 3.58)
- M. latissimus dorsi (➛ Abb. 3.53 und 3.60)

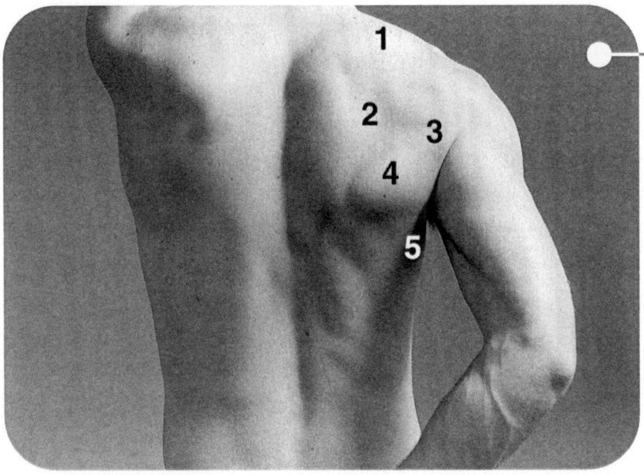

Abb. 3.45

Posteriore Muskelgruppe

1. M. supraspinatus
2. M. infraspinatus
3. M. teres minor
4. M. teres major
5. M. latissimus dorsi

Anmerkung: Die Lage des M. subscapularis ist in dieser Abbildung nicht erkennbar (da der Muskel an der Vorderseite der Scapula liegt).

Funktionen

Der M. supraspinatus:

- Er ist Abduktor des Arms.
- Er wirkt als Kapselspanner des Glenohumeralgelenks und hält den Humerus in der Pfanne (verhindert die inferiore Luxation des Humeruskopfs).

Die Mm. infraspinatus und teres minor:

- Sie sind Außenrotatoren des Arms.
- Bei starker Supination des Unterarms unterstützen sie synergistisch diese Funktion.
- Sie tragen zudem zur Stabilisierung des Caput humeri in der Gelenkpfanne bei.

Der M. teres major:

- Er ist für die Retroversion, Adduktion und Innenrotation des Arms zuständig, wenn der Fixpunkt auf der Scapula liegt.
- Er bewegt den Scapulawinkel nach anterior und lateral, wenn der Fixpunkt am Humerus liegt.

Der M. latissimus dorsi:

- Liegt der Fixpunkt im Becken,
  - stellen die oberen Fasern die Retroversion, die Adduktion und die Innenrotation des Arms sicher,
  - stellen die lateralen und inferioren Fasern die homolaterale Rumpfneigung und das Absenken der Schulter sicher.
  - Werden die beiden Mm. latissimus dorsi gemeinsam aktiviert, bringen sie die Wirbelsäule in Extension.
- Liegt der Fixpunkt am Humerus, verschließt der Muskel den homolateralen Kostovertebralraum.

Der M. subscapularis:

- Er abduziert mit einer leichten Adduktionskomponente den Oberarm.
- Wird der Unterarm in starke Pronation gebracht, unterstützt der M. subscapularis synergistisch diese Funktion.

M. latissimus dorsi

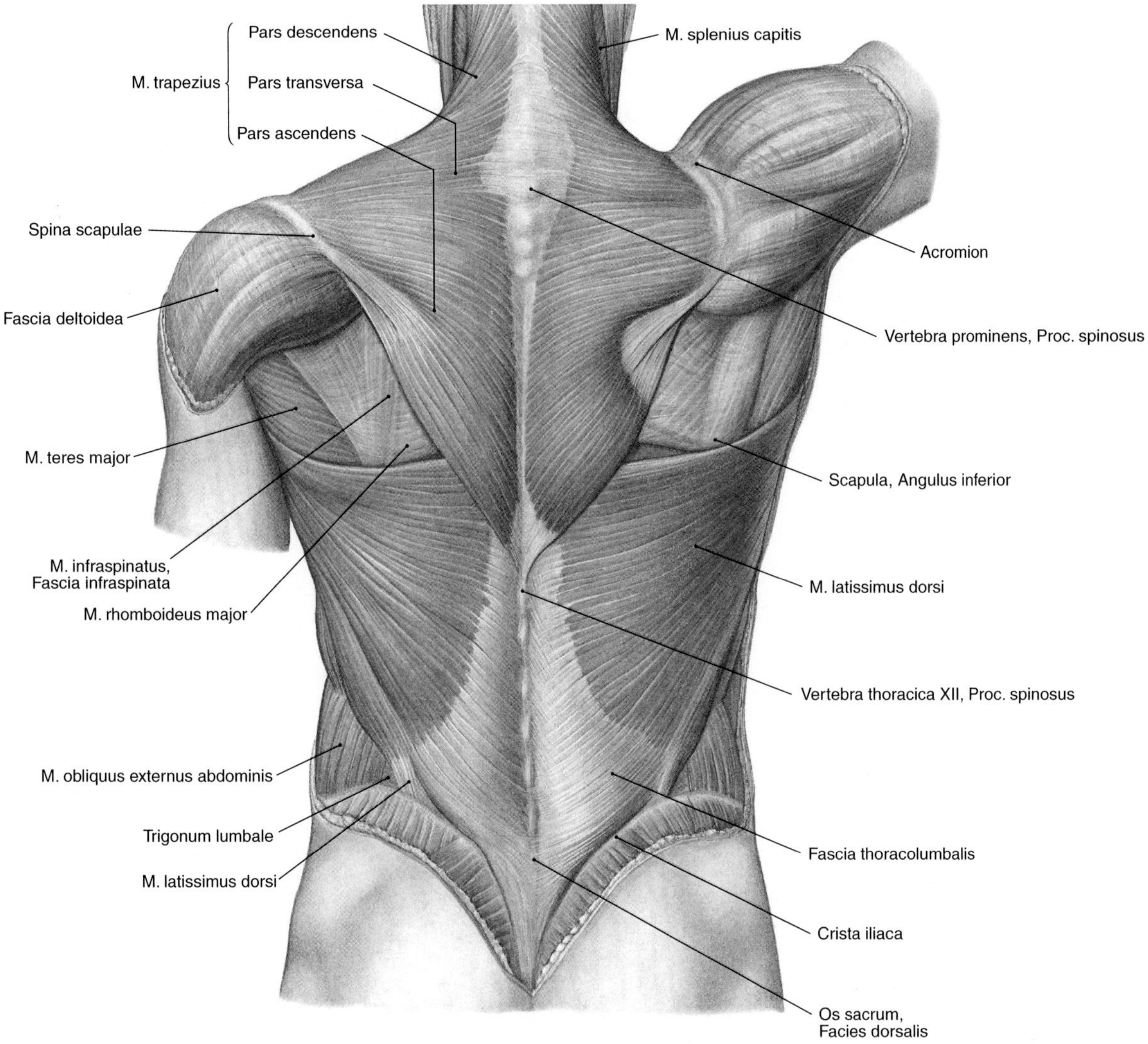

Mm. supraspinatus, infraspinatus, teres minor und teres major

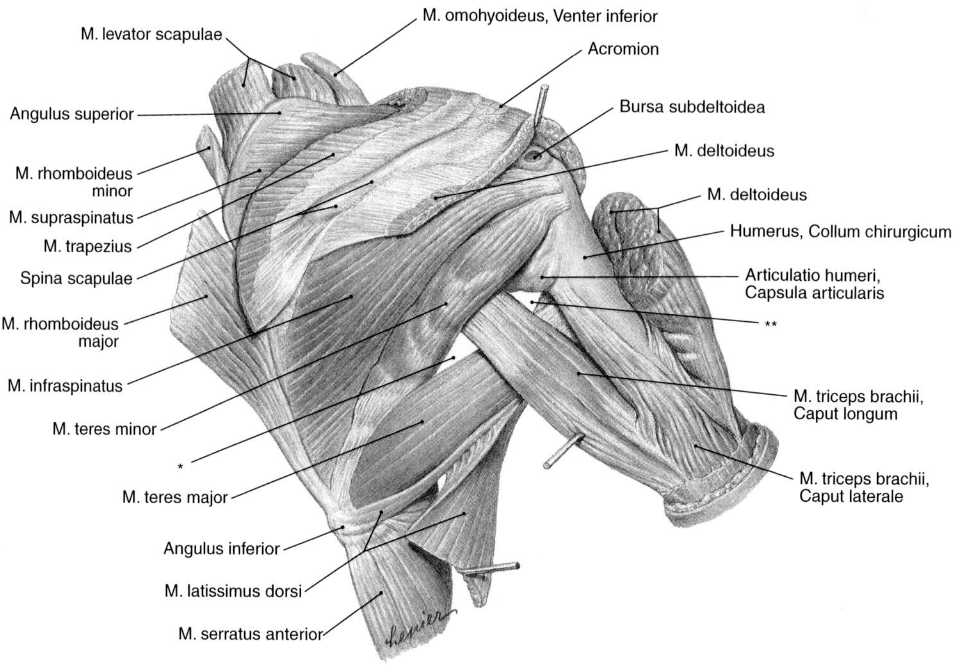

M. subscapularis

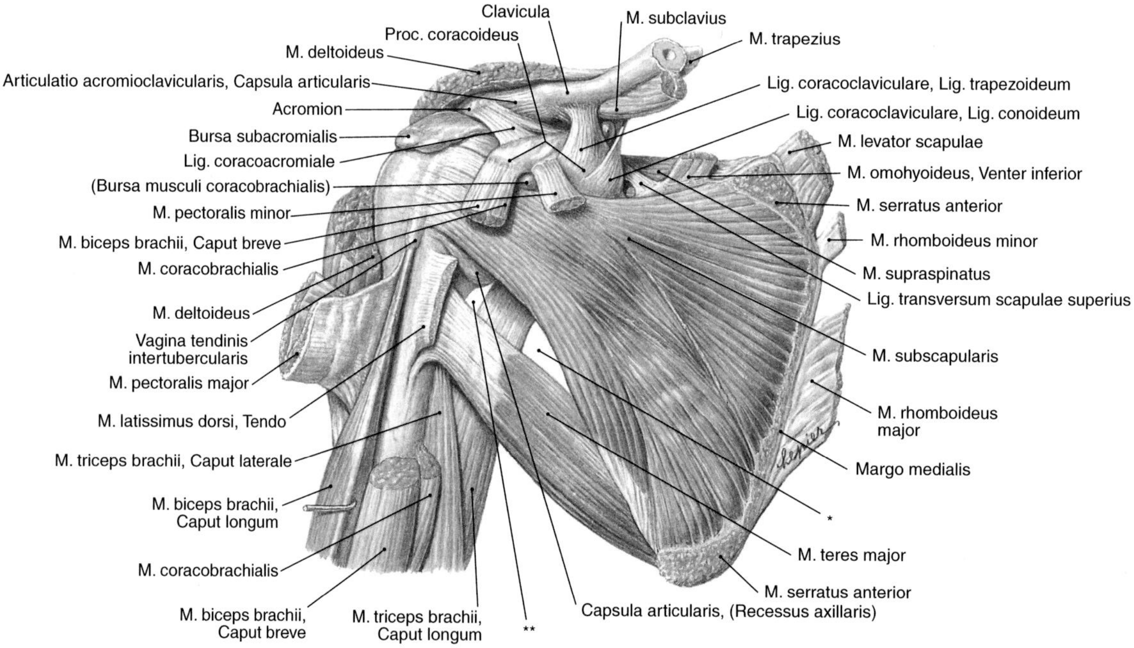

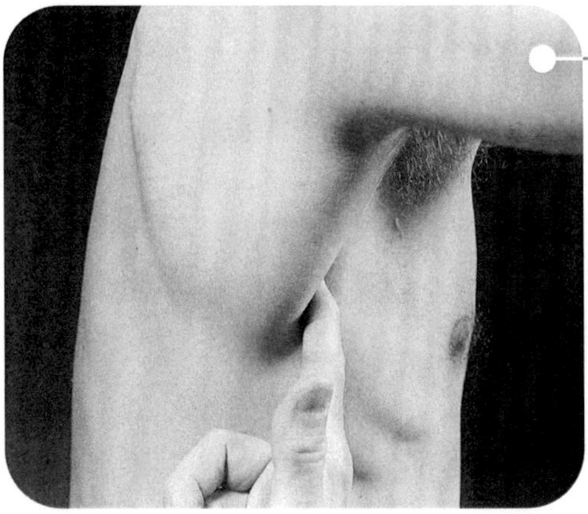

Abb. 3.46 M. subscapularis

Um diesen Muskel zugänglich zu machen, muss man die Scapula etwas vom Brustkorb abheben und seine Finger auf der Vorderseite der Scapula (➤ Abb. 3.12) zwischen M. latissimus dorsi (lateral) und M. pectoralis major (medial) gleiten lassen.

Ursprung und Ansatz

- Der M. subscapularis entspringt an der Facies costalis scapulae, wobei
  - die Sehnenfasern ihren Ursprung an den Lineae musculares und
  - die Muskelfasern ihren Ursprung zwischen den Lineae musculares nehmen.
- Seine Muskelfasern kreuzen die Vorderseite des Skapulohumeralgelenks und haften an der Gelenkkapsel an.
- Der Muskel endet am Tuberculum minus humeri.

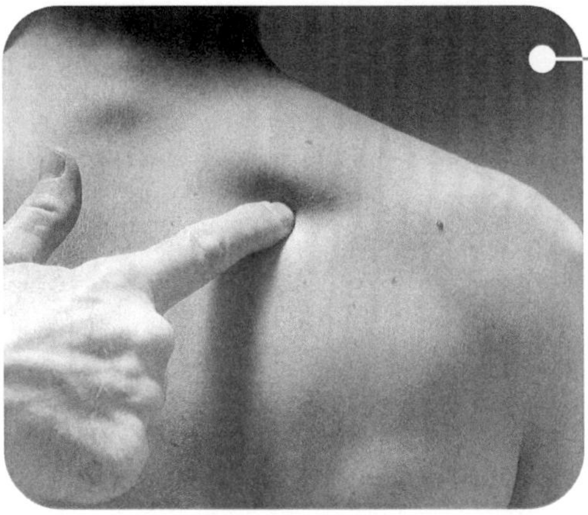

Abb. 3.47 M. supraspinatus

Dieser Muskel kann oberhalb der Spina scapulae, durch die Fasern des M. trapezius, in der Fossa supraspinata ertastet werden. Abduziert man den Arm, kann man ihn, da er bei dieser Bewegung die Schulter stabilisiert, unter den Fingern spüren.

Ursprung und Ansatz

- Der M. supraspinatus entspringt in den medialen zwei Dritteln der Fossa supraspinata und an der Fascia supraspinata.
- Er kreuzt das Skapulohumeralgelenk im oberen Teil und haftet fest an der Gelenkkapsel an.
- Er inseriert an der vorderen Facette des Tuberculum majus humeri.

Anmerkung: Dieser Muskel ist Teil der so genannten Rotatorenmanschette.

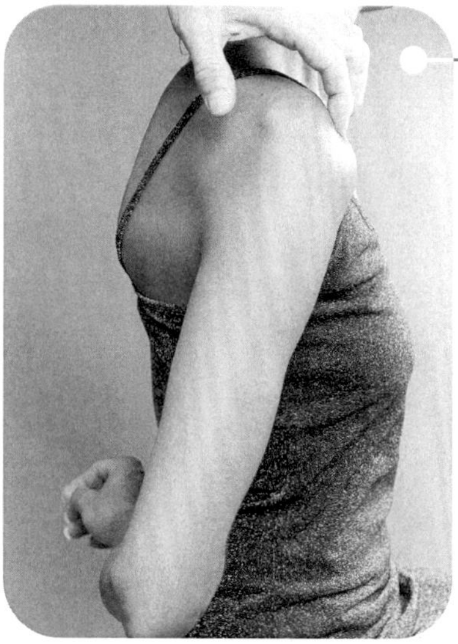

Abb. 3.48 Ansatz des M. supraspinatus am Humerus

Man bringt den Arm des Patienten in die in der nebenstehenden Abbildung dargestellte Position: Schulter in Innenrotation und Retroversion (der Handrücken und die Rückseite des Unterarms liegen auf dem Rücken). Die obere Facette des Tuberculum majus humeri, auf der die gesuchte sehnige Struktur inseriert, ist vor der Spitze des Acromions (➛ Abb. 3.18) spürbar.

Anmerkung: Der Muskel ist an der Überdachung von Acromion und Clavicula beteiligt und ein Teil der Rotatorenmanschette.

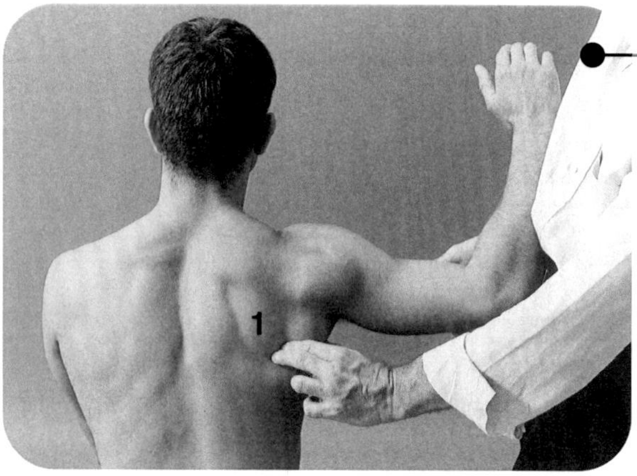

Abb. 3.49 M. infraspinatus

Der Patient sitzt auf der Behandlungsliege, der Therapeut hält seinen Arm (Schulter in 90° Abduktion, Ellenbogen in 90° Flexion). Ausgehend von dieser Position, ersucht er den Patienten, wie in der Abbildung dargestellt, die Schulter in Außenrotation zu bringen (der Patient zieht die Rückseite des Unterarms nach oben und hinten). Die Muskelkontraktion ist in der Fossa infraspinatus, also im Ursprungsbereich des Muskels, spürbar (1).

Ursprung und Ansatz

- Der M. infraspinatus entspringt muskulär an den medialen drei Vierteln der Fossa infraspinata und auf der Fascia infraspinata.
- Seine Muskelfasern queren den posterosuperioren Teil des Skapulohumeralgelenks und haften der Gelenkkapsel an.
- Der Muskel endet auf der Rückseite im mittleren Abschnitt des Tuberculum majus humeri.

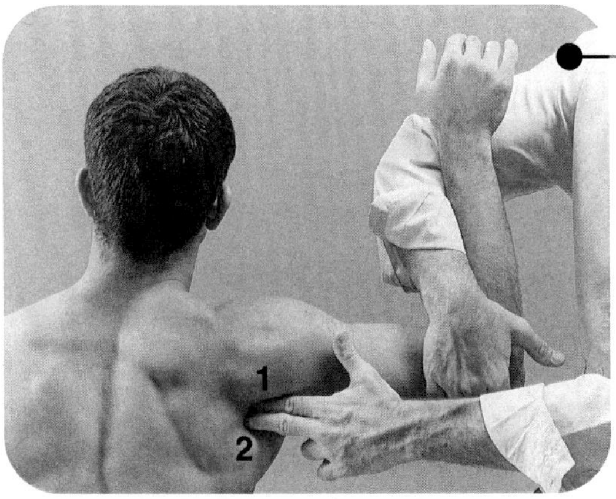

Abb. 3.50 M. teres minor

Der Patient sitzt auf der Behandlungsliege, der Therapeut hält den Arm des Patienten (Schulter in 90° Abduktion, Ellenbogen in 90° Flexion), die Vorderseite des Unterarms des Patienten wird in Pronation gebracht und gegen den Arm des Therapeuten abgestützt. Der Therapeut legt seine Fingerkuppen an den Margo lateralis der Scapula zwischen die posterioren Fasern des M. deltoideus (1) oben (➛ Abb. 3.62) und den M. teres major (2) unten (➛ Abb. 3.52). Während der Patient die Schulter mehrmals hintereinander in Außenrotation (die Hand und der Unterarm werden nach dorsal bewegt) bringt, spürt der Therapeut die Muskelkontraktion unter seinen Fingern.

Ursprung und Ansatz

- Der M. teres minor entspringt muskulär in der Fossa infraspinata, entlang der oberen Hälfte des Margo lateralis scapulae.
- Er inseriert mit einer Sehne auf der Unterfläche des Tuberculum majus humeri.

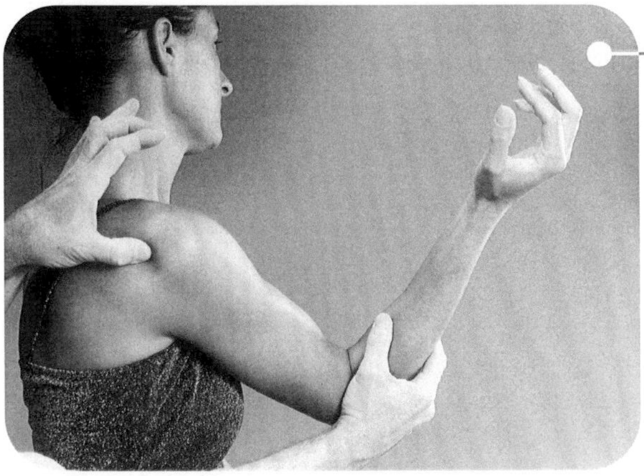

Abb. 3.51 Ansätze des M. infraspinatus und des M. teres minor am Humerus

Um die Sehnen der Mm. infraspinatus und teres minor im Bereich des Humerus spüren zu können, legt man den Daumen, wie in der Abbildung dargestellt, unter den posteroinferioren Rand des Acromions (➛ Abb. 3.16) und nimmt Kontakt mit der mittleren und dorsalen Facette des Tuberculum majus auf. Dafür muss man die Schulter normalerweise in Anteversion, Adduktion und Außenrotation bringen.

Anmerkung: Diese beiden Muskeln sind ebenfalls Teil der Rotatorenmanschette.

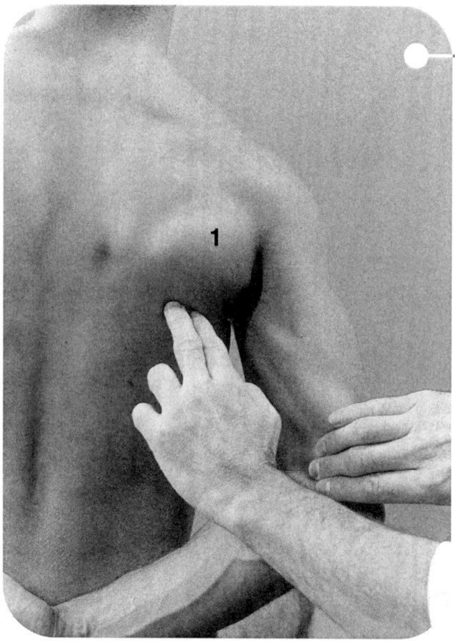

Abb. 3.52 M. teres major

Der Patient liegt auf dem Bauch oder sitzt auf der Behandlungsliege, sein Handrücken und die Rückseite seines Unterarms liegen auf dem Sacrum. Der Therapeut legt seine Hand auf die Medialseite des Oberarms und widersetzt sich der Retroversion des Arms. Der gesuchte Muskel, der durch den Zeigefinger angezeigt wird, bildet eine meist sehr klar erkennbare Erhebung (1).

Ursprung und Ansatz

- Der M. teres major entspringt muskulär in der Fossa infraspinata, entlang der unteren Hälfte des Margo lateralis scapulae.
- Er endet mit einer breiten Sehne auf der Crista tuberculi minoris hinter dem M. latissimus dorsi, von dem er durch einen Schleimbeutel getrennt wird.

Anmerkung: Der Muskel entspringt im unteren Drittel des lateralen Viertels der Fossa infraspinata.

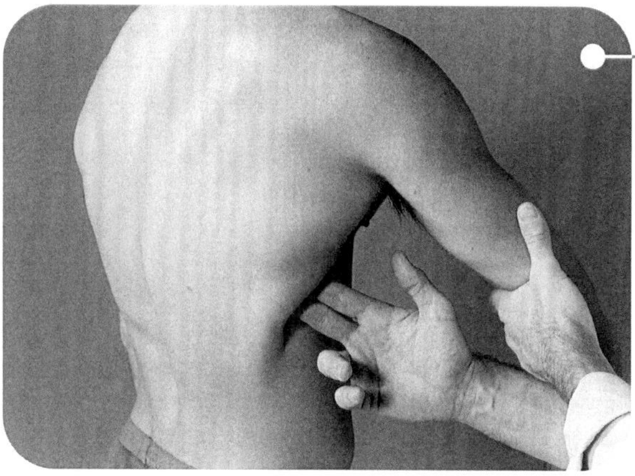

Abb. 3.53 M. latissimus dorsi

Um diesen Muskel zu palpieren, legt man die Hand auf die Innenseite des Oberarms und widersetzt sich der Adduktion des Arms. Der Muskel zeichnet sich im posterolateralen Anteil des Thorax deutlich ab (auch ➛ Abb. 2.61 – 2.63 im Kapitel über „Rumpf und Sacrum“).

Spezifische und chronologische Untersuchungsmethode der posterioren Muskelgruppe der Schulter

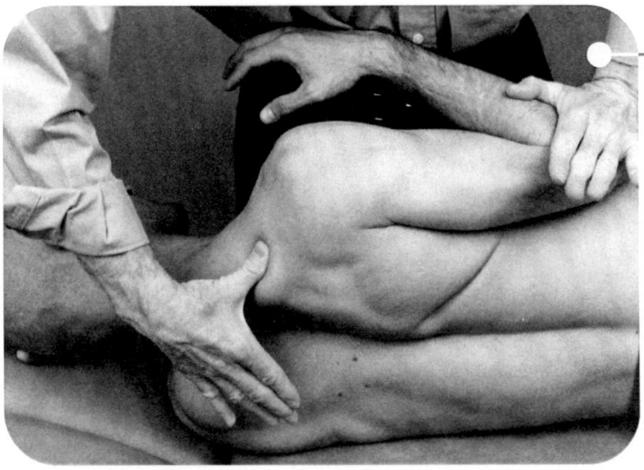

Abb. 3.54 M. supraspinatus, Zugangstechnik 1

Der Patient befindet sich in linker Seitenlage, sein Arm liegt seitlich auf der rechten Thoraxhälfte. Der Therapeut legt seine linke Hand auf den Ellenbogen und widersetzt sich der isometrischen Abduktion des rechten Arms. Der rechte Daumen des Therapeuten palpiert oberhalb der Spina scapulae den angespannten M. supraspinatus.

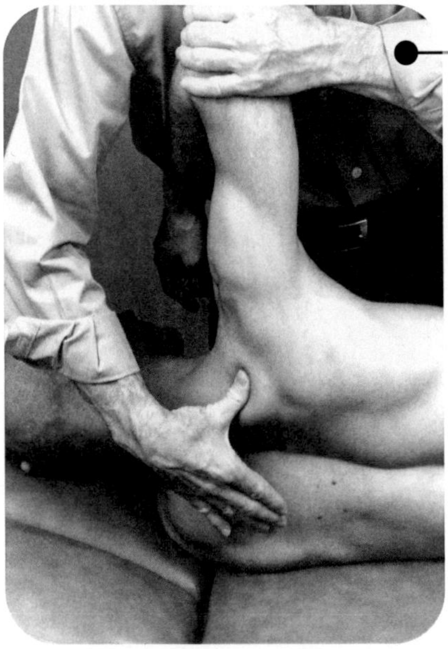

Abb. 3.55 M. supraspinatus, Zugangstechnik 2

Der Patient liegt auf der linken Seite (Schulter in 90°, Ellenbogen in 90°), er legt seinen rechten Arm auf die rechte Thoraxhälfte des Therapeuten. Dieser legt seine linke Hand auf den Ellenbogen und widersetzt sich der isometrischen Abduktion des rechten Arms. Der linke Daumen des Therapeuten ertastet oberhalb der Spina scapula die Anspannung des M. supraspinatus.

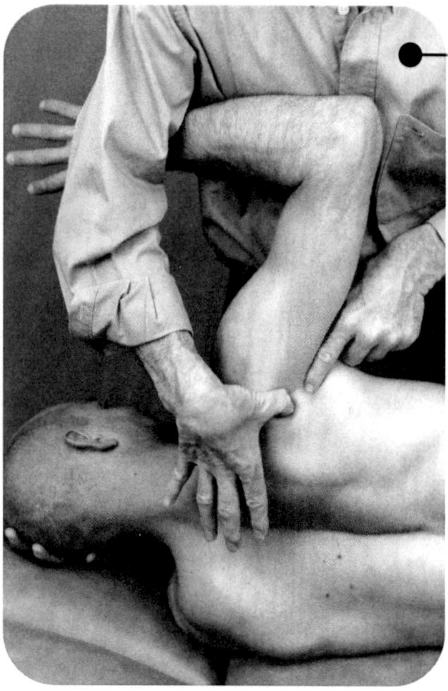

Abb. 3.56 M. infraspinatus, Zugangstechnik

Der Patient liegt auf der linken Seite (Schulter in 90°, Ellenbogen in 90°), sein rechter Unterarm liegt auf der rechten Thoraxhälfte des Therapeuten. Dieser klemmt den Unterarm zwischen Thorax und Innenseite seines Arms und widersetzt sich isometrisch der Außenrotation der Schulter. Die beiden Hände des Therapeuten sind frei und können zwischen dem rechten Daumen und dem linken Zeigefinger den lateralsten Teil des Muskelbauchs des M. infraspinatus palpieren, der auf der mittleren Facette des Tuberculum majus humeri ansetzt.

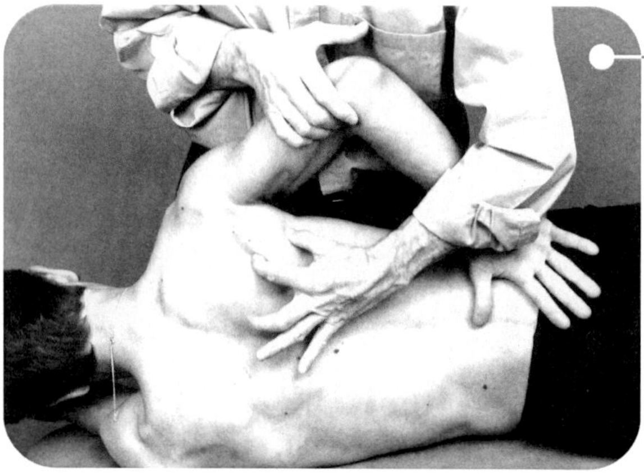

Abb. 3.57 M. teres major, Zugangstechnik 1

Der Patient liegt auf der linken Seite. Er legt seinen rechten Arm hinter den Rücken, so dass sein Handrücken das Sacrum berührt. Der Therapeut legt seine rechte Hand auf die Innenseite des Oberarms des Patienten (unmittelbar oberhalb des Ellenbogens) und widersetzt sich der posterioren Adduktion des Arms, gleichzeitig palpiert er mit Daumen und Zeigefinger seiner linken Hand den M. teres major.

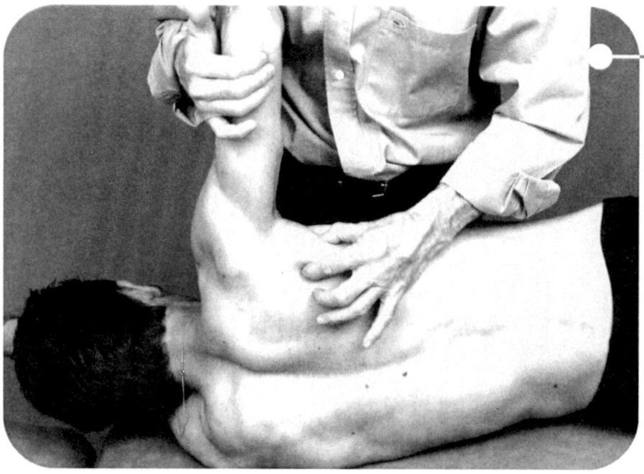

Abb. 3.58 M. teres major, Zugangstechnik 2

Der Patient liegt auf der linken Seite (Schulter in 90°, Ellenbogen in 90°), sein rechter Unterarm liegt auf der rechten Thoraxhälfte des Therapeuten. Dieser ersucht den Patienten, die Schulter in Innenrotation zu bringen, und widersetzt sich dieser Bewegung isometrisch mit seiner rechten Thoraxhälfte. Der Therapeut palpiert mit Daumen und Zeigefinger seiner linken Hand den M. teres major.

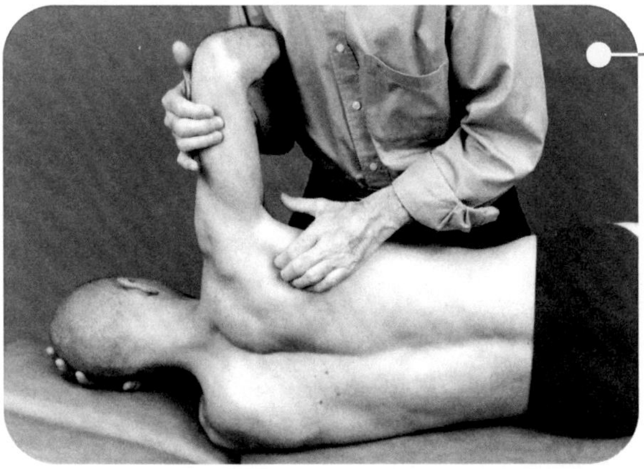

Abb. 3.59 M. teres minor, Zugangstechnik

Nachdem der Therapeut den M. teres major gefunden hat (➛ Abb. 3.57 und 3.58), legt er die Finger seiner linken Hand auf den medialen Rand dieses Muskels, drückt ihn nach lateral und rollt den M. teres minor mit seinen Fingern gegen den Margo lateralis scapulae.

Anmerkung: Der M. teres minor ist nicht immer vorhanden; wenn er existiert, wird er von der Muskelmasse des M. teres major überlagert.

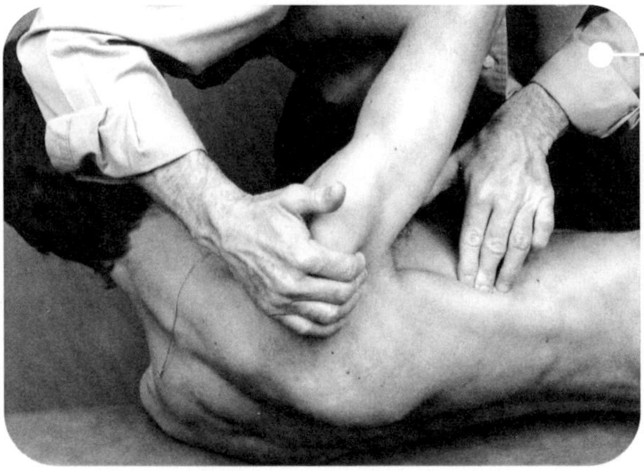

Abb. 3.60 M. latissimus dorsi, Zugangstechnik

Der Patient liegt auf dem Rücken. Der Therapeut legt die Finger seiner rechten Hand auf den unteren Teil der Schulter und widersetzt sich der rechten Seitneigung des Rumpfs des Patienten. Seine linke Hand palpiert den M. latissimus dorsi.

Anmerkung: Aus Gründen der Sichtbarkeit liegt der rechte Unterarm des Patienten in der nebenstehenden Abbildung auf dem Thorax des Therapeuten.

Laterale Muskelgruppe

Diese Gruppe besteht aus einem einzigen Muskel an der Außenseite der Schulter: dem M. deltoideus.
Die wichtigsten palpatorisch zugänglichen Strukturen:

- M. deltoideus, Pars spinalis (➛ Abb. 3.62)
- M. deltoideus, Pars acromialis (➛ Abb. 3.63)
- M. deltoideus, Pars clavicularis (➛ Abb. 3.64)

M. deltoideus

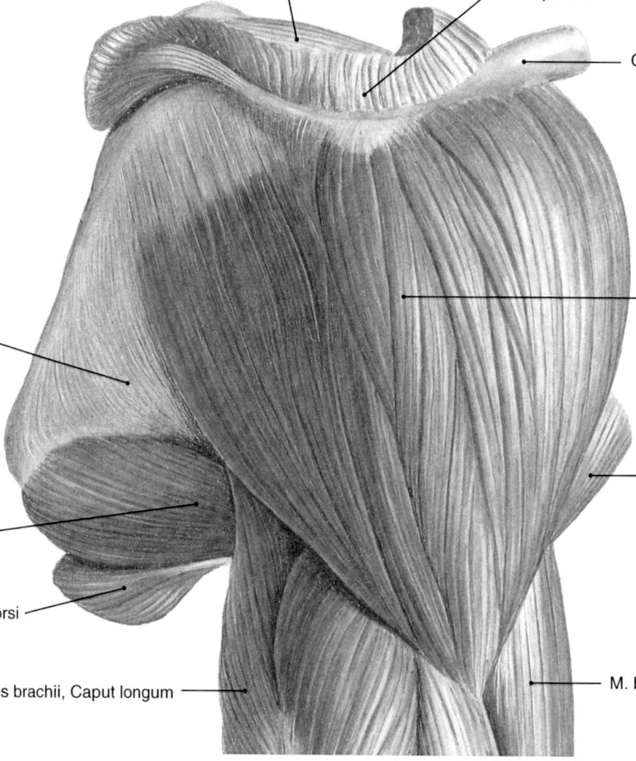

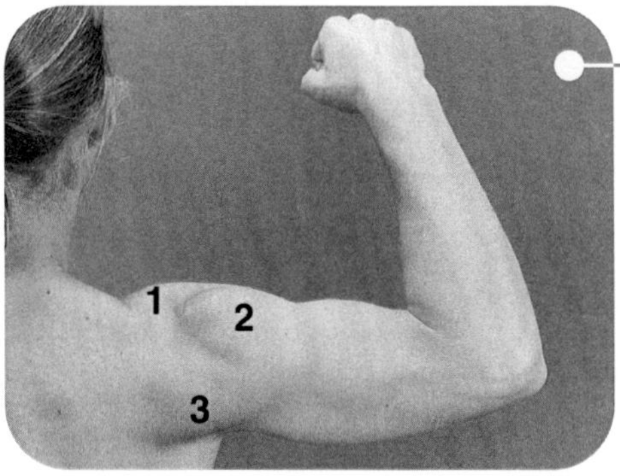

Abb. 3.61 Schulterregion, Ansicht von dorsal

1. M. deltoideus, Pars clavicularis
2. M. deltoideus, Pars acromialis
3. M. deltoideus, Pars spinalis

Funktion

- Die Pars clavicularis des M. deltoideus ist beteiligt an:
  - der Anteversion des Arms,
  - der direkten Abduktion, gemeinsam mit der Pars acromialis,
  - der horizontalen anterioren Adduktion des Arms, gemeinsam mit dem M. supraspinatus.
- Die Pars acromialis (mittlerer Anteil) des M. deltoideus ist gemeinsam mit dem M. supraspinatus an der Abduktor des Oberarms beteiligt.
- Die Pars spinalis (posteriorer Anteil) des M. deltoideus:
  - ist posteriorer und horizontaler Adduktor des Arms,
  - ist gemeinsam mit dem M. teres major und dem M. latissimus dorsi an der Retroversion des Oberarms beteiligt (seine Rolle bei dieser Bewegung ist sehr spezifisch, da er in Neutralposition oder in Abduktion arbeitet, während die beiden anderen Muskeln diese Bewegung in Adduktion ausführen).

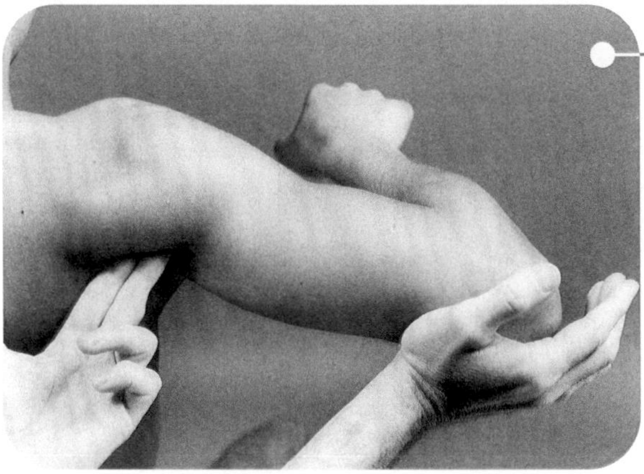

Abb. 3.62 M. deltoideus, Pars spinalis

Die Schulter des Patienten wird in 90° Abduktion gebracht, der Ellenbogen gebeugt. Der Therapeut legt seine Hand, wie in der nebenstehenden Abbildung gezeigt, rückwärts, unmittelbar oberhalb des Ellenbogens, an das distale Ende des Oberarms und ersucht den Patienten, gegen seinen Widerstand eine Retroversion in der Horizontalebene auszuführen. Der Muskelkörper, der in der Abbildung mit zwei Fingern hervorgehoben wird, zeichnet sich an der Rückseite der Schulter deutlich ab.

Ursprung und Ansatz der drei Anteile des M. deltoideus

- Der M. deltoideus entspringt:
  - über eine Ursprungssehne
    - am anterioren Rand und an der Oberseite der Extremitas acromialis der Clavicula,
    - an der Unterseite der Spina scapulae,
  - muskulär am Außenrand des Acromions.
- Der M. deltoideus inseriert mit einer Ansatzsehne an der Tuberositas deltoidea.

Anmerkung: Zwischen dem akromialen Teil des Muskels und dem Tuberculum majus befindet sich ein Schleimbeutel.

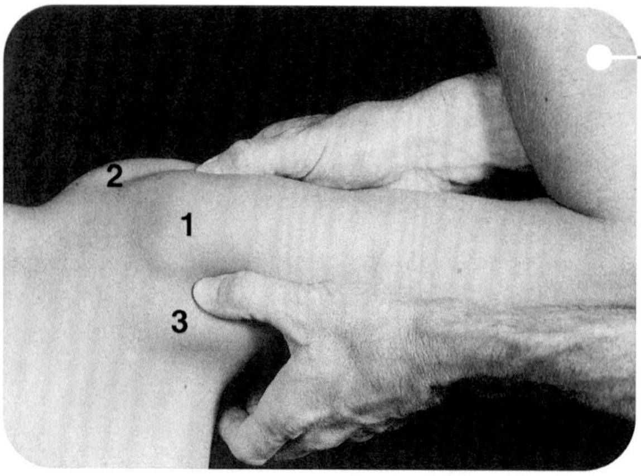

Abb. 3.63 M. deltoideus, Pars acromialis

Der Patient nimmt die gleiche Position wie in ➤ Abb. 3.62 ein. Auf der nebenstehenden Abbildung zeigen die beiden Daumen die Pars acromialis (1) des M. deltoideus, die zwischen der Pars clavicularis (2) und der Pars spinalis (3) liegt. Der Therapeut widersetzt sich der Abduktion des Arms. *Anmerkung: Der M. deltoideus überdeckt das Skapulohumeralgelenk und wird von diesem durch einen Schleimbeutel (Bursa subdeltoidea) getrennt.*

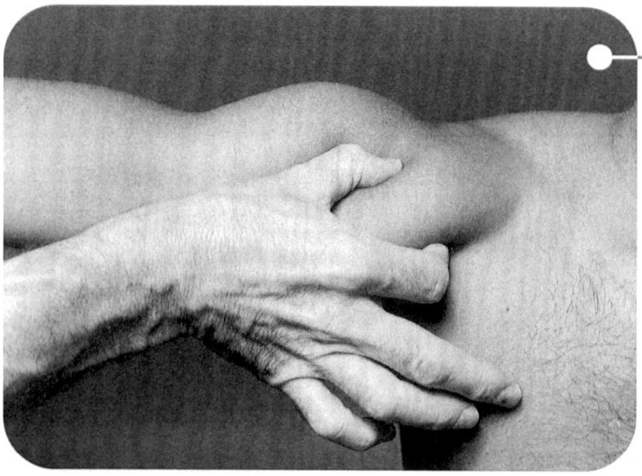

Abb. 3.64 M. deltoideus, Pars clavicularis

Die Schulter des Patienten befindet sich immer noch in 90° Abduktion, der Ellenbogen ist gebeugt. Auf der nebenstehenden Abbildung erkennt man zwischen Daumen und Zeigefinger die Pars clavicularis des M. deltoideus. Um diesen Teil des Muskels anzuspannen, widersetzt sich der Therapeut der horizontalen Anteversion der Schulter.

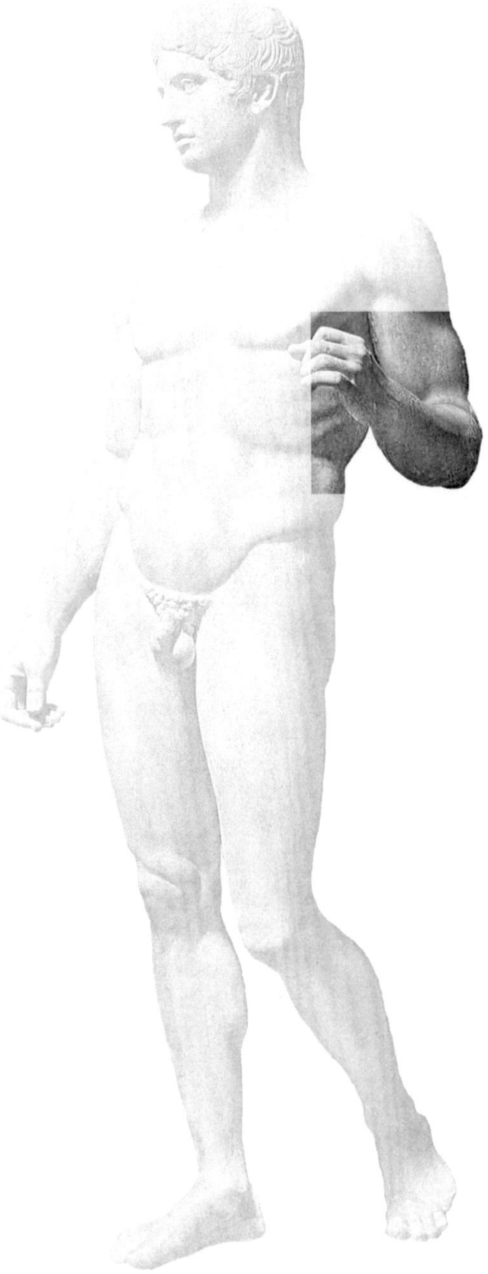

4 Der Oberarm

Topografische Darstellung des Oberarms

Abb. 4.1

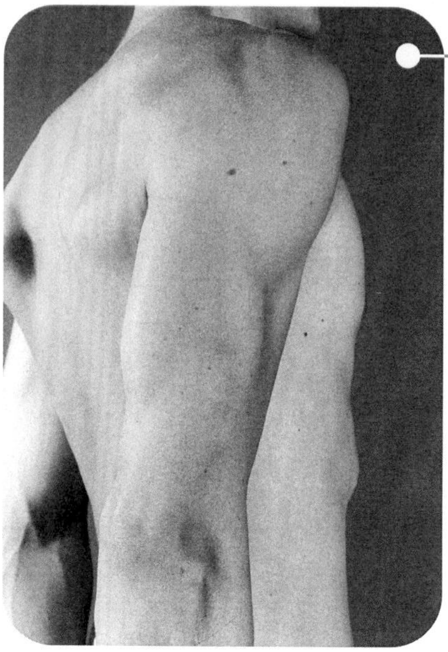

**Oberarmregion,
Ansicht von posterolateral**

Muskeln

Anteriore Muskelgruppe

Diese Gruppe umfasst drei Muskeln: M. biceps brachii, M. coracobrachialis und M. brachialis, die in zwei Schichten, einer oberflächlichen und einer tiefen, übereinanderliegen.
Die wichtigsten palpatorisch zugänglichen Strukturen:
- Oberflächliche Schicht:
  - M. biceps brachii, Caput longum (➛ Abb. 4.3)
  - M. biceps brachii, Caput breve (➛ Abb. 4.4 und 4.5)
  - Sehne des M. biceps brachii (Tendo m. biceps brachii) (➛ Abb. 4.6)
  - Aponeurosis musculi bicipitis brachii (➛ Abb. 4.7)
- Tiefe Schicht:
  - M. coracobrachialis, Muskelbauch (➛ Abb. 4.8)
  - M. brachialis (➛ Abb. 4.9 – 4.12)

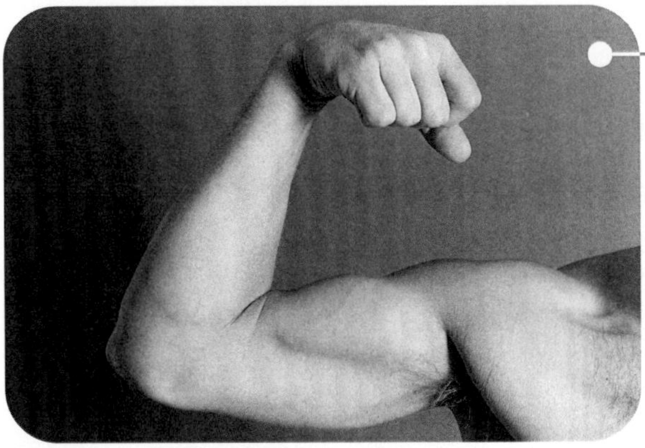

Abb. 4.2

Anteriore Oberarmregion

Funktion

- Der M. biceps:
  - beugt und supiniert über sein Caput longum den Unterarm gegenüber dem Oberarm,
  - ist an der Koaptation des Humeruskopfs in der Gelenkpfanne beteiligt.
- Der M. coracobrachialis beugt in leichter Adduktionsstellung den Oberarm.
- Der M. brachialis beugt den Unterarm gegenüber dem Oberarm.

Anteriore Muskelgruppe: oberflächliche Schicht

M. biceps brachii

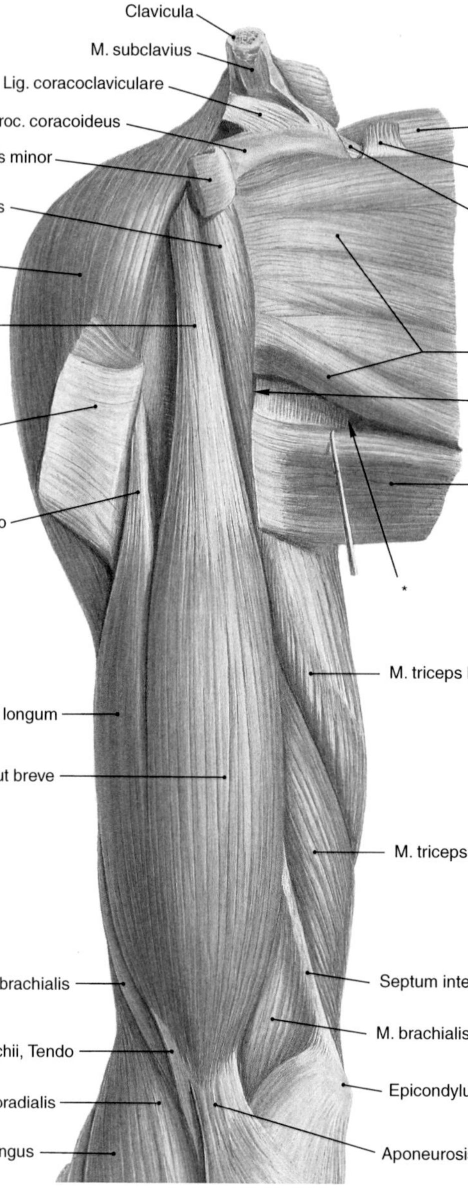

Anteriore Muskelgruppe: tiefe Schicht

Mm. coracobrachialis und brachialis

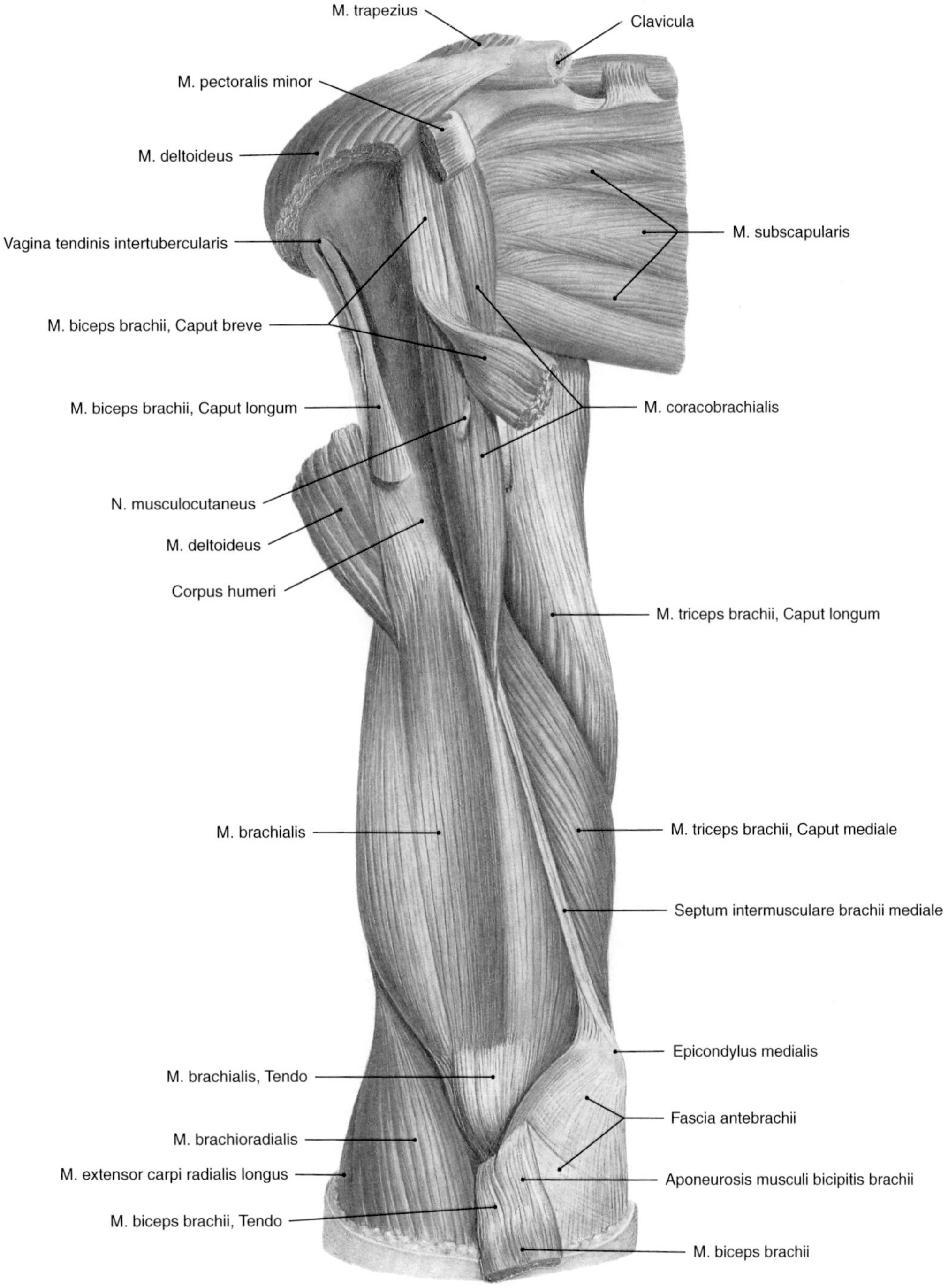

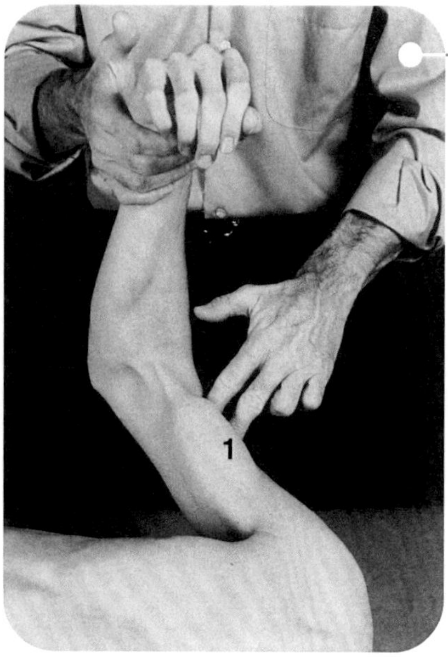

Abb. 4.3 M. biceps brachii, Caput longum

Das Caput longum (1) lässt sich, wie in der nebenstehenden Abbildung erkennbar, an der Vorderseite des Oberarms von der Ellenbogenregion bis zu der Stelle, an der der Muskel unter dem M. deltoideus verschwindet, leicht palpieren. Spannt bzw. entspannt der Patient mehrmals den Oberarm, indem er den Unterarm gegen den Oberarm beugt, ist der Muskelbauch besser zu spüren. Der Unterarm sollte dabei eine Supinationsstellung einnehmen.

Ursprung und Ansatz

Der M. biceps brachii besteht aus zwei Teilen: Caput longum und Caput breve.

- Der lange Bizepskopf entspringt am Tuberculum supraglenoidale der Scapula sowie an der Pfannenlippe (Labrum glenoidale).
- Der kurze Bizepskopf entspringt an der Spitze des Processus coracoideus der Scapula.
- Die beiden Bizepsköpfe vereinigen sich auf der Rückseite der Tuberositas radii. Ein Sehnenstreifen, Aponeurosis m. bicipitis brachii, spaltet sich vom medialen Rand der Endsehne im Bereich des Ellenbogens ab und strahlt in die Unterarmfaszie (Fascia antebrachii) ein.

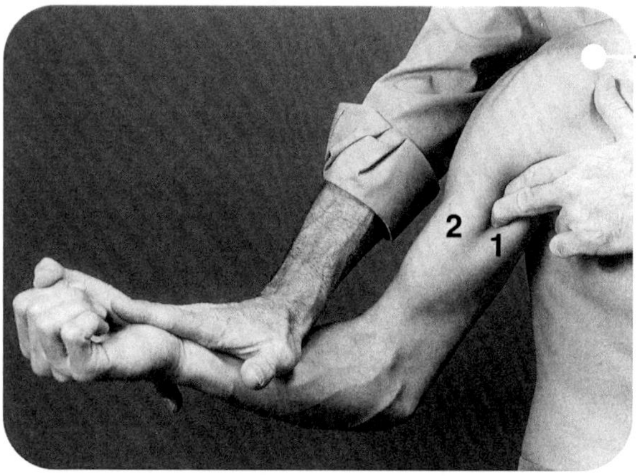

Abb. 4.4 M. biceps brachii, Caput breve, Muskelbauch

Um den kurzen (1) vom langen (2) Bizepskopf zu unterscheiden, widersetzt man sich zunächst der Beugung des Unterarms gegenüber dem Oberarm, der Unterarm befindet sich dabei in Supinationsstellung. Dann legt man zwei oder drei Finger der anderen Hand auf das proximale Drittel der Oberarmvorderseite und nimmt Kontakt mit dem M. pectoralis major auf. Von dieser Ausgangsstellung aus lässt man die Finger Richtung Ellenbogen und nach medial gleiten und sucht den Sulcus, der die Muskelbäuche des Caput breve vom Caput longum des M. biceps brachii trennt. Er ist leichter zu finden, wenn der Patient den Muskel durch Flexion des Unterarms mehrmals an- und entspannt.

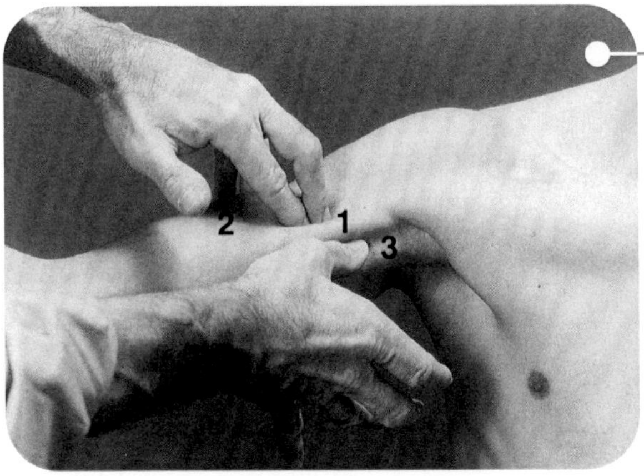

Abb. 4.5 M. biceps brachii, Caput breve

Der Therapeut legt den Unterarm des Patienten auf seinen Brustkorb und auf seinen Arm. Nachdem der Arm des Patienten gut stabilisiert wurde, kann der Therapeut seine Palpation beginnen. Auf der nebenstehenden Abbildung isoliert er das Caput breve (1) vom Caput longum (2) sowie vom M. coracobrachialis (3), auf dem der Daumen der rechten Hand des Therapeuten liegt.

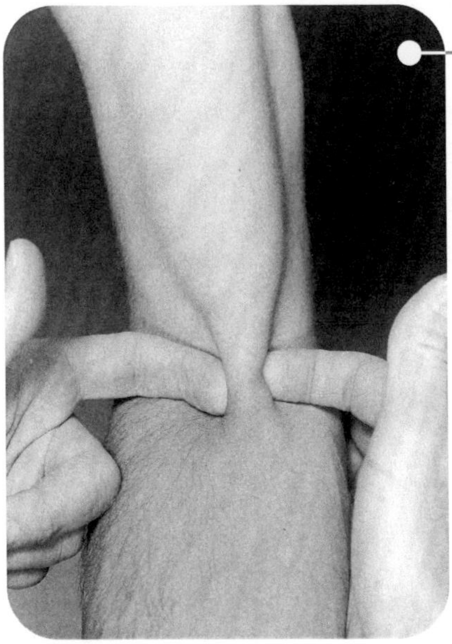

Abb. 4.6 Sehne des M. biceps brachii (Tendo m. biceps brachii)

Diese sehr kräftige Sehne kann in der Ellenbeuge leicht palpiert werden. Eine gegen Widerstand ausgeführte Beugung des Unterarms (der vorher in Supination gebracht wurde) hilft nötigenfalls beim Auffinden der Sehne.
Anmerkung: Die Sehne inseriert an die Rückseite der Tuberositas radii.

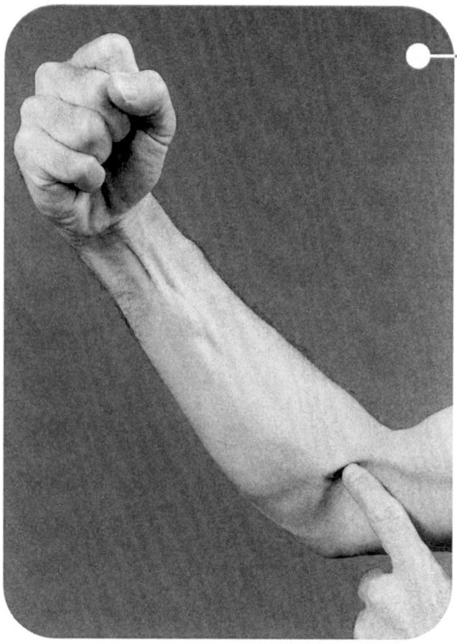

Abb. 4.7 Aponeurosis musculi bicipitis brachii

Der Patient bringt seinen Unterarm (der vorher in Supination gebracht wurde) in Flexion, der Therapeut legt seinen Zeigefinger an die Medialseite des Ellenbogens gegen die Sehne des M. biceps brachii und ertastet dort den Sehnenstreifen, der sich vom medialen Rand und von der Vorderseite der Sehne abspaltet und mit der Faszie der medialen Unterarmmuskulatur verschmilzt.

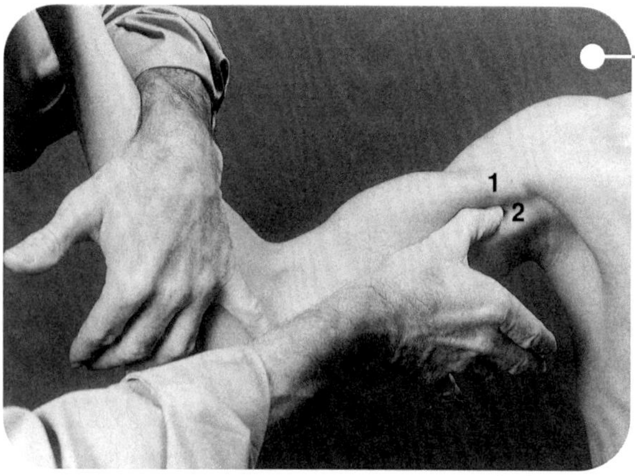

Abb. 4.8 M. coracobrachialis, Muskelbauch

Der Therapeut legt den Daumen auf die Innenseite des Oberarms hinter das Caput breve (1) (➤ Abb. 4.5) des M. biceps brachii. Er ersucht den Patienten, die Schulter in Flexion und Adduktion zu bringen und den Ellenbogen, gegen seinen Widerstand an der Vorderseite des Unterarms, zu beugen (siehe Abbildung). Der M. biceps brachii wird dabei maximal gedehnt und kann von der gesuchten Struktur besser unterschieden werden. Der Therapeut nimmt die Anspannung als muskuläres „Seil" (2), wahr, das sich unter seinen Fingern anspannt.

Ursprung und Ansatz

Der M. coracobrachialis entspringt mit einer Ursprungssehne, die mit der Sehne des kurzen Bizepskopfs auf der Medialseite der Spitze des Processus coracoideus verschmilzt. *Anmerkung: Dieser Muskel zieht vom Processus coracoideus zur Medialseite des Oberarms.*

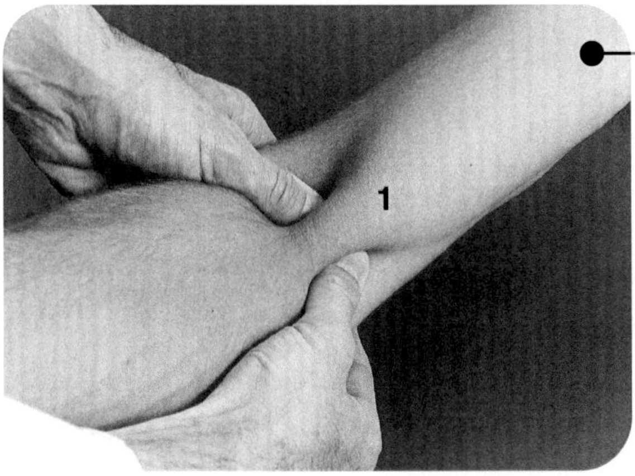

Abb. 4.9 M. brachialis, Muskelbauch im unteren Drittel des Oberarms

Zur Palpation dieses Muskels legt man, wie in der nebenstehenden Abbildung dargestellt, den Daumen und die anderen Finger über die Innen- bzw. Außenseite des Oberarms hinter den M. biceps brachii (1) und ersucht den Patienten, gegen Widerstand den Ellenbogen zu beugen, wobei der Unterarm zuvor in eine Pronationsstellung gebracht wurde.

Ursprung und Ansatz

- Der M. brachialis entspringt über Muskelfasern:
  - in der unteren Hälfte der medialen und lateralen Seite des Humerus,
  - an den medialen und lateralen intermuskulären Septen.
- Er inseriert im medialen Teil der Tuberositas ulnae.

Anmerkung: Dieser Muskel zieht vom Humerus zur Tuberositas ulnae.

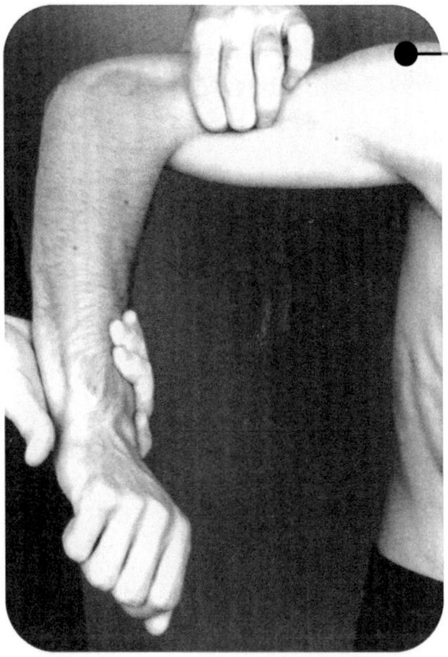

Abb. 4.10 M. brachialis im Oberarmbereich, weitere Zugangstechnik, erster Schritt

Der M. brachialis kann mit den Fingern über den lateralen Rand des Humerus gerollt werden. Der Therapeut bewegt den Oberarm des Patienten in 90° Abduktion, so dass die Schwerkraft den Bizeps nach unten zieht und der M. brachialis etwas freigelegt wird. Der Ellenbogen des Patienten ist 90° gebeugt, so dass sowohl der M. biceps brachii als auch der M. brachialis entspannt werden. Der Therapeut drückt den M. biceps brachii (1) mit seinen Fingern zur Seite, um den fleischigen Teil des M. brachialis bestmöglich spüren zu können.

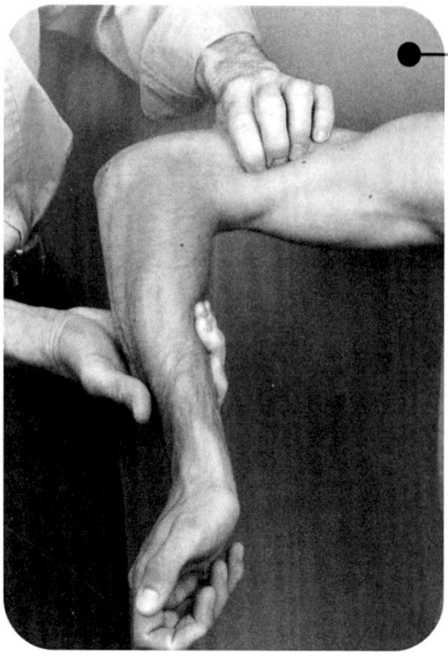

Abb. 4.11 M. brachialis im Oberarmbereich, weitere Zugangstechnik, zweiter Schritt

Schulter und Ellenbogen des Patienten befinden sich in der gleichen Position wie in ➛ Abb. 4.10. Die Finger des Therapeuten „rollen" den M. brachialis (2) nach posterior, er wird am lateralen Humerusrand klar erkennbar, da sein lateraler und medialer Teil nun freigelegt sind und vom M. biceps brachii (1) gelöst wurde, der diesen Muskel normalerweise und vor allem im anterioren Teil überdeckt.

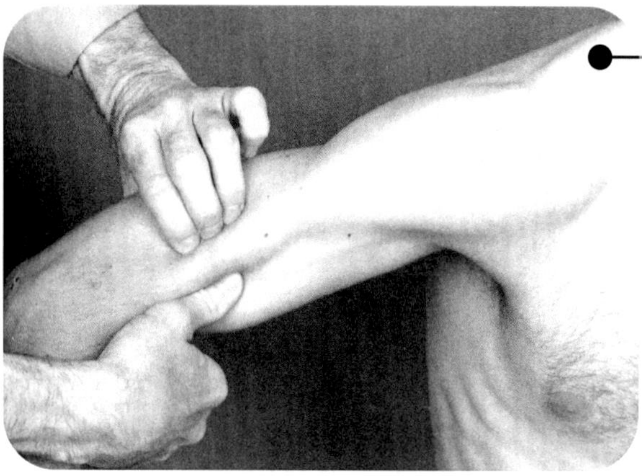

Abb. 4.12 M. brachialis im Oberarmbereich, weitere Zugangstechnik

Der M. brachialis (2) kann vom M. biceps brachii auch dadurch getrennt werden, dass man letztgenannten Muskel nach medial drückt. Dadurch kann der Therapeut den Muskel zwischen seinem rechten Daumen und dem Zeige-, Mittel- und Ringfinger der linken Hand erfassen (siehe nebenstehende Abbildung).

Posteriore Muskelgruppe

Diese Muskelgruppe umfasst nur einen Muskel: den M. triceps brachii.
Die wichtigsten palpatorisch zugänglichen Strukturen:
- Proximale Sehne des langen Trizepskopfs (M. triceps brachii, Caput longum) (➤ Abb. 4.14 und 4.15)
- M. triceps brachii, Caput longum (➤ Abb. 4.16)
- M. triceps brachii, Caput laterale (➤ Abb. 4.17)
- M. triceps brachii, Caput mediale (➤ Abb. 4.18 und 4.19)
- M. triceps brachii, distale Sehne (➤ Abb. 4.20)

Abb. 4.13

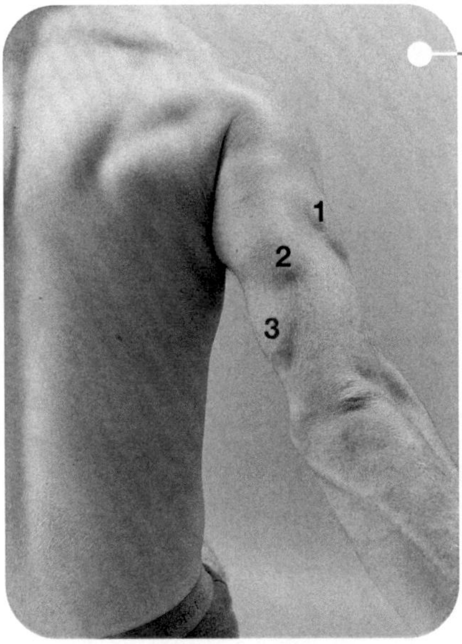

Oberarm, posteriore Region

1. M. triceps brachii, Caput laterale
2. M. triceps brachii, Caput longum
3. M. triceps brachii, Caput mediale

Funktion

- Das Caput longum des M. triceps brachii ist gemeinsam mit dem M. anconeus ein Unterarmstrecker (bei dieser Funktion sind der medialen und der laterale Kopf stärker als der lange Kopf)
- Das Caput longum ist an der Retroversion des Oberarms und der Koaptation des Humeruskopfs in der Gelenkpfanne beteiligt (z. B. bei der Extension des Oberarms und des Ellenbogens).

M. triceps brachii

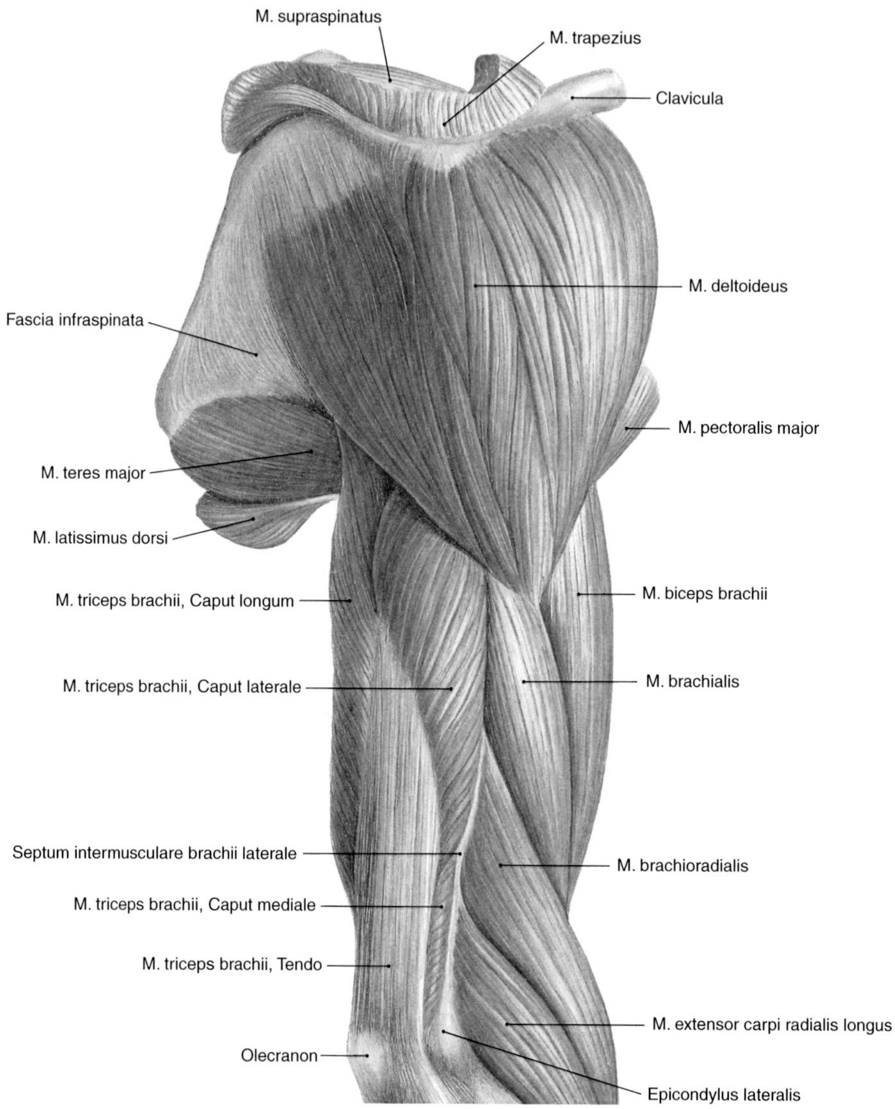

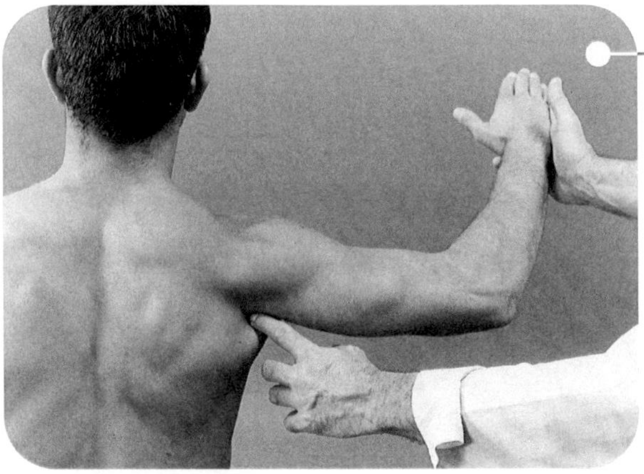

Abb. 4.14 M. triceps brachii, Caput longum, proximale Sehne

Der Patient sitzt auf der Behandlungsliege, der Therapeut steht auf der homolateralen Seite. Er legt einen oder zwei Finger auf die Rückseite der Schulter und berührt den posterioren Anteil des M. deltoideus (➤ Abb. 3.62 im Kapitel über die „Schulter“) und, außerhalb des M. teres minor (➤ Abb. 3.59 im Kapitel über die „Schulter“), den Arm des Patienten. Dieser wird, wie in der nebenstehenden Abbildung dargestellt, in 90° Abduktion und der Ellenbogen in 90° Beugung gebracht. Der Patient streckt den Unterarm, und der Therapeut widersetzt sich dieser Bewegung durch einen Kontaktpunkt am distalen Ende des Unterarms. Die gesuchte Sehne ist unter den Fingern auf der Rückseite der Schulter zu spüren.

Ursprung und Ansatz

Der M. triceps brachii besteht aus drei Köpfen: Caput laterale, Caput mediale und Caput longum.

- Das Caput longum entspringt mit einer Ursprungssehne am Tuberculum infraglenoidale und am Labrum glenoidale.
- Das Caput laterale entspringt über Sehnenfasern:
  - am lateralen Teil der Rückseite des Humerus, oberhalb des Sulcus nervi radialis,
  - am lateralen Septum intermusculare.
- Das Caput mediale entspringt mit Muskelfasern:
  - am medialen Septum intermusculare des Oberarms,
  - an der Hinterfläche des Humerus distal des Sulcus nervi radialis.
- Die drei Köpfe ziehen in der Mitte der Hinterfläche zu einer von vorne nach hinten abgeflachten Sehne.
  - Die Fasern des Caput longum enden im oberflächlichen Teil dieser Sehne.
  - Die Fasern des Caput laterale enden in der Tiefe und am lateralen Rand dieser Sehne.
  - Die Fasern des Caput mediale enden in der Tiefe und am medialen Rand dieser Sehne.

Der Muskel inseriert:

- über eine Endsehne im posterioren Teil der Oberfläche des Olecranons,
- über Muskelfasern aus dem Caput laterale und dem Caput mediale auf der medialen und lateralen Seite des Olecranons.

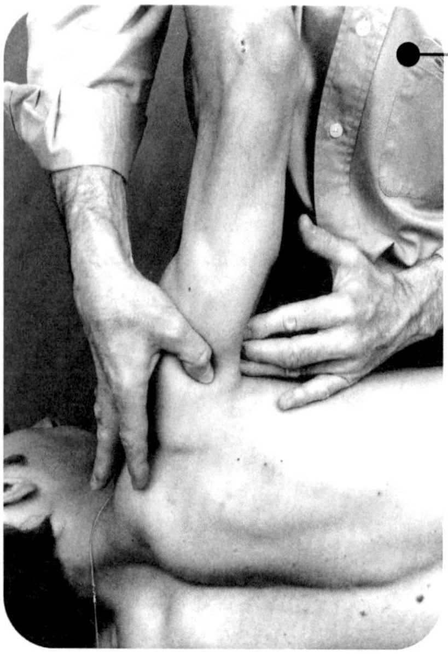

Abb. 4.15 M. triceps brachii, Caput longum, proximale Sehne, weitere Zugangstechnik

Der Patient befindet sich in Seitenlage. Der rechte Arm wird in 90° Abduktion gebracht und der Unterarm gegen die rechte Achselhöhle des Therapeuten gedrückt. Der Patient streckt den Unterarm. Der Therapeut ertastet die Kontraktion im Bereich der Sehne und kann diese mit seinen Fingern erfassen.

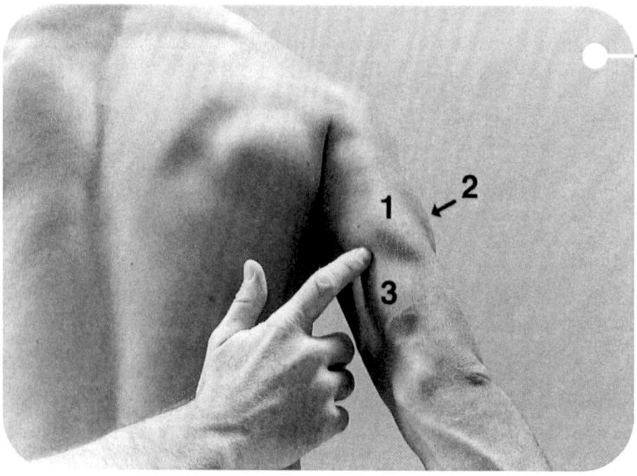

Abb. 4.16 M. triceps brachii, Caput longum, Muskelbauch

Der Muskelbauch der langen Trizepssehne (1) darf weder mit dem Muskelbauch des Caput laterale (2), der sich weiter außen und vorne befindet, noch mit dem Muskelbauch des Caput mediale (3), der etwas weiter distal und medial liegt, verwechselt werden. Um die Kontraktion dieses Muskels palpieren zu können, ersucht man den Patienten, den Unterarm gegen Widerstand auszustrecken.

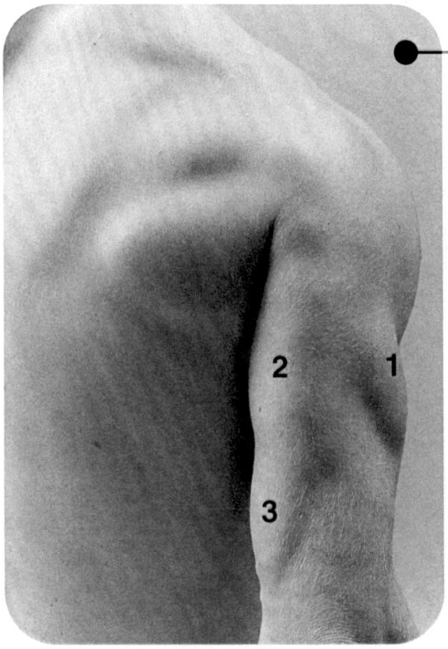

Abb. 4.17 M. triceps brachii, Caput laterale

Der laterale Kopf des M. triceps (1) liegt an der Außenseite des Oberarms und außerhalb sowie vor dem Caput longum (2). Die Palpation wird durch eine Extension des Unterarms erleichtert. (3) Caput mediale des M. triceps brachii.

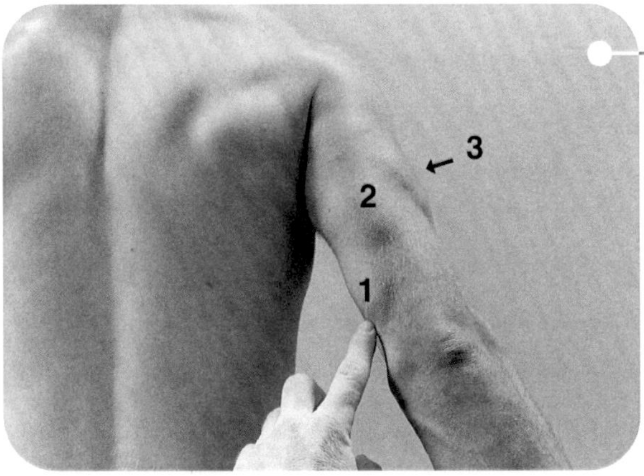

Abb. 4.18 M. triceps brachii, Caput mediale, Ansicht von posterior

Zur Visualisierung dieses Muskels (1) lässt man den Unterarm mehrmals in Richtung Extension anspannen. Der gesuchte Muskel liegt in der distalen Verlängerung des Caput longum (2) und etwas medial davon.
(3) Caput laterale des M. triceps brachii.

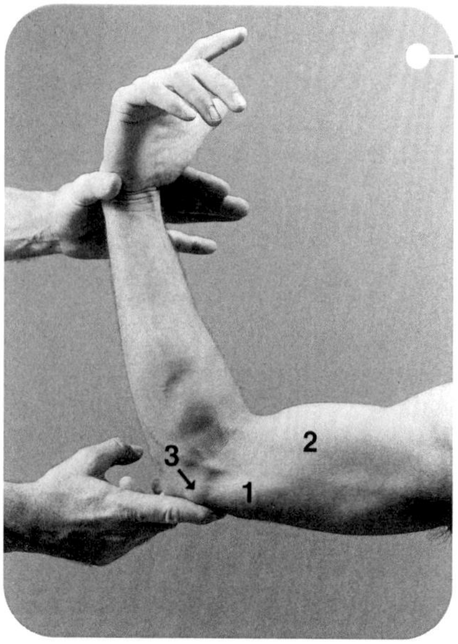

Abb. 4.19 M. triceps brachii, Caput mediale, Ansicht von medial

Auf der nebenstehenden Abbildung ist der Muskelbauch des Caput mediale (1) an der Innenseite des Oberarms, medial und hinter dem M. biceps brachii (2), oberhalb des medialen Epicondylus (3), erkennbar (➤ Abb. 5.7 und 5.8 im Kapitel über den „Ellenbogen“). Durch die gegen Widerstand ausgeführte Extension des Unterarms wird der Muskel noch besser tastbar.

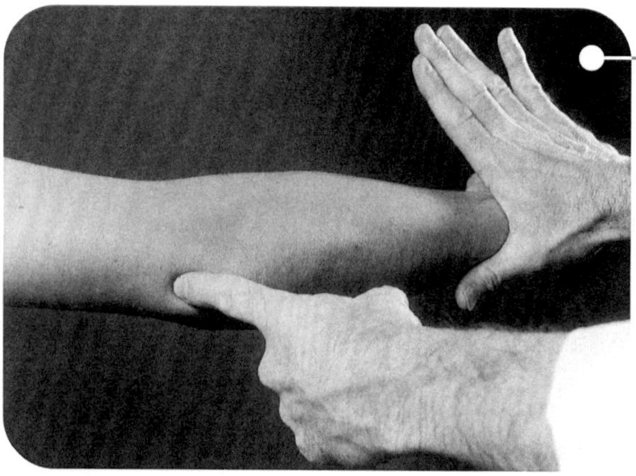

Abb. 4.20 M. triceps brachii, distale Sehne

Die distale Sehne ist im Allgemeinen von vorne nach hinten abgeflacht, sie kann aber auch eine zylindrische Form aufweisen, die auf der Rückseite des Ellenbogens unmittelbar vor ihrem Ansatz an der Oberseite des Olecranons erkennbar ist. Durch die gegen Widerstand ausgeführte Extension des Unterarms lässt sie sich besser ertasten.

Nerven und Gefäße

Die wichtigsten palpatorisch zugänglichen Strukturen:

- A. brachialis (➛ Abb. 4.22)
- N. medianus und A. brachialis, distaler Abschnitt (➛ Abb. 4.23)
- N. ulnaris, distaler Abschnitt des Oberarms (➛ Abb. 4.24)
- N. radialis auf der Rückseite des Oberarms (➛ Abb. 4.25)

Abb. 4.21

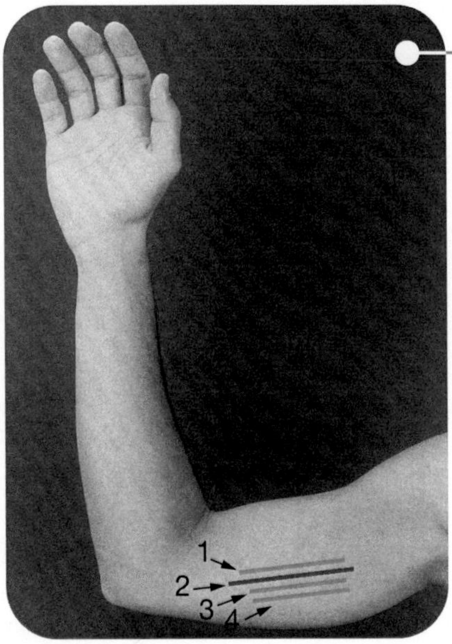

Oberarm, Ansicht von medial

1. N. medianus
2. A. brachialis
3. N. radialis
4. N. ulnaris

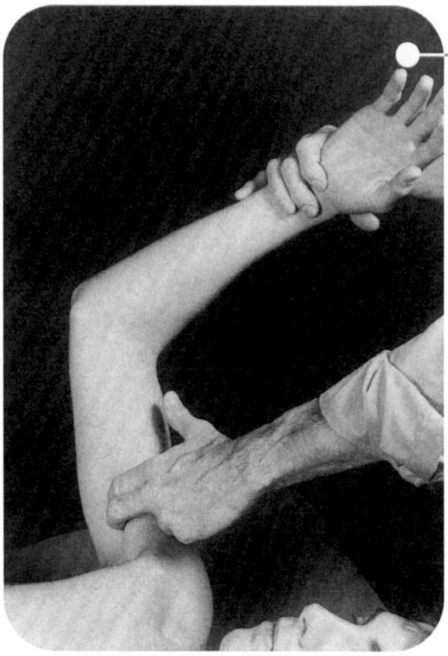

Abb. 4.22 A. brachialis, proximaler Abschnitt

Nachdem man mit Hilfe einer Beugung und Adduktion der Schulter, wie in der nebenstehenden Abbildung dargestellt, den M. coracobrachialis (➤ Abb. 4.8) lokalisiert hat, legt man zwei Finger oder den Daumen hinter den Muskelbauch und spürt das Pulsieren der A. brachialis.
Anmerkung: Aufgrund der Nähe des N. medianus sollte der Puls der A. brachialis mit sehr viel Vorsicht palpiert werden.

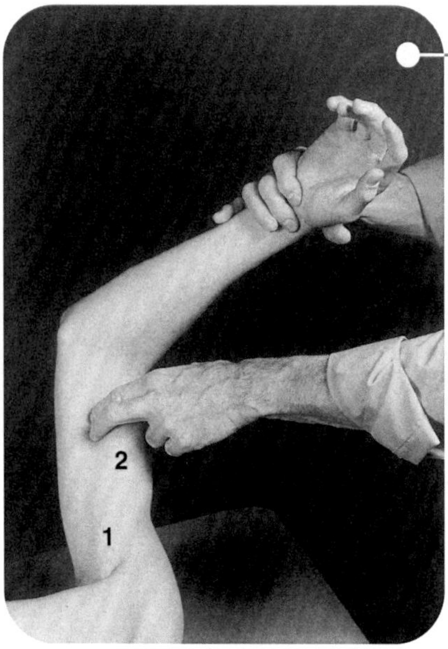

Abb. 4.23 N. medianus und A. brachialis, distaler Abschnitt

Nachdem man den Muskelbauch des M. coracobrachialis (1) (➤ Abb. 4.8) mit Hilfe einer Flexion und Adduktion der Schulter lokalisiert hat, legt man zwei oder mehr Finger hinter den Muskelbauch und bringt den gesamten Arm in horizontale Abduktion, dabei kann der Unterarm gebeugt und in Pronation bewegt werden. Man kann dem Verlauf des N. medianus von der anteromedialen Seite des Oberarms bis zur Ellenbeuge folgen, indem man den M. biceps brachii (2) nach lateral drückt. Der Nerv kann unter den Fingern hin- und her bewegt werden. Die A. brachialis kann entlang dem Verlauf des N. medianus im medialen Teil des Oberarms verfolgt werden. Der Puls der Arterie kann mit den Fingern im Bereich der Ellenbeuge ertastet werden.
Anmerkung: Will man den Puls der A. brachialis ertasten, ist, aufgrund der engen Beziehung zwischen dem N. medianus und der A. brachialis, besondere Vorsicht geboten (ausnahmsweise liegt der Nerv hinter der Arterie).

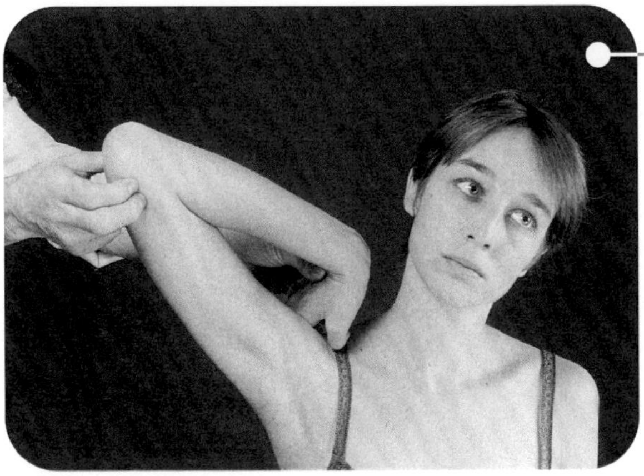

Abb. 4.24 N. ulnaris, distaler Abschnitt des Oberarms

Am Schnittpunkt zwischen dem oberen und dem mittleren Drittel des Oberarms zieht der N. ulnaris nach unten, hinten und innen, er durchbricht das Septum intermusculare brachii mediale. Ab diesem Punkt und bis zum Sulcus zwischen Epicondylus und Olecranon verläuft er in der hinteren Oberarmloge, wo er mit den Fingern ertastet werden kann, die Kontakt mit dem Caput mediale des M. triceps brachii haben (➤ Abb. 4.18). Um den Nerv noch besser zu spüren, bringt man den Arm, wie in der nebenstehenden Abbildung dargestellt, in eine maximale Anteversionsstellung, fügt eventuell eine Abduktion hinzu, der Ellenbogen wird maximal gebeugt, der Unterarm befindet sich in Pronation und das Handgelenk in Extension. Allerdings sollte man den Arm nicht zu lange in dieser Position belassen, denn in dieser „biomechanischen Lage" ist der intraneurale Druck besonders stark (auch ➤ Abb. 5.21 und 5.22 im Kapitel über den „Ellenbogen").

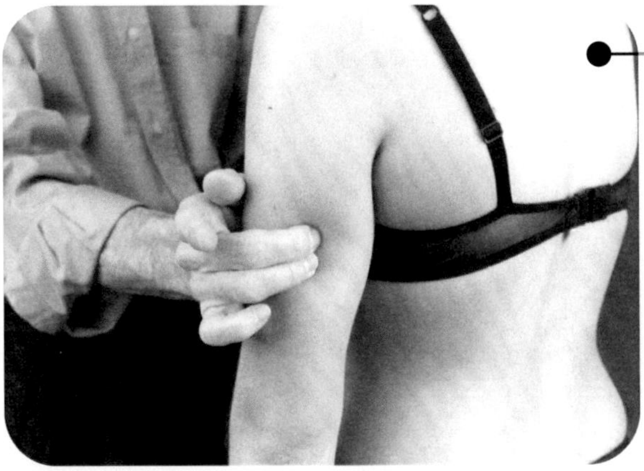

Abb. 4.25 N. radialis auf der Rückseite des Oberarms

Der Therapeut legt eine seiner Hände unter die Tuberositas deltoidea auf die Rückseite des Oberarms im Bereich des Sulcus nervi radialis. Hier kann er die gesuchte Struktur durch die Muskelmasse des M. triceps brachii hindurch unter den Fingern hin- und herrollen.

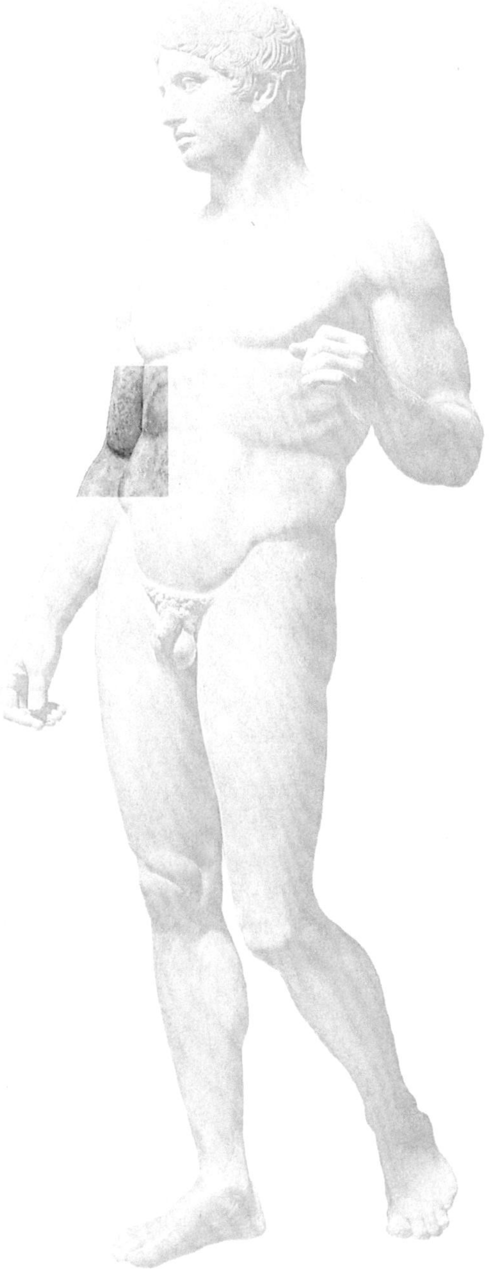

5 Der Ellenbogen

Topografische Darstellung des Ellenbogens

Abb. 5.1

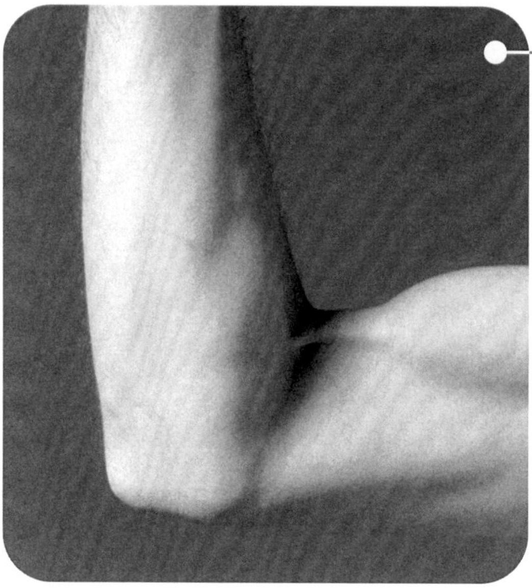

Ellenbogenregion, Ansicht von medial

Knochen

Knochenstrukturen im Bereich des Ellenbogens

Distale Epiphyse des Humerus, Ansicht von anterior

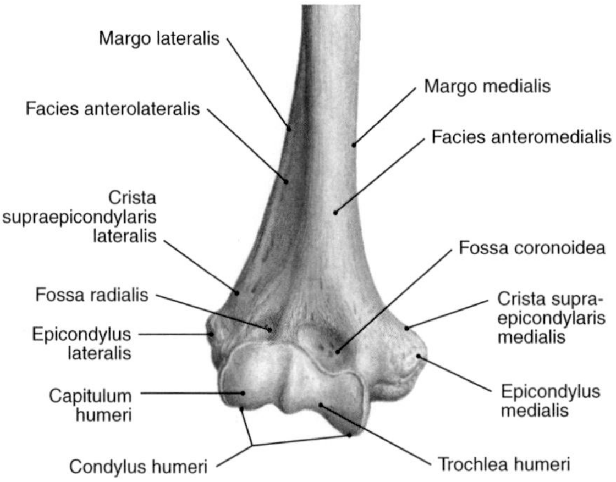

Distale Epiphyse des Humerus, Ansicht von posterior

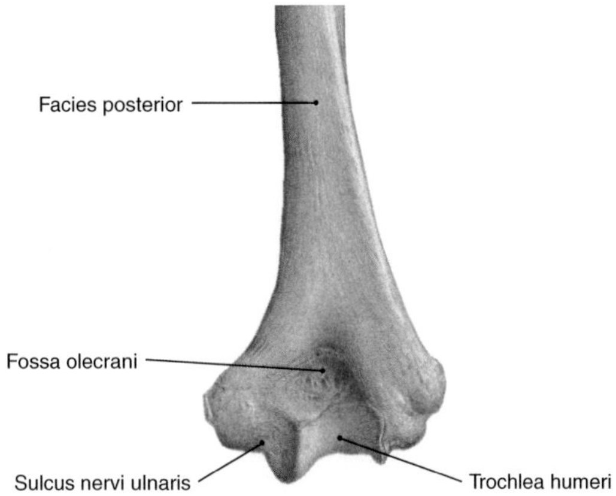

Proximale Epiphysen von Radius und Ulna

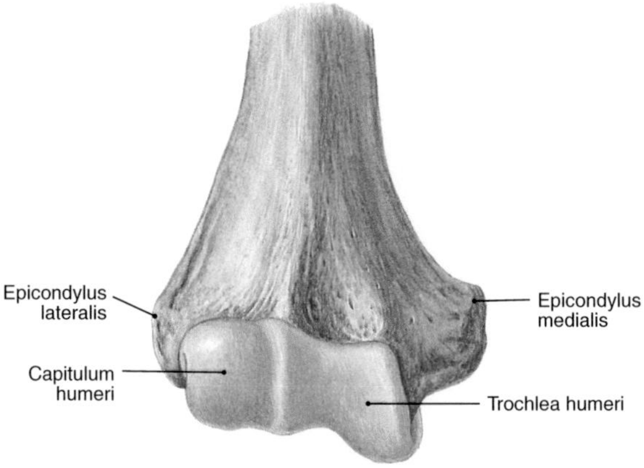

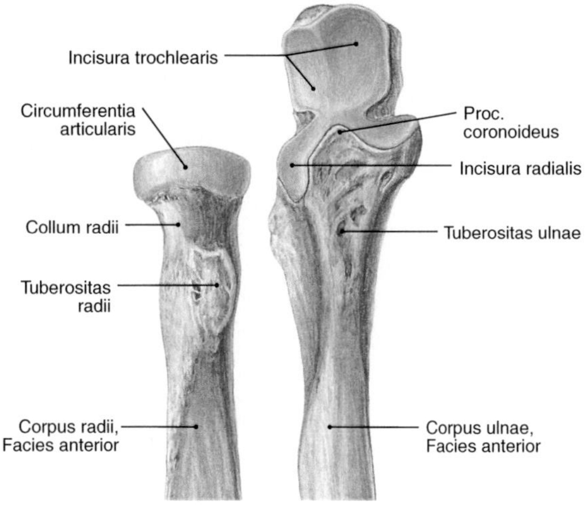

Die wichtigsten palpatorisch zugänglichen Strukturen:

- Humerus:
  - Capitulum humeri (➛ Abb. 5.3)
  - Epicondylus lateralis (➛ Abb. 5.4)
  - Crista supraepicondylaris lateralis (➛ Abb. 5.5)
  - Fossa olecrani (➛ Abb. 5.6)
  - Epicondylus medialis (➛ Abb. 5.7 und 5.8)
  - Crista supraepicondylaris medialis (➛ Abb. 5.9)
  - Sulcus nervi ulnaris (➛ Abb. 5.10)
- Radius:
  - Caput radii (➛ Abb. 5.11)
  - Collum radii (➛ Abb. 5.12)
  - Tuberositas radii (➛ Abb. 5.13)
- Ulna:
  - Visualisierung des Olecranons (➛ Abb. 5.14)
  - Tuber olecrani (➛ Abb. 5.15)
  - Olecranon, Medialseite (➛ Abb. 5.16)
  - Olecranon, Lateralseite (➛ Abb. 5.17)
  - Corpus ulnae, posteriorer Rand (➛ Abb. 5.18)
  - Processus coronoideus ulnae (➛ Abb. 5.19)

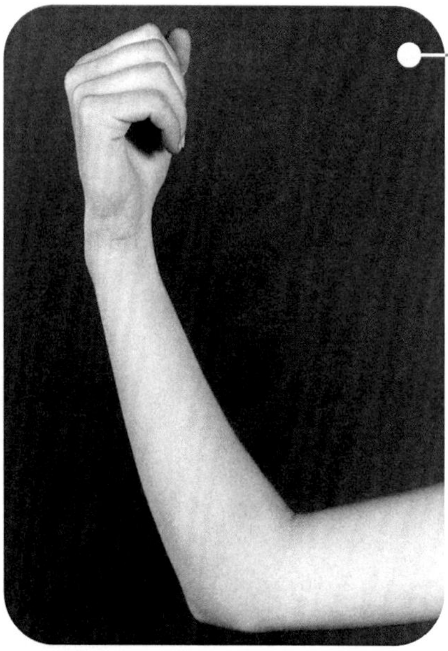

Abb. 5.2

Allgemeine Darstellung des Ellenbogens

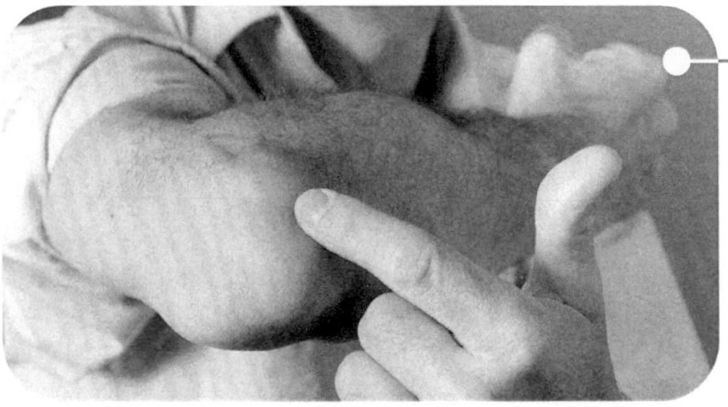

Abb. 5.3 Capitulum humeri

Das am distalen und lateralen Ende des Humerus lateral liegende Capitulum humeri ist mit der Fovea radialis gelenkig verbunden. Um das Capitulum unter den Fingern zu spüren, muss der Ellenbogen gebeugt werden. Durch die Muskelbewegung wird der posteriore und inferiore Teil des Capitulums freigelegt, und der Therapeut spürt eine glatte Struktur unter seinen Fingern.

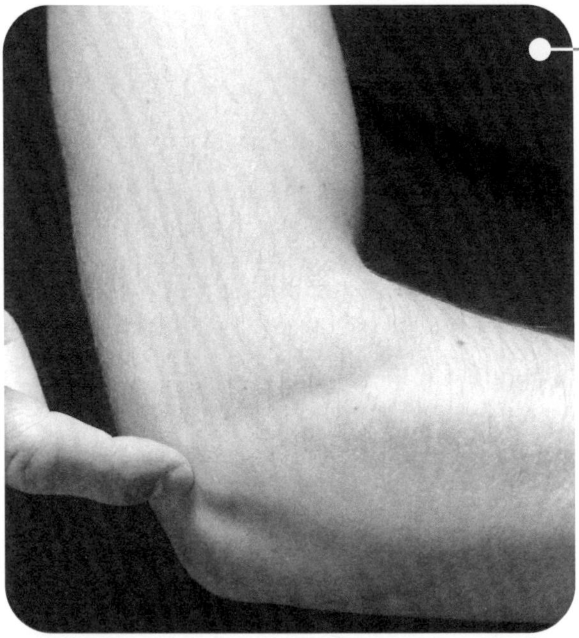

Abb. 5.4 Epicondylus lateralis

Diese Struktur liegt oberhalb und lateral des Capitulum humeri (➤ Abb. 5.3) und unterhalb des distalen Endes der Crista supraepicondylaris lateralis (➤ Abb. 5.5). Sie fühlt sich unter den Fingern rau an und bildet das Ursprungsareal für die am Epicondylus lateralis entspringenden Unterarmmuskeln und das Lig. collaterale radiale.

Anmerkung: Die am Epicondylus lateralis entspringenden Muskeln sind: M. anconeus, M. extensor carpi radialis brevis, M. extensor digitorum, M. extensor digiti minimi, M. extensor carpi ulnaris und M. supinator. Der M. anconeus entspringt über eine klar abgrenzbare Ursprungssehne auf der Rückseite des Epicondylus lateralis humeri, die anderen Muskeln verfügen über eine gemeinsame Ursprungssehne.

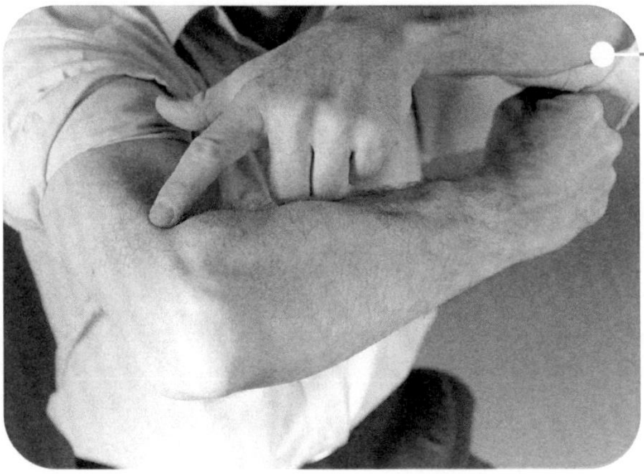

Abb. 5.5 Crista supraepicondylaris lateralis

Diese Knochenleiste zeichnet sich unter der den Epicondylus lateralis (➤ Abb. 5.4) überspannenden Haut als scharfe Kante ab. Sie ist viel ausgeprägter als die Crista supraepicondylaris medialis.

Anmerkung: Die Crista supraepicondylaris lateralis setzt sich proximal im lateralen Humerusrand (der unter den Fingern klar ertastbar ist) bis zur Tuberositas deltoidea fort.

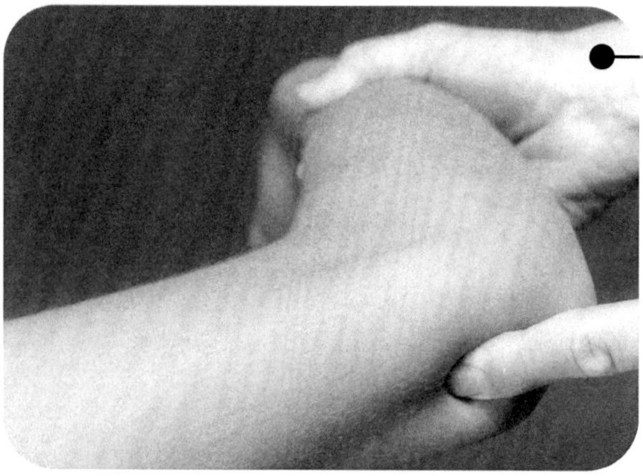

Abb. 5.6 Fossa olecrani

Die Fossa olecrani befindet sich im rückwärtigen Teil des distalen Humerusendes. Sie nimmt das proximale Ende des Olecranons während der Streckung des Unterarms gegenüber dem Oberarm auf. Die Palpation dieser Struktur wird durch eine Beugung des Ellenbogens von ungefähr 130° bis 140° erleichtert, da dadurch die Sehne des M. triceps brachii entspannt wird. Man nimmt mit zwei Fingern Kontakt am Capitulum humeri (➤ Abb. 5.3) auf, lässt die Finger etwas nach dorsal gleiten und verschiebt dabei die Sehne des M. triceps brachii nach medial. Die Fossa olecrani zeichnet sich oberhalb des Olecranons unter den Fingern ab.

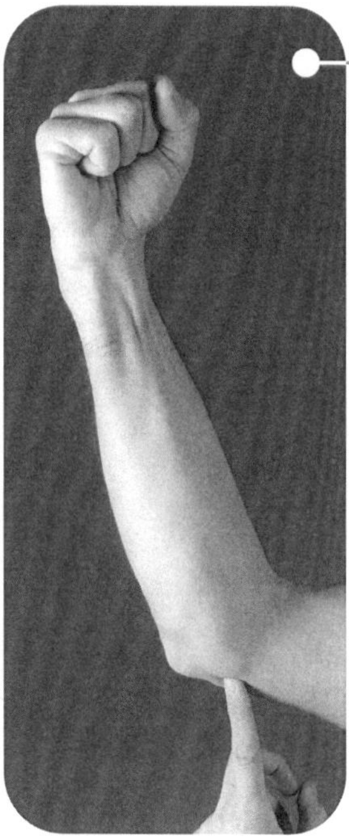

Abb. 5.7 Epicondylus medialis

Diese Struktur befindet sich oberhalb und medial der Trochlea humeri, am distalen Ende des medialen Humerusschafts (siehe auch ➤ Abb. 5.8).

Anmerkung: Die Vorderseite und die Spitze des Epicondylus medialis bilden das Ursprungsgebiet für die am Epicondylus medialis entspringenden Muskeln: M. pronator teres, M. flexor carpi radialis, M. palmaris longus, M. flexor carpi ulnaris und M. flexor digitorum superficialis. Die Dorsalseite des Epicondylus medialis ist glatt und mit einer vertikal verlaufenden Rinne für den N. ulnaris versehen (Sulcus nervi ulnaris). Der Unterrand ist Ursprungsfläche für das Lig. collaterale ulnare.

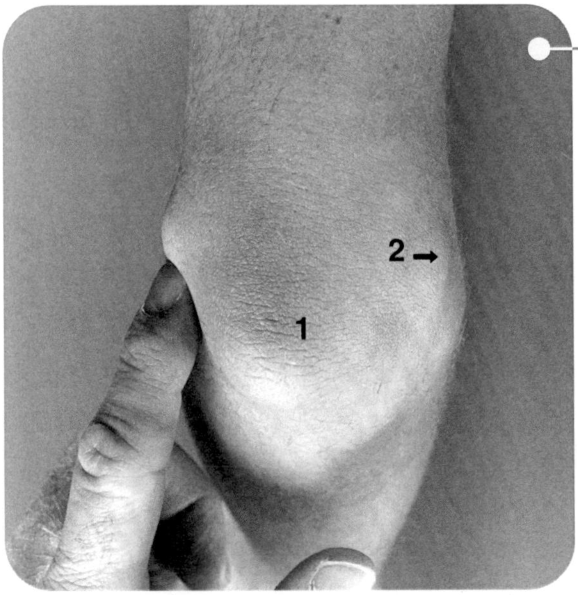

Abb. 5.8 Epicondylus medialis, Ansicht von posterior

Diese Abbildung hilft bei der Visualisierung des Epicondylus medialis (Zeigefinger) und seiner Beziehung zu Olecranon (1) und Epicondylus lateralis (2).

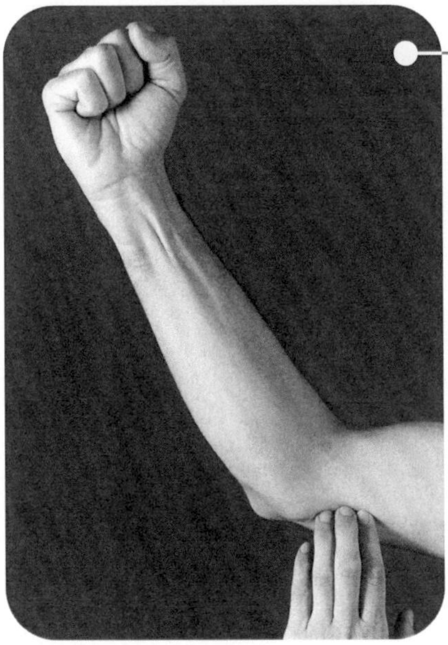

Abb. 5.9 Crista supraepicondylaris medialis

Diese Knochenleiste, die sich weniger markant abzeichnet als die Crista supraepicondylaris lateralis, liegt oberhalb des Epicondylus medialis und zeichnet sich unter den Fingern durch ihren leicht zugänglichen weichen Rand ab.

Anmerkung: Diese Crista setzt sich proximal im medialen Humerusrand fort.

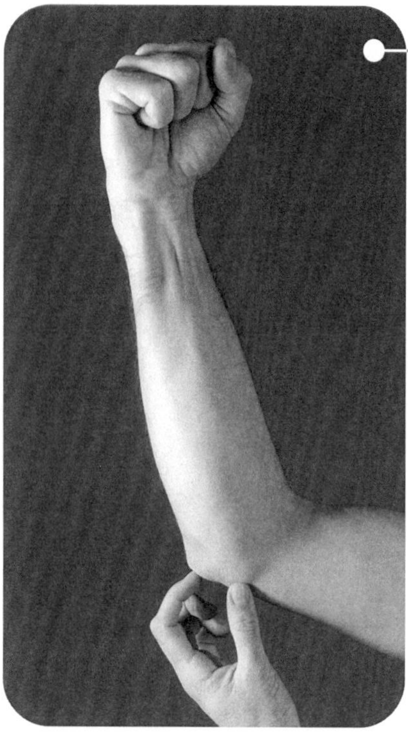

Abb. 5.10 Sulcus nervi ulnaris

Dabei handelt es sich um eine vertikal in die Dorsalfläche des Epicondylus eingelassene Rinne. Auf der nebenstehenden Abbildung begrenzen Daumen und Zeigefinger den Sulcus: der Daumen liegt medial des Epicondylus medialis und der Zeigefinger auf dem Olecranon.

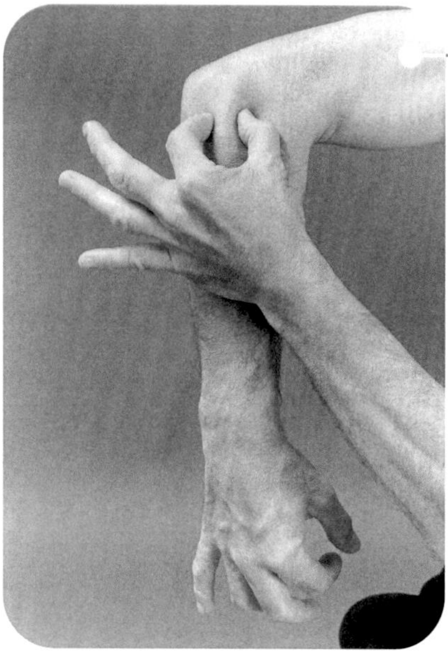

Abb. 5.11 Caput radii

Man legt zunächst Daumen und Zeigefinger auf das Capitulum humeri (➛ Abb. 5.3) (Ellenbogen in 90° Beugung) und lässt die Finger, ohne den Hautkontakt zu verlieren, nach distal gleiten. Nachdem die Finger den Gelenkspalt zwischen Humerus und Radius wahrgenommen haben, umgreifen sie das Radiusköpfchen (wenn man nicht sicher ist, kann man kleine Pronations-Supinationsbewegungen machen, durch die das Radiusköpfchen unter den Fingern des Therapeuten hin- und herbewegt wird.

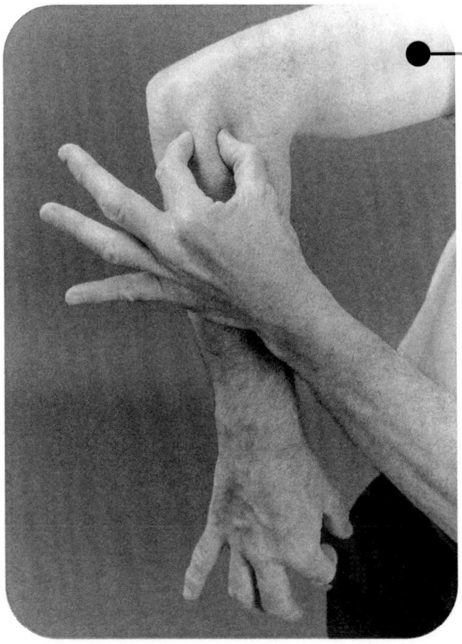

Abb. 5.12 Collum radii

Man umgreift, wie in ➛ Abb. 5.11 beschrieben, das Radiusköpfchen mit Daumen und Zeigefinger und gleitet dann ungefähr einen Fingerbreit nach distal, bis man auf die Engstelle des Radiushalses stößt.

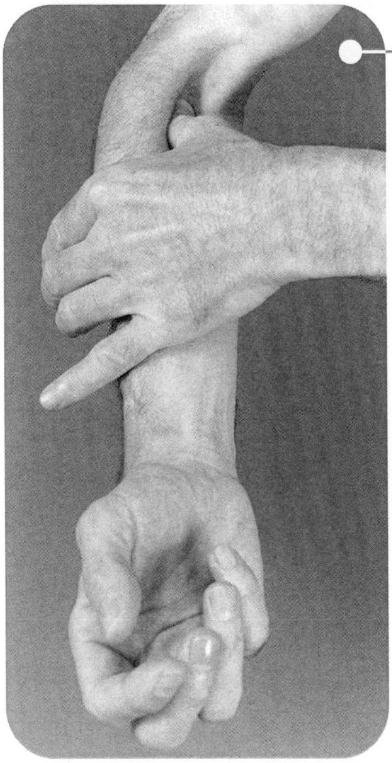

Abb. 5.13 Tuberositas radii

Man legt den Daumen (wie in der Abbildung dargestellt) in die laterale Rinne der Ellenbeuge (siehe auch nachfolgende Anmerkung), der Daumen stößt an das distale und laterale Ende der Sehne des M. biceps brachii und nimmt Kontakt mit der gesuchten Struktur auf. Anzumerken ist hierbei, dass die Supination des Unterarms die Tuberositas radii zu den Fingern hinbewegt, die Pronation den Abstand zu den Fingern vergrößert.

Anmerkung: Die laterale Rinne der Ellenbeuge, die schräg nach unten und innen verläuft, wird wie folgt gebildet: lateraler Teil des M. biceps brachii innen und vorne, M. brachioradialis außen und M. brachialis hinten. Die Tuberositas radii ist eine eiförmige Struktur im anteromedialen Teil des Knochens, an der Verbindung zwischen dem Collum und dem Corpus des Radius. Sie ist Ansatzgebiet für die Sehne des M. biceps brachii, der an ihrer Dorsalfläche inseriert.

Vorsicht ist bei der Palpation dieser Struktur geboten, da zwischen der Sehne und dem anterioren Teil der Tuberositas ein Schleimbeutel liegt.

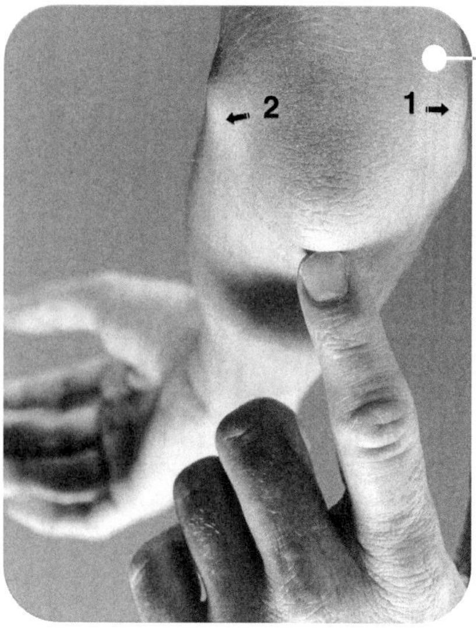

Abb. 5.14 Visualisierung des Olecranons

Als Olecranon wird der dorsale vertikale Knochenfortsatz am proximalen Ende der Ulna bezeichnet. Die nebenstehende Abbildung zeigt die topografische Lage des Olecranons, das durch den Zeigefinger markiert wird, im Verhältnis zum Epicondylus lateralis (1) und zum Epicondylus medialis (2), drei Strukturen, die zu den wichtigsten knöchernen Anhaltspunkten des Ellenbogengelenks zählen.

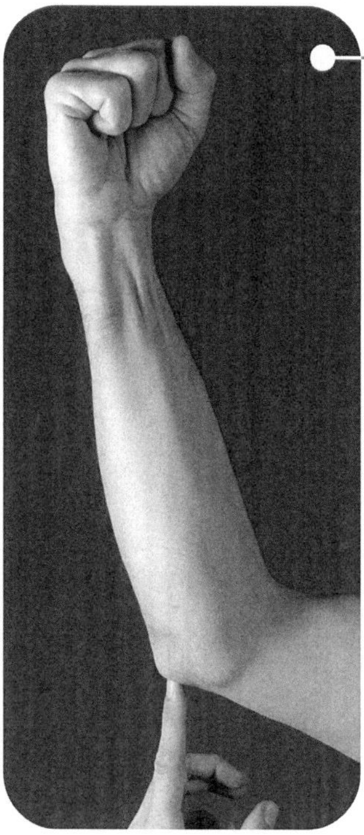

Abb. 5.15 Tuber olecrani

Die als Tuber olecrani bezeichnete Oberfläche des Olecranons liegt subkutan und ist, wie in der Abbildung erkennbar, leicht zu palpieren. Der Tuber olecrani setzt sich nach anterior schnabelförmig fort und fügt sich während der Extension des Ellenbogens auf der Humerusseite in die Fossa olecrani ein.

Anmerkung: Auf der Rückseite des Olecranons inseriert die Sehne des M. triceps brachii.

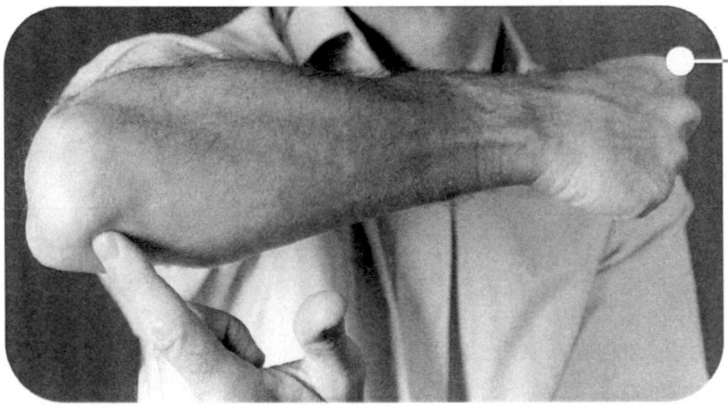

Abb. 5.16 Olecranon, Medialseite

Diese in der Abbildung durch den Zeigefinger markierte Fläche ist als Ursprungsareal für den posterioren Anteil des Lig. collaterale ulnare und den M. flexor carpi ulnaris wichtig.

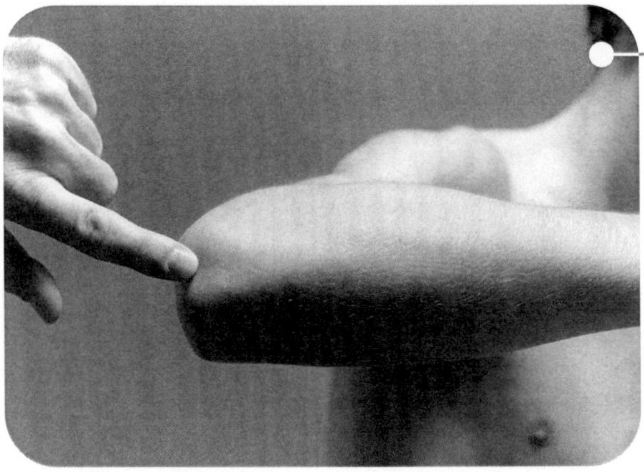

Abb. 5.17 Olecranon, Lateralseite

Auf dieser Fläche entspringen das Lig. collaterale radiale sowie der M. anconeus.

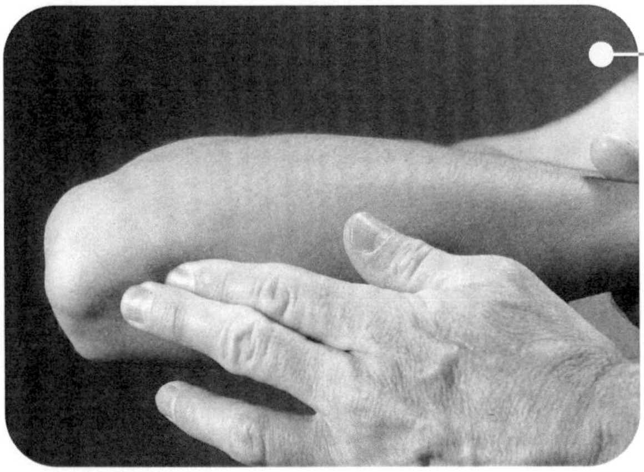

Abb. 5.18 Corpus ulnae, posteriorer Rand

Diese knöcherne Struktur bildet die distale Verlängerung der Dorsalfläche des Olecranons und ist leicht zu palpieren.

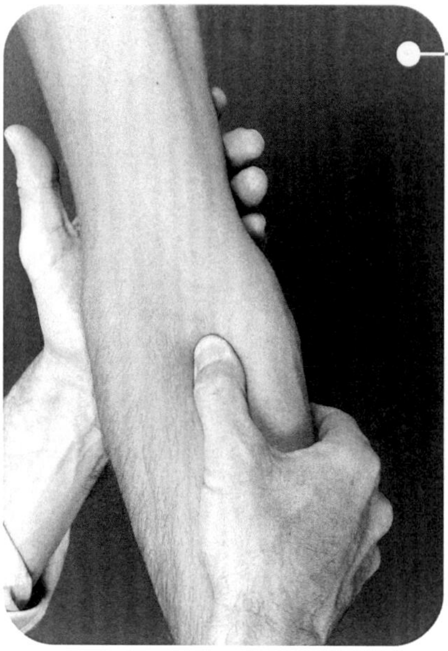

Abb. 5.19 Processus coronoideus ulnae

Der Therapeut legt eine Hand auf Höhe des Olecranons auf die Rückseite des leicht gebeugten Ellenbogens (➤ Abb. 5.14), die andere Hand wird auf den medialen Rand des proximalen Endes der Ulna gelegt. Der Daumen liegt medial der distalen Sehne des M. biceps brachii (➤ Abb. 4.6 im Kapitel über den „Oberarm"), die anderen Finger umfassen den posterioren Rand der Ulna. Der Daumen des Therapeuten liegt vor dem Processus coronoideus, einer knöchernen Struktur, die nur indirekt, über die Muskelmasse der anterioren Unterarmmuskeln, zugänglich ist.
Anmerkung: Der Processus coronoideus bildet einen der beiden Knochenfortsätze am oberen Ende der Ulna, der zweite wird als Olecranon (➤ Abb. 5.14) bezeichnet. Diese beiden Knochenstrukturen verbinden sich zu einer hakenförmigen Gelenkpfanne: der Incisura trochlearis.

Nerven und Gefäße

Die wichtigsten palpatorisch zugänglichen Strukturen:

- N. ulnaris im Sulcus nervi ulnaris (➛ Abb. 5.21)
- N. ulnaris, im proximalen Anteil des Unterarms (➛ Abb. 5.22)
- N. medianus im Bereich des Sulcus bicipitalis medialis (➛ Abb. 5.23)
- N. radialis (➛ Abb. 5.24 und 5.25)
- N. musculocutaneus (➛ Abb. 5.24)
- A. brachialis im Bereich des Sulcus bicipitalis medialis (➛ Abb. 5.26)

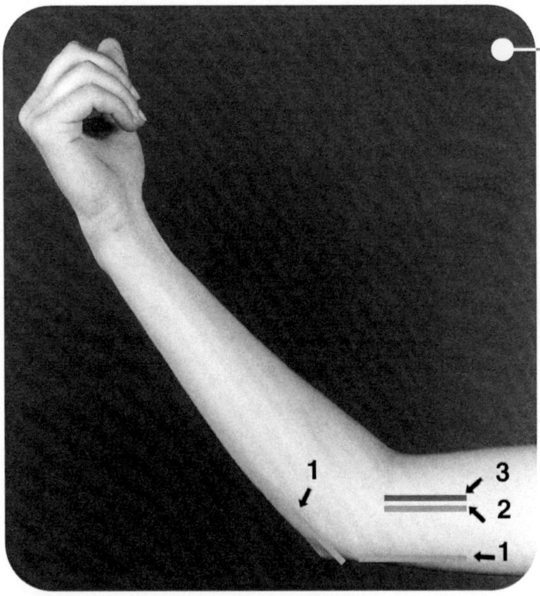

Abb. 5.20

Visualisierung des Verlaufs der wichtigsten Nerven und Gefäße im medialen Teil des Ellenbogens. 1. N. ulnaris, 2. N. medianus, 3. A. brachialis

Anmerkung: Die Nerven können mit den Fingernägeln wie beim Anschlagen einer Saite palpiert werden, indem man sie unter den Fingerkuppen hin- und herrollt, sie können auch (je nach Region) durch eine Vorspannung visualisiert werden.

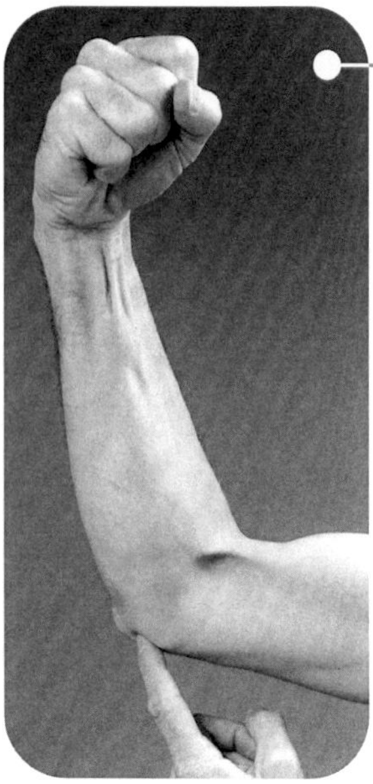

Abb. 5.21 N. ulnaris im Sulcus nervi ulnaris

Der Nerv ist leicht zu palpieren. Man legt den Zeigefinger in den Sulcus nervi ulnaris (➤ Abb. 5.10) und hat sofort Kontakt mit der gesuchten Struktur. Der Nerv fühlt sich wie eine runde, volle Struktur an, seine Palpation erfordert viel Fingerspitzengefühl. Nach seinem Austritt aus dem Sulcus nervi ulnaris verläuft dieser Nerv (➤ Abb. 5.20) unter einem Sehnenstreifen, der das Caput humeri und das Caput ulnare des M. flexor carpi ulnaris verbindet.

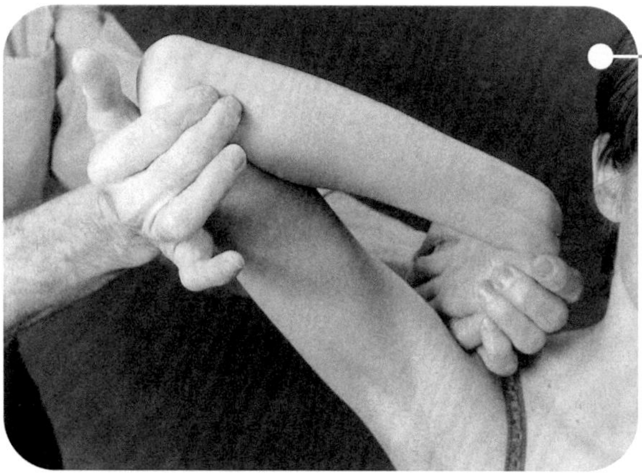

Abb. 5.22 N. ulnaris im proximalen Anteil des Unterarms

Unterhalb des Sulcus nervi ulnaris ist der Nerv auch im proximalen Teil des Unterarms (auch ➤ Abb. 5.20) palpierbar. Dazu bringt man den Arm des Patienten in Flexion, den Unterarm in Pronation und die Hand in Extension. Der Nerv ist in der Verlängerung des Sulcus nervi ulnaris tastbar. Er fühlt sich wie eine runde volle Struktur im proximalen Drittel des Unterarms an.

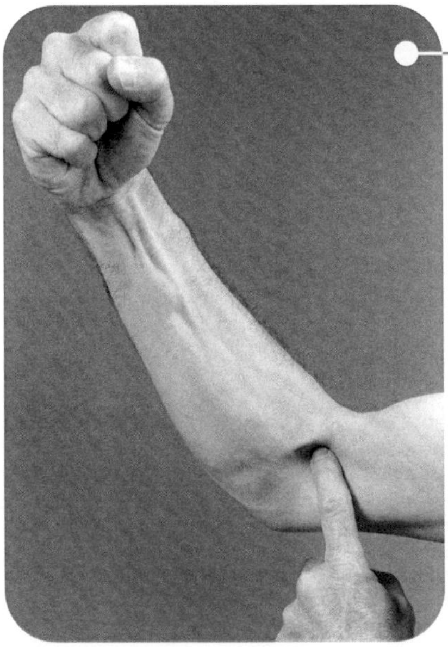

Abb. 5.23 N. medianus im Bereich des Sulcus bicipitalis medialis

Wie in der nebenstehenden Abbildung zu sehen, kann der N. medianus medial der Sehne des M. biceps brachii mit den Fingern als runde volle Struktur palpiert werden, die man unter den Fingerkuppen von Zeige- und Mittelfinger bewegen kann.
Anmerkung: Die A. brachialis liegt lateral des N. medianus.

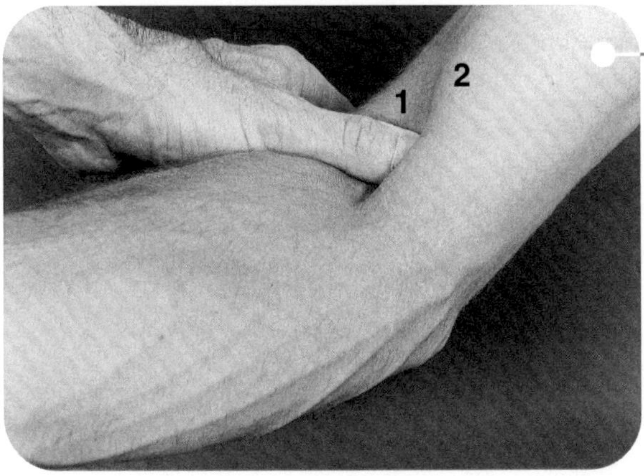

Abb. 5.24 N. radialis und N. musculocutaneus, Zugangstechnik

Der N. musculocutaneus liegt näher an der Bizepssehne, er setzt sich im N. cutaneus antebrachii lateralis fort und teilt sich in einen anterioren und einen posterioren Ast. Er liegt oberflächlicher als der N. radialis. Dieser liegt weiter lateral und tiefer im Sulcus bicipitalis lateralis.
Diese Nerven sind palpatorisch zugänglich, entweder indem man sie unter den Fingern hin- und herbewegt oder indem man mit sie mit dem Nagel von Daumen oder Zeigefinger ähnlich wie eine Gitarrensaite anschlägt.

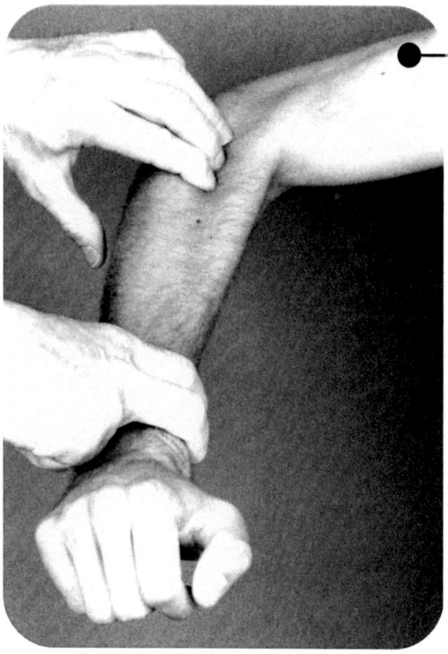

Abb. 5.25 N. radialis im Bereich des Collum radii und der Dorsalseite des Unterarms, Zugangstechnik

Der tiefe motorische Ast dieses Nervs kann im Bereich des Radiushalses, aber auch weiter distal auf der Dorsalseite des Unterarms, nachdem man die Muskelbäuche des M. extensor carpi radialis brevis und des M. extensor digitorum (siehe Anatomietafel auf Seite 183) lokalisiert hat, palpiert werden. Man legt die Finger zwischen diese beiden Muskeln und rollt den N. radialis unter den Fingerkuppen hin und her, indem man den M. extensor digitorum nach medial drückt.

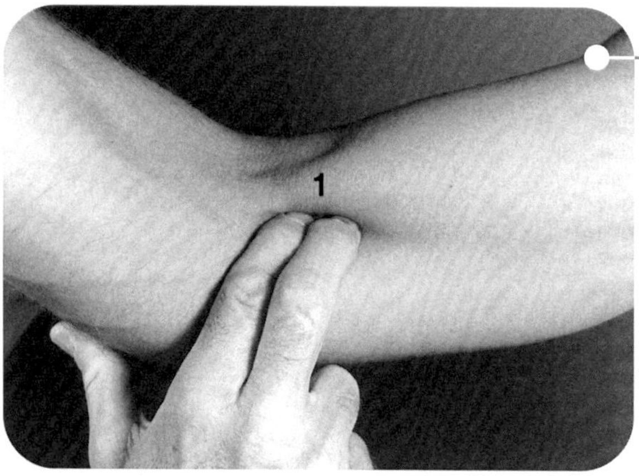

Abb. 5.26 A. brachialis im Sulcus bicipitalis medialis

Man legt zwei Finger in die Ellenbeuge medial und hinter die Sehne des M. biceps brachii (1) und spürt das Pulsieren der A. brachialis (der N. medianus liegt medial der Arterie).

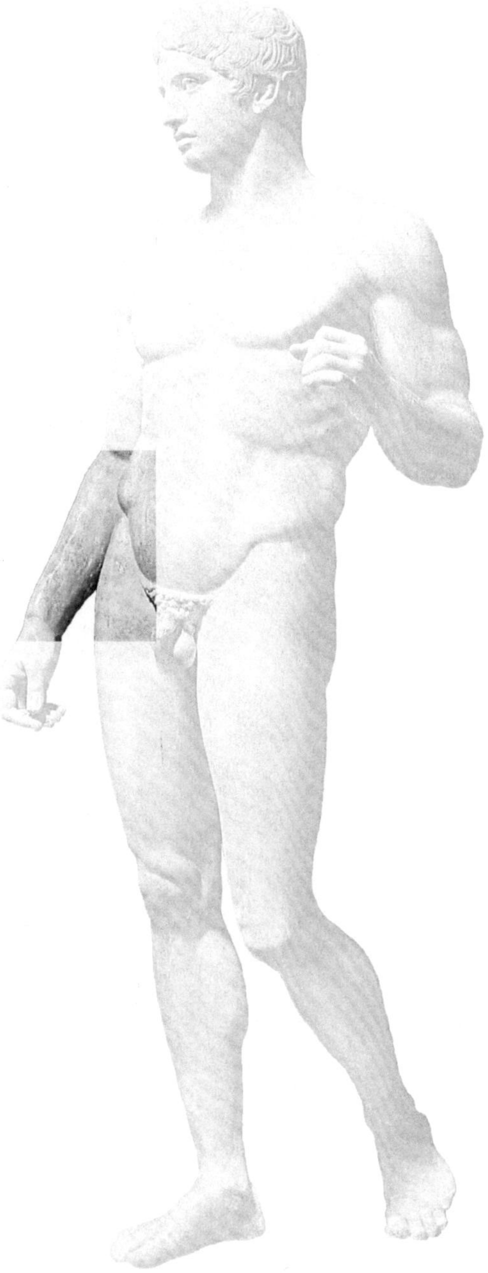

6 Der Unterarm

Topografische Darstellung des Unterarms

Abb. 6.1

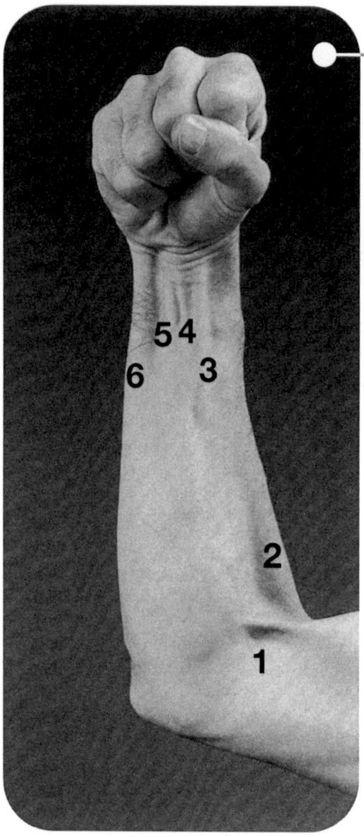

Unterarmregion,
Ansicht von medial

1. Aponeurosis musculi bicipitis brachii
2. M. brachioradialis
3. M. flexor carpi radialis
4. M. palmaris longus
5. M. flexor digitorum superficialis (Sehne für den vierten Finger)
6. M. flexor carpi ulnaris

Muskeln

Ursprünge und Ansätze der Unterarmmuskulatur

Ansicht von anterior

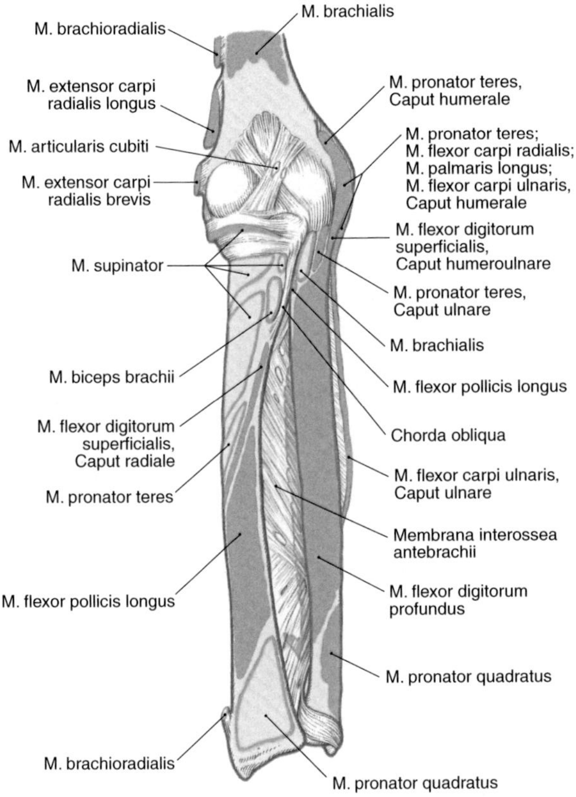

Ansicht von posterior

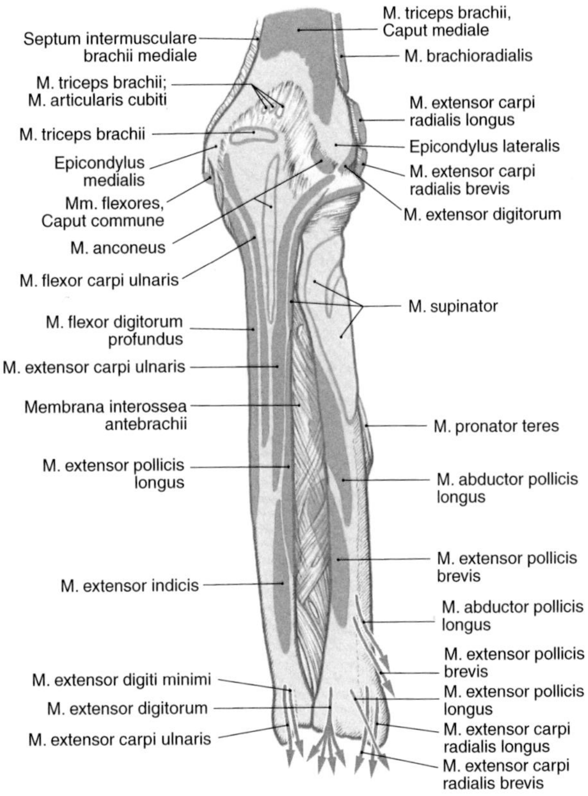

Laterale Muskelgruppe

Sie umfasst vier auf zwei Schichten verteilte Muskeln:

- Die oberflächliche Schicht umfasst drei Muskeln, von lateral nach medial sind dies:
  - M. brachioradialis
  - M. extensor carpi radialis longus
  - M. extensor carpi radialis brevis
- Die tiefe Schicht besteht ausschließlich aus dem M. supinator.

Die wichtigsten palpatorisch zugänglichen Strukturen:

- M. brachioradialis, proximaler Anteil (➛ Abb. 6.3)
- M. brachioradialis, Muskelbauch (➛ Abb. 6.4)
- M. brachioradialis, Ursprung (➛ Abb. 6.5)
- M. extensor carpi radialis longus, Ursprung (➛ Abb. 6.6)
- M. extensor carpi radialis longus, Muskelbauch im Ellenbogenbereich (➛ Abb. 6.7 und 6.8)
- M. extensor carpi radialis longus, Sehne (➛ Abb. 6.9, 6.10, 6.11 und 6.12)
- M. extensor carpi radialis brevis im unteren Drittel des Unterarms (➛ Abb. 6.13, 6.14 und 6.15)
- M. extensor carpi radialis brevis, Ansatz (➛ Abb. 6.16)
- M. supinator (➛ Abb. 6.17)

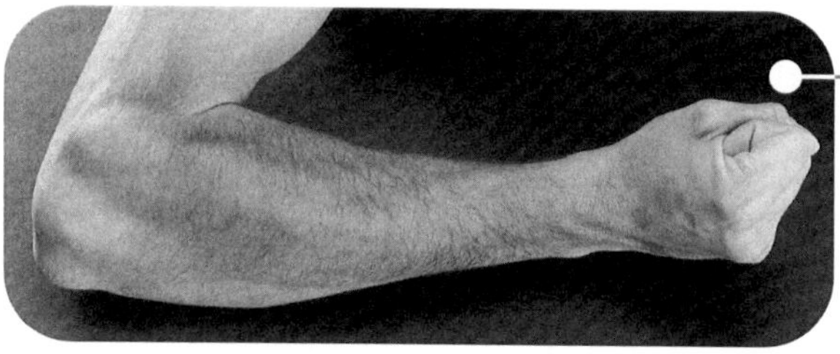

Abb. 6.2

Ansicht der lateralen Muskelgruppe

Funktion

- Der M. brachioradialis ist in Neutralstellung (Pronation-Supination) Beuger des Unterarms.
- Der M. extensor carpi radialis longus ist Extensor und Abduktor (Radialabduktion) des Unterarms.
- Der M. extensor carpi radialis brevis streckt das Handgelenk gegenüber dem Unterarm. Zudem ist er an der Radialabduktion des Handgelenks beteiligt, wenn sich der Unterarm in halber Pronationsstellung befindet.
- Der M. supinator ist mit dem M. biceps an der Supination des Unterarms gegenüber dem Oberarm beteiligt. (Bei starker Supinationsbeanspruchung wird er durch die Adduktoren und die Außenrotatoren der Schulter synergistisch unterstützt.)

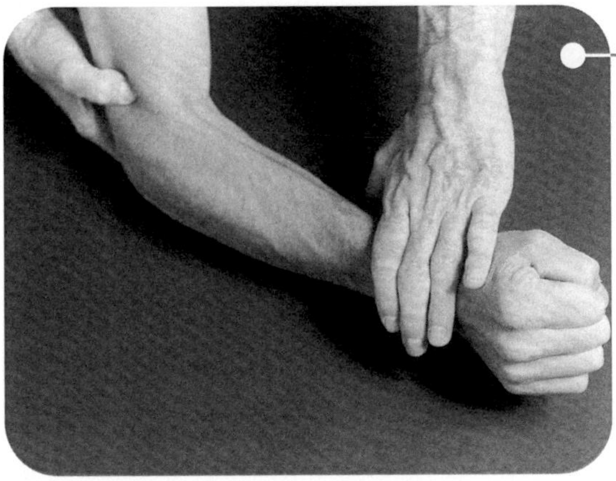

Abb. 6.3 M. brachioradialis, proximaler Anteil

Um diesen Muskel anzuspannen, beugt der Patient den Unterarm (der vorher in eine Neutralposition hinsichtlich Supination und Pronation gebracht wurde), während der Therapeut über einen Kontaktpunkt im unteren Drittel des Radius Widerstand ausübt. Die Kontraktion ist im distalen Teil des Margo lateralis humeri erkennbar.

Ursprung und Ansatz

- Der M. brachioradialis entspringt:
  - mit sehnigen Fasern im unteren Drittel des Margo lateralis humeri,
  - mit muskulären Fasern am Septum intermusculare brachii laterale.
- Er setzt an der radialen Fläche des Processus styloideus radii an.

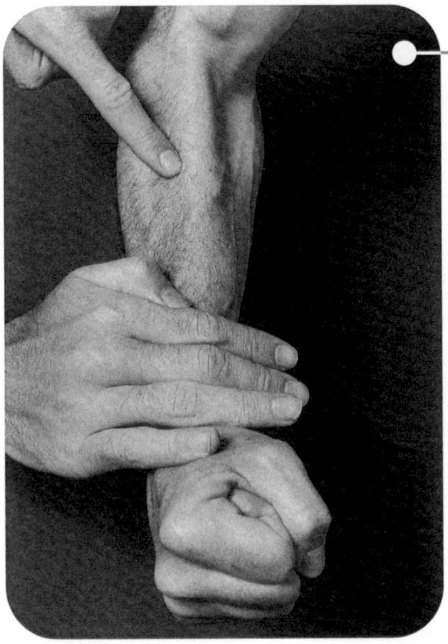

Abb. 6.4 M. brachioradialis, Muskelbauch

Der Patient versucht wie in → Abb. 6.3 beschrieben, gegen Widerstand den Unterarm zu beugen. Der durch den Zeigefinger angedeutete Muskelbauch tritt, wie in der Abbildung ersichtlich, stark hervor.

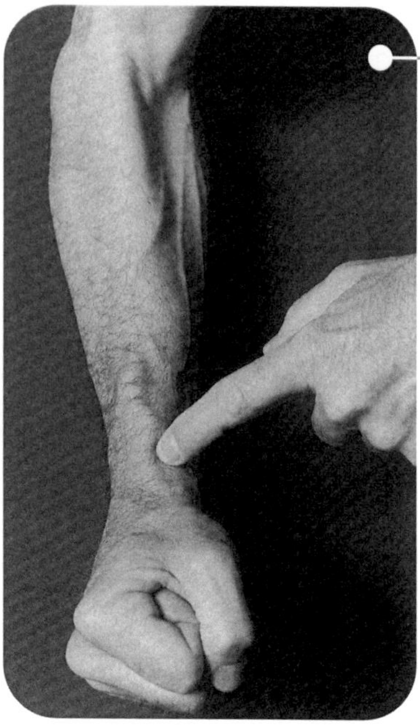

Abb. 6.5 M. brachioradialis, Ansatz

Der Muskel inseriert mit einer flachen Endsehne an der Basis des Processus styloideus radii. Der Ansatz wird in der nebenstehenden Abbildung durch den Zeigefinger des Therapeuten angedeutet.

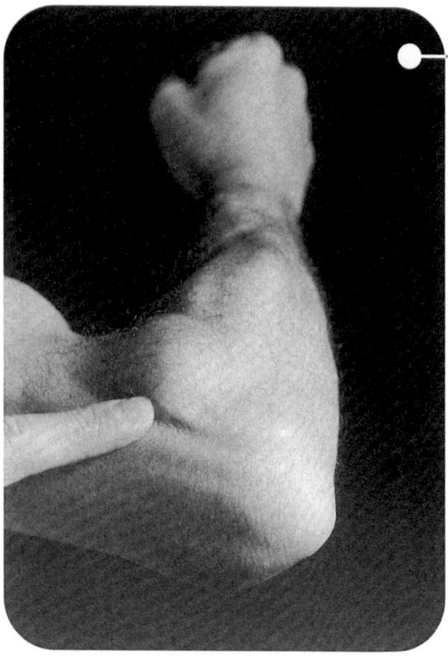

Abb. 6.6 M. extensor carpi radialis longus, Ursprung

Zur Kontraktion dieses Muskels ersucht man den Patienten bei gebeugtem Ellenbogen eine Extension und eine Radialabduktion des Handgelenks auszuführen. Die Muskelkontraktion wird am Margo lateralis humeri auf einer Länge von drei Fingerbreit distal vom Ursprung des M. brachioradialis sichtbar.

Ursprung und Ansatz

- Der M. extensor carpi radialis longus entspringt an der Crista supraepicondylaris lateralis humeri und am Septum intermusculare laterale.
- Er inseriert auf dem Tuberculum laterale an der Basis des Os metacarpale II.

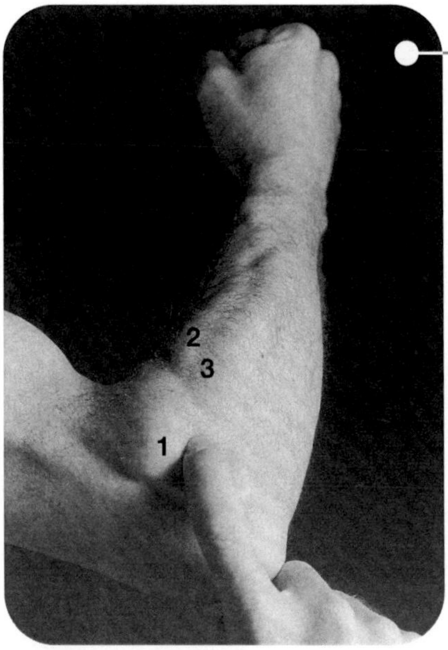

Abb. 6.7 M. extensor carpi radialis longus, Muskelbauch im Bereich des Ellenbogens

Bei manchen Patienten tritt dieser Muskelbauch an der Außenseite des Ellenbogens deutlich hervor, wenn sie das Handgelenk strecken und eine Radialabduktion ausführen. Bei anderen wird die Kontraktion an der Lateralseite des Ellenbogens außerhalb des proximalen Anteils des M. brachioradialis (➤ Abb. 6.3) (im Bereich der Ellenbogengrube) sichtbar.

1. Muskelbauch des M. extensor carpi radialis longus
2. M. extensor carpi radialis brevis
3. M. extensor digitorum

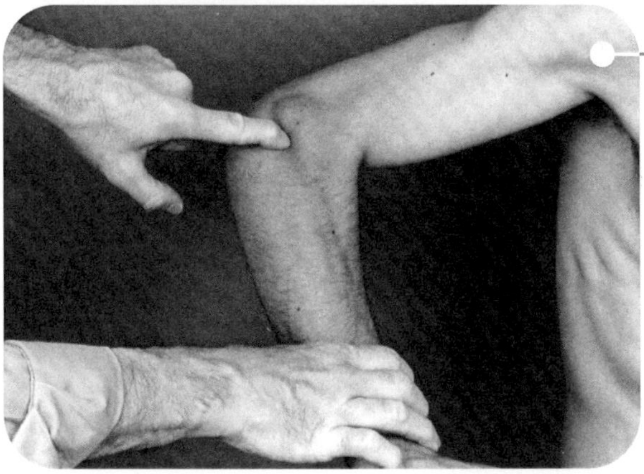

Abb. 6.8 M. extensor carpi radialis longus am Unterarm

Die nebenstehende Abbildung zeigt den Muskelbauch dieses Muskels aus einem anderen Blickwinkel. Er ist meist eher kurz (bei Kontraktion sichtbar), beim Mann relativ voluminös (allerdings abhängig von der körperlichen Aktivität bzw. dem ausgeübten Beruf) und bei der Frau eher länglich.

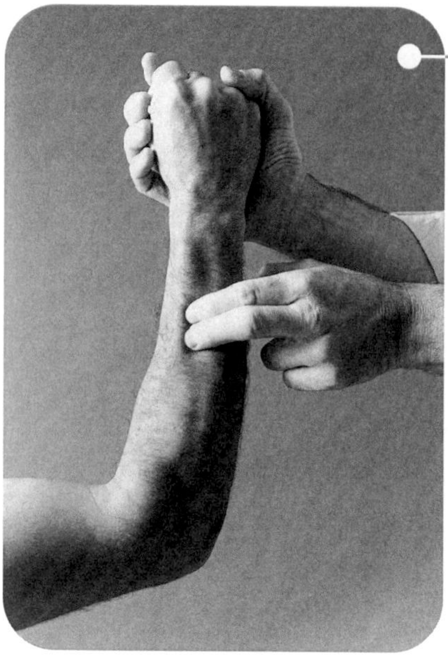

Abb. 6.9 M. extensor carpi radialis longus, Sehne

Im mittleren Drittel des Unterarms wird der Muskelbauch in einer Sehne fortgesetzt. Diese legt sich auf den anterolateralen Teil des Muskelbauchs des M. extensor carpi radialis brevis. Weiter distal kann man die Sehnen dieser beiden Muskeln mit einem Zweifingergriff voneinander trennen und sie über den Radius „rollen" lassen.

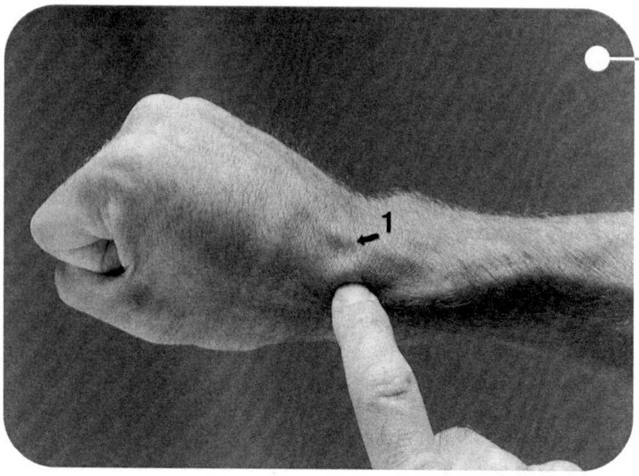

Abb. 6.10 Visualisierung der Sehne des M. extensor carpi radialis longus am Handgelenk

Diese Sehne, die im lateralen Teil dorsal an der Basis des zweiten Metakarpalknochens inseriert, ist bei manchen Patienten klar erkennbar (wie in der nebenstehenden Abbildung durch den Zeigefinger angedeutet). Sie liegt lateral der Sehne des M. extensor carpi radialis brevis (1) (➤ Abb. 6.16) und kann durch einfaches Anspannen des Handgelenks kontrahiert werden.

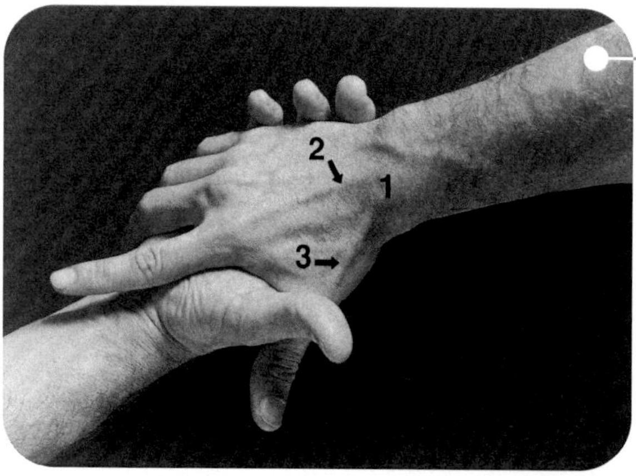

Abb. 6.11 Distale Palpation der Sehne des M. extensor carpi radialis longus, weitere Zugangstechnik, erster Schritt

Anhand der nebenstehenden Abbildung kann man das Dreieck mit distaler Basis und proximaler Spitze (1) visualisieren, in dem die Sehnen der Mm. extensor carpi radialis longus und brevis palpierbar sind. Das Dreieck besteht aus einer distalen Basis, einer Ulnarseite (die Sehne des M. extensor digitorum wird durch den Zeigefinger angedeutet) (2) und einer Radiusseite (die Sehne des M. extensor pollicis longus) (3).

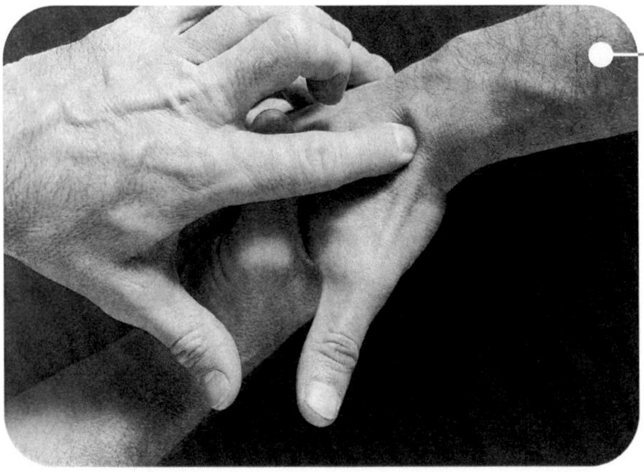

Abb. 6.12 Distale Palpation der Sehne des M. extensor carpi radialis longus, weitere Zugangstechnik, zweiter Schritt

Man legt einen Finger auf den ulnaren Rand der Sehne des M. extensor pollicis longus und verschiebt diese auf der Suche nach der gewünschten Struktur zur Radiusseite (auch ➛ Abb. 6.77 im Kapitel über das „Handgelenk und die Hand").

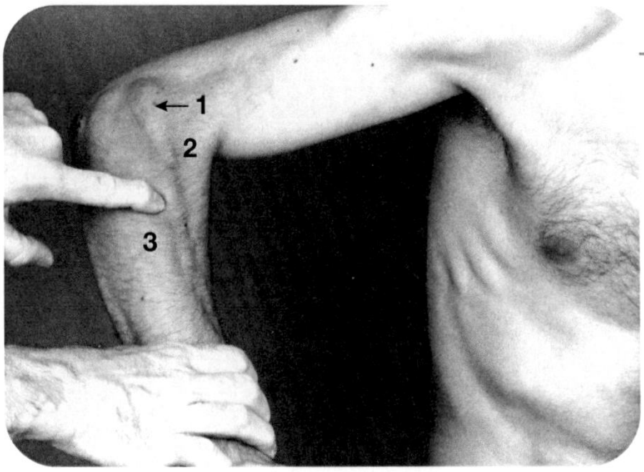

Abb. 6.13 M. extensor carpi radialis brevis am Unterarm

Die nebenstehende Abbildung zeigt den Muskelbauch des M. extensor carpi radialis brevis aus einem anderen Blickwinkel (Zeigefinger), sie lässt auch seinen Verlauf und seine Beziehungen zu den anderen Unterarmmuskeln erkennen.

1. M. extensor carpi radialis longus
2. M. brachioradialis
3. M. extensor digitorum

Ursprung und Ansatz

- Der M. extensor carpi radialis brevis entspringt an der Vorderseite des Epicondylus lateralis humeri (über eine gemeinsame Sehne für die am Epicondylus entspringenden Muskeln)
- Er inseriert an der dorsalen und lateralen Basis des Os metacarpale III.

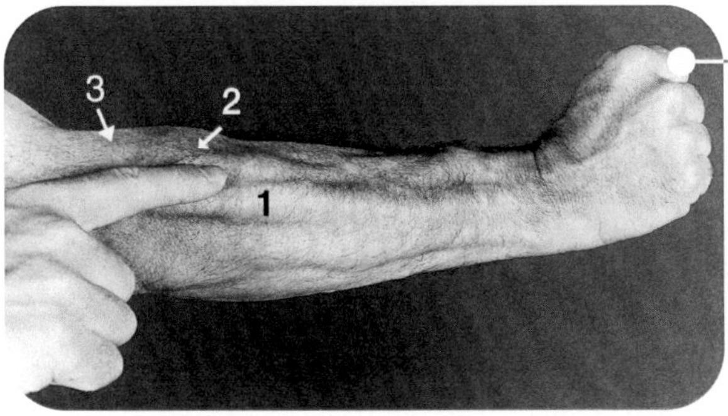

Abb. 6.14 Topografische Beziehungen des M. extensor carpi radialis brevis auf der posterolateralen Seite des Unterarms

Der durch den Zeigefinger angedeutete Muskelbauch liegt im Verhältnis zum M. extensor digitorum (1) weiter radiuswärts. Er begleitet in diesem Bereich die Sehne des M. extensor carpi radialis longus (2) (auf der Abbildung nicht sichtbar), die weiter lateral liegt. Der M. brachioradialis (3) (➛ Abb. 6.4) grenzt lateral ebenfalls an den Muskel an.

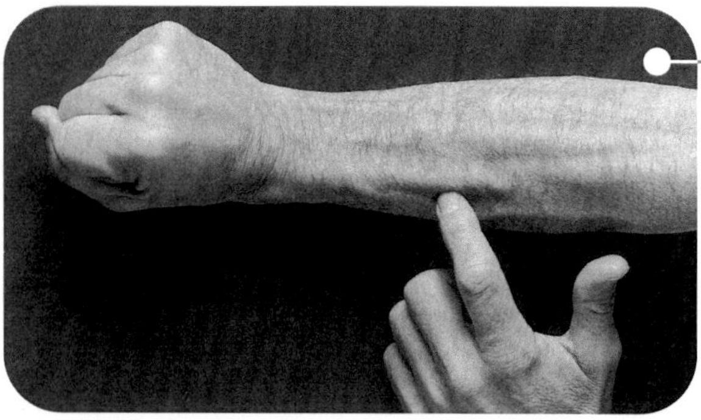

Abb. 6.15 M. extensor carpi radialis brevis im unteren Drittel des Unterarms

In diesem Bereich verläuft die durch den Zeigefinger angedeutete Sehne, die von der Sehne des M. extensor carpi radialis longus begleitet wird, vor dem M. abductor pollicis longus (➤ Abb. 6.37) und, weiter distal, vor dem M. extensor pollicis brevis (➤ Abb. 6.39).
Siehe Anatomietafel Seite 183.

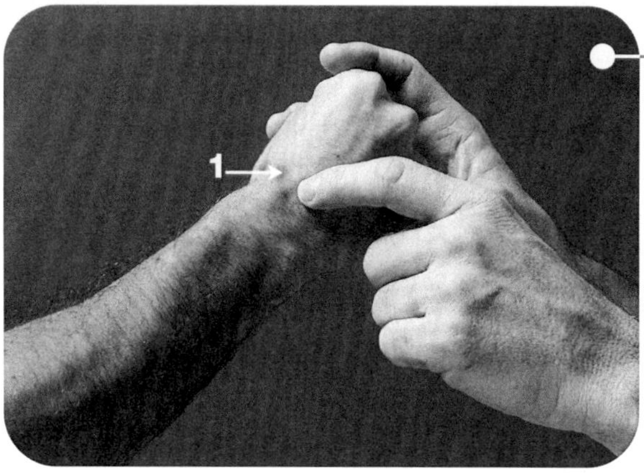

Abb. 6.16 M. extensor carpi radialis brevis, Ansatz

Auf der nebenstehenden Abbildung wird die gesuchte Sehne durch den Zeigefinger angedeutet. Sie liegt medial der Sehne des M. extensor carpi radialis longus (1) (auch ➤ Abb. 6.10).
Anmerkung: Die Sehne inseriert an der Basis des Os metacarpale III (auch ➤ Abb. 7.77 im Kapitel über das „Handgelenk und die Hand").

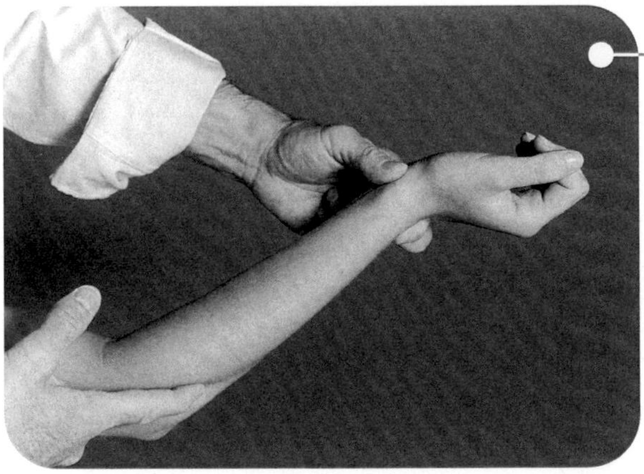

Abb. 6.17 M. supinator

Der Therapeut bringt den Ellenbogen des Patienten in Flexion und in eine fast vollständige Supination (da der gesuchte Muskel nur in den letzten Supinationsgraden aktiviert wird) und legt Zeige- und Mittelfinger unterhalb des Radiusköpfchens vor das Collum radii auf den Arm. An dieser Stelle inserieren (auf der anterioren, posterioren und lateralen Seite) einige Fasern des gesuchten Muskels. Der Therapeut legt Zeige- und Mittelfinger gegen den Unterrand des Radiusköpfchens und ersucht den Patienten, das Handgelenk schnell und wiederholt in Supination zu bewegen, um die Kontraktion der Muskelfasern unter den Fingern zu spüren.

Ursprung und Ansatz

Der M. supinator besteht aus zwei Köpfen: einem oberflächlichen und einem tiefen.

- Der Muskel entspringt:
  - im unteren Teil des Epicondylus lateralis humeri,
  - im mittleren Bereich des Lig. collaterale radiale,
  - auf der Crista musculi supinatoris der Ulna,
  - in der Incisura radialis der Ulna.
- Der Muskel inseriert:
  - mit einem oberflächlichen Muskelbündel im oberen Teil des Margo anterior radii,
  - mit einem tiefen Faserbündel an den Facies anterior, lateralis und posterior des Collum radii.

Posteriore Muskelgruppe

Diese Gruppe besteht aus acht Muskeln, die wie folgt unterteilt werden:

- eine oberflächliche Schicht, die von lateral nach medial den M. extensor digitorum, den M. extensor digiti minimi, den M. extensor carpi ulnaris und den M. anconeus umfasst,
- eine tiefe Schicht, die, von oben nach unten, aus dem M. abductor pollicis longus, dem M. extensor pollicis brevis, dem M. extensor pollicis longus und dem M. extensor indicis besteht.

Die wichtigsten palpatorisch zugänglichen Strukturen:

- M. extensor digitorum (➤ Abb. 6.19 – 22)
  - Sehnen auf dem Handrücken (➤ Abb. 6.23 und 6.26)
  - Muskelansätze an den Phalangen (➤ Abb. 6.24)
  - Sehne für den zweiten Finger und Aponeurosen (➤ Abb. 6.26 und 6.32)
- M. extensor indicis (➤ Abb. 6.25, 6.26 und 6.27)
- M. extensor digiti minimi
  - Ursprung (➤ Abb. 6.28)
  - Muskelbauch (➤ Abb. 6.29)
  - Sehne (➤ Abb. 6.30, 6.31 und 6.2)
- M. extensor carpi ulnaris (➤ Abb. 6.33, 6.34 und 6.35)
- M. anconeus (➤ Abb. 6.36)
- M. abductor pollicis longus
  - Muskelbauch (➤ Abb. 6.37)
  - Sehne (➤ Abb. 6.38)
- M. extensor pollicis brevis:
  - Muskelbauch (➤ Abb. 6.39)
  - Sehne am Handgelenk (➤ Abb. 6.40)
  - Ansatz (➤ Abb. 6.41)
- M. extensor pollicis longus (➤ Abb. 6.42, 6.43 und 6.44)

Funktion

- Der M. anconeus streckt den Unterarm.
- Der M. extensor carpi ulnaris ist Strecker und Adduktor des Handgelenks (Ulnarabduktion).
- Der M. extensor digitorum
  - Er streckt die drei Fingerglieder der vier letzten Finger, wobei seine Wirkung auf die Extension der ersten Phalanx am größten ist.
    - Er wird bei der Extension durch die M. extensor indicis und den M. extensor anularis unterstützt.
    - Er wird bei der Extension des zweiten und dritten Fingerglieds zusätzlich durch die Mm. lumbricales und die Mm. interossei dorsales und palmares unterstützt.
  - Er ist an der Extension des Handgelenks beteiligt.

Die Extensoren des Zeige- und Ringfingers sind ebenfalls an der Extension des Handgelenks beteiligt.

- Der M. abductor pollicis longus
  - Wenn der Daumen in Abduktion steht, führt er eine Anteversion des Os metacarpale I aus.
  - Er leitet die Opposition des Daumens gegenüber den lateralen Thenarmuskeln ein.
  - Er ist an der Beugung des Handgelenks beteiligt.
- Der M. extensor pollicis brevis
  - Er ist Strecker des ersten Fingerglieds gegenüber dem Os metacarpale I und Abduktor des Mittelhandknochens (er ist der eigentliche Daumenabduktor).
  - Er ist an der Radialabduktion beteiligt.
- Der M. extensor pollicis longus
  - Er streckt das zweite Fingerglied gegenüber dem ersten.
  - Er streckt das erste Fingerglied gegenüber dem ersten Metakarpalknochen.
  - Er bringt das Os metacarpale I hinter die Metakarpalebene.

Unterarmmuskeln (oberflächliche Schicht)

Ansicht von posterior

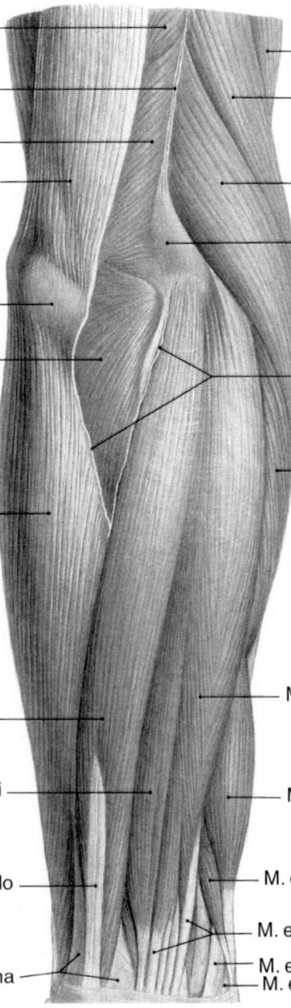

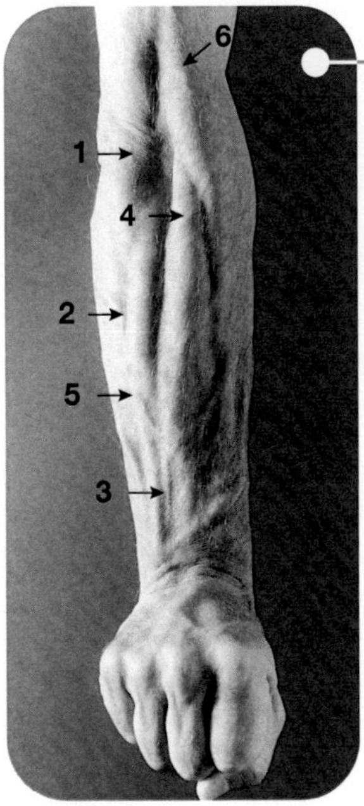

Abb. 6.18 Unterarm, Ansicht von posterior

1. M. anconeus
2. M. extensor carpi ulnaris
3. M. extensor digiti minimi
4. M. extensor digitorum
5. M. flexor carpi ulnaris
6. M. extensor carpi radialis longus

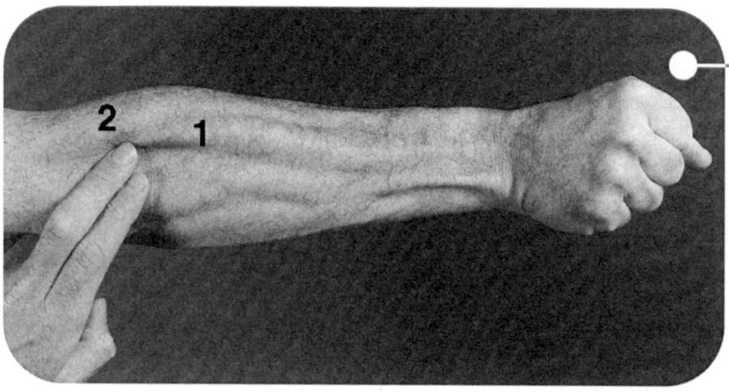

Abb. 6.19 M. extensor digitorum, proximaler Abschnitt

Der Muskel (1) liegt hinter und medial des M. extensor carpi radialis longus (2) (➤ Abb. 6.7). Die wiederholte Extension von Handgelenk und Fingern bewirkt die Kontraktion dieses Muskels.

Ursprung und Ansatz

Der Ursprung liegt im Bereich des Epicondylus lateralis, wo der Muskel über eine gemeinsame Sehne für alle am Epicondylus ansetzenden Muskeln beginnt.
Die Ansätze:

- Im Bereich der ersten Phalanx nimmt jede Sehne des M. extensor digitorum an ihren (medialen und lateralen) Rändern die sehnigen Ausläufer der Mm. lumbricales und interossei auf.
- Jede Sehne endet wie folgt auf den drei Phalangen:
  - Im Bereich des Metakarpophalangealgelenks setzt jede Sehne mit fibrösen Ausläufern an der Basis der ersten Phalanx an.
  - Jede Sehne teilt sich anschließend im Bereich der proximalen Phalanx in drei Faserzüge:
    - einen mittleren Faserzug, der an der Dorsalseite des oberen Endes der mittleren Phalanx anhaftet,
    - zwei laterale Faserzüge, die sich auf der Dorsalseite der zweiten Phalanx verbinden und distal auf der Rückseite des Fingerglieds inserieren.

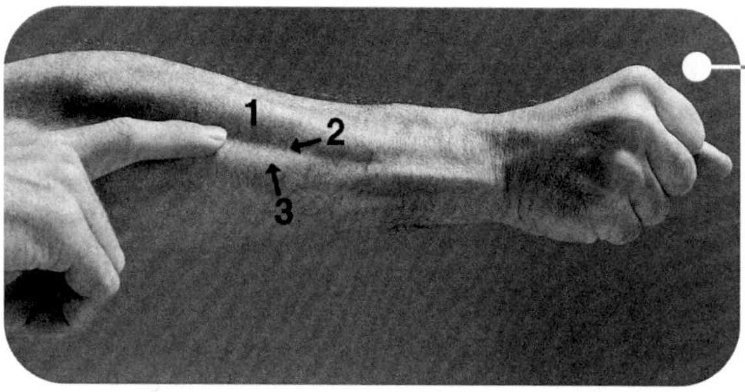

Abb. 6.20 M. extensor digitorum am Unterarm

Der Muskel (1) nimmt auf der Rückseite des Unterarms eine zentrale Stellung ein. Er zieht hinter dem M. supinator und den vier Muskeln der tiefen Schicht der posterioren Unterarmregion nach distal. Er wird medial vom M. extensor digiti minimi (2) (nicht abgebildet) (auch ➤ Abb. 6.29) und vom M. extensor carpi ulnaris (3) (➤ Abb. 6.34) begleitet. Zur Aktivierung des Muskels wird die in ➤ Abb. 6.19 beschriebene Bewegung verwendet.

Anmerkung: In diesem Bereich besteht der Muskelbauch aus vier Muskelfaserzügen.

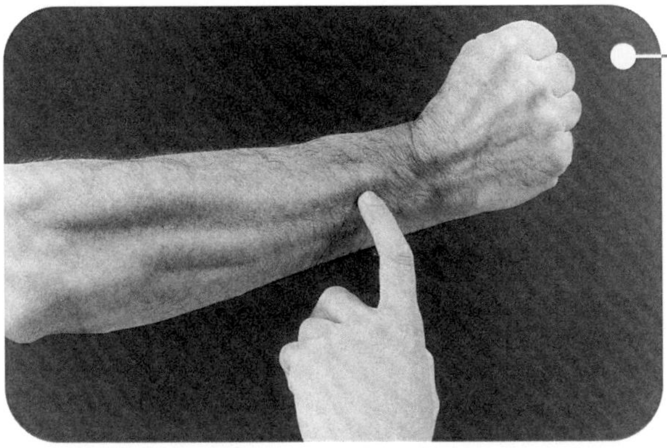

Abb. 6.21 M. extensor digitorum, distaler Abschnitt

Im distalen Teil des Unterarmrückens besteht der Muskel aus vier Sehnengruppen, die die Verlängerung der oben beschriebenen vier Muskelfaserzüge bilden.

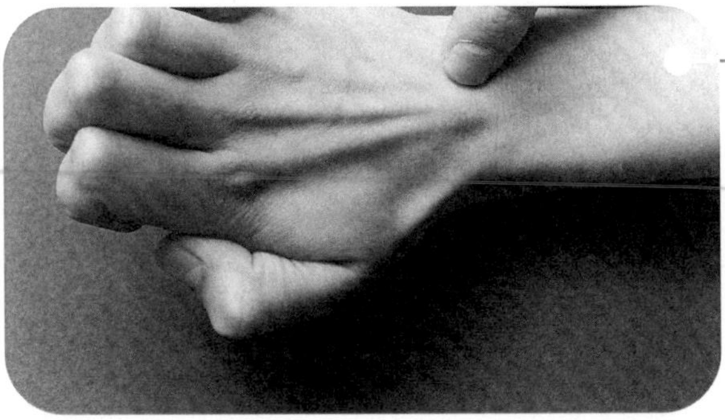

Abb. 6.22 M. extensor digitorum im Bereich des Handgelenks

In diesem Bereich verbinden sich die vier Sehnen des Muskels und die Sehne des M. extensor indicis in einem osteofibrösen Sehnenfach (Teil des die Extensoren umgebenden Retinaculums), durch das sie, bevor sie den Handrücken erreichen, an die Rückseite des Radius gedrückt werden.

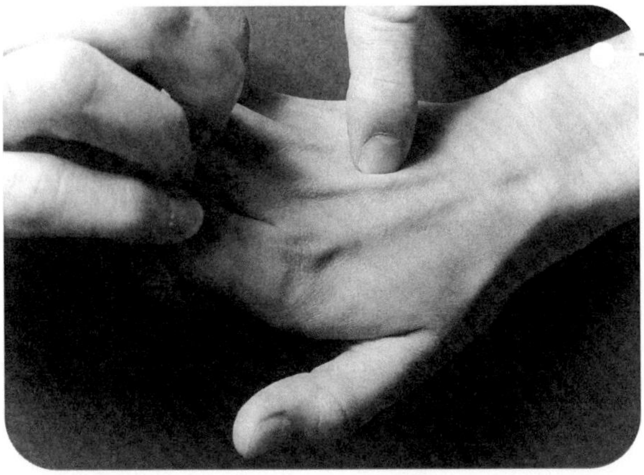

Abb. 6.23 Sehnen des M. extensor digitorum auf dem Handrücken

Man bringt die Hand in Extension und übt an der Rückseite der ersten Fingerglieder (siehe nebenstehende Abbildung) Widerstand aus, dadurch werden die Sehnen auf dem Handrücken sichtbar.

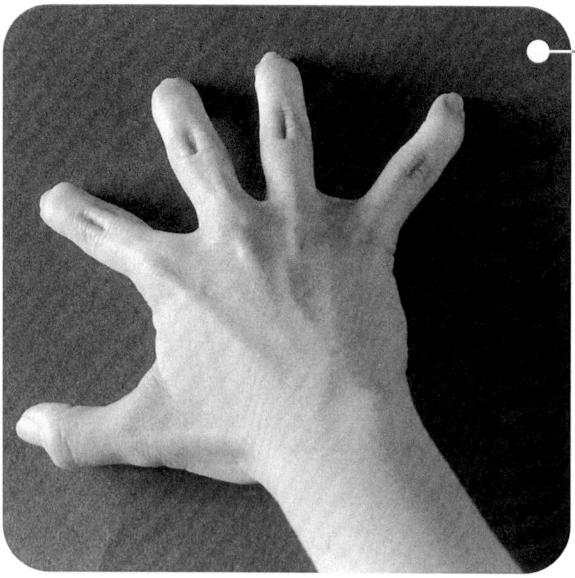

Abb. 6.24 M. extensor digitorum, Muskelansätze an den Phalangen

Jede Sehne endet an der Basis der drei Phalangen der vier betroffenen Finger.
Anmerkung: In der nebenstehenden Abbildung ist die Sehne des M. extensor digitorum im Bereich der Phalangen zweigeteilt, das ist jedoch nicht die Regel, sondern die Ausnahme.

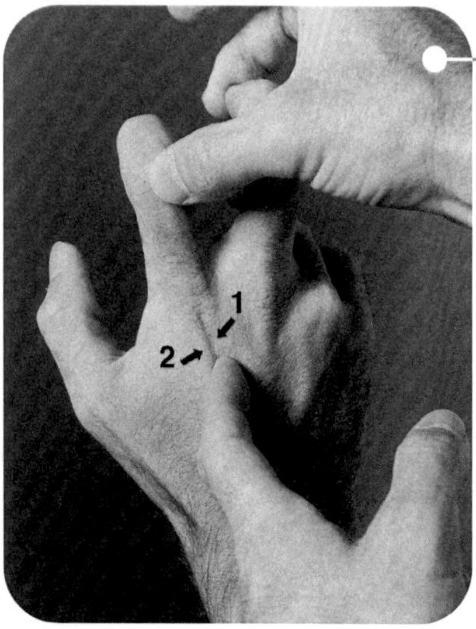

Abb. 6.25 M. extensor indicis im Bereich des Handrückens

Dieser Muskel zieht von der Ulna zum Zeigefinger. Auf der Rückseite des Handgelenks und der Hand liegt die Sehne dieses Muskels (1) am ulnaren Rand der Sehne des M. extensor digitorum, die für den Zeigefinger (2) bestimmt ist. In den meisten Fällen verbinden sich diese beiden Sehnen im Bereich des Metakarpophalangealgelenks.

Ursprung und Ansatz

- Der M. extensor indicis entspringt:
  - im unteren Drittel der Rückseite der Ulna,
  - auf der Membrana interossea antebrachii.
- Distal inseriert der Muskel im Bereich des Metakarpophalangealgelenks des Zeigefingers, wo er sich mit der für den Zeigefinger bestimmten Sehne des M. extensor digitorum verbindet.

Anmerkung: Auf der nebenstehenden Abbildung liegt der Zeigefinger des Therapeuten zwischen den beiden erwähnten Sehnen.

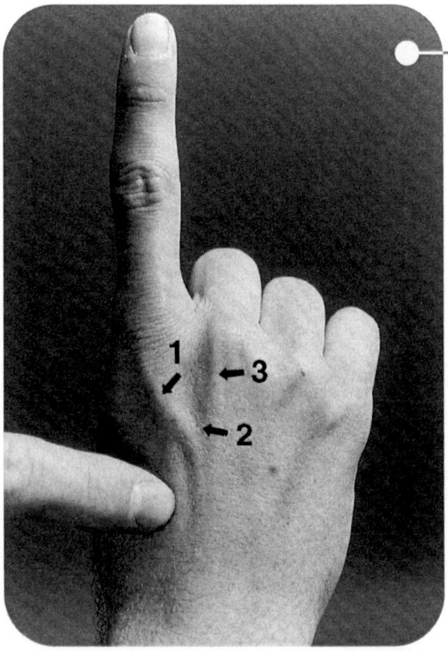

Abb. 6.26 Topografische Beziehungen der Sehnen des M. extensor indicis und des M. extensor digitorum

Wenn die Metakarpophalangealgelenke gebeugt sind und der Patient den Zeigefinger strecken möchte, verläuft die Sehne des M. extensor digitorum für den Zeigefinger (1) über die Sehne des M. extensor indicis (siehe Zeigefinger des Therapeuten). Diese Bewegung wird durch den Zug einer Aponeurose (2) erzeugt, die die Sehne mit der Sehne des M. extensor digitorum des Mittelfingers (3) verbindet. Durch diese Traktion wird die Sehne des M. extensor digitorum des Zeigefingers zum ulnaren Rand der Sehne des M. extensor indicis verschoben.
Anmerkung: Die Sehne (1), die sich am Handrücken während der oben beschriebenen spezifischen Bewegung S-förmig abzeichnet, ist die Sehne des M. extensor digitorum des Zeigefingers.

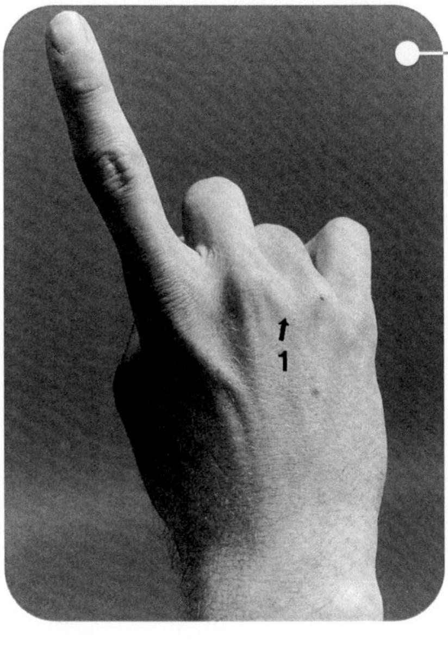

Abb. 6.27 M.-extensor-digitorum-Sehne für den Zeigefinger und die Dorsalaponeurosen (1)

Auf dem Handrücken werden die Sehnen des M. extensor digitorum durch fibröse Strukturen (Connexus intertendinei) (1) verbunden, deren Verlauf sowohl quer als auch schräg sein kann (auch ➛ Abb. 6.26 und 6.32).

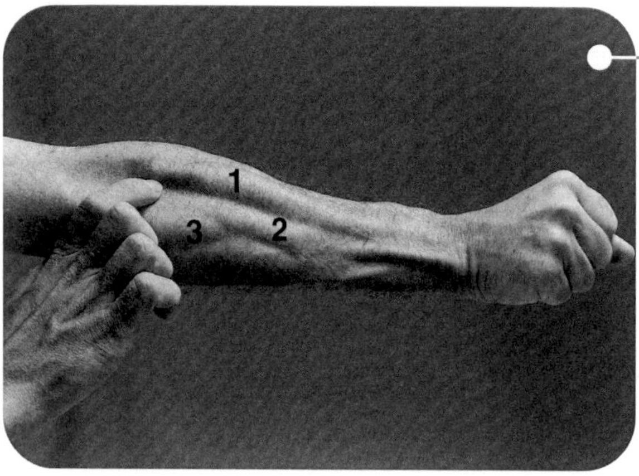

Abb. 6.28 M. extensor digiti minimi, Ursprung

Der Ursprung dieses Muskels liegt im Bereich des Epicondylus lateralis humeri, medial des M. extensor digitorum (1).
1. M. extensor digitorum
2. M. extensor carpi ulnaris
3. M. anconeus

Anmerkung: Auf der nebenstehenden Abbildung zeigt der Zeigefinger des Therapeuten die Lage des M. extensor digiti minimi in der von M. extensor digitorum (1) und M. extensor carpi ulnaris (2) gebildeten Rinne.

Ursprung und Ansatz

- Der M. extensor digiti minimi entspringt:
  - am Epicondylus lateralis humeri,
  - auf der Fascia antebrachii.
- Distal verschmilzt er in der Region des Os metacarpale V (Varianten je nach Patient möglich) mit der Sehne des M. extensor digitorum für den fünften Finger.

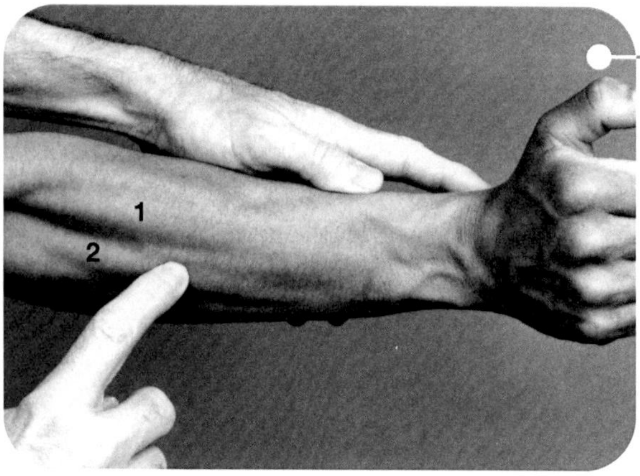

Abb. 6.29 M. extensor digiti minimi, Muskelbauch

Der sehr lange und feine Muskel, der in der Abbildung durch den Zeigefinger des Therapeuten hervorgehoben wird, liegt in einer Vertiefung zwischen den Muskelbäuchen des M. extensor digitorum (1) und des M. extensor carpi ulnaris (2). Legt man zwei oder drei Finger in diese Vertiefung und ersucht man den Patienten, den kleinen Finger mehrmals hintereinander zu strecken, spürt man die Muskelanspannung.

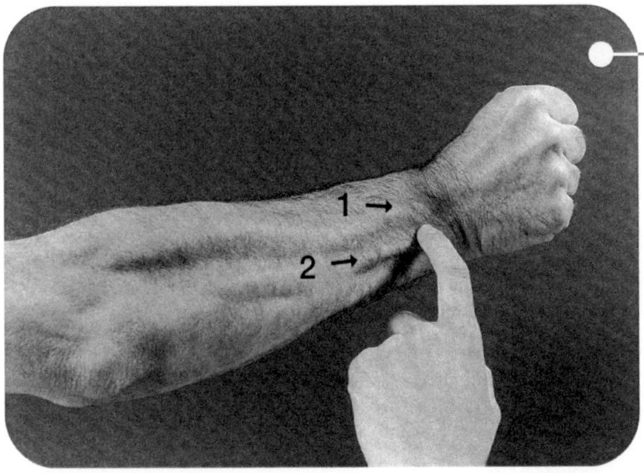

Abb. 6.30 M. extensor digiti minimi, Sehne

Man legt den Zeigefinger oder zwei oder drei Finger medial der Sehne des M. extensor digitorum (1) und lateral der Sehne des M. extensor carpi ulnaris (2) auf den Unterarm und spürt unter den Fingern die gesuchte Sehne. Die mehrfache Streckung des ersten Fingerglieds des kleinen Fingers (die beiden anderen Fingerglieder sind gebeugt) erleichtert das Auffinden dieser Sehne.
Anmerkung: Die Sehne zieht hinter dem Ulnarköpfchen und dem Handgelenk durch ein eigenes Sehnenfach.

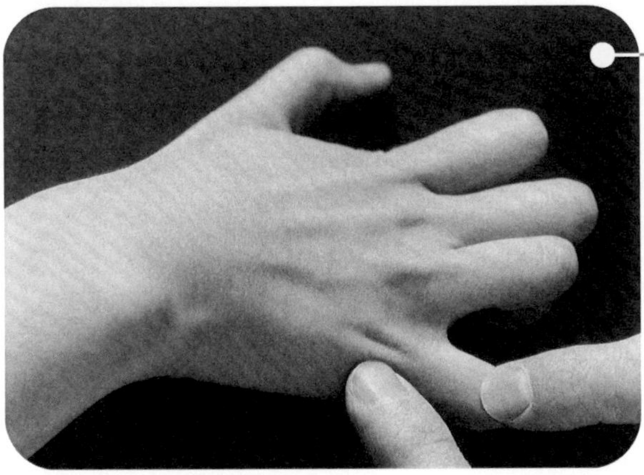

Abb. 6.31 M. extensor digiti minimi, Sehne im Bereich des Handrückens

Die Sehne dieses Muskels kann zweigeteilt sein. Diese Besonderheit ist auf der nebenstehenden Abbildung klar zu erkennen. Um die Sehne anzuspannen, ersucht man den Patienten, gegen Widerstand eine Hyperextension mit dem Metakarpophalangealgelenk des fünften Fingers auszuführen.

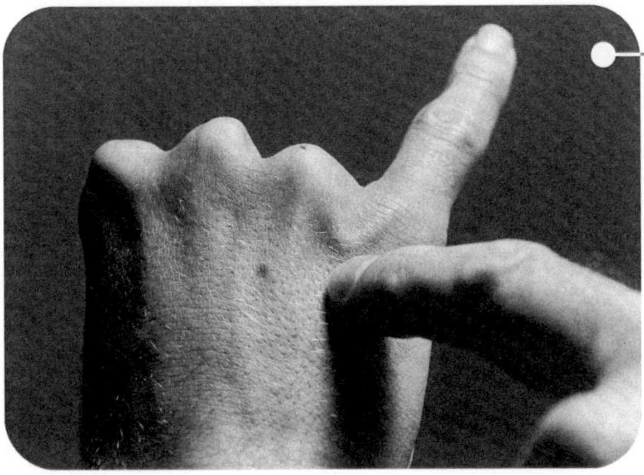

Abb. 6.32 Verlängerung der Aponeurose des M. extensor digitorum zur Sehne des M. extensor digiti minimi

Normalerweise besteht eine Verbindung zwischen der Sehne – in der nebenstehenden Abbildung wird sie durch den Zeigefinger des Therapeuten angedeutet – des M. extensor digitorum für den vierten Finger und der Sehne des M. extensor digiti minimi.
Anmerkung: Diese Sehnenverbindungen bestehen auch zwischen den anderen Fingern.

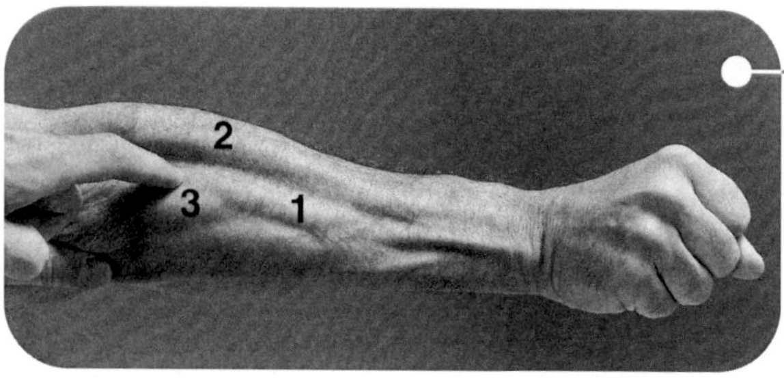

Abb. 6.33 M. extensor carpi ulnaris, Ursprung

Auf der nebenstehenden Abbildung weist der Zeigefinger auf den proximalen Anteil des betreffenden Muskels (1) hin. Nachdem man den M. extensor digitorum (2) lokalisiert hat, legt man einen Finger medial davon auf den Unterarm und ersucht den Patienten, das Handgelenk mehrmals zu strecken und gleichzeitig eine Ulnarabduktion auszuführen, um den Muskel unter den Fingern zu spüren. Zur genauen Positionierung der Finger kann man auch den M. anconeus (3) als Bezugspunkt heranziehen.

Ursprung und Ansatz

- Der M. extensor carpi ulnaris entspringt über eine gemeinsame Sehne mit den anderen am Epicondylus ansetzenden Sehnen:
  - am Epicondylus lateralis humeri,
  - in den proximalen zwei Dritteln des lateroposterioren Ulnarands,
  - in der Tiefe der Fascia antebrachii.
- Er inseriert auf dem Tuberculum mediale an der Basis des Os metacarpale V.

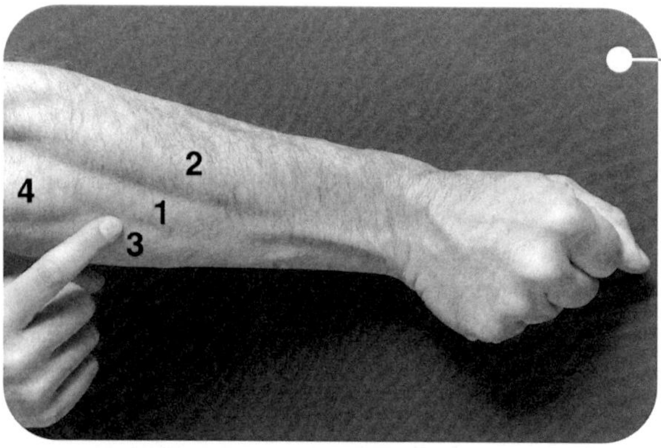

Abb. 6.34 M. extensor carpi ulnaris, Muskelbauch

Auf der nebenstehenden Abbildung deutet der Zeigefinger auf den Muskelbauch (1), der zwischen dem M. extensor digitorum (2) lateral und dem M. flexor carpi ulnaris (3) medial liegt. Der M. anconeus (4) befindet sich oberhalb und medial davon.

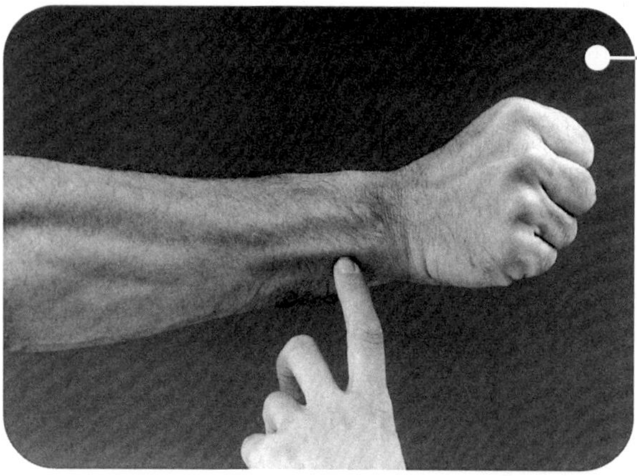

Abb. 6.35 M. extensor carpi ulnaris, distaler Abschnitt

Die Sehne des M. extensor carpi ulnaris, die in der nebenstehenden Abbildung durch den Zeigefinger angedeutet wird, zieht hinter dem distalen Ende der Ulna in einem osteofibrösen Sehnenfach nach distal und endet auf dem Tuberculum mediale des Os metacarpale V.

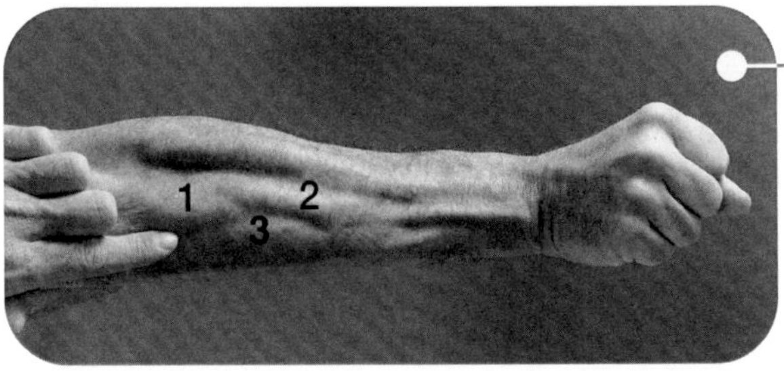

Abb. 6.36 M. anconeus

Um diesen Muskel besser palpieren zu können, sollte man zunächst drei Finger auf den lateralen Rand des Olecranons legen und die Finger dem Unterarm entlang nach unten und außen gleiten lassen, ohne dabei den Hautkontakt zu verlieren. Man spürt ein Muskelrelief unter den Fingern. Wenn der Patient den Unterarm mehrmals streckt, spürt man den Muskelbauch besonders gut.

Auf der nebenstehenden Abbildung weist der Zeigefinger des Therapeuten auf den M. anconeus (1) zwischen den Muskelbäuchen des M. extensor carpi ulnaris (2) lateral und des M. flexor carpi ulnaris (3) medial hin.

Ursprung und Ansatz

- Der M. anconeus entspringt als Sehne auf der Dorsalseite des Epicondylus lateralis humeri.
- Er inseriert im proximalen Viertel der Facies dorsalis ulnae (Olecranon).

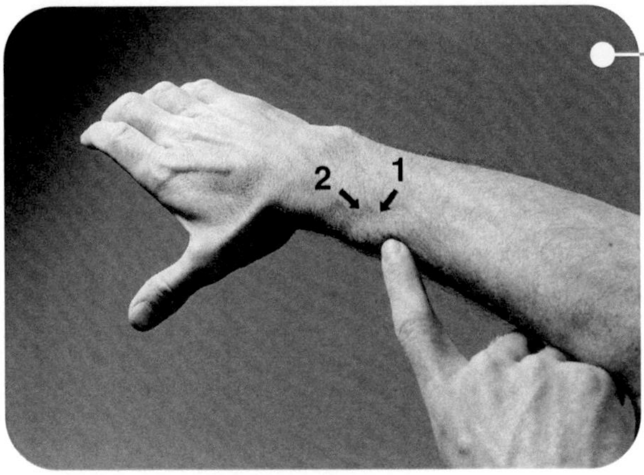

Abb. 6.37 M. abductor pollicis longus, Muskelbauch

Der auf der Rückseite des Radius palpierbare Muskelbauch ist auf der nebenstehenden Abbildung (Zeigefinger) in der Region erkennbar, in der er auf die Außenseite des Radius wechselt. Man ersucht den Patienten, den Daumen wiederholt von den anderen Fingern abzuspreizen, um die Muskelkontraktion zu spüren.

Ursprung und Ansatz

- Der M. abductor pollicis longus entspringt proximal:
  - auf der Facies dorsalis ulnae,
  - auf der Membrana interossea antebrachii,
  - im medialen Teil der Facies dorsalis radii.
- Er inseriert auf dem Tuberculum radii an der Basis des Os metacarpale I.

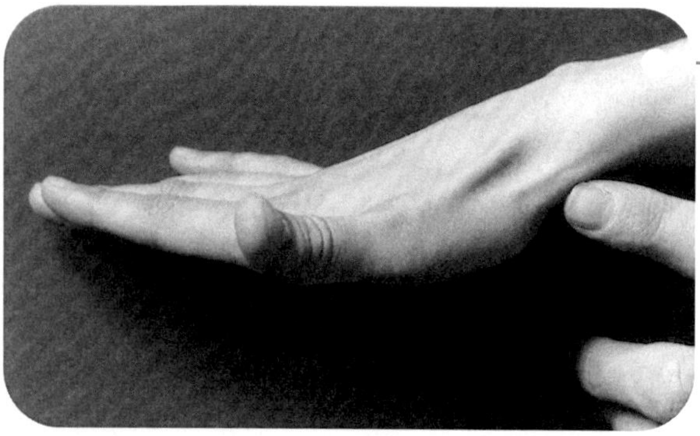

Abb. 6.38 M. abductor pollicis longus, Sehne

Zur Palpation dieser Sehne ersucht man den Patienten, den Daumen von den anderen Fingern wegzuspreizen. Auf der nebenstehenden Abbildung weist der Zeigefinger des Therapeuten auf die gesuchte Sehne hin. Sie endet am lateralen (radialen) Tuberculum an der Basis des Os metacarpale I.
Anmerkung: Es ist nicht immer leicht, die Sehne des M. abductor pollicis longus von der Sehne des M. extensor pollicis brevis (➤ Abb. 6.40) zu unterscheiden. Oft verschmelzen diese beiden Sehnen zu einer gemeinsamen Sehnenstruktur. Zur Erinnerung, die Sehne des M. abductor pollicis longus liegt weiter anterior als die Sehne des kurzen Daumenstreckers.

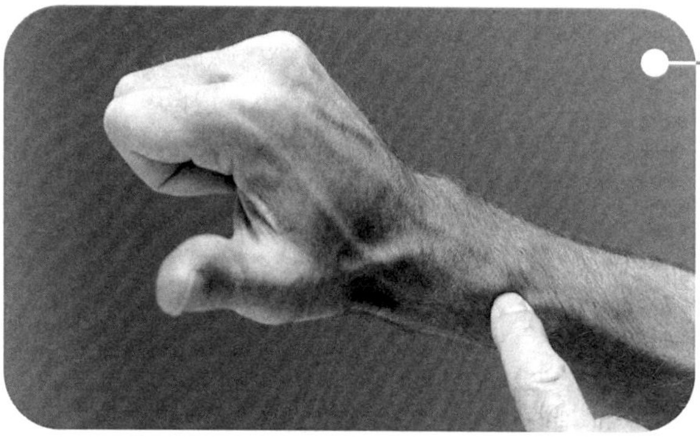

Abb. 6.39 M. extensor pollicis brevis, Muskelbauch

Dieser unterhalb des M. abductor pollicis longus an der Dorsalseite des Unterarms entspringende Muskel zieht wie dieser um die Außenseite des Radius. Zur Erinnerung, der Muskelbauch des M. extensor pollicis brevis liegt weiter distal als der M. abductor pollicis longus. Man sucht diese Struktur unterhalb dieser Rinne und ersucht den Patienten, den Daumen wiederholt von den anderen Fingern abzuspreizen, um die Muskelkontraktionen wahrzunehmen.

Ursprung und Ansatz

- Der M. extensor pollicis brevis entspringt proximal:
  - im mittleren Drittel der Facies posterior radii,
  - an der Membrana interossea antibrachii.
- Er inseriert an der dorsalen Fläche der Grundphalanx des Daumens.

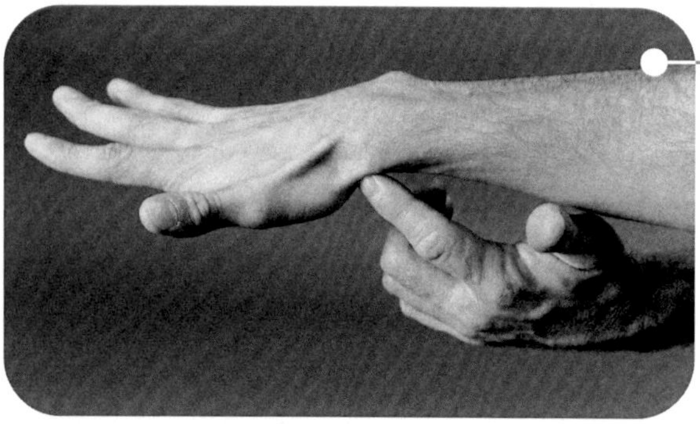

Abb. 6.40 M. extensor pollicis brevis, Sehne im Bereich des Handgelenks

In dieser Region ist es oft schwierig, die gesuchte Sehne von der Sehne des M. abductor pollicis longus (➤ Abb. 6.38) zu unterscheiden, da sie miteinander verbunden sind. Um die Sehne im lateralen Teil des Handgelenks hervortreten zu lassen, ersucht man den Patienten, den Daumen von den anderen Fingern abzuspreizen und gleichzeitig zu strecken. Zur Erinnerung, die Sehne des kurzen Daumenstreckers liegt weiter dorsal als die Sehne des M. abductor pollicis longus.
Anmerkung: Die Sehne bildet am Handgelenk die anterolaterale Grenze der „Tabatière" (➤ Anmerkung zu Abb. 6.43).

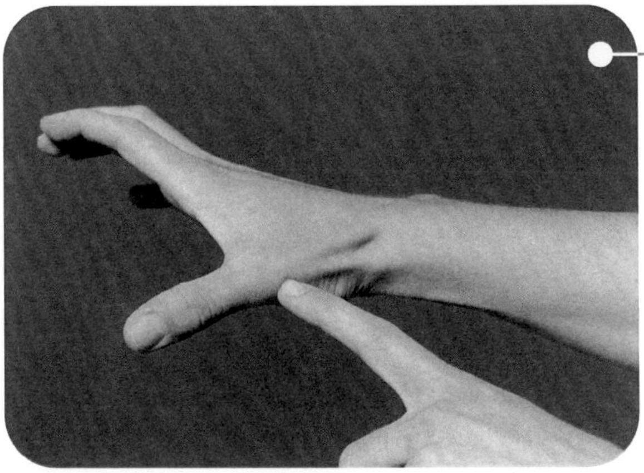

Abb. 6.41 M. extensor pollicis brevis, Ansatz

Wie aus der nebenstehenden Abbildung ersichtlich, inseriert die durch den Zeigefinger des Therapeuten markierte Sehne, nachdem sie die dorsale Fläche des Os metacarpale I entlanggezogen ist, an der Dorsalseite der Grundphalanx des Daumens.

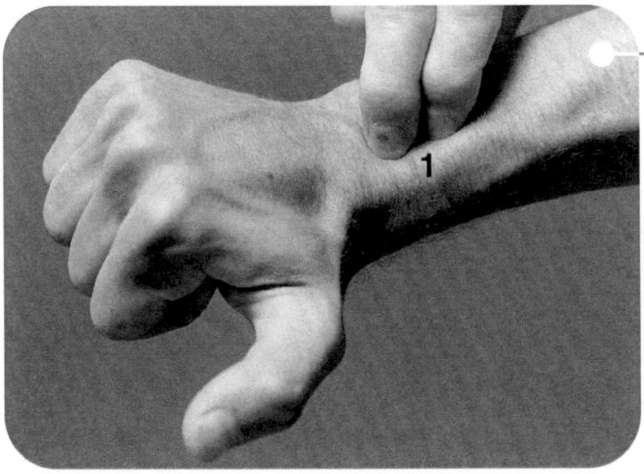

Abb. 6.42 M. extensor pollicis longus an der Facies dorsalis radii

Der Therapeut legt zwei Finger auf die Dorsalseite des Radius medial des Muskelbauchs des M. extensor pollicis brevis (1) (➛ Abb. 6.39). Er ersucht den Patienten, den Daumen hinter die Handebene zu bewegen, so dass sich die Sehne des betreffenden Muskels unter den Fingern abzuzeichnen beginnt.

Ursprung und Ansatz

- Der M. extensor pollicis longus entspringt proximal:
  - im mittleren Drittel der Facies dorsalis ulnae,
  - an der Membrana interossea antebrachii.
- Er inseriert an der Dorsalseite der Endphalanx des Daumens.

Anmerkung: Der Muskelbauch des M. extensor pollicis longus zieht an der Dorsalseite des Unterarms schräg nach außen und unter dem M. extensor pollicis brevis, dem er anhaftet, nach distal.

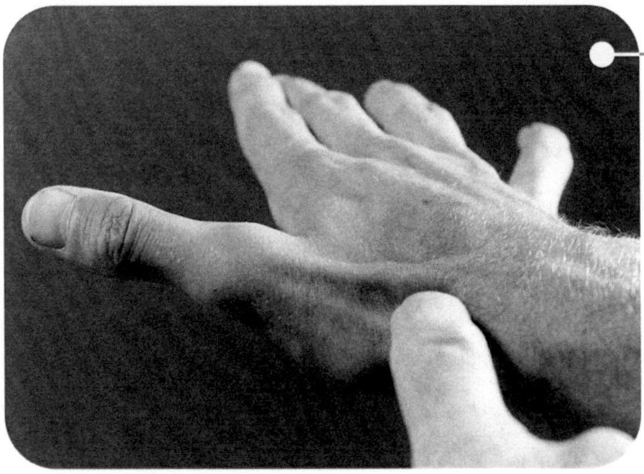

Abb. 6.43 M. extensor pollicis longus, Sehne im Bereich des Handgelenks

Um diese Sehne besser sichtbar zu machen, sollte der Patient die in ➛ Abb. 6.41 beschriebene Bewegung ausführen. Die gesuchte Sehne bildet die posterolaterale Begrenzung der Tabatière, deren anterolaterale Grenze durch die Sehne des M. extensor pollicis brevis gebildet wird.

Anmerkung: Die Tabatière ist ein dreieckiges Grübchen, das an der posterolateralen Fläche des Handgelenks erkennbar wird, wenn die Mm. extensor pollicis longus und brevis angespannt werden. Der knöcherne Boden der Tabatiere wird durch das Os scaphoideum gebildet.

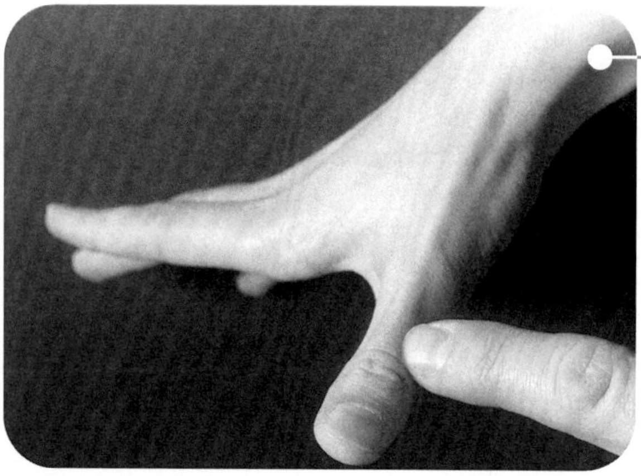

Abb. 6.44 M. extensor pollicis longus, Ansatz

Wie in der nebenstehenden Abbildung dargestellt, inseriert die Sehne, nachdem sie die dorsale Fläche des Os metacarpale I und der ersten Phalanx entlanggezogen ist, auf der Dorsalseite der Endphalanx, die in der Abbildung durch den Zeigefinger des Therapeuten angedeutet wird.

Anteriore Muskelgruppe

Diese Muskelgruppe setzt sich aus acht Muskel zusammen, die in vier Schichten verlaufen:

- die erste Schicht besteht, von lateral nach medial betrachtet, aus den Mm. pronator teres, flexor carpi radialis, palmaris longus und flexor carpi ulnaris,
- die zweite Schicht umfasst den M. flexor digitorum superficialis,
- die dritte Schicht besteht aus dem M. flexor digitorum profundus medial und dem M. flexor pollicis longus lateral,
- die vierte Schicht besteht aus dem M. pronator quadratus.

Die wichtigsten palpatorisch zugänglichen Strukturen:

Die am Epicondylus medialis ansetzenden Muskeln (➤ Abb. 6.46), die eine gemeinsame Ursprungsehne aufweisen (➤ Abb. 6.47):

- M. pronator teres (➤ Abb. 6.48 und 6.49)
- M. flexor carpi radialis:
  - Muskelbauch (➤ Abb. 6.50)
  - Sehne (➤ Abb. 6.51 und 6.52)
- M. palmaris longus (➤ Abb. 6.53 und 6.54)
- M. flexor carpi ulnaris (➤ Abb. 6.55, 6.56 und 6.57)
- M. flexor digitorum superficialis:
  - oberflächliche Schicht, Sehne für den vierten Finger (➤ Abb. 6.58)
  - oberflächliche Schicht, Sehne für den dritten Finger (➤ Abb. 6.59)
  - tiefe Schicht, Sehnen für den fünften Finger und den Zeigefinger (➤ Abb. 6.60)
  - distaler Muskelbauch (➤ Abb. 6.61)
  - Sehnen in der Handfläche (➤ Abb. 6.62)
- M. flexor pollicis longus (➤ Abb. 6.63 und 6.64)

Funktion

Der M. flexor pollicis longus:

- Er sichert die Beugung des Endglieds des Daumens.
- Er ist an der Flexion der ersten Phalanx des Daumens gegenüber dem ersten Mittelhandknochen beteiligt.
- Er ist an der Opposition zwischen dem Daumen und den anderen Fingern und an den verschiedenen Greifformen der Hand beteiligt.

Der M. flexor digitorum profundus:

- Im Bereich der vier Finger:
  - sichert er die Beugung der dritten Phalanx gegenüber der zweiten,
  - ist er an der Flexion der zweiten Phalanx gegenüber der ersten beteiligt,
  - ist er an der Flexion zwischen erster Phalanx und Metakarpalknochen beteiligt.
- Er ist an der Flexion des Handgelenks beteiligt.
- Er ist an der Opposition zwischen dem Daumen und den anderen Fingern und an den verschiedenen Greifformen der Hand beteiligt.

M. flexor digitorum superficialis:

- Im Bereich der vier Finger:
  - stellt er die Beugung des zweiten Fingerglieds gegenüber dem ersten sicher,
  - ist er an der Beugung des ersten Fingerglieds gegenüber den Mittelhandknochen beteiligt.
- Er ist an der Opposition zwischen dem Daumen und den anderen Fingern und an den verschiedenen Greifformen der Hand beteiligt.

M. flexor carpi ulnaris:

Er ist an der Beugung und an der Ulnarabduktion zwischen Handgelenk und Unterarm beteiligt.

M. flexor carpi radialis:

- Er ist Beuger und Abduktor (Radialabduktion) des Handgelenks gegenüber dem Unterarm.
- Er nimmt auch an der Pronation des Unterarms gegenüber dem Oberarm teil.

M. pronator teres:

Er ist Pronator und Flexor des Unterarms gegenüber dem Oberarm. (Im täglichen Leben ist die Pronation meist mit der Abduktion und der Innenrotation der Schulter verbunden).

M. pronator quadratus:

Er ist Pronator des Unterarms gegenüber dem Oberarm.

M. palmaris longus:

Er beugt das Handgelenk gegenüber dem Unterarm.

Muskeln des Unterarms (oberflächliche Schicht)

Ansicht von anterior

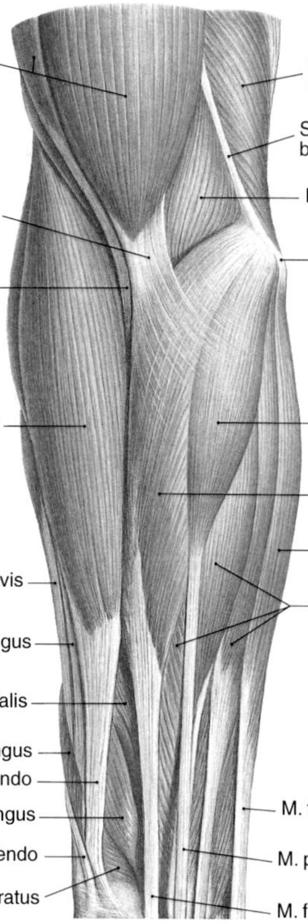

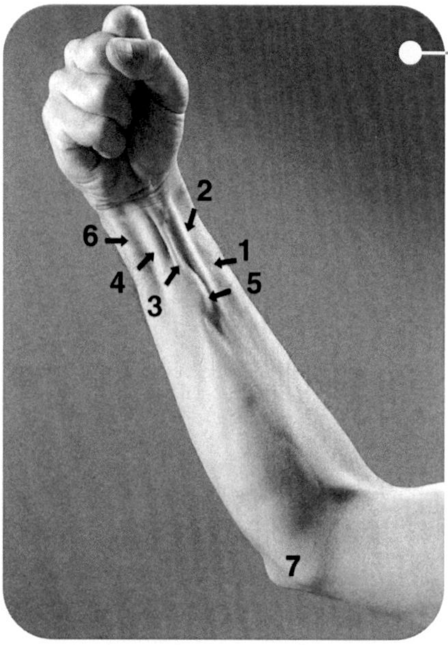

Abb. 6.45 Unterarm, Ansicht von anterior

1. M. flexor pollicis longus
2. M. flexor carpi radialis
3. M. palmaris longus
4. M. flexor digitorum superficialis:
5. Sehne für den vierten Finger
6. Muskelbauch
7. M. flexor carpi ulnaris

Gemeinsame Ursprungsehne der am Epicondylus medialis entspringenden Muskeln

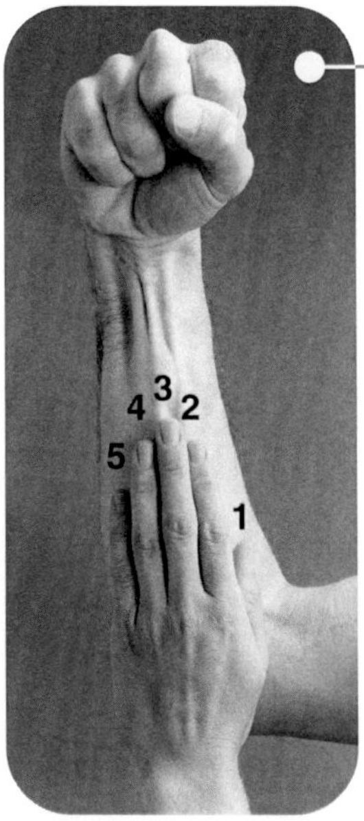

Abb. 6.46 Palpation der am Epicondylus medialis entspringenden Muskeln

Der Ellenbogen ist gebeugt, das Handgelenk in Neutralstellung oder leicht gebeugt, die Hand wird in Neutralstellung hinsichtlich Pronation und Supination zur Faust gemacht. Die Hand des Therapeuten wird mit eng anliegenden Fingern auf die Innenseite des Ellenbogens gelegt, der Thenar hat Kontakt mit dem Epicondylus medialis des Patienten. Folgende Entsprechungen bezüglich der Hand des Therapeuten können angeführt werden:

1. Der Daumen entspricht der Richtung des M. pronator teres
2. Der Zeigefinger entspricht der Richtung des M. flexor carpi radialis
3. Der Mittelfinger entspricht der Richtung des M. palmaris longus
4. Der Ringfinger entspricht der Richtung des M. flexor digitorum superficialis und genauer der zum vierten Finger führenden Sehne dieses Muskels
5. Der kleine Finger entspricht der Richtung des M. flexor carpi ulnaris

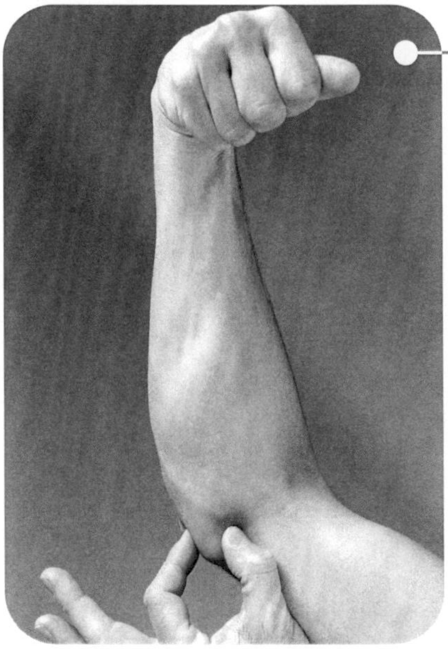

Abb. 6.47 Gemeinsame Ursprungssehne der am Epicondylus medialis entspringenden Muskeln

Umfasst man mit Daumen und Zeigefinger den Epicondylus medialis des Patienten und ersucht ihn, das Handgelenk zu beugen und eine Ulnarabduktion auszuführen, kann man die Kontraktion der gemeinsamen Sehne spüren.

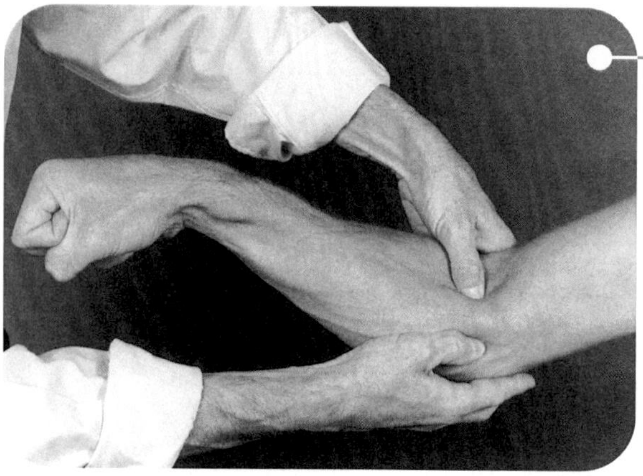

Abb. 6.48 M. pronator teres, Muskelbauch

Man legt die Finger unmittelbar medial der Sehne des M. biceps brachialis (➤ Abb. 6 im Kapitel über den „Oberarm") und ersucht den Patienten, mit geballter Faust eine Pronation des Unterarms auszuführen, so spürt man die Anspannung des Muskelbauchs unter den Fingern.

Ursprung und Ansatz

Der M. pronator teres besteht aus zwei Köpfen: Caput humerale und Caput ulnare.

- Das Caput humerale entspringt am Epicondylus medialis humeri und auf der Fascia antibrachii.
- Das Caput ulnare entspringt am Processus coronoideus ulnae.
- Beide Köpfe verbinden sich zu einer kurzen Endsehne und inserieren im mittleren Drittel der Facies lateralis radii (Tuberositas pronatoria).

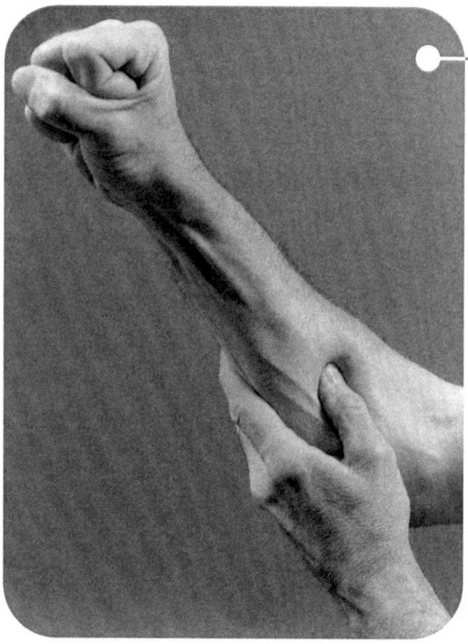

Abb. 6.49 M. pronator teres, distaler Anteil

Nachdem man den Muskelbauch (➤ Abb. 6.48) gefunden hat, folgt man diesem nach distal bis zur Insertion des Muskels im mittleren Drittel der Facies lateralis radii, der Muskel verläuft schräg nach distal und lateral. Um den Muskel besser ertasten zu können, ersucht man den Patienten, mit geballter Faust eine Pronation des Unterarms auszuführen.

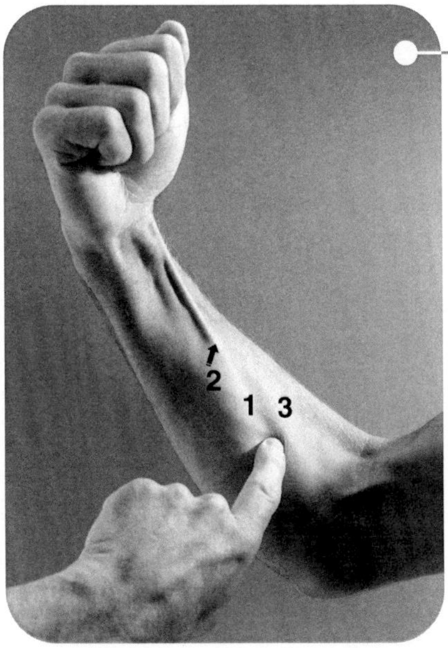

Abb. 6.50 M. flexor carpi radialis, Muskelbauch

Man ersucht den Patienten, das Handgelenk zu beugen und eine Radialabduktion auszuführen. Der Muskelbauch (1) ist als Fortsetzung der Sehne (2) medial des M. pronator teres (3) (➛ Abb. 6.49) zu palpieren.

Ursprung und Ansatz

- Der M. flexor carpi radialis entspringt mit einer Ursprungssehne an der Vorderseite des Epicondylus medialis humeri und an der Fascia antibrachii.
- Er inseriert, nachdem er den lateralen Teil des Karpaltunnels gequert hat, an der Palmarseite der Basis des Os metacarpale II.

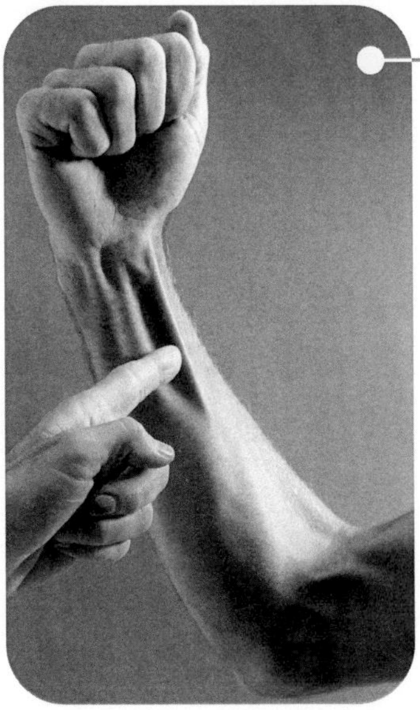

Abb. 6.51 M. flexor carpi radialis, Sehne

Man ersucht den Patienten, die gleiche Bewegung wie in ➛ Abb. 6.50 auszuführen. Die gesuchte Sehne ist die am weitesten lateral liegende Sehne im unteren Drittel der Unterarmvorderseite.

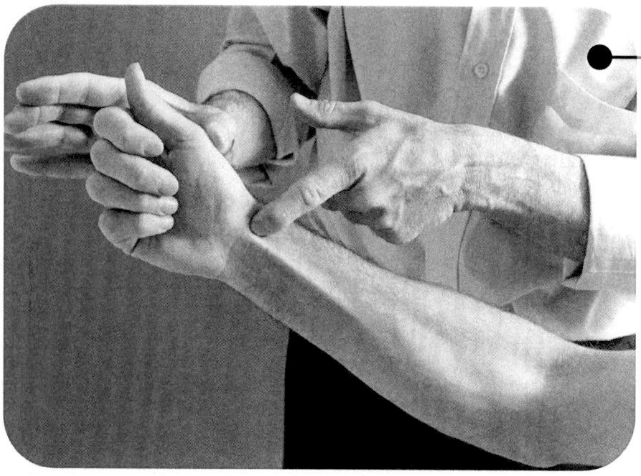

Abb. 6.52 M. carpi radialis, Sehne

Man ersucht den Patienten, eine leichte Beugung des Handgelenks sowie eine Radialabduktion auszuführen. Auf der nebenstehenden Abbildung widersetzt sich der Therapeut der Radialabduktion.

Anmerkung: Der Muskelansatz liegt auf der Vorderseite der Basis des Os metacarpale II, manchmal des Os metacarpale III.

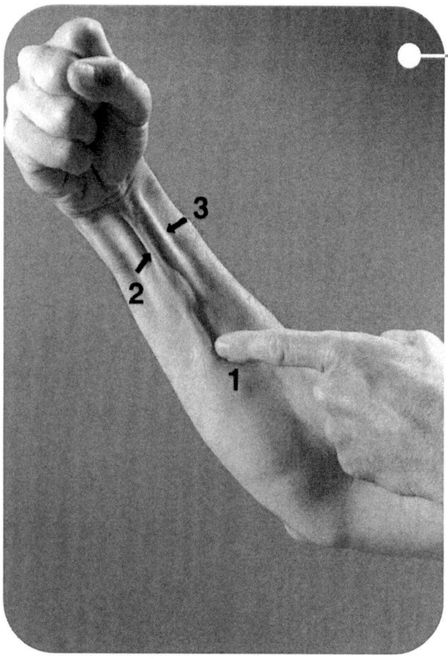

Abb. 6.53 M. palmaris longus, Muskelbauch

Man ersucht den Patienten das Handgelenk zu beugen: der Muskelbauch (1) wird als Fortsetzung der Sehne (2) wahrgenommen, die durch den Zeigefinger des Therapeuten angedeutet wird; sie liegt medial des M. flexor carpi radialis (3). Dieser Muskel ist nicht immer vorhanden.

Ursprung und Ansatz

- Der M. palmaris longus entspringt an der Vorderseite des Epicondylus medialis humeri und auf der Fascia antibrachii.
- Über eine Sehne im Bereich der Mittelhand inseriert er:
  - mit seinen mittleren Fasern am Retinaculum flexorum und an der mittleren Palmaraponeurose,
  - mit seinen lateralen Fasern auf dem Thenar,
  - mit seinen medialen Fasern auf dem Hypothenar.

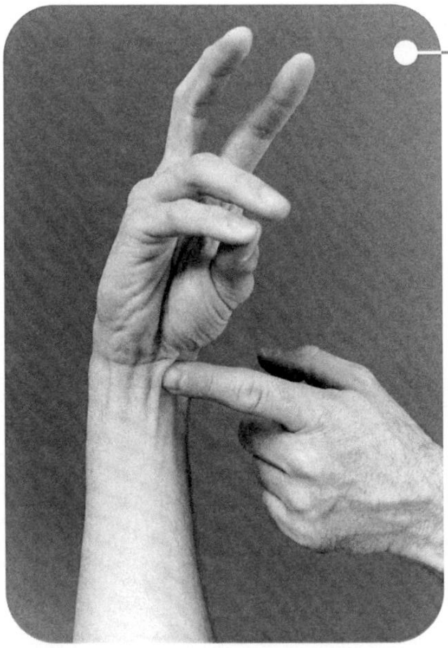

Abb. 6.54 M. palmaris longus, Sehne

Man ersucht den Patienten, Daumen und kleinen Finger in Kontakt zu bringen, und die gesuchte Sehne wird deutlich sichtbar. Es handelt sich um eine sehr lange Sehne, die ungefähr zwei Drittel der Vorderseite des Unterarms einnimmt.

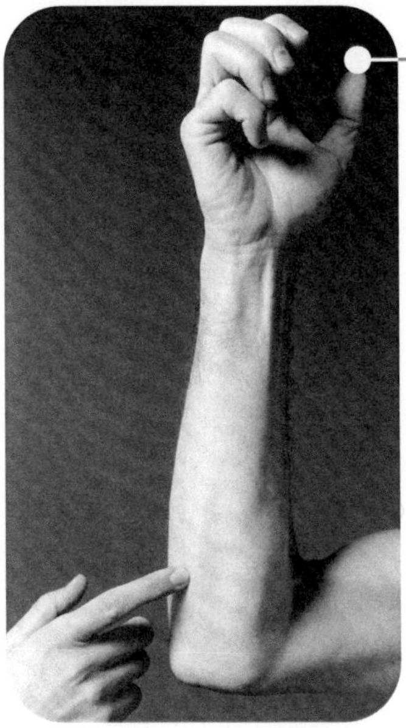

Abb. 6.55 M. flexor carpi ulnaris, proximaler Anteil

Man ersucht den Patienten, das Handgelenk zu beugen und eine Ulnarabduktion auszuführen. Der vom Therapeuten angezeigte Muskelbauch ist nahe der Ulna und medial des M. palmaris longus zu erkennen.
Anmerkung: Im proximalen Teil des Unterarms ist es oft schwierig, die Muskelbäuche der verschiedenen am Epicondylus medialis humeri entspringenden Muskeln voneinander zu unterscheiden.

Ursprung und Ansatz

- Der M. flexor carpi ulnaris verfügt über zwei Köpfe:
  - das Caput humerale entspringt am Epicondylus medialis humeri,
  - das Caput ulnare am medialen Rand des Olecranons und vom proximalen Drittel des Margo posterior ulnae.
- Distal inseriert die Sehne an der Vorderseite des Os pisiforme mit Ausläufern zum Hamulus ossis hamati.

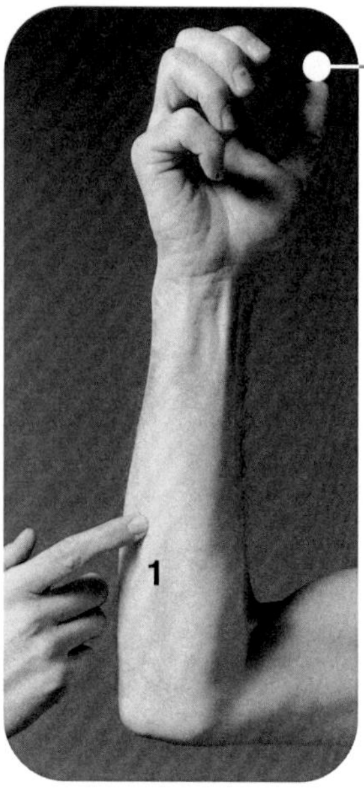

Abb. 6.56 M. flexor carpi ulnaris im medialen Teil des Unterarms

Die beiden in ➛ Abb. 6.55 beschriebenen Köpfe verbinden sich zu einem Muskelbauch (1), der an der Medialseite des Unterarms nach unten zieht und in die distale Sehne einmündet (➛ Abb. 6.57).

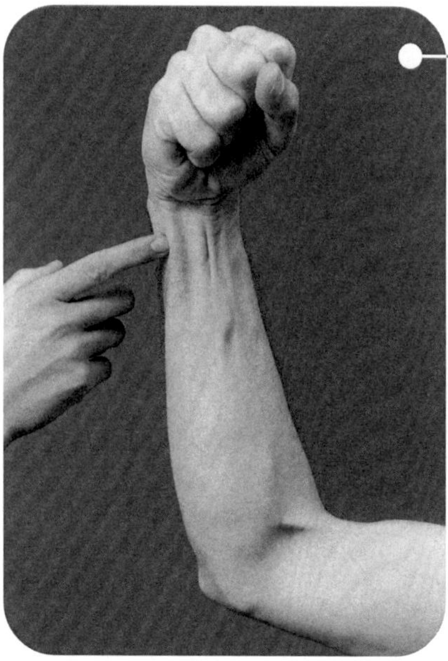

Abb. 6.57 M. flexor carpi ulnaris, Sehne

Es handelt sich um die am weitesten medial liegende Sehne an der Vorderseite des Unterarms. Um diese Sehne anzuspannen, ersucht man den Patienten, die in ➛ Abb. 6.55 beschriebene Bewegung auszuführen.

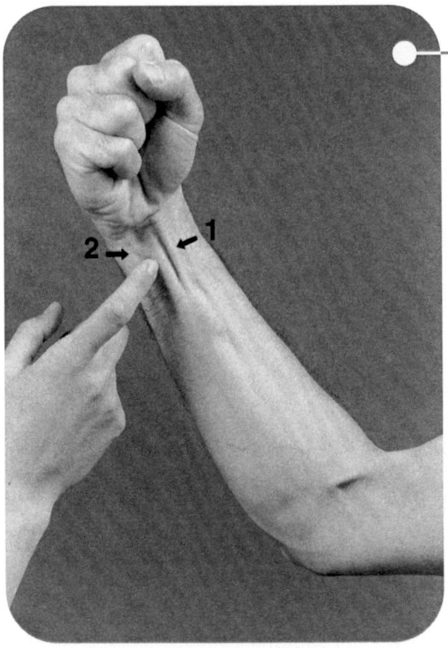

Abb. 6.58 M. flexor digitorum superficialis, oberflächliche Schicht, Sehne für den vierten Finger

Auf der nebenstehenden Abbildung weist der Zeigefinger des Therapeuten auf die für den vierten Finger bestimmte Sehne hin, die medial (Ulnarseite) der Sehne des M. palmaris longus (1) liegt. Der Zeigefinger des Therapeuten drückt gegen den radialen Rand der Sehne des M. flexor carpi ulnaris (2). Er ersucht den Patienten, die Faust zu ballen und das Handgelenk mehrfach zu beugen (auch ➛ Abb. 6.66 im Kapitel über „Handgelenk und Hand").

Anmerkung: Die für den vierten Finger bestimmte Sehne ist gemeinsam mit der Sehne für den dritten Finger Teil der anterioren (oder oberflächlichen) Schicht des M. flexor digitorum superficialis.

Ursprung und Ansatz

Der M. flexor digitorum superficialis hat zwei Köpfe:

- Das Caput humeroulnare hat sein Ursprungsfeld im Bereich des Epicondylus medialis humeri und auf dem Processus coronoideus ulnae.
- Das Caput radiale entspringt in der oberen Hälfte des anterioren Radiusrands.

Die Muskelfasern beginnen an der zwischen den beiden Köpfen liegenden Muskelarkade und sind in zwei Schichten angeordnet:

- eine oberflächlichere humeroulnare Schicht für den dritten und vierten Finger,
- eine tiefe radiale Schicht, manchmal mit zwei Muskelbäuchen, für den zweiten und fünften Finger.

Die vier genannten Sehnen durchziehen den Karpaltunnel und inserieren palmarseitig an der zweiten Phalanx.

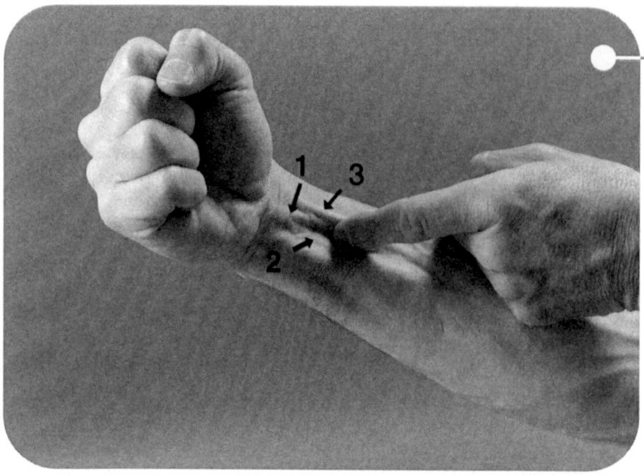

Abb. 6.59 M. flexor digitorum superficialis, oberflächliche Schicht, Sehne für den dritten Finger

Auf der nebenstehenden Abbildung drückt der Zeigefinger des Therapeuten die Sehne des M. palmaris longus (1) nach lateral (zur Radiusseite), um Kontakt mit der Sehne des dritten Fingers (2) aufzunehmen, die am radialen Rand der Sehne des M. flexor digitorum superficialis für den vierten Finger liegt. Man ersucht den Patienten, Daumen und Mittelfinger in Kontakt zu bringen (in der Abbildung nicht dargestellt) und mit dem Handgelenk mehrere kurze Beugebewegungen auszuführen, um die Sehne besser unter den Fingern spüren zu können. Eine andere Möglichkeit wäre es, den Patienten zu ersuchen, die Faust zu ballen und das Handgelenk etwas zu beugen und nach ulnar zu abduzieren (auch ➤ Abb. 6.67 im Kapitel über das „Handgelenk und die Hand").

3. Sehne des M. flexor carpi radialis.

Anmerkung: Diese Sehne ist gemeinsam mit der Sehne für den vierten Finger Teil der anterioren (oberflächlichen) Schicht des M. flexor digitorum superficialis.

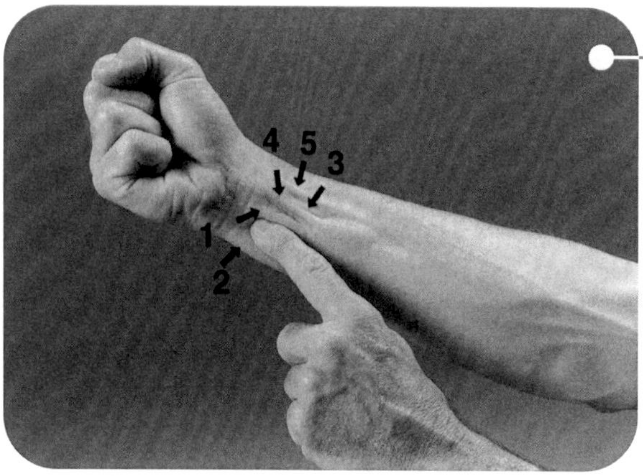

Abb. 6.60 M. flexor digitorum superficialis, tiefe Schicht der Sehnen für den fünften Finger und den Zeigefinger

- Die Sehne für den fünften Finger: auf der nebenstehenden Abbildung liegt der Zeigefinger des Therapeuten am ulnaren Rand der Sehne für den vierten Finger (1) und hat somit Kontakt mit der Sehne für den fünften Finger, die zwischen der Sehne des M. flexor carpi ulnaris (2) medial (Ulnarseite) und der Sehne für den vierten Finger (1) lateral (Radialseite) liegt.
  Man ersucht den Patienten, den Daumen mit dem fünften Finger in Kontakt zu bringen und eine leichte Beugung des Handgelenks hinzuzufügen, um die Spannung der Sehne besser wahrnehmen zu können (auch ➤ Abb. 6.68 im Kapitel über das „Handgelenk und die Hand").
- Die Sehne für den Zeigefinger: auf der nebenstehenden Abbildung ist die Sehne für den Zeigefinger (3) ebenfalls zwischen der Sehne des M. palmaris longus (4) medial (Ulnarseite) und der Sehne des M. flexor carpi radialis (5) lateral (Radiusseite) sichtbar. Um diese Sehne anzuspannen, ersucht man den Patienten, Daumen und zweiten Finger in Kontakt zu bringen und eine leichte Beugung des Handgelenks hinzuzufügen (auch ➤ Abb. 6.69 im Kapitel über „das Handgelenk und die Hand").

Anmerkung: Die beschriebenen Sehnen sind Teil der posterioren (tiefen) Schicht des M. flexor digitorum superficialis.

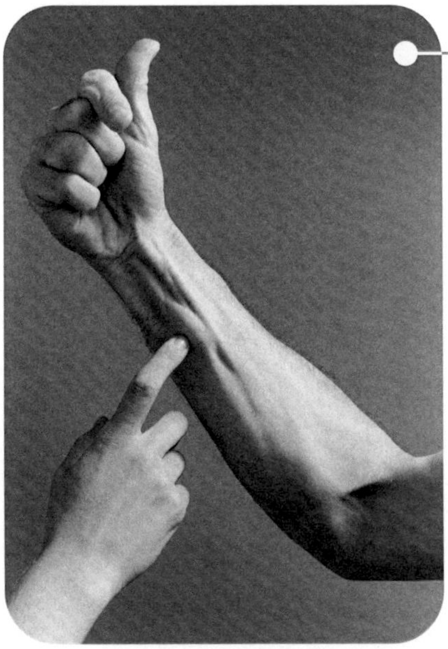

Abb. 6.61 M. flexor digitorum superficialis, distaler Muskelbauch

Auf der nebenstehenden Abbildung weist der Zeigefinger des Therapeuten auf den Muskelbauch der tiefen (oder posterioren) Schicht des M. flexor digitorum superficialis hin. Diese Schicht umfasst die Sehnen für den Zeigefinger und den Ringfinger. Die oberflächliche (oder anteriore) Schicht betrifft die Sehnen für Ringfinger und Mittelfinger. Um den Muskelbauch stärker hervortreten zu lassen, sollte der Patient die Faust stark ballen, das Handgelenk leicht und den Zeigefinger mehrfach kurz beugen.
Anmerkung: Diese Muskelschicht ist nicht bei allen Patienten zugänglich.

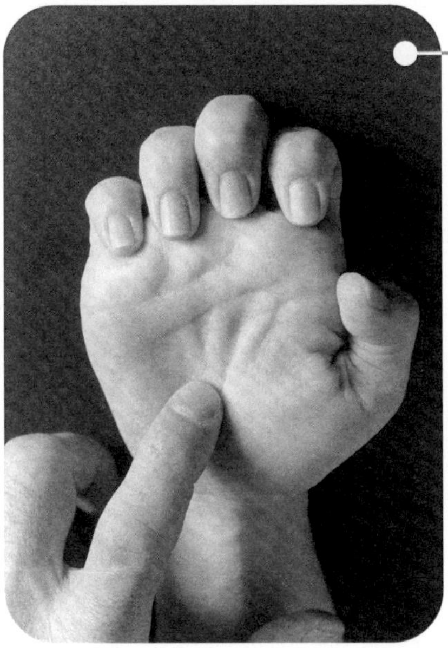

Abb. 6.62 M. flexor digitorum superficialis, Sehne im Bereich der Handfläche

Auf der nebenstehenden Abbildung sind die Sehnen auf der Handfläche sichtbar. Der Patient führt eine Hyperextension der Metakarpophalangealgelenke und eine Flexion der zweiten und dritten Fingerglieder aus. Diese Sehnen sind sehr gut tastbar.

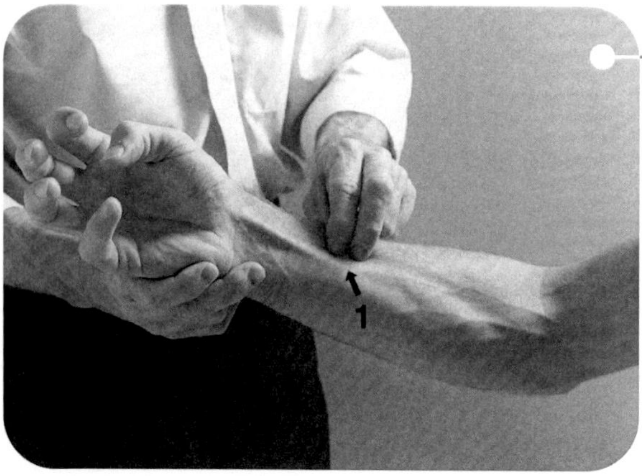

Abb. 6.63 M. flexor pollicis longus, Muskelbauch

Man legt einen oder zwei Finger lateral neben den M. flexor carpi radialis (1) (➝ Abb. 6.51) und ersucht den Patienten, das zweite Daumenglied mehrfach anzuspannen, um die Spannung unter den Fingern zu spüren.

Ursprung und Ansatz

- Der M. flexor pollicis longus entspringt auf den proximalen drei Vierteln der Vorderseite des Radius und auf der Membrana interossea antebrachii.
- Er inseriert auf der Palmarseite an der Basis der Endphalanx des Daumens.

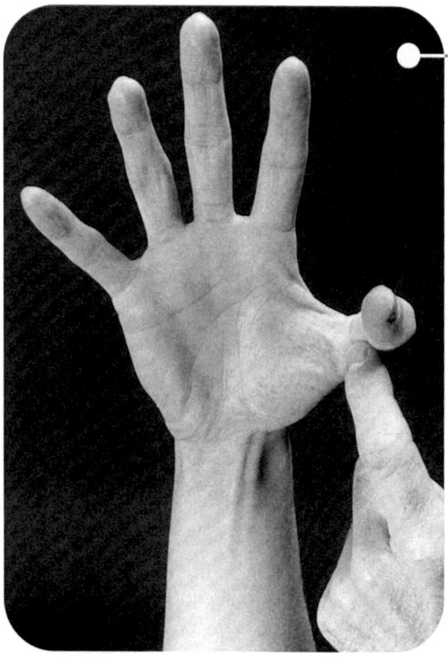

Abb. 6.64 M. flexor pollicis longus, Sehne

Diese Sehne ist auf der Palmarseite der ersten Phalanx des Daumens sehr gut sichtbar, wenn der Patient die Endphalanx des Daumens mehrmals hintereinander schnell beugt.

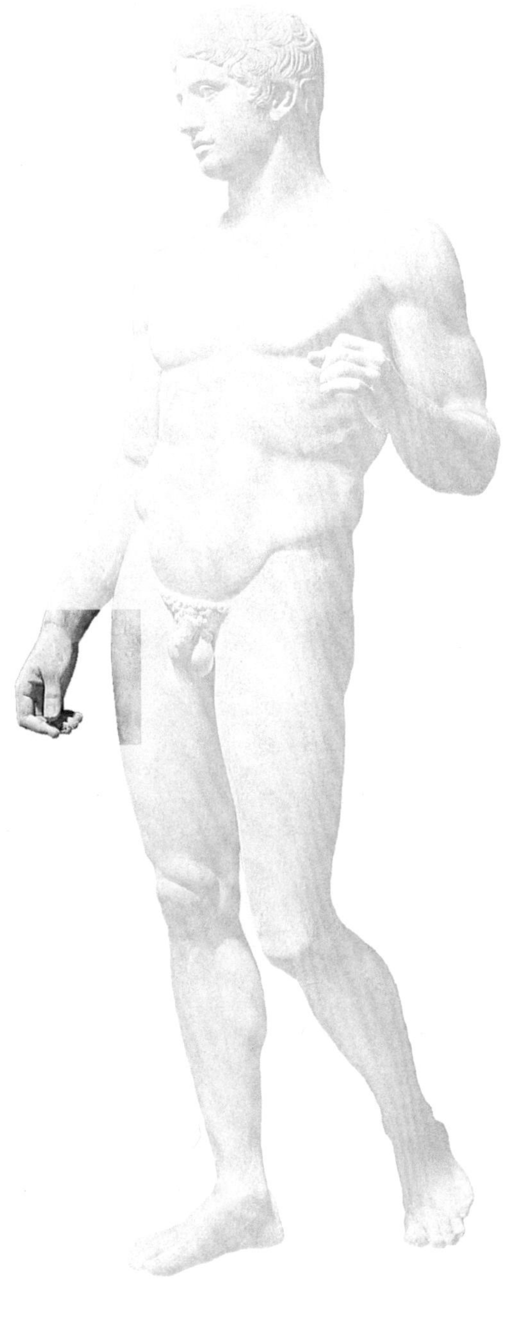

7 Das Handgelenk und die Hand

Topografische Darstellung des Handgelenks und der Hand

Abb. 7.1

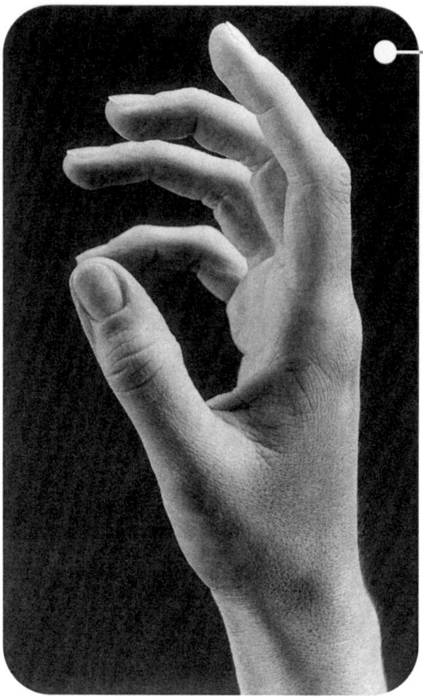

Allgemeine Darstellung der Hand

Knochen

Knochen des Handgelenks, der Hand und der Handwurzel

Ansicht von dorsal

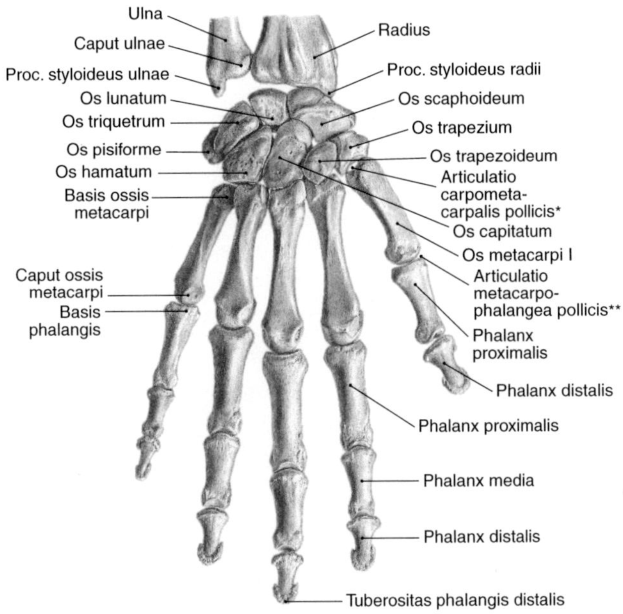

Ansicht von palmar

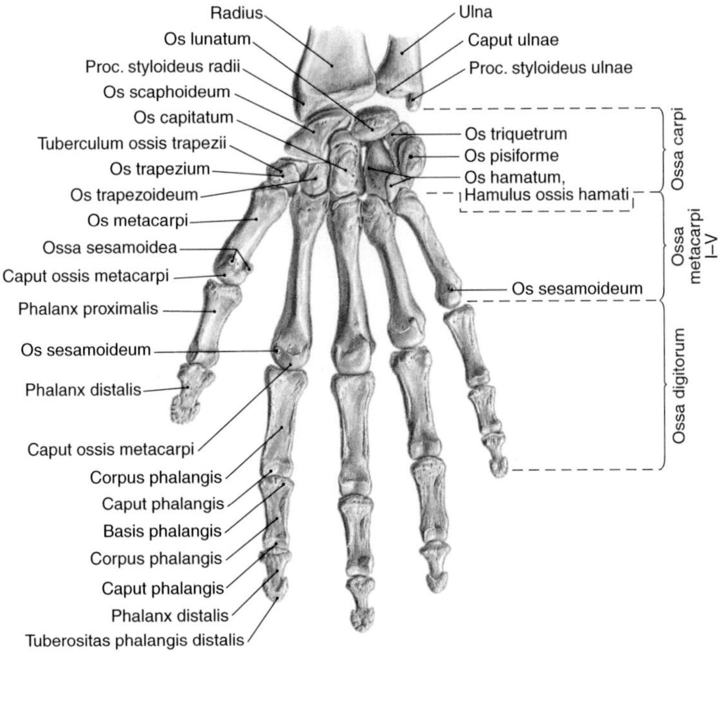

Distales Ende der Unterarmknochen

Die wichtigsten palpatorisch zugänglichen Strukturen:

- Distales Ende der Ulna (Extremitas distalis ulnae, Caput ulnae) (➛ Abb. 7.2), Griffelfortsatz (Processus styloideus ulnae) (➛ Abb. 7.3)
- Distales Ende des Radius (Extremitas distalis radii) (➛ Abb. 7.4), Margo interosseum (➛ Abb. 7.5), laterale Fläche (Facies lateralis radii) und Griffelfortsatz (Processus styloideus radii) (➛ Abb. 7.6)
- Tuberculum dorsale radii, Ansicht von posterior (➛ Abb. 7.7)

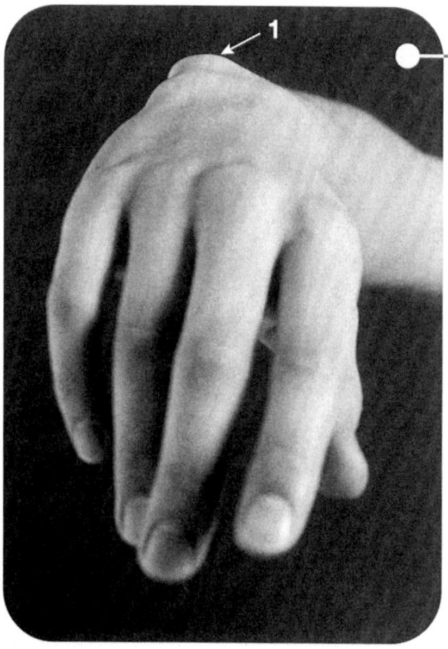

Abb. 7.2

Extremitas distalis ulnae (Caput ulnae)

Die Abbildung zeigt das distale Ende der Ulna (1), das unter den Fingern als leichte Verdickung erkennbar ist, die sich über dem medialen Teil der proximalen Handwurzelreihe erhebt. Das Caput ulnae hat eine zylindrische Form und besteht aus zwei Erhebungen, die durch eine Rinne voneinander getrennt werden: dem Processus styloideus ulnae (➛ Abb. 7.3) und der lateralen Erhebung, die mit der Incisura ulnaris radii gelenkig verbunden ist.

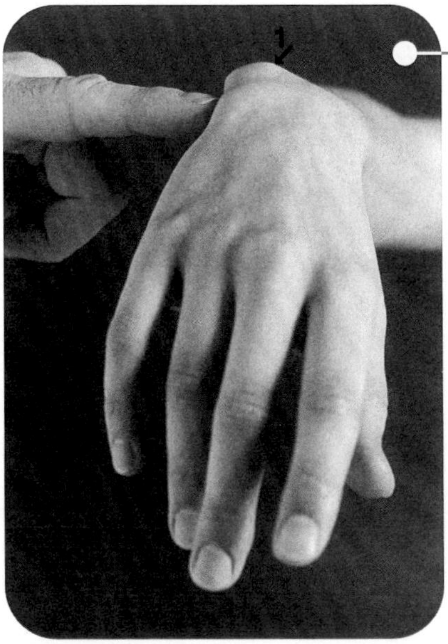

Abb. 7.3 Extremitas distalis ulnae (Caput ulnae) und Processus styloideus

Das distale Ende der Ulna (1) trägt den Processus styloideus, der in der nebenstehenden Abbildung durch den Zeigefinger angedeutet wird und schnabelförmig das untere Ende der Ulna abschließt. Dieser Fortsatz ist mit einem Daumen-Zeigefinger-Griff leicht tastbar. Er wird von der Lateralfläche (die mit der Incisura ulnaris radii gelenkig verbunden ist) durch eine sagittale Rinne, in der die Sehne des M. extensor carpi ulnaris verläuft, getrennt.

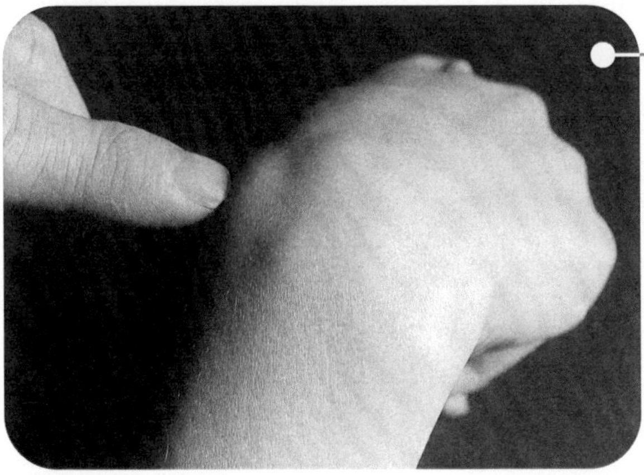

Abb. 7.4 Extremitas distalis radii

Diese Abbildung zeigt das distale Ende des Radius, das den lateralen Teil der proximalen Handwurzelreihe überragt, mit der es gelenkig verbunden ist. Die Unterseite des distalen Endes artikuliert lateral mit dem Os scaphoideum und medial mit dem Os lunatum.

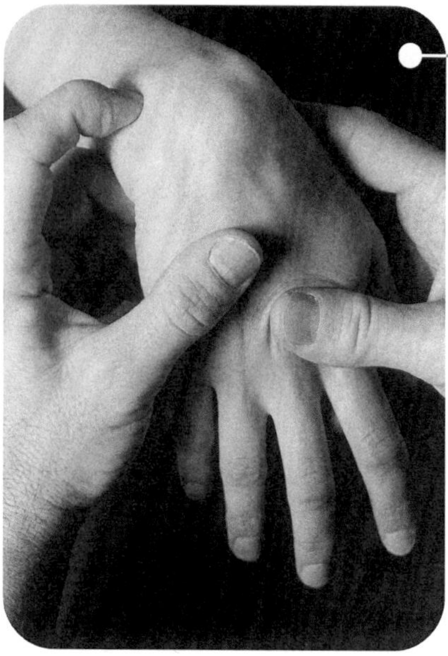

Abb. 7.5 Extremitas distalis radii, Margo interosseum

An der medialen Seite des Radius ist eine Incisura ulnaris radii eingekerbt, eine konkave Gelenkfläche, die das Caput ulnae aufnimmt. Das Handgelenk befindet sich in Neutralposition, der Zeigefinger des Therapeuten liegt auf der Rückseite des Caput ulnae in Richtung distales Ende des Radius. Wenn der Patient das Handgelenk beugt, kann die gesuchte Struktur unter dem Finger palpiert werden.

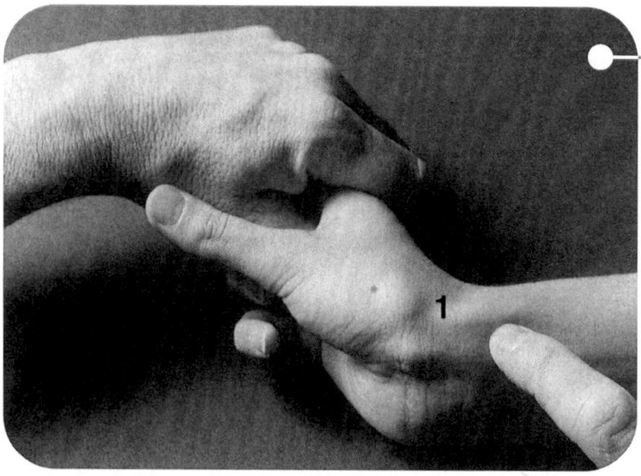

Abb. 7.6 Extremitas distalis radii, Facies lateralis und Processus styloideus

Die durch den Zeigefinger angedeutete laterale Fläche des Radius trägt zwei vertikale Rinnen: einen anterioren Sulcus, durch den die Sehnen der Mm. abductor pollicis longus und extensor pollicis brevis ziehen, und einen posterioren Sulcus, durch den die Mm. extensor carpi radialis longus und brevis verlaufen. Die laterale Fläche endet distal mit dem Processus styloideus radii (1).

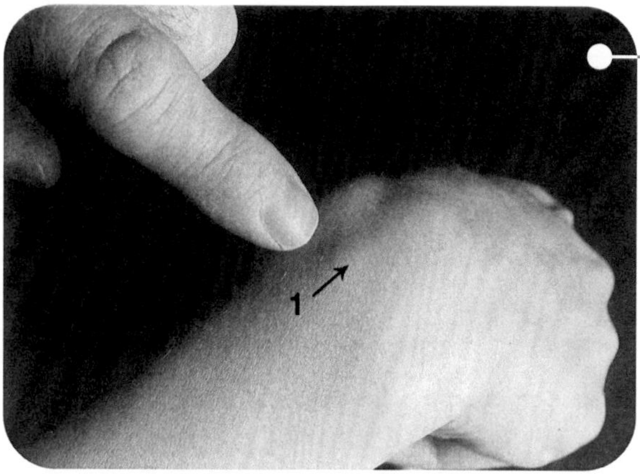

Abb. 7.7 Tuberculum dorsale radii, Ansicht von dorsal

Das Tuberculum dorsale ist ein wichtiger Anhaltspunkt im posterioren Teil des Handgelenks. Es trennt zwei Rinnen: einen lateralen Sulcus, durch den die Sehne des M. extensor pollicis longus verläuft, und einen medialen Sulcus, durch den die Sehnen des M. extensor digitorum superficialis und des M. extensor indicis ziehen. Die gesuchte knöcherne Struktur (1) befindet sich in der Mitte des posterioren Handgelenks am distalen Ende des Radius, das medial durch den Margo interosseum des Radius begrenzt wird (➤ Abb. 7.5).

Handwurzelknochen

Proximale Handwurzelreihe

Die wichtigsten palpatorisch zugänglichen Strukturen sind:

- Tabatière (➤ Abb. 7.9)
- Kahnbein (Os scaphoideum) (➤ Abb. 7.10 – 7.17), das Tuberculum ossis scaphoidei (➤ Abb. 7.14)
- Mondbein (Os lunatum) (➤ Abb. 7.18 – 7.20)
- Dreiecksbein (Os triquetrum) (➤ Abb. 7.21 – 7.23)
- Erbsenbein (Os pisiforme) (➤ Abb. 7.24 und 7.25)

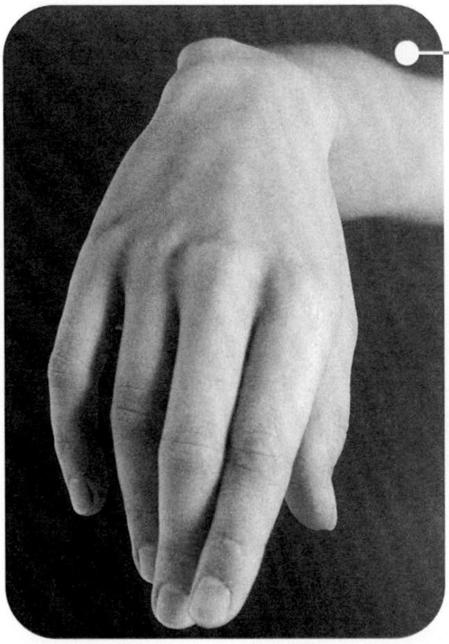

Abb. 7.8

Proximale Handwurzelreihe, Ansicht von distal oder inferior

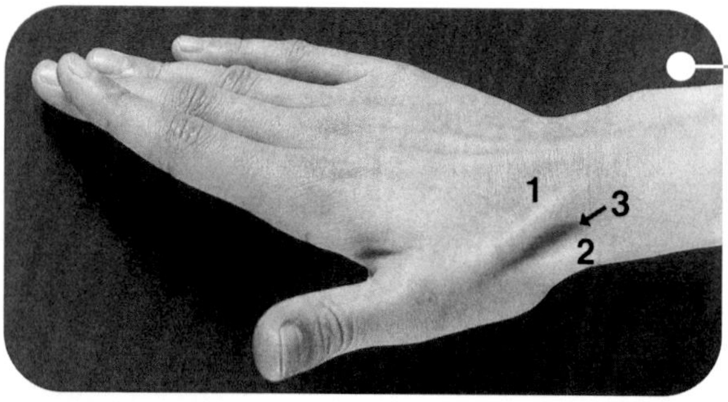

Abb. 7.9 Darstellung der Tabatière

Die Sehnen des M. extensor pollicis longus (1) und des M. extensor pollicis brevis (2) verbreitern ihren Abstand im Bereich des Handgelenks und begrenzen damit einen dreieckigen Raum mit proximaler Basis und distaler Spitze, der als Tabatière bezeichnet wird. Der Boden (3) dieses Raums wird proximal durch das Os scaphoideum und distal durch das Os trapezium gebildet. Die Sehne des M. abductor pollicis longus ist anterior sehr eng mit der Sehne des M. extensor pollicis brevis verbunden und somit an der Ausbildung der Tabatière beteiligt (auch ➤ Abb. 7.72 – 7.74).

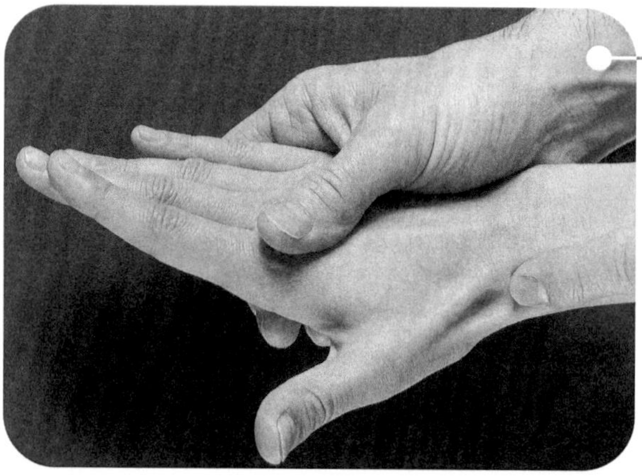

Abb. 7.10 Kahnbein (Os scaphoideum), Ansicht von lateral, erster Schritt

Die Hand des Patienten befindet sich in Neutralposition. Nachdem man die Tabatière (➤ Abb. 7.9) gefunden hat, gleitet der Zeigefinger des Therapeuten in die Tiefe dieses Grübchens, das durch die Sehnen der Daumenstrecker (➤ Abb. 7.9) begrenzt wird. Auf der nebenstehenden Abbildung liegt der Zeigefinger des Therapeuten genau zwischen dem Processus styloideus radii (➤ Abb. 7.6) und dem Kahnbein.

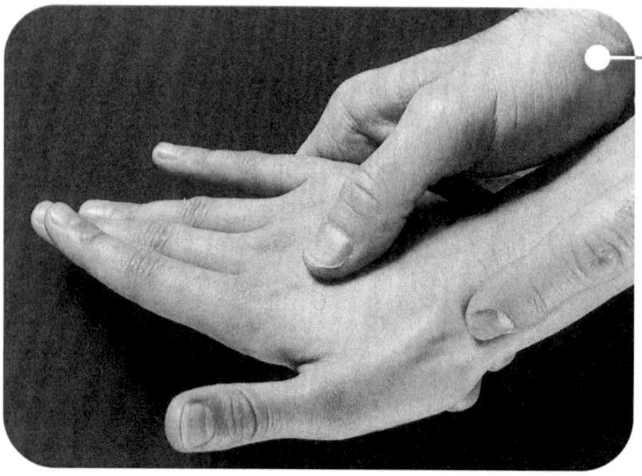

Abb. 7.11 Kahnbein (Os scaphoideum), Ansicht von lateral, zweiter Schritt

Von der in ➤ Abb. 7.10 beschriebenen Zugangstechnik ausgehend, gleitet der Zeigefinger des Therapeuten weiter distal in die Tabatière (➤ Abb. 7.9). Seine zweite Hand bringt die Hand des Patienten in Ulnarabduktion, so dass er mit seinem Zeigefinger die Lateralfläche des Kahnbeins ertasten kann.

Anmerkung: Diese Fläche wird von einem Sulcus für die A. radialis durchzogen.

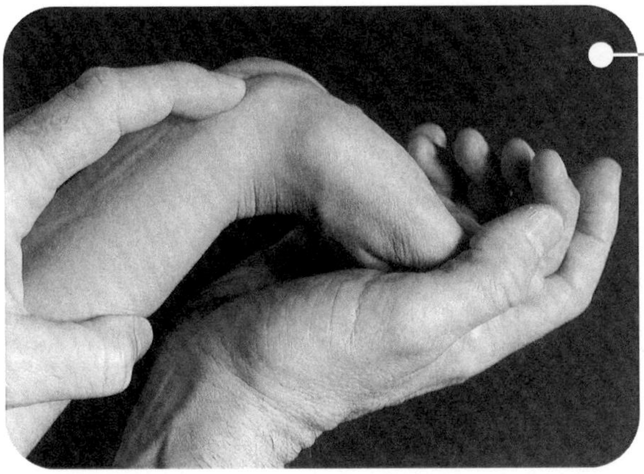

Abb. 7.12 Kahnbein (Os scaphoideum), anteriorer Zugang

Auf der nebenstehenden Abbildung wird das Handgelenk in Extension gebracht, um die anteriore oder palmare Fläche des Os scaphoideum besser „freizulegen". Diese Struktur zeichnet sich als konvexe (gewölbte) Fläche unter dem Zeigefinger ab.

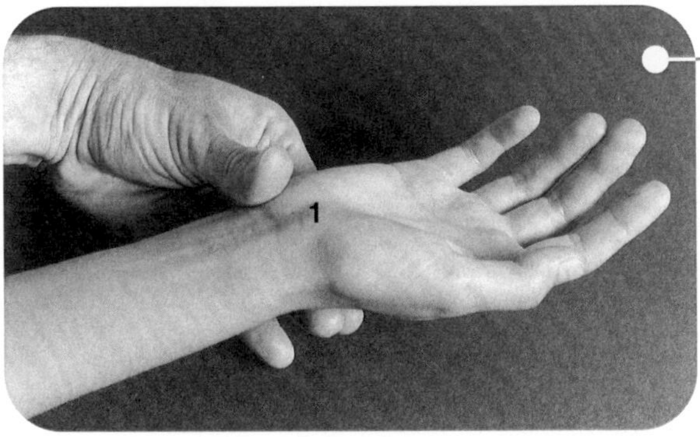

Abb. 7.13 Kahnbein (Os scaphoideum), weiterer anteriorer Zugang

Der Therapeut legt das Interphalangealgelenk seines Daumens auf den radialen Rand des Os pisiforme (➛ Abb. 7.25) in Verlängerung der ersten palmaren Hautfalte. Die Beugung des Interphalangealgelenks bringt den Daumen des Therapeuten mit der Palmarfläche des Os scaphoideum in Kontakt (1).

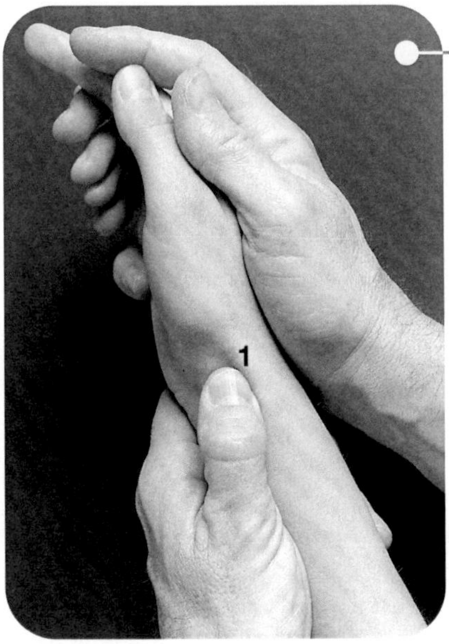

Abb. 7.14 Tuberculum ossis scaphoidei

Auf der nebenstehenden Abbildung hat der Daumen der linken Hand des Therapeuten Kontakt mit dem Tuberculum ossis scaphoidei. Diese knöcherne Struktur bildet die laterale Verlängerung der Vorder- oder Palmarseite des Kahnbeins.
Legt man einen Finger vor die Sehne des M. abductor pollicis longus (1), kann man das Tuberculum ertasten. Wiederholte Ulnarabduktionen erleichtern die Palpation.

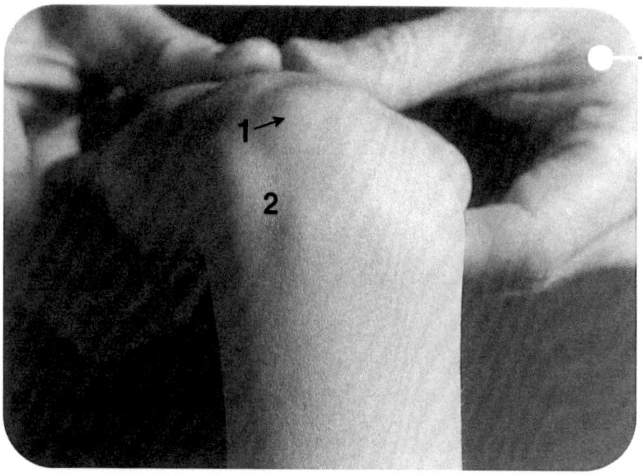

Abb. 7.15 Kahnbein (Os scaphoideum), posteriorer Zugang, erster Schritt

Topografische Visualisierung. Die Dorsalseite des Kahnbeins (1) bildet die distale Verlängerung des unteren Endes des Radius (2) (auf der lateralen Seite).

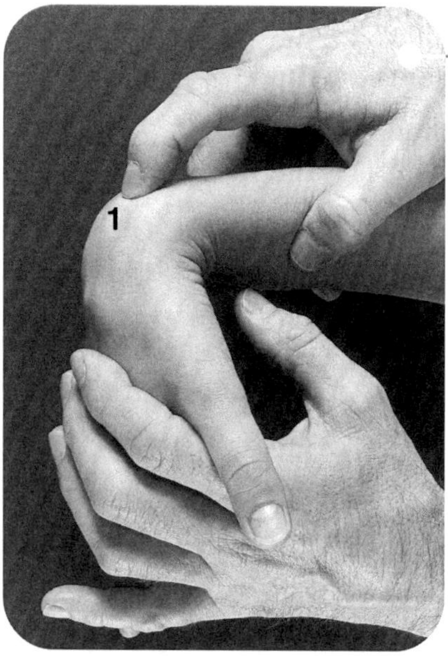

Abb. 7.16 Kahnbein (Os scaphoideum), posteriorer Zugang, zweiter Schritt

Der Zeigefinger des Therapeuten liegt direkt über dem Gelenkspalt zwischen Radius und Handwurzelreihe. Die andere Hand umgreift die Hand des Patienten und führt eine Palmarflexion aus. Die Dorsalfläche des Os scaphoideum zeichnet sich als konvexe Fläche (1) jenseits des Gelenkspalts ab.

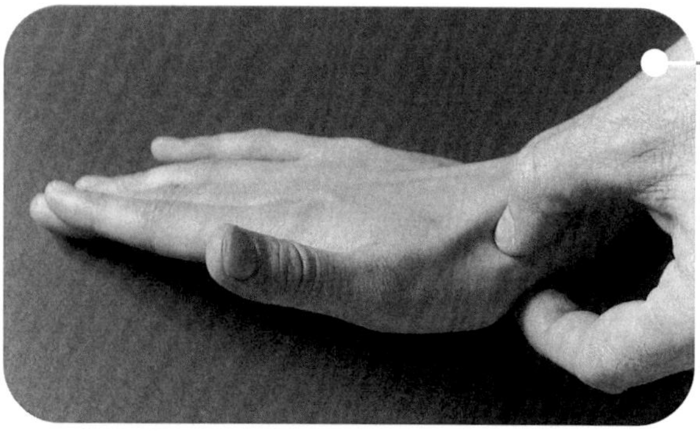

Abb. 7.17 Kahnbein (Os scaphoideum), globaler Zugang

Auf der nebenstehenden Abbildung ist ein globaler Zugang zum Kahnbein dargestellt. Daumen und Zeigefinger umgreifen den Knochen an seiner palmaren und lateralen Fläche. Bezüglich der Palpation der Palmarseite ➛ Abb. 7.12 – 7.14. Die Lateralseite des Os scaphoideum, auf die der Therapeut seinen Daumen legt, entspricht dem Boden der Tabatière (➛ Abb. 7.9 – 7.11).

Anmerkung: Der globale Zugang kann auch über einen palmar-dorsalen Daumen-Zeigefinger-Griff ausgeführt werden.

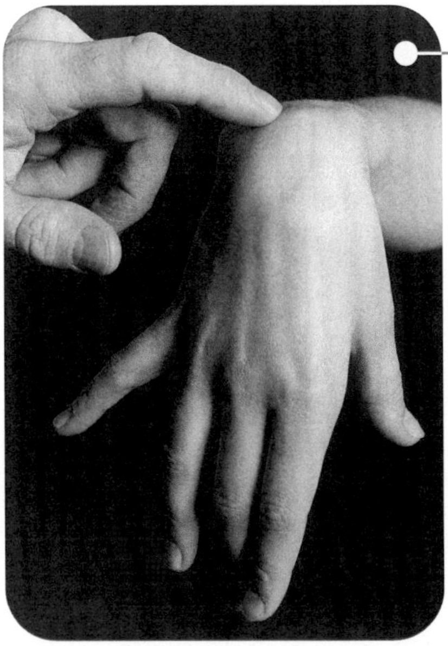

Abb. 7.18 Mondbein (Os lunatum)

Diese knöcherne Struktur wird in der Abbildung durch den Zeigefinger des Therapeuten angedeutet. Um das Mondbein palpieren zu können, muss der Patient die Hand beugen, dadurch wird die Facies articularis carpea am distalen Ende des Radius „freigelegt".

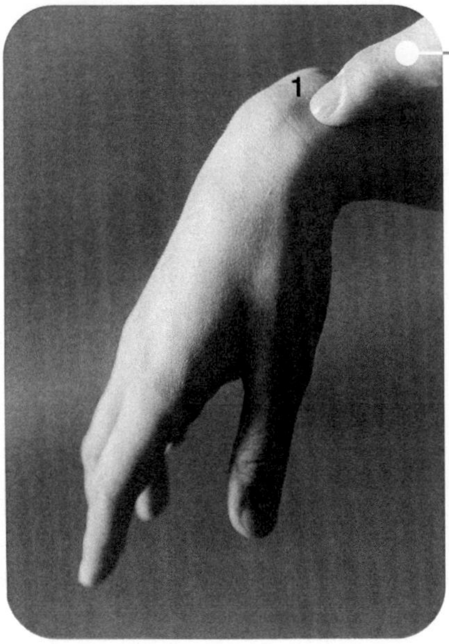

Abb. 7.19 Mondbein (Os lunatum), proximaler Zugang, erste Variante

Man sucht zunächst das Tuberculum dorsale des Radius (➛ Abb. 7.7) und legt anschließend den Zeigefinger medial (Ulnarseite) dieser Struktur direkt über den Gelenkspalt zwischen Radius und Handwurzel in Richtung des fünften Mittelhandknochens. Beugt der Patient die Hand nach palmar, gleitet das Os lunatum (1) direkt unter den Zeigefinger des Therapeuten.

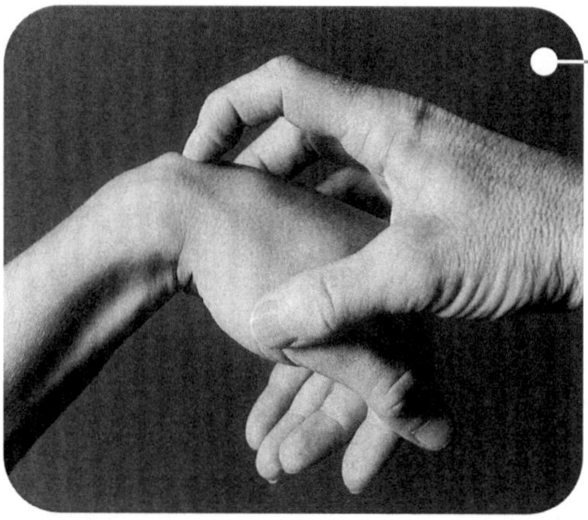

Abb. 7.20 Mondbein (Os lunatum), distaler Zugang, zweite Variante

Nachdem man das Os capitatum (➤ Abb. 7.36 – 7.43) gefunden hat, legt man den Zeigefinger auf die Vertiefung des Os capitatum (unmittelbar über der Basis des dritten Mittelhandknochens), die Teil des Corpus ossis capitatum ist. Der Zeigefinger des Therapeuten gleitet anschließend zum Kopf dieses Knochens, der unter dem Finger als rundliche Form wahrgenommen wird, Richtung distales Ende des Radius, zwischen der Sehne des M. extensor digitorum medial (Ulnarseite) und einer fiktiven Linie, die das Tuberculum dorsale des Radius nach distal verlängert, lateral (Radiusseite) (➤ Abb. 7.7). Das Handgelenk des Patienten wird gebeugt und das Os lunatum wird zwischen dem Kopf des Os capitatum und dem Hinterrand des Radius (Ulnarseite) ertastbar.
Anmerkung:

- *gleitet der Finger zu weit nach lateral (radial), kommt er in Kontakt mit der Dorsalseite des Kahnbeins (*➤ Abb. 7.15 *und* 7.16*)*
- *gleitet der Finger nicht weit genug in Richtung Radius, bleibt er im Bereich des Kopfs des Os capitatum (*➤ Abb. 7.41*).*

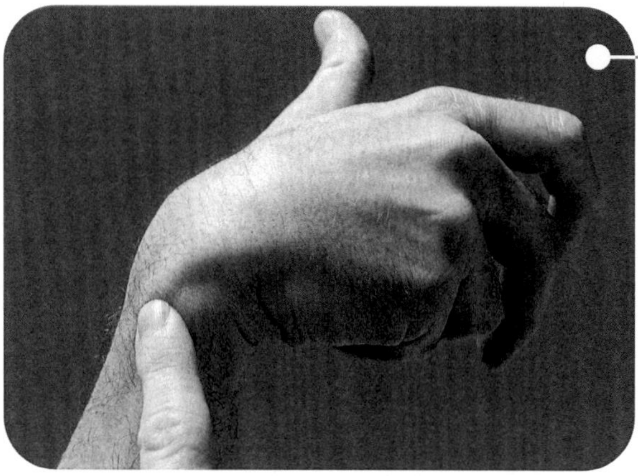

Abb. 7.21 Dreiecksbein (Os triquetrum), erster Schritt

Die Hand des Patienten wird in Palmarflexion, der Unterarm in Supination bewegt. Der Zeigefinger des Therapeuten markiert den Processus styloideus ulnae (➤ Abb. 7.3), der sich als kleine knöcherne Erhebung distal am medialen Rand des Handgelenks abzeichnet.

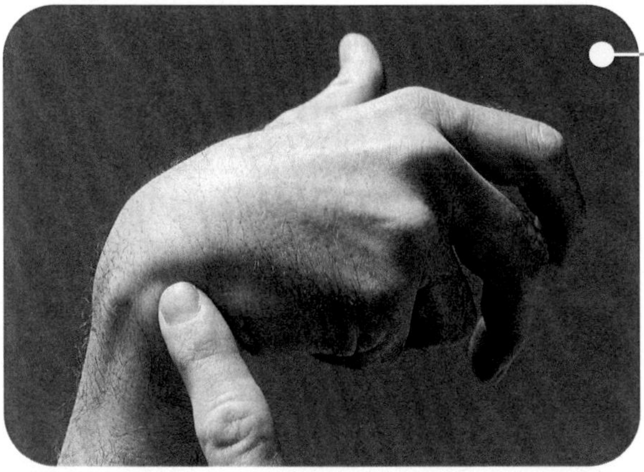

Abb. 7.22 Dreiecksbein (Os triquetrum), zweiter Schritt

Der Unterarm und die Hand des Patienten verbleiben in der in ➤ Abb. 7.21 beschriebenen Position. Der Zeigefinger des Therapeuten weist auf das Os triquetrum, die erste knöcherne Erhebung unmittelbar distal des Processus styloideus ulnae am medialen Rand des Handgelenks.

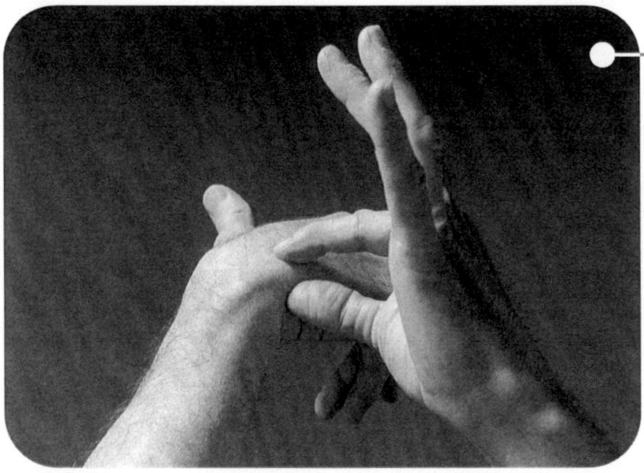

Abb. 7.23 Dreiecksbein (Os triquetrum), globaler Ansatz

Nachdem die in ➤ Abb. 7.21 und 7.22 beschriebenen knöchernen Strukturen gefunden wurden, nimmt der Therapeut das Dreiecksbein mit einem globalen Griff zwischen Daumen, auf der Medialseite des Knochens, und Zeigefinger, auf der Dorsalseite.

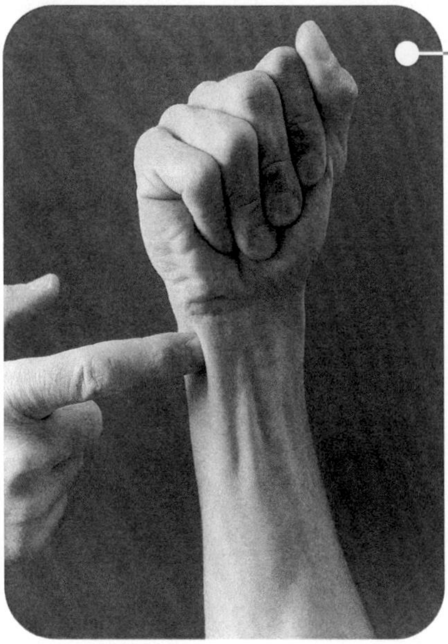

Abb. 7.24 Erbsenbein (Os pisiforme)

Auf der nebenstehenden Abbildung markiert der Zeigefinger des Therapeuten die Sehne des M. flexor carpi ulnaris (➤ Abb. 7.70). Diese Sehne ist eine wichtige Struktur für die Palpation des Os pisiforme, da sie an der Vorderseite dieses Knochens ansetzt. Zur leichteren Orientierung merke man sich, dass das Erbsenbein an der Basis des Hypothenars liegt (➤ Abb. 7.83).

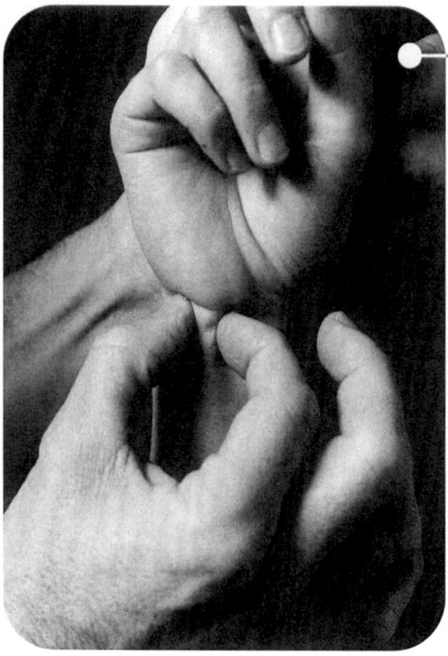

Abb. 7.25 Erbsenbein (Os pisiforme)

Die Rückseite des Os pisiforme hat eine gelenkige Verbindung mit dem Os triquetrum (➛ Abb. 7.21 – 7.23), während die Vorderseite eine Erhebung unter der Haut bildet. Auf der nebenstehenden Abbildung umgreift der Therapeut das Erbsenbein mit Daumen und Zeigefinger.
Anmerkung: Um diese Struktur gut palpieren zu können, lässt man das Handgelenk natürlich in die Beugung „fallen", so dass sich die Sehne des M. flexor carpi ulnaris entspannt und die gesuchte knöcherne Struktur leichter mobilisiert werden kann.

Distale Handwurzelreihe

Die wichtigsten palpatorisch zugänglichen Strukturen sind:

- Großes Vieleckbein (Os trapezium) (➛ Abb. 7.27 – 7.29)
- Tuberculum ossis trapezii (➛ Abb. 7.30 – 7.32)
- Kleines Vieleckbein (Os trapezoideum) (➛ Abb. 7.33 – 7.35)
- Kopfbein (Os capitatum) (➛ Abb. 7.36 – 7.43)
- Hakenbein (Os hamatum) (➛ Abb. 7.44 und 7.45)
- Hamulus des Hackenbeins (Hamulus ossis hamati) (➛ Abb. 7.46 – 7.48)

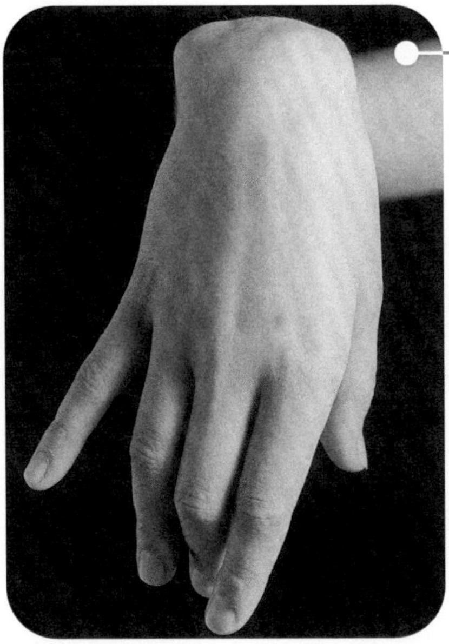

Abb. 7.26

Topografische Lokalisierung der Knochen der distalen Handwurzelreihe

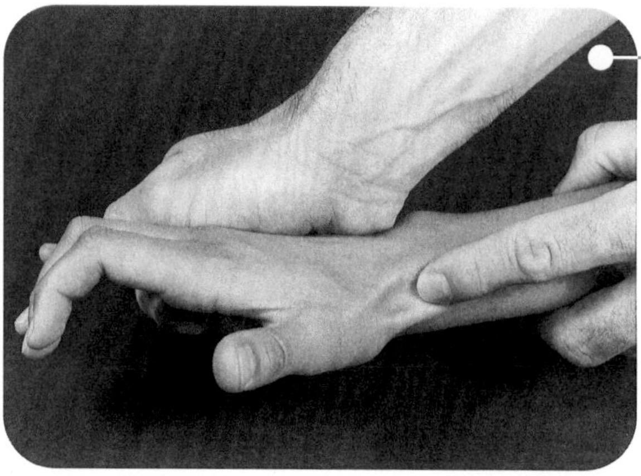

Abb. 7.27 Großes Vieleckbein (Os trapezium), erster Schritt, die Tabatière

Der Therapeut sucht zunächst die Tabatière (➛ Abb. 7.9) und legt seinen Daumen genau auf diese Struktur, deren Boden durch das Os scaphoideum gebildet wird.

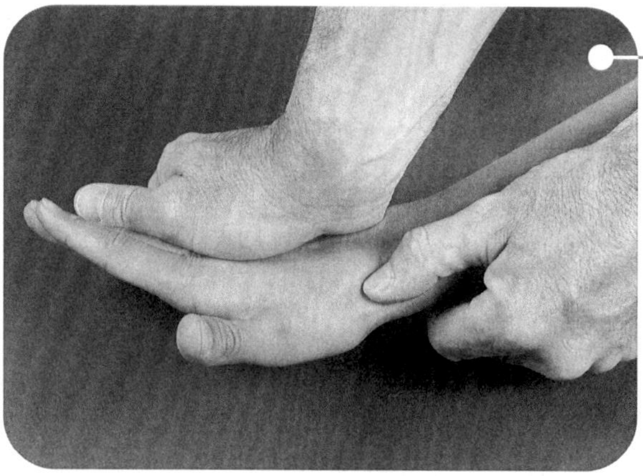

Abb. 7.28 Großes Vieleckbein (Os trapezium), zweiter Schritt

Nachdem der erste Schritt der Technik (➛ Abb. 7.27) abgeschlossen wurde, verschiebt der Therapeut seinen Daumen so weit nach distal, bis er Kontakt zur Basis des ersten Mittelhandknochens hat, das Os trapezium befindet sich nun unter seinem Daumen.

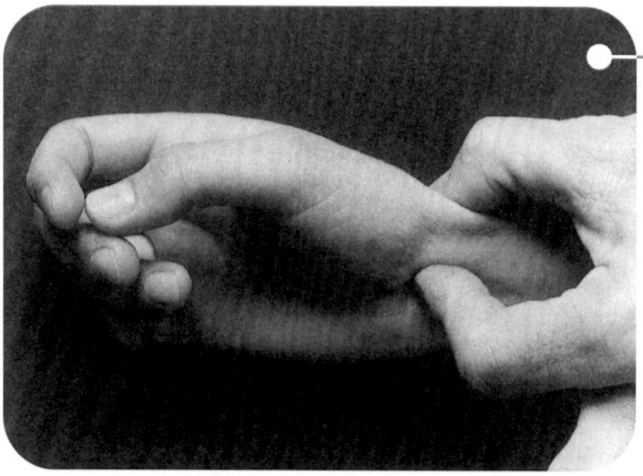

Abb. 7.29 Großes Vieleckbein (Os trapezium), globaler Ansatz

Auf der nebenstehenden Abbildung ergreift der Therapeut das Os trapezium global zwischen Daumen und Zeigefinger, die unmittelbar oberhalb der Basis des ersten Mittelhandknochens liegen. Um sicherzugehen, dass man tatsächlich Kontakt mit der gesuchten Struktur hat, bittet man den Patienten, den ersten Mittelhandknochen zu bewegen (durch die Bewegung dieses Knochens kann man das Os trapezium, das sich nicht bewegt, besser lokalisieren).

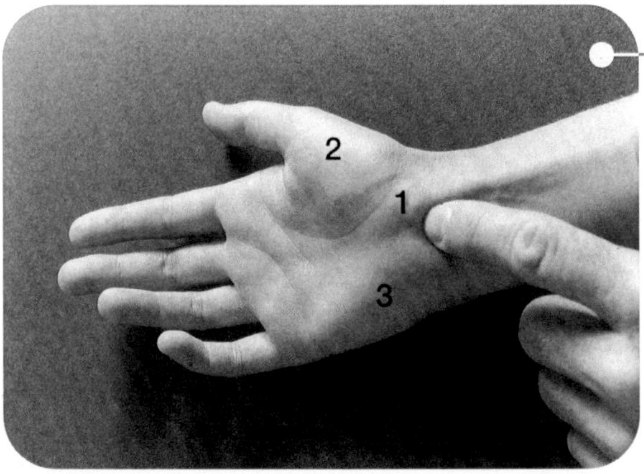

Abb. 7.30 Tuberculum ossis trapezii, erster Schritt

Man sucht zunächst das Os scaphoideum (1) (auch ➛ Abb. 7.12 und 7.13) und den Bereich zwischen Thenar (2) und Hypothenar (3) an der Beugefalte des Handgelenks. Der Zeigefinger des Therapeuten weist auf die vom Os scaphoideum an der Vorderseite des Handgelenks gebildete Konvexität.

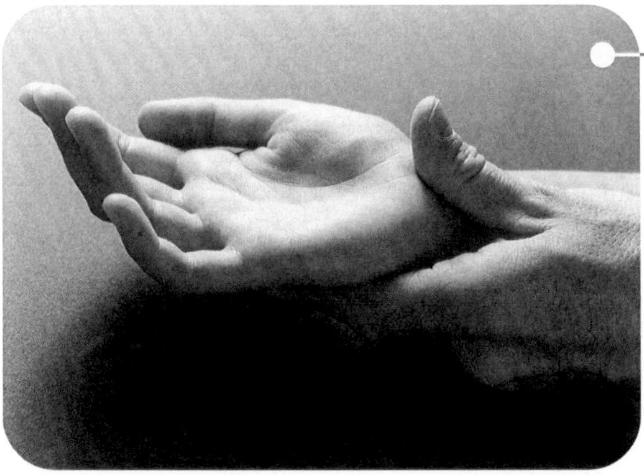

Abb. 7.31 Tuberculum ossis trapezii, zweiter Schritt

Das Interphalangealgelenk des Daumens des Therapeuten wird zwischen Thenar und Hypothenar auf die Vorderseite des Handgelenks (➛ Abb. 7.30) gelegt und hat Kontakt mit dem Os scaphoideum. Der Daumen des Therapeuten bildet die Verlängerung des Daumens des Patienten.

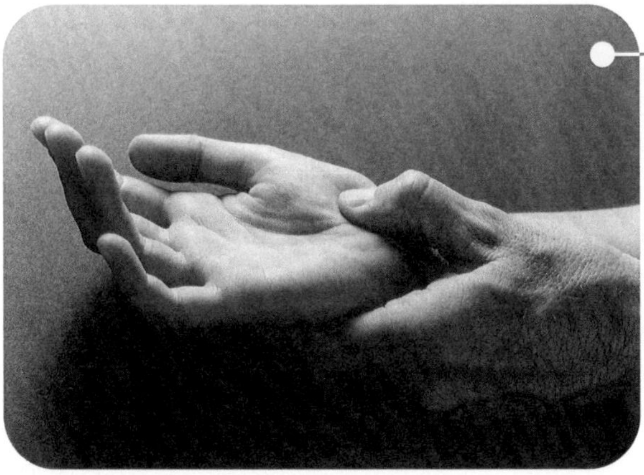

Abb. 7.32 Tuberculum ossis trapezii, dritter Schritt

Nachdem Schritt eins und zwei ausgeführt wurden (➛ Abb. 7.30 und 7.31), schiebt der Therapeut den Daumen in Richtung Daumen des Patienten bis unmittelbar über die Basis des ersten Metakarpalknochens. Der kleine Höcker des Tuberculum ossis trapezii befindet sich direkt unter der Daumenkuppe.

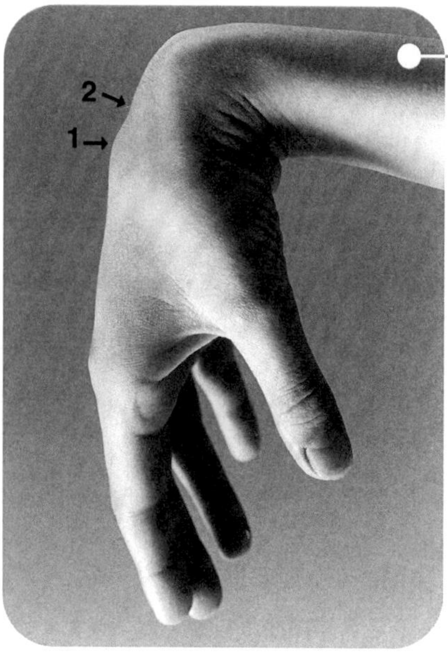

Abb. 7.33 Kleines Vieleckbein (Os trapezoideum), topografische Lage

Die nebenstehende Abbildung zeigt sowohl die Basis des zweiten Metakarpalknochens (1) als auch die Lage des Os trapezoideum (2) auf der Dorsalseite der Hand.

Anmerkung: Auf der Dorsalseite der Hand darf man die knöcherne Erhebung, die die Basis des zweite Mittelhandknochens ist, und die Dorsalseite des Os trapezoideum, das etwas zurückversetzt in einer Vertiefung zu finden ist, nicht miteinander verwechseln.

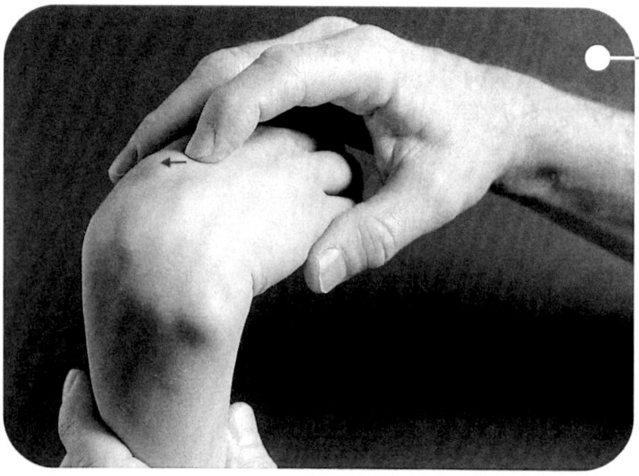

Abb. 7.34 Kleines Vieleckbein (Os trapezoideum), erster Schritt

Auf der nebenstehenden Abbildung liegt der Zeigefinger des Therapeuten (→) auf der Basis des zweiten Metakarpalknochens, jener knöchernen Erhebung, die in ➤ Abb. 7.33 oben dargestellt ist.

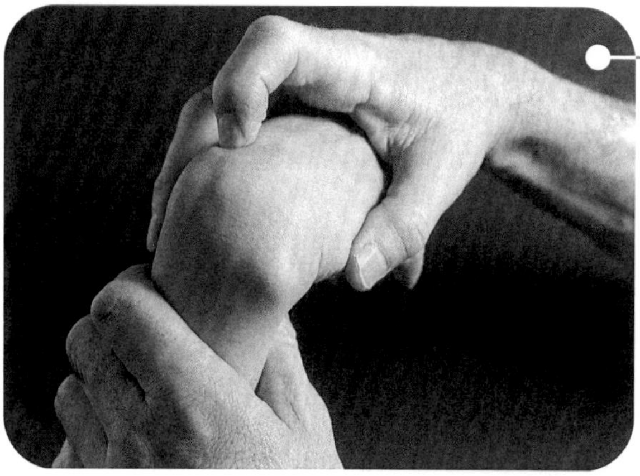

Abb. 7.35 Kleines Vieleckbein (Os trapezoideum), zweiter Schritt

Nachdem der Therapeut den ersten Schritt der Technik (➤ Abb. 7.34) abgeschlossen hat, lässt er den Zeigefinger in die proximal anschließende Vertiefung fallen. Dabei muss er seinen Finger zwischen die Sehnen der M. extensor carpi radialis longus und brevis gleiten lassen (➤ Abb. 7.76, 7.77).

Anmerkung: Die Dorsalseite des Knochens ist nicht immer leicht zu finden, da sie gegenüber der Basis des zweiten Mittelhandknochens etwas nach palmar versetzt ist.

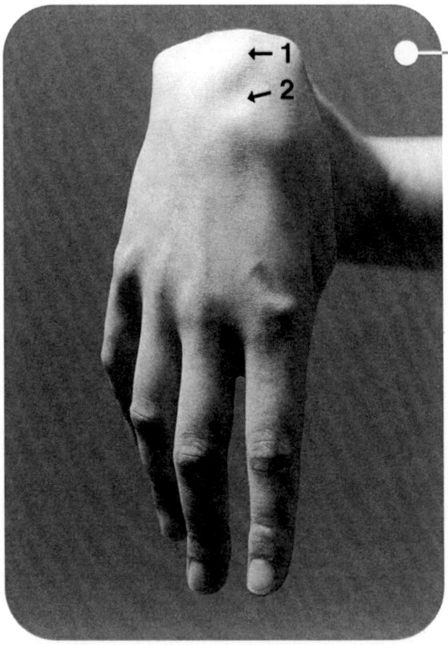

Abb. 7.36 Kopfbein (Os capitatum), Komposition und topografische Lage, Ansicht von dorsal

Das Kopfbein ist der größte Handwurzelknochen, dessen Hauptachse der Achse der Hand entspricht. Es besteht aus einem „gewölbten" oberen Teil, dem Caput (1), einem unteren Teil, dem Corpus (2), und einem zwischen diesen beiden Strukturen liegenden Collum oder Hals.

Anmerkung: Das Os capitatum fügt sich proximal unter das Os scaphoideum und das Os lunatum ein. Distal besitzt es Gelenkflächen mit dem zweiten, dritten und vierten Metakarpalknochen. Die Lateralseite artikuliert proximal mit dem Os scaphoideum, distal mit dem Os trapezoideum. Die Medialseite hat Kontakt mit dem Os hamatum.

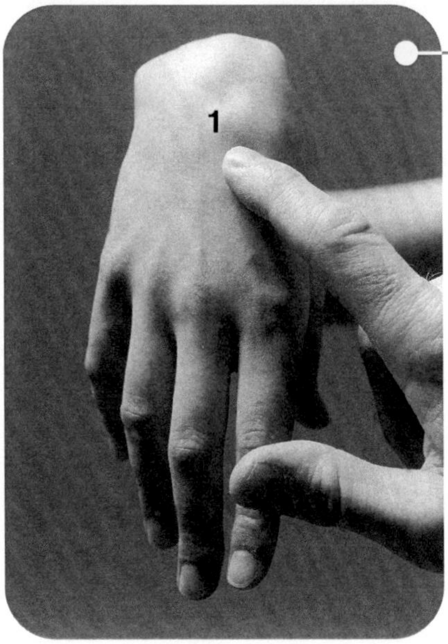

Abb. 7.37 Kopfbein (Os capitatum), erster Schritt, Ansicht von dorsal

In einem ersten Schritt sucht man die Basis des dritten Mittelhandknochens (1), da das Os capitatum proximal an diese Struktur anschließt.

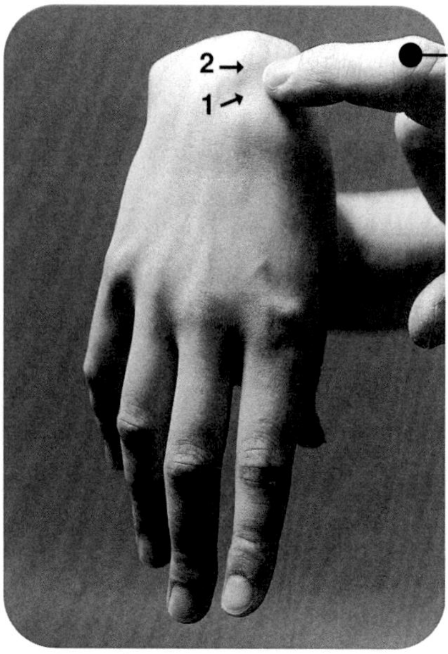

Abb. 7.38 Kopfbein (Os capitatum), zweiter Schritt, Ansicht von dorsal

Nach dem ersten Schritt (➤ Abb. 7.37) lässt der Therapeut seinen Zeigefinger vom dritten Metakarpalknochen proximal in eine Vertiefung (1) gleiten, die Teil des Corpus des Os capitatum ist (auch ➤ Abb. 7.36). Die auf diese Vertiefung anschließende Konvexität (2) ist der Kopf des Os capitatum (auch ➤ Abb. 7.39 – 7.41).

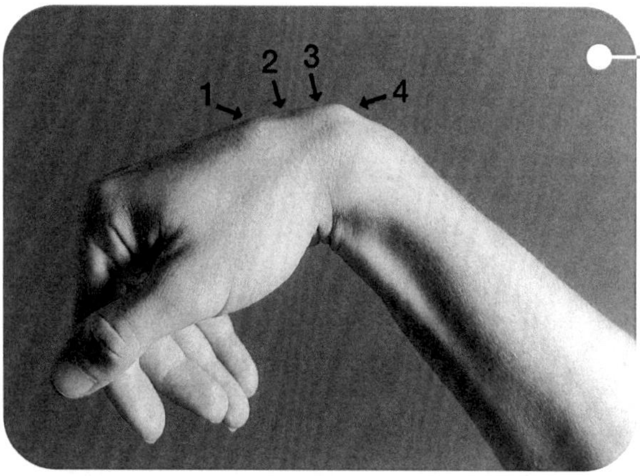

Abb. 7.39 Visualisierung der verschiedenen knöchernen Anhaltspunkte für die Palpation des Kopfbeins (Os capitatum), Profilansicht

Auf dieser Profilansicht erkennt man die Basis des dritten Mittelhandknochens (1), die Vertiefung des Os capitatum (2), das Caput des Os capitatum (3) und das Os lunatum (4), das bei der Beugung des Handgelenks klar hervortritt.

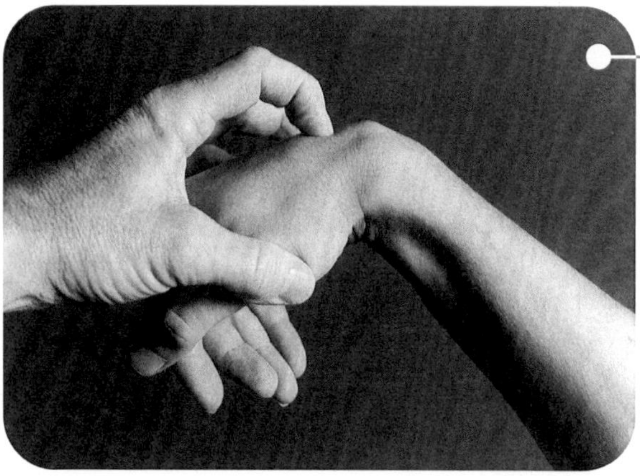

Abb. 7.40 Vertiefung des Kopfbeins (Os capitatum), Profilansicht

Der Zeigefinger des Therapeuten wird in die Vertiefung, die an die Basis des dritten Metakarpalknochens anschließt, lateral (Radiusseite) der Sehne des M. extensor digitorum gelegt.

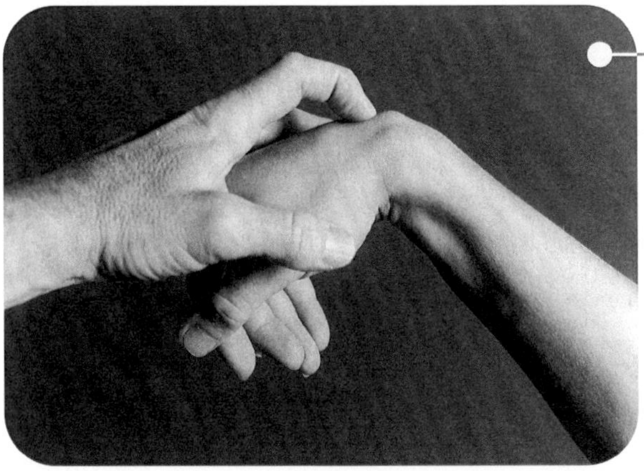

Abb. 7.41 Kopf des Kopfbeins (Os capitatum), Profilansicht

Nachdem die Vertiefung des Os capitatum gefunden wurde (➤ Abb. 7.40), verschiebt der Therapeut den in der Vertiefung des Kopfbeins liegenden Zeigefinger nach proximal (Hautverschieblichkeit beachten), bis er auf eine Konvexität stößt, die der gesuchten Struktur entspricht.
Anmerkung: Diese Struktur darf nicht mit dem Os lunatum (➤ Abb. 7.18 – 7.20, 7.39 und 7.42) verwechselt werden.

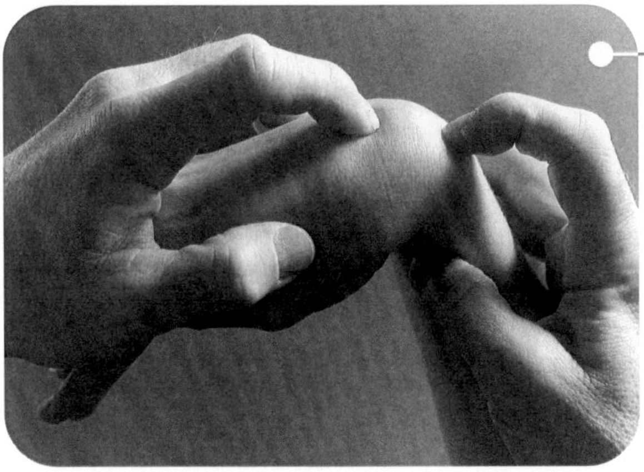

Abb. 7.42 Kopfbein (Os capitatum) und Mondbein (Os lunatum)

Auf der nebenstehenden Abbildung liegen der Kopf des Os capitatum und das weiter proximal liegende Os lunatum zwischen den beiden Zeigefingern des Therapeuten. Diese beiden Knochenstrukturen dürfen nicht miteinander verwechselt werden (➤ Abb. 7.18 – 7.20 und 7.36 – 41).
Anmerkung: Zu den häufigsten Fusionen zwischen den Handwurzelknochen zählt jene zwischen Os triquetrum und Os lunatum.

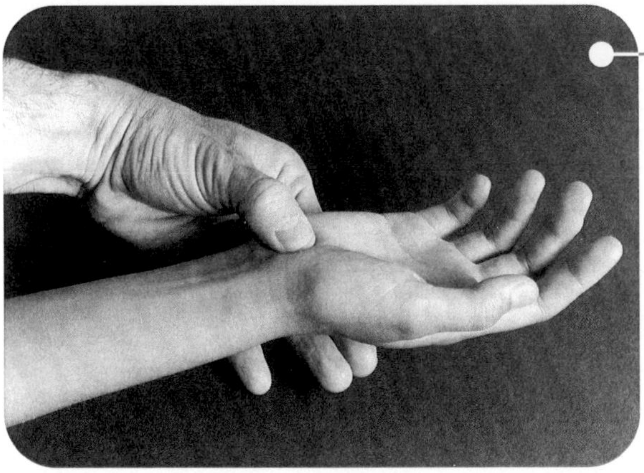

Abb. 7.43 Kopfbein (Os capitatum), globaler Ansatz

Nachdem der Therapeut in einem ersten Schritt das Os pisiforme (➤ Abb. 7.24 und 7.25) palpiert hat, legt er das Interphalangealgelenk seines Daumens auf diese Knochenstruktur, wobei der Daumen quer zum Handgelenk entlang der ersten Palmarfalte angelegt wird. Der Zeigefinger des Therapeuten liegt am Handrücken in der Vertiefung des Os capitatum (➤ Abb. 7.38 – 7.40), die die Verlängerung der Basis des dritten Metakarpalknochens bildet (➤ Abb. 7.37). In einem zweiten Schritt beugt der Therapeut das Interphalangealgelenk seines Daumens. Dieser Griff ermöglicht einen globalen Zugang zum Os capitatum.

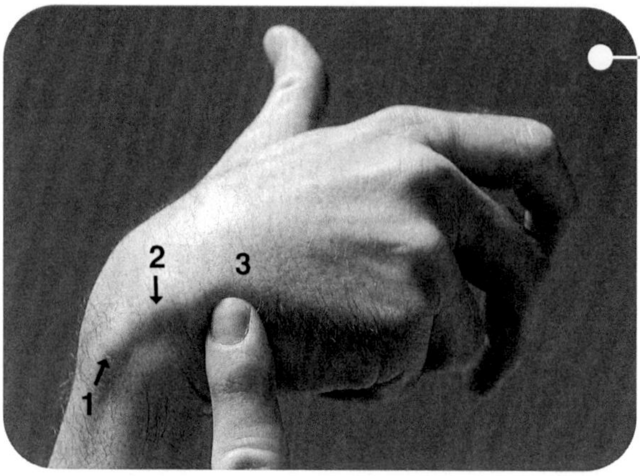

Abb. 7.44 Hakenbein (Os hamatum), Zugang von medial

Nachdem der Therapeut den Processus styloideus ulnae (1) (auch ➛ Abb. 7.3) und das Os triquetrum (2) (auch ➛ Abb. 7.21 – 7.23) gefunden hat, legt er seinen Zeigefinger auf die Medialseite des Os hamatum zwischen die Basis des fünften Metakarpalknochens (3) und das Os triquetrum (2).

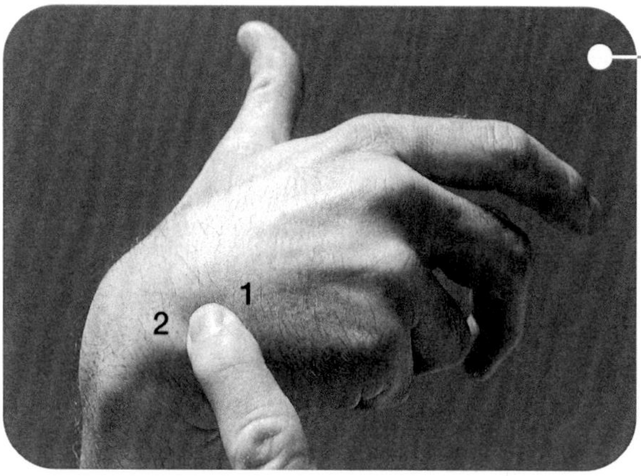

Abb. 7.45 Hakenbein (Os hamatum), Zugang von dorsal

Man beginnt mit dem in ➛ Abb. 7.44 beschriebenen Griff und lässt anschließend den Zeigefinger auf die Dorsalseite des Knochens zwischen die Basis des vierten und fünften Metakarpalknochens (1) und die Dorsalseite des Os triquetrum (2) gleiten.

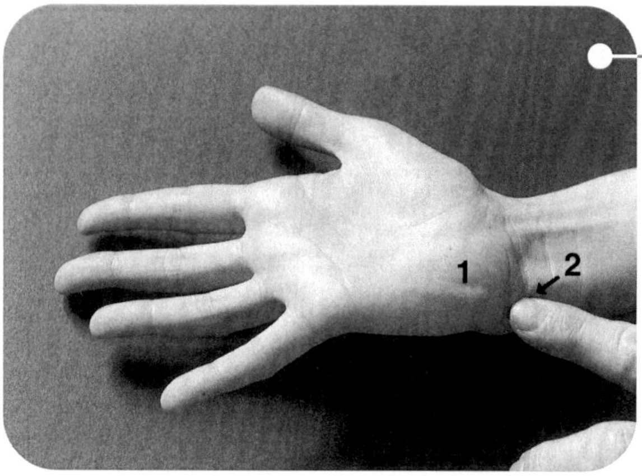

Abb. 7.46 Hamulus ossis hamati, erster Schritt

Der Therapeut sucht zunächst das Os pisiforme (durch den Zeigefinger angedeutet), das sich an der Basis des Hypothenars (1) am ulnaren Ende der ersten Palmarfalte (2) (auch ➛ Abb. 7.24 und 7.25) befindet.

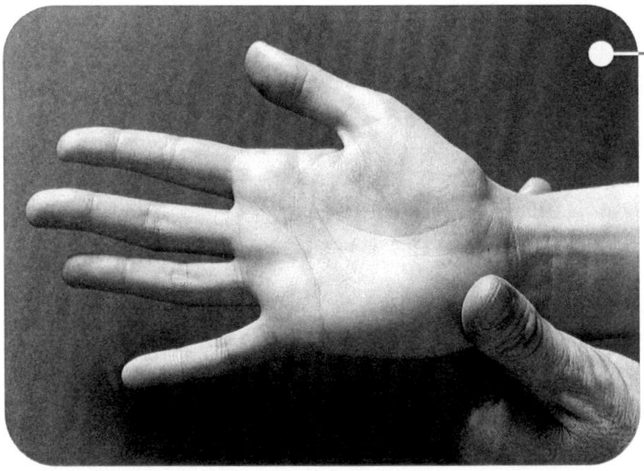

Abb. 7.47 Hamulus ossis hamati, zweiter Schritt

Er legt das Interphalangealgelenk seines Daumens auf das Os pisiforme (➤ Abb. 7.46).
Anmerkung: Der Daumen des Therapeuten bewegt sich in Richtung des Zeigefingers des Patienten oder in Richtung erste Kommissur.

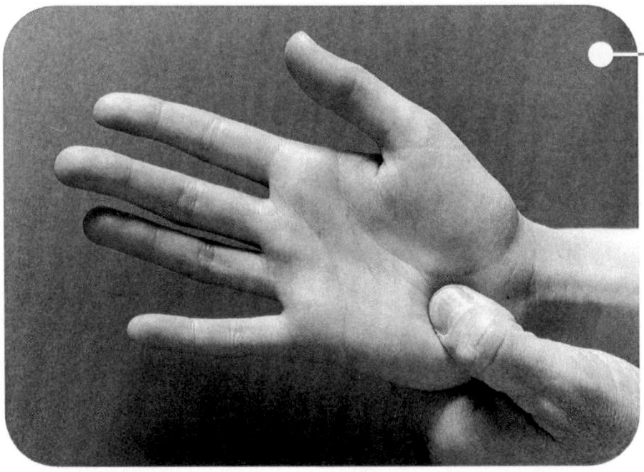

Abb. 7.48 Hamulus ossis hamati, dritter Schritt

Ausgehend von der in ➤ Abb. 7.47 beschriebenen Position des Daumens des Therapeuten, wird nun das zweite Fingerglied gegenüber dem ersten in Richtung Zeigefinger des Patienten oder in Richtung erste Kommissur gebeugt, um jene „Dichte" zu spüren, die die gesuchte Struktur ausweist.

Mittelhand und Finger

Die wichtigsten palpatorisch zugänglichen Strukturen sind:

- Kopf des zweiten bis fünften Mittelhandknochens (Ossa metacarpalia II – V) (➢ Abb. 7.50 und 7.51)
- Erster Mittelhandknochen (Os metacarpale I): Basis (➢ Abb. 7.52), Diaphyse oder Corpus (➢ Abb. 53) und Kopf (Caput) (➢ Abb. 7.54)
- Sesamknöchelchen (Ossa sesamoidea) des Metakarpophalangealgelenks (➢ Abb. 7.55)
- Zweiter Mittelhandknochen (Os metacarpale II) (➢ Abb. 7.56)
- Dritter Mittelhandknochen (Os metacarpale III) (➢ Abb. 7.57)
- Vierter Mittelhandknochen (Os metacarpale IV) (➢ Abb. 7.58)
- Fünfter Mittelhandknochen (Os metacarpale V) (➢ Abb. 7.59)
- Proximales Fingerglied (Phalanx proximalis) des Daumens (➢ Abb. 7.60)
- Distales Fingerglied (Phalanx distalis) des Daumens (➢ Abb. 7.61)

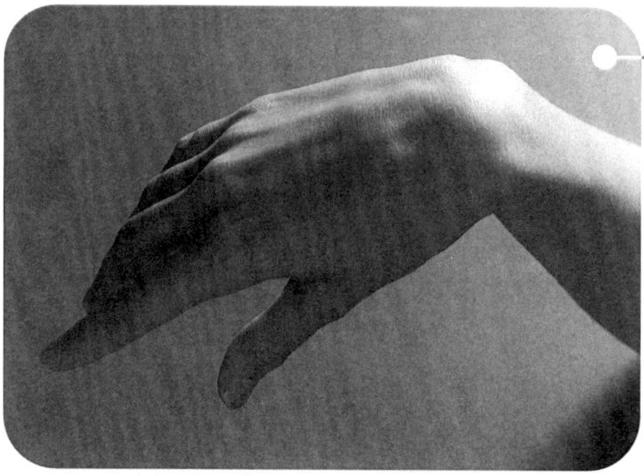

Abb. 7.49

Mittelhandknochen und Fingerglieder, Ansicht von radial

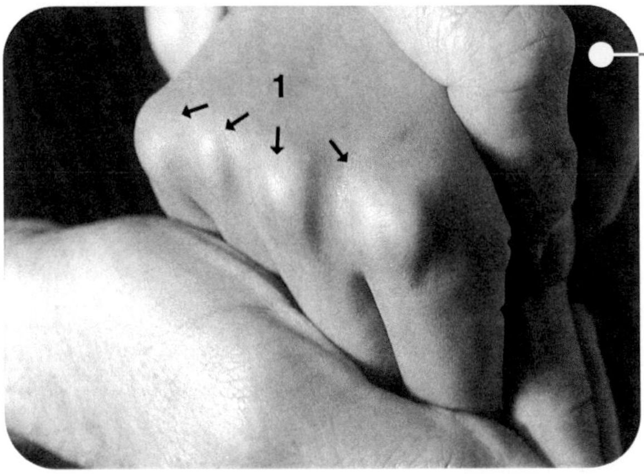

Abb. 7.50 Kopf des 2. bis 5. Mittelhandknochens (Ossa metacarpalia II – V), Ansicht von dorsal

Die Mittelhand besteht aus fünf Knochen, die proximal mit den Handwurzelknochen und distal mit den proximalen Fingergliedern gelenkig verbunden sind. Auf der nebenstehenden Abbildung sind die Finger an den Metakarpophalangealgelenken gebeugt, wodurch das inferiore Ende des Caput metacarpale (1) der einzelnen Knochen stärker hervortritt.

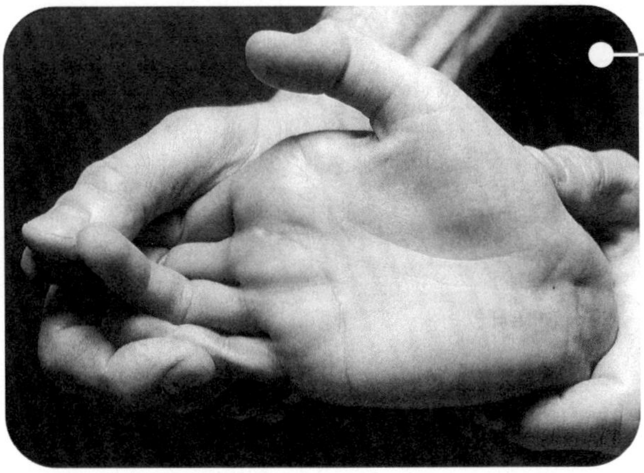

Abb. 7.51 Kopf des zweiten bis fünften Mittelhandknochens (Ossa metacarpalia II – V), Ansicht von palmar

Auf der nebenstehenden Abbildung wird durch die Streckung der Finger im Bereich der Metacarpophalangealgelenke der palmare Teil des Caput metacarpale der fünf Mittelhandknochen hervorgehoben.

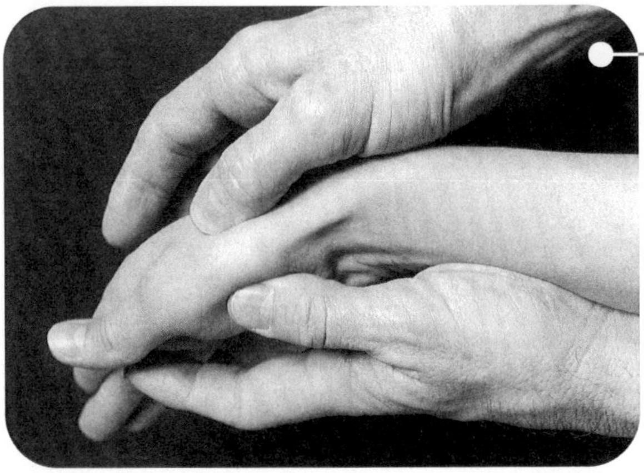

Abb. 7.52 Erster Mittelhandknochen (Os metacarpale I): Basis

Die sattelförmige Basis des Os metacarpale I ist gelenkig nur mit dem Os trapezium verbunden (keine Gelenksverbindung zum zweiten Metakarpalknochen). Es ist also wichtig, diese Struktur genau zu lokalisieren, auch weil dadurch das Os trapezium besser zu palpieren ist (➤ Abb. 7.27 – 7.29).

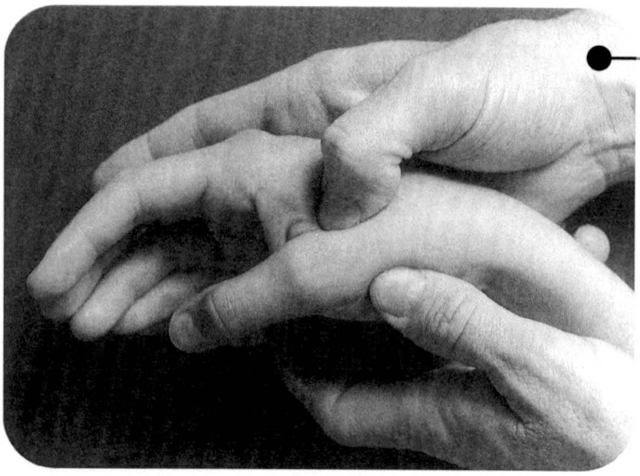

Abb. 7.53 Erster Mittelhandknochen (Os metacarpale I): Corpus

Der Corpus des Os metacarpale I ist der kürzeste und voluminöseste aller Mittelhandknochen. Der Corpus liegt zwischen der Basis (➤ Abb. 7.52) und dem Kopf (➤ Abb. 7.54) des Mittelhandknochens.

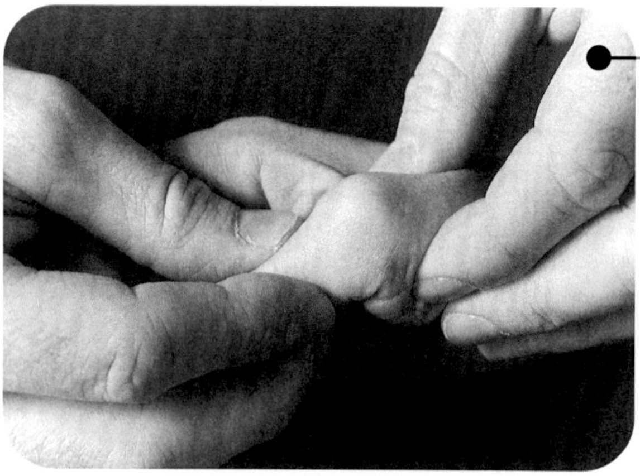

Abb. 7.54 Erster Mittelhandknochen (Os metacarpale I): Caput

Das Caput ist gelenkig mit der Basis des proximalen Fingerglieds verbunden. Eine Flexion des Metakarpophalangealgelenks lässt das Caput stärker hervortreten.

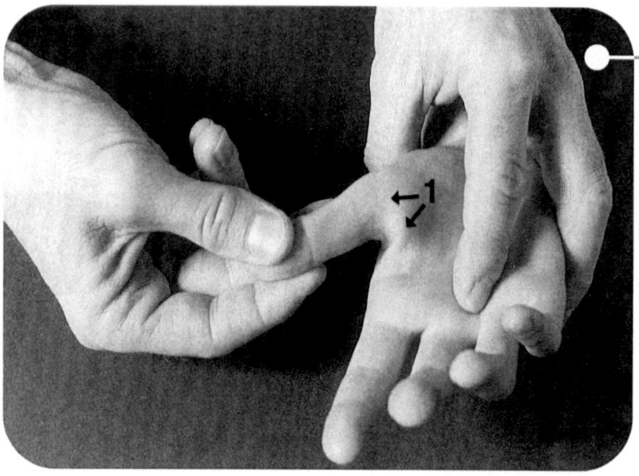

Abb. 7.55 Sesamknöchelchen (Ossa sesamoidea) des Metakarpophalangealgelenks

Das Caput des ersten Metakarpalknochens weist anterior zwei durch eine Rinne getrennte Hörner auf, auf denen die Sesamknochen aufliegen. Dabei handelt es sich um zwei lateral und medial liegende knöcherne „Knötchen" (1), die im Bereich dieses Gelenks immer vorhanden sind.

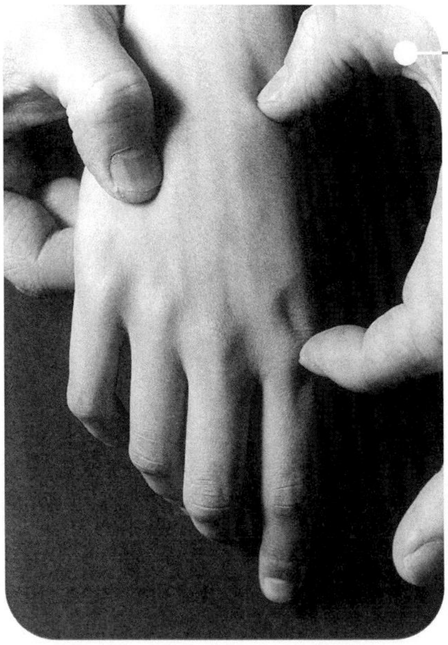

Abb. 7.56 Zweiter Mittelhandknochen (Os metacarpale II)

Das Os metacarpale II ist der längste Metakarpalknochen. Seine Basis bildet einen wichtigen Anhaltspunkt für die Palpation des Os trapezoideum (➛ Abb. 7.33 – 7.35). Auf der nebenstehenden Abbildung zeigt der Therapeut den zweiten Mittelhandknochen: sein Daumen liegt im Bereich der Basis, sein Zeigefinger im Bereich des Caputs.
Anmerkung: Die Basis dieses Knochens nimmt im Zentrum das Os trapezoideum, lateral das Os trapezium und medial das Os capitatum auf.

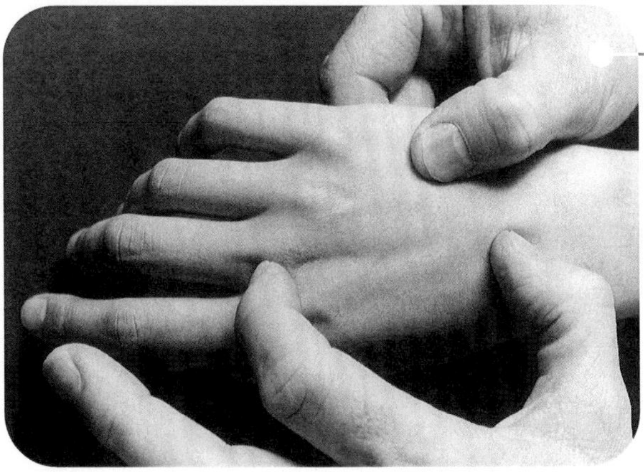

Abb. 7.57 Dritter Mittelhandknochen (Os metacarpale III)

Der Griff des Therapeuten ist der gleiche wie in ➛ Abb. 7.56 beschrieben. Die Basis, die durch den Daumen angedeutet wird, hat eine artikuläre Verbindung mit dem Os capitatum (➛ Abb. 7.36 – 7.43).

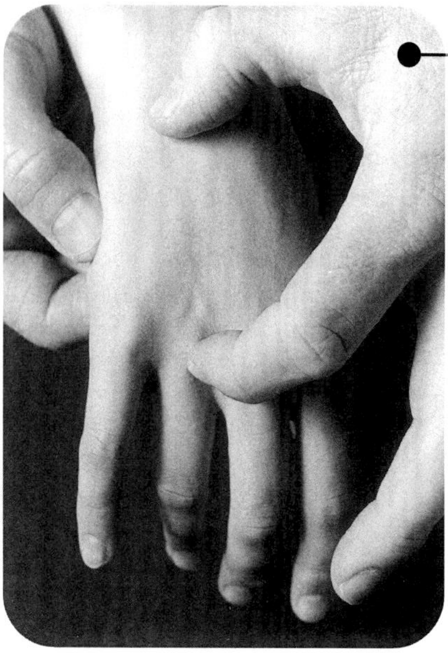

Abb. 7.58 Vierter Mittelhandknochen (Os metacarpale IV)

Der Griff ist wieder der in ➤ Abb. 7.56 beschriebene. Die Basis dieses Knochens ist gelenkig mit dem Os capitatum (➤ Abb. 7.36 – 7.43) und dem Os hamatum (➤ Abb. 7.44 – 7.48) verbunden.

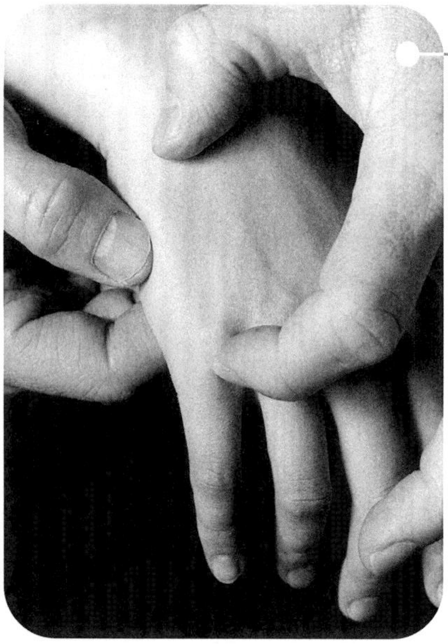

Abb. 7.59 Fünfter Mittelhandknochen (Os metacarpale V)

Dieser Knochen ist der kürzeste Metakarpalknochen. Wieder verwendet der Therapeut den Daumen-Zeigefinger-Griff aus ➤ Abb. 7.56. Der Daumen befindet sich in Kontakt mit der Basis, die mit dem Os hamatum (➤ Abb. 7.44 – 7.48) artikuliert, und der Zeigefinger liegt im Bereich des Caput ossis metacarpale V.

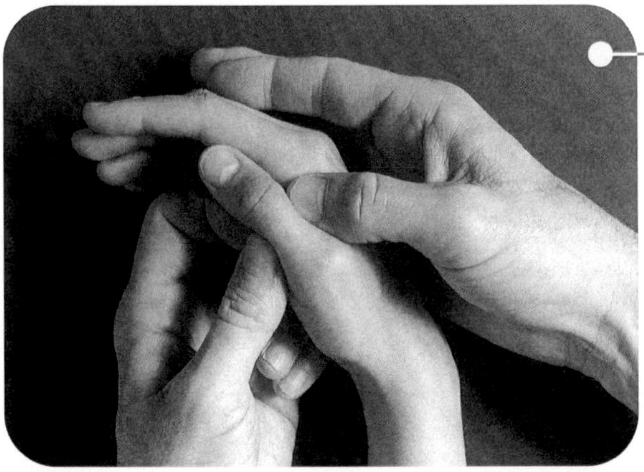

Abb. 7.60 Proximales Fingerglied (Phalanx proximalis) des Daumens

Die Basis weist eine Gelenkpfanne auf, die mit dem Caput des ersten Metakarpalknochens verbunden ist. Das Caput phalangis verfügt an der palmaren und inferioren Seite über eine Trochlea, die mit der Basis der distalen Phalanx gelenkig verbunden ist.
Anmerkung: Bei den anderen Fingern artikuliert das Caput der proximalen Phalanx mit der Basis des mittleren Fingerglieds (Phalanx media).

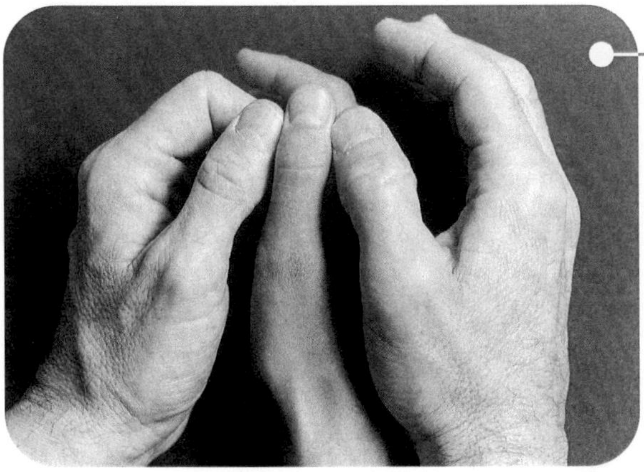

Abb. 7.61 Distales Fingerglied (Phalanx distalis) des Daumens

Im Bereich des Daumens gibt es nur zwei Fingerglieder, die anderen Finger weisen jeweils drei Phalangen auf.
Anmerkung: Mit Ausnahme des Daumens verfügen die Finger über ein zweites (mediales) Fingerglied, das kürzer und kleiner als das erste, ansonsten jedoch gleich aufgebaut ist. Die dritte Phalanx ist die kleinste der drei Fingerglieder.

Muskeln

Sehnen im anterioren Teil des Handgelenks

Die wichtigsten palpatorisch zugänglichen Strukturen sind:
- Sehne des M. flexor pollicis longus (➤ Abb. 7.63)
- Sehne des M. flexor carpi radialis (➤ Abb. 7.64)
- Sehne des M. palmaris longus (➤ Abb. 7.65)
- Sehne des M. flexor digitorum superficialis:
  - Sehne für den vierten Finger (➤ Abb. 7.66)
  - Sehne für den dritten Finger (➤ Abb. 7.67)
  - Sehne für den fünften Finger (➤ Abb. 7.68)
  - Sehne für den Zeigefinger (➤ Abb. 7.69)
- Sehne des M. flexor carpi ulnaris (➤ Abb. 7.70)

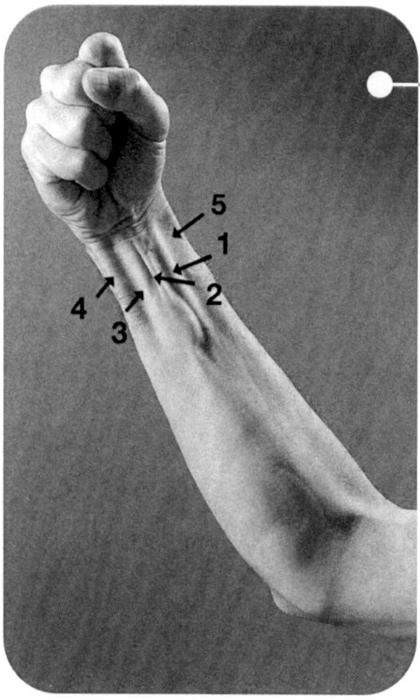

Abb. 7.62

Allgemeine Darstellung der Sehnen im anterioren Teil des Handgelenks

1. Sehne des M. flexor carpi radialis
2. Sehne des M. palmaris longus
3. M. flexor digitorum superficialis. Sehne für den vierten Finger
4. Sehne des M. flexor carpi ulnaris
5. Position der Sehne des M. flexor pollicis

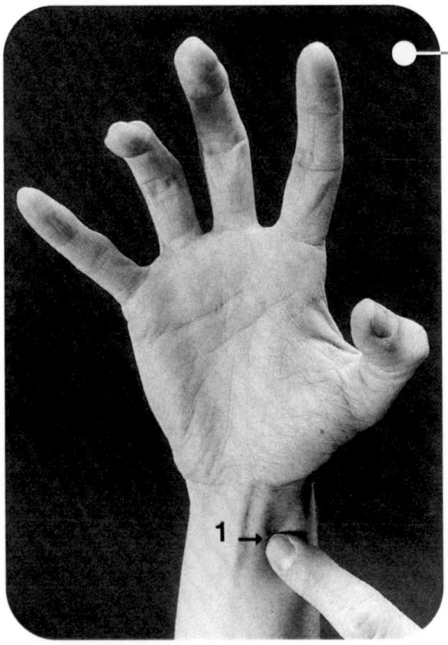

Abb. 7.63 Sehne des M. flexor pollicis longus

Man legt einen oder zwei Finger unmittelbar lateral neben die Sehne des M. flexor carpi radialis (1) (➤ Abb. 7.64) und ersucht den Patienten, das Daumenendglied mehrmals hintereinander kurz zu beugen, um die Sehne des gesuchten Muskels zu palpieren.

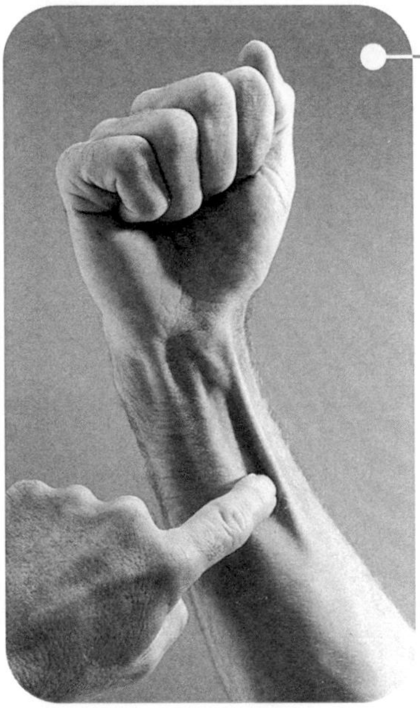

Abb. 7.64 Sehne des M. flexor carpi radialis

Wenn der Patient eine Faust macht, tritt diese Sehne im lateralen Teil der Vorderseite des Handgelenks (Zeigefinger des Therapeuten in der nebenstehenden Abbildung) unmittelbar lateral der Sehne des M. palmaris longus (➤ Abb. 7.65) stark hervor. Sollte dies nicht der Fall sein, ersucht man den Patienten, eine Flexion und Abduktion (Radialabduktion) des Handgelenks gemeinsam mit einer leichten Pronation des Unterarms auszuführen.

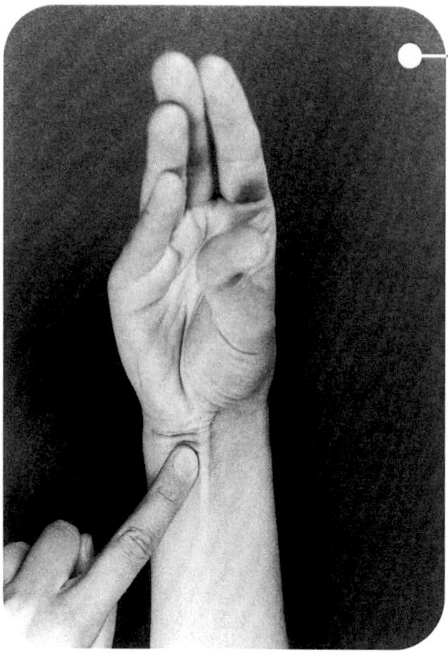

Abb. 7.65 Sehne des M. palmaris longus

Dieser Muskel ist nicht immer vorhanden. Man ersucht den Patienten, den Daumen mit dem fünften Finger in Kontakt zu bringen, um ihn in der Mitte der Vorderseite des Handgelenks, zwischen der Sehne des M. flexor carpi radialis (➤ Abb. 7.64) lateral und dem M. flexor digitorum superficialis (➤ Abb. 7.66 – 7.69) medial hervortreten zu lassen.

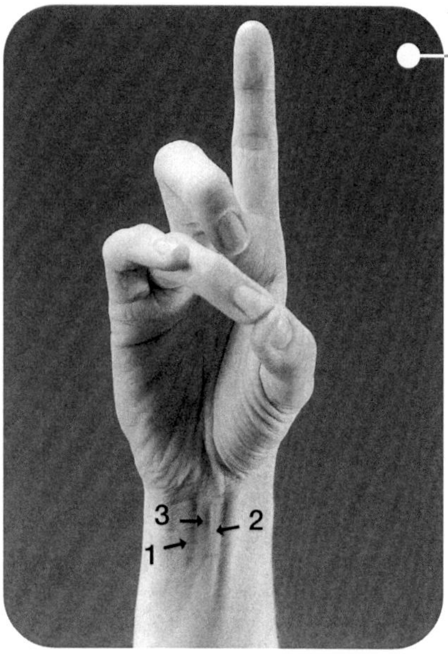

Abb. 7.66 M. flexor digitorum superficialis, Sehne für den vierten Finger

Wenn man eine Faust macht, kann man diese Sehne (1) medial der Sehne des M. palmaris longus (2) (➤ Abb. 7.65) erkennen. Sollte die Struktur dadurch nicht sichtbar werden, kann man den Daumen mit dem vierten Finger in Kontakt bringen und eventuell eine Palmarflexion des Handgelenks hinzufügen, um die Sehne zu lokalisieren.
Anmerkung: Auf der nebenstehenden Abbildung ist die Sehne des M. flexor digitorum superficialis für den dritten Finger (3) ausnahmsweise direkt sichtbar.

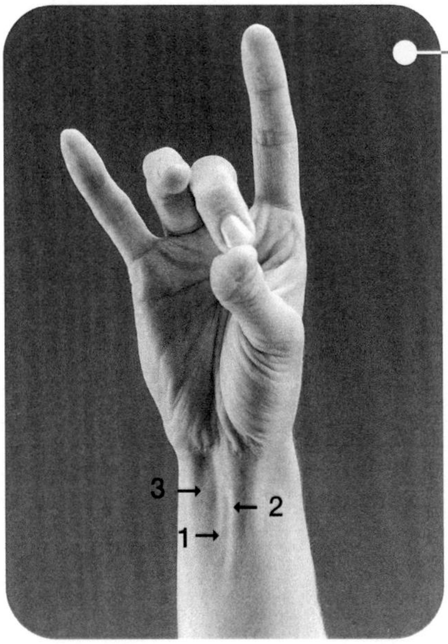

Abb. 7.67 M. flexor digitorum superficialis, Sehne für den dritten Finger

Diese Sehne (1) kann hinter der Sehne des M. palmaris longus (2) (➤ Abb. 7.65) und lateral der Sehne des M. flexor digitorum superficialis für den vierten Finger (3) (➤ Abb. 7.66) palpiert werden. Sie kann einfach durch einen Kontakt zwischen Daumen und Mittelfinger und einer leichten Palmarflexion des Handgelenks angespannt werden.
Anmerkung: Vorsicht ist geboten, da man sich in unmittelbarer Nähe des N. medianus (auch ➤ Abb. 7.90) befindet.

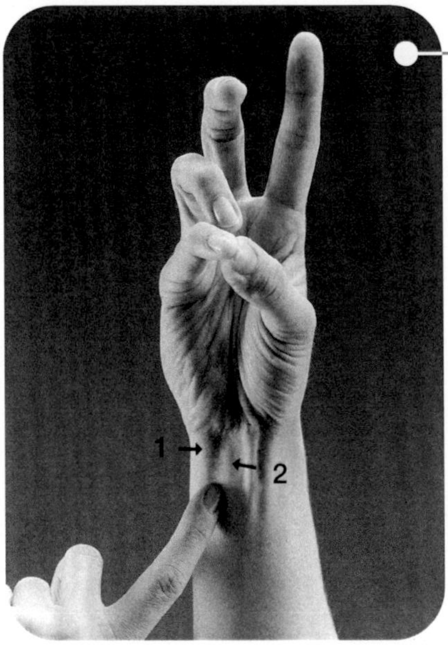

Abb. 7.68 M. flexor digitorum superficialis, Sehne für den fünften Finger

Sie befindet sich in der vom Zeigefinger des Therapeuten markierten Rille zwischen der Sehne des M. flexor carpi ulnaris medial (1) (auch ➤ Abb. 7.70) und der Sehne des M. flexor digitorum superficialis für den vierten Finger (2) lateral und anterior (auch ➤ Abb. 7.66). Man ersucht den Patienten, den Daumen mit dem fünften Finger in Kontakt zu bringen und das Handgelenk leicht zu beugen, um die Sehne deutlicher hervortreten zu lassen.

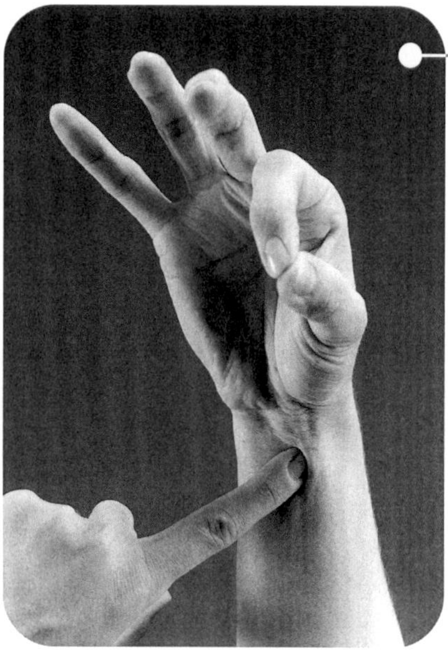

Abb. 7.69 M. flexor digitorum superficialis, Sehne für den Zeigefinger

Unter all den genannten Sehnen ist diese Sehne besonders schwer zu erkennen. Sie ist zugänglich, indem man entweder den M. palmaris longus nach außen schiebt, wie in der nebenstehenden Abbildung dargestellt, oder indem man zwischen dem letztgenannten Muskel (auch ➤ Abb. 7.65) und der Sehne des M. flexor carpi radialis (➤ Abb. 7.64) nach ihr sucht. Man bittet den Patienten, mit seinem Daumen den Zeigefinger zu berühren und gleichzeitig das Handgelenk leicht zu beugen, um diese Sehne besser sichtbar zu machen.

Anmerkung: Vorsicht ist geboten, da man sich in unmittelbarer Nähe des N. medianus (auch ➤ Abb. 7.90) befindet.

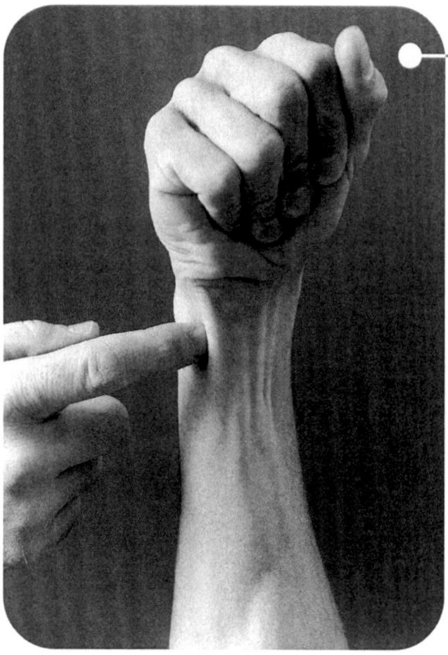

Abb. 7.70 Sehne des M. flexor carpi ulnaris

Man ersucht den Patienten, eine leichte Flexion mit dem Handgelenk und eine Ulnarabduktion zu machen. Die gesuchte Sehne tritt dabei im medialsten Teil an der Vorderseite des Handgelenks hervor.

Sehnen im lateralen Teil des Handgelenks

Die wichtigsten palpatorisch zugänglichen Strukturen sind:
- Sehne des M. abductor pollicis longus (➛ Abb. 7.72)
- Sehne des M. extensor pollicis brevis (➛ Abb. 7.73)
- Sehne des M. extensor pollicis longus (➛ Abb. 7.74)

Abb. 7.71

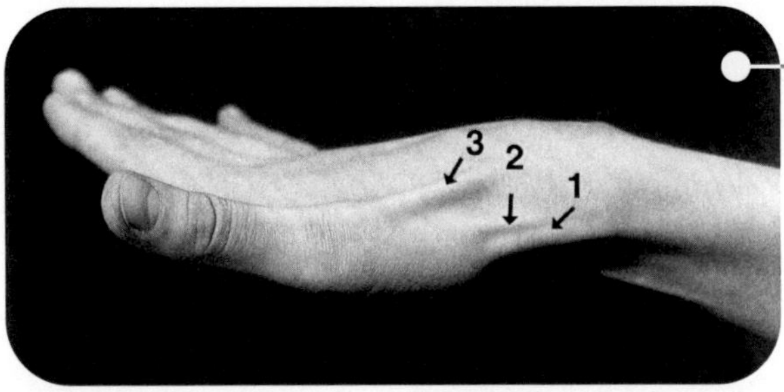

Handgelenk, Ansicht von lateral

1. Sehne des M. abductor pollicis longus
2. Sehne des M. extensor pollicis brevis
3. Sehne des M. extensor pollicis longus

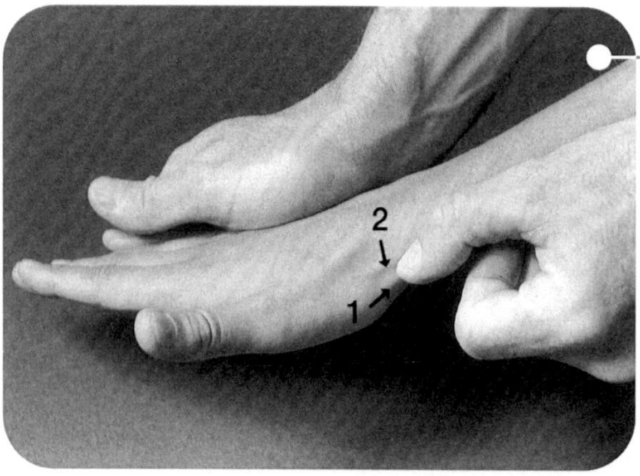

Abb. 7.72 Sehne des M. abductor pollicis longus

Bei manchen Patienten genügt es, bei Neutralstellung des Handgelenks, den Daumen von der Handebene abzuspreizen, um die gesuchte Sehne (1) im anterioren oder palmaren Teil der Sehne des M. extensor pollicis brevis (2) (➤ Abb. 7.71 und 7.73) zu finden. Wenn dies nicht ausreicht, ersucht man den Patienten, gegen Widerstand des Therapeuten eine Radialabduktion mit der Hand zu machen.

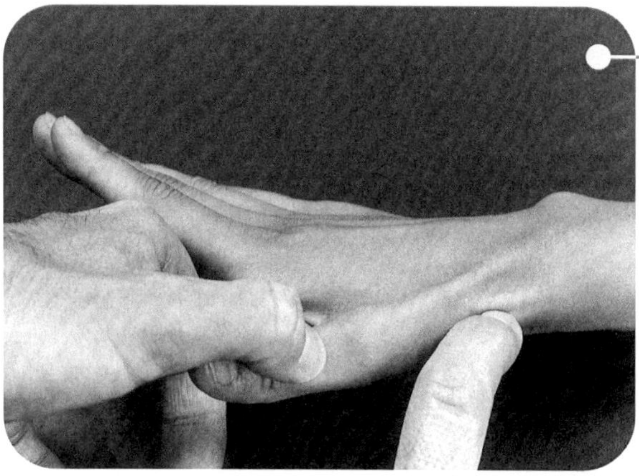

Abb. 7.73 Sehne des M. extensor pollicis brevis

Das Handgelenk befindet sich in Neutralstellung. Man ersucht den Patienten, den Daumen von der Hand abzuspreizen, und erkennt die Sehne im radialen Teil des Handgelenks unmittelbar hinter der Sehne des M. abductor pollicis longus (➤ Abb. 7.71 und 7.72).

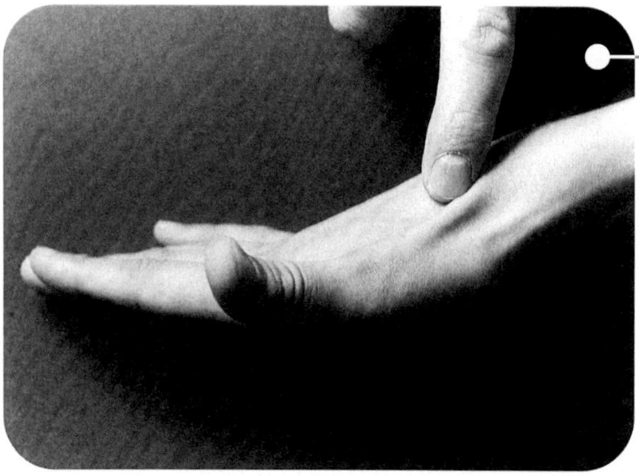

Abb. 7.74 Sehne des M. extensor pollicis longus

Das Handgelenk befindet sich wieder in Neutralstellung. Man ersucht den Patienten, den Daumen hinter die Handebene zu bewegen, so dass die Sehne im posterolateralen Teil des Handgelenks angespannt wird.

Sehnen im posterioren Teil des Handgelenks

Die wichtigsten palpatorisch zugänglichen Strukturen sind:
- Sehne des M. extensor carpi radialis longus (➛ Abb. 7.76)
- Sehne des M. extensor carpi radialis brevis (➛ Abb. 7.77)
- Sehne des M. extensor digitorum (➛ Abb. 7.78)
- Sehne des M. extensor digiti minimi (➛ Abb. 7.79)
- Sehne des M. extensor carpi ulnaris (➛ Abb. 7.80)

Abb. 7.75

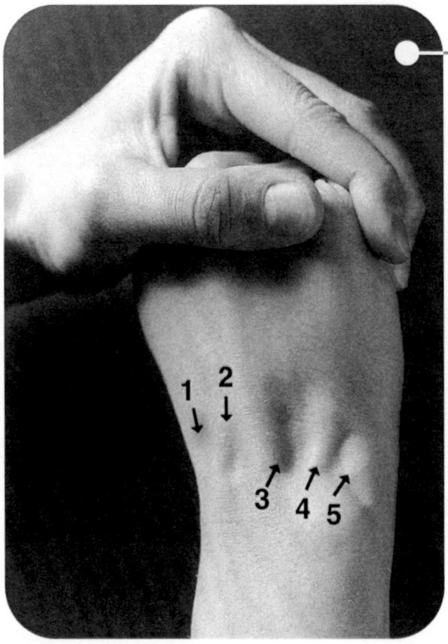

Handgelenk, Ansicht von posterior

1. Sehne des M. extensor carpi radialis longus
2. Sehne des M. extensor carpi radialis brevis
3. Sehne des M. extensor digitorum
4. Sehne des M. extensor digiti minimi
5. Sehne des M. extensor carpi ulnaris

Anmerkung: Bezüglich der Sehne des M. extensor indicis ➛ Abb. 6.24 und 6.25 im Kapitel über den „Unterarm".

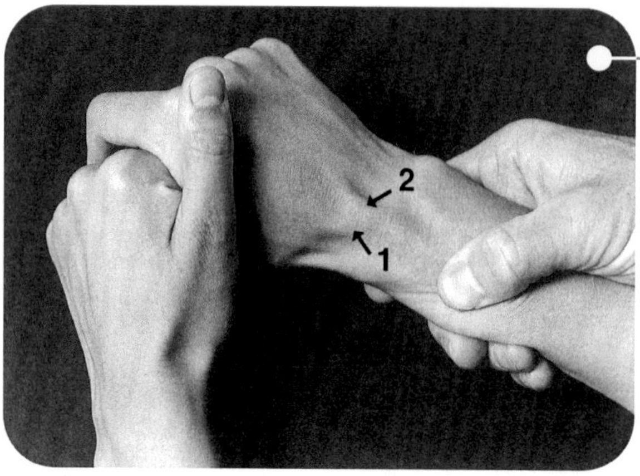

Abb. 7.76 Sehne des M. extensor carpi radialis longus

Manchmal genügt es, die Faust zu ballen, um diese Sehne (1) sichtbar zu machen. Sie wird von der Sehne des M. extensor pollicis longus (➛ Abb. 7.74) überdeckt. Der Therapeut legt den Daumen des Patienten auf die Palmarseite der Hand, um die gesuchte Sehne freizulegen, und widersetzt sich (wie in der nebenstehenden Abbildung dargestellt) der Extension und Radialabduktion des Handgelenks.
Anmerkung: Die Sehne des M. extensor carpi radialis brevis (2) liegt medial der gesuchten Sehne (auf der Ulnarseite).

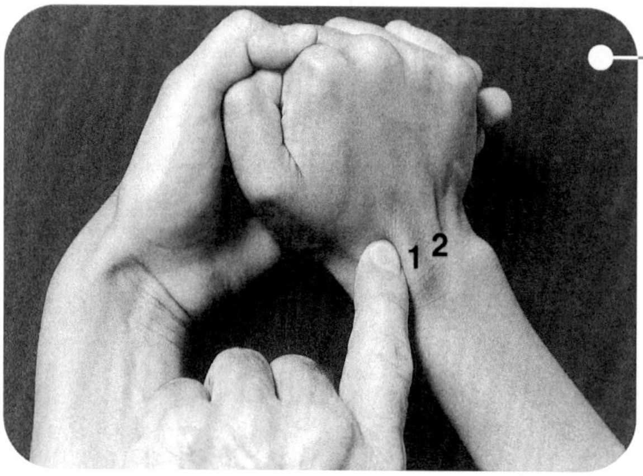

Abb. 7.77 Sehne des M. extensor carpi radialis brevis

Meist genügt es, die Faust zu ballen, um diese Sehne (1) sichtbar zu machen. Sie liegt lateral (auf der Radiusseite) der Sehnen des M. extensor digitorum (2) (➛ Abb. 7.78) und medial (Ulnarseite) der Sehne des M. extensor carpi radialis longus (➛ Abb. 7.76).

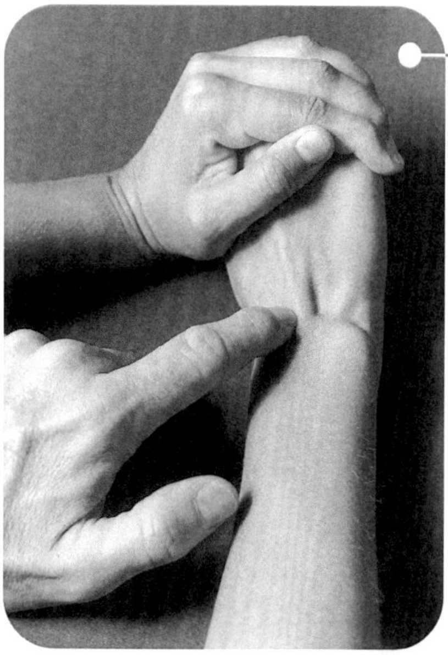

Abb. 7.78 Sehne des M. extensor digitorum

Der Therapeut ersucht den Patienten, gegen seinen Widerstand das Handgelenk und die Metakarpophalangealgelenke zu strecken; diese Bewegung genügt meist, um die Sehne auf der Rückseite im medialen Bereich des Handgelenks hervortreten zu lassen. Wichtig dabei ist, dass die proximalen und distalen Interphalangealgelenke gebeugt bleiben.
Anmerkung: Diese Sehne umfasst sowohl die vier Sehnen des M. extensor digitorum der vier Finger als auch die Sehne des M. extensor indicis, die medial (Ulnarseite) der zum Zeigefinger führenden Sehne des M. extensor digitorum liegt.

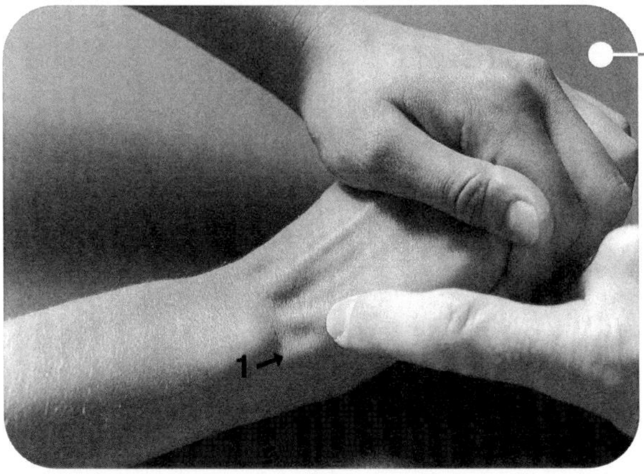

Abb. 7.79 Sehne des M. extensor digiti minimi

Man ersucht den Patienten, das Handgelenk und den kleinen Finger in Extension zu bringen, und widersetzt sich dieser Bewegung. Die Sehne (Zeigefinger des Therapeuten) wird im posteromedialen Teil des Handgelenks lateral (Radiusseite) der Sehne des M. extensor carpi ulnaris (1) (➛ Abb. 7.80) sichtbar.

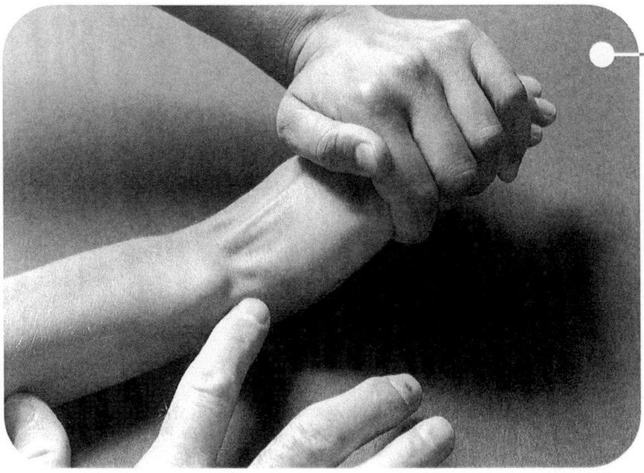

Abb. 7.80 Sehne des M. extensor carpi ulnaris

Der Therapeut ersucht den Patienten, eine Ulnarabduktion bei gleichzeitiger Extension des Handgelenks auszuführen, und widersetzt sich dieser Bewegung. Die gesuchte Sehne, auf die der Zeigefinger des Therapeuten hinweist, wird im posteromedialen Teil (Ulnarseite) des Handgelenks sichtbar.

Die kurzen Handmuskeln

Die wichtigsten palpatorisch zugänglichen Strukturen sind:
- Daumenballen (Thenar) (➤ Abb. 7.82)
- Kleinfingerballen (Hypothenar) (➤ Abb. 7.83)
- Beugesehnen der Handfläche (➤ Abb. 7.84)
- Mm. lumbricales (➤ Abb. 7.85 und 7.86)
- Mm. lumbricales und Mm. interossei palmares und dorsales (➤ Abb. 7.86 und 7.87)

Abb. 7.81

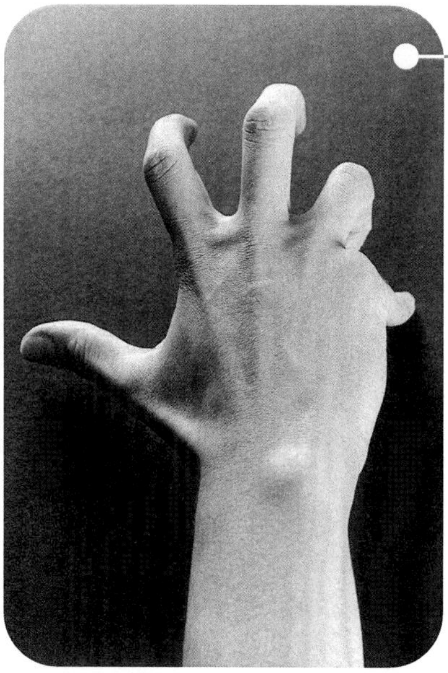

Allgemeine Darstellung der kurzen Handmuskeln

Die kurzen Handmuskeln gliedern sich in drei Gruppen: die Muskeln des Daumenballens, die Muskeln des Kleinfingerballens und die Muskeln der Mittelhand
- Die Muskeln des Daumenballens sind, von der Oberfläche in die Tiefe:
  - der M. abductor pollicis brevis
  - der M. opponens pollicis
  - der M. flexor pollicis brevis
  - der M. adductor pollicis.
- Die Muskeln des Kleinfingerballens sind, von der Oberfläche in die Tiefe:
  - der M. palmaris brevis
  - der M. abductor digiti minimi

- der M. flexor digiti minimi brevis
- der M. opponens digiti minimi.

- Die Muskeln der Mittelhand gliedern sich in drei übereinanderliegende Gruppen. Von der Palmarseite zur Dorsalseite sind das:
  - die Mm. lumbricales
  - die Mm. interossei palmares
  - die Mm. interossei dorsales.

Funktion

Daumenballenmuskulatur:

- Der M. abductor pollicis brevis abduziert den Daumen.
- Der M. opponens pollicis ist Beuger und Innenrotator des Daumens, eine Funktion, die es dem Daumen ermöglicht, sich den anderen Fingern gegenüberzustellen (Oppositionsstellung).
- Der M. flexor pollicis brevis beugt das Daumengrundgelenk und bringt den Daumen nach vorne und medial und ist somit an der Oppositionsstellung des Daumens beteiligt.
- Der M. adductor pollicis adduziert das Daumengrundgelenk.

Kleinfingerballenmuskulatur:

- Der M. palmaris brevis spannt die Haut des Hypothenars.
- Der M. abductor digiti minimi ist Abduktor und Beuger des kleinen Fingers.
- Der M. flexor digiti minimi brevis ist Beuger des Grundgelenks des fünften Fingers.
- Der M. opponens digiti minimi bringt den kleinen Finger nach vorne und außen.

Mittelhandmuskeln:

Die Funktionen der Mm. lumbricales und interossei ergänzen sich gegenseitig.

- In sagittaler Ebene sind sie alle Beuger der ersten Phalanx und Strecker der zweiten und dritten Phalanx.
- In frontaler Ebene sind:
  - die Mm. interossei palmares Adduktoren (sie bringen die Finger zur Mitte)
  - die Mm. interossei dorsales Abduktoren (sie spreizen die Finger).

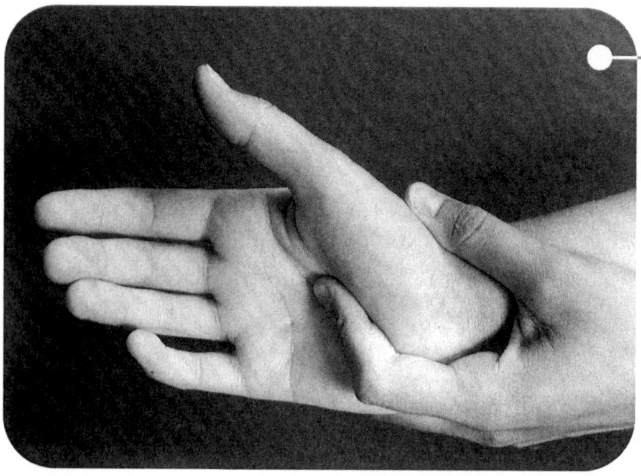

Abb. 7.82 Daumenballen (Thenar)

Der Daumenballen, der in der nebenstehenden Abbildung von Daumen und Zeigefinger umgriffen wird, umgibt ein knöchernes Gerüst, das aus den zwei ersten Metakarpalknochen besteht. Der Ballen setzt sich aus vier Muskeln zusammen, die in drei Schichten angeordnet sind: eine oberflächliche Schicht, die durch den M. abductor pollicis brevis gebildet wird, eine mittlere Schicht, die durch den M. opponens pollicis und den M. flexor pollicis brevis gebildet wird, und eine tiefe Schicht, die aus dem M. adductor pollicis besteht.

Ursprung und Ansatz

M. abductor pollicis brevis:

- Er entspringt:
  - am Tuberculum ossis scaphoidei und – am lateralen Teil des Retinaculum flexorum (und nimmt manchmal fibröse Ausläufer des M. abductor pollicis longus auf).
- Er setzt am lateralen Rand des Daumengrundgelenks und am radialen (lateralen) Sesambein an.

M. opponens pollicis:

- Er entspringt am Tuberculum ossis trapezii und am Retinaculum flexorum.
- Er inseriert am radialen Rand des Os metacarpale I.

M. flexor pollicis brevis:

Er hat zwei Köpfe:

- Das Caput superficiale entspringt am Tuberculum ossis trapezii und am Retinaculum flexorum.
- Das Caput profundum entspringt am Os trapezoideum und am Os capitatum.
- Die beiden Köpfe verbinden sich und bilden eine Rinne mit medialer Konkavität, in der die Sehne des M. flexor pollicis longus verläuft, und inserieren im lateralen Teil des Daumengrundgelenks und am radialen (lateralen) Sesambein.

M. adductor pollicis:

Er verfügt ebenfalls über zwei Köpfe:

- Das Caput obliquum entspringt am Os trapezoideum und am Os capitatum.
- Das Caput transversum entspringt:
  - am Os metacarpale III,
  - an der Basis des Os metacarpale II,
  - an der Gelenkkapsel der Metakarpophalangealgelenke (zweites, drittes und viertes Metakarpophalangealgelenk).
- Die beiden Köpfe haben über eine Sehne einen gemeinsamen Ansatz:
  - am ulnaren (medialen) Sesambein,
  - am medialen Teil des Daumengrundgelenks.

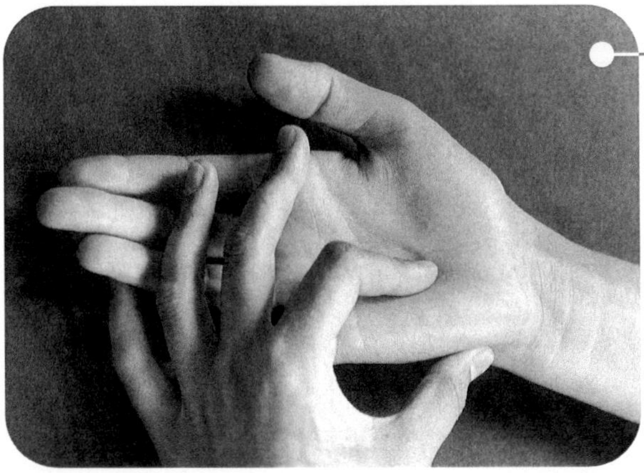

Abb. 7.83 Kleinfingerballen (Hypothenar)

Diese Region, die in der Abbildung zwischen Daumen und Zeigefinger erfasst wird, entspricht dem Skelett des fünften Fingers. Sie besteht aus vier Muskeln, die, von der Oberfläche in die Tiefe, wie folgt angeordnet sind: M. palmaris brevis, M. abductor digiti minimi, M. flexor digiti minimi brevis und M. opponens digiti minimi.

Ursprung und Ansatz

M. palmaris brevis:

- Der kleine Muskel entspringt am medialen Rand der Palmaraponeurose.
- Er inseriert in der Tiefe der Haut des Hypothenars.

M. abductor digiti minimi:

- Er entspringt im inferioren Teil des Os pisiforme und am Retinaculum flexorum.
- Er setzt am ulnaren Rand der Basis der Grundphalanx des fünften Fingers an.

M. flexor digiti minimi brevis:

- Er entspringt am Hamulus ossis hamati und am Retinaculum flexorum.
- Er verschmilzt an seinem Ansatz mit der Sehne des M. abductor digiti minimi und setzt am medialen Tuberculum der Basis der Grundphalanx des fünften Fingers an.

M. opponens digiti minimi:

- Er entspringt am Hamulus ossis hamati und am Retinaculum flexorum.
- Er inseriert am ulnaren (medialen) Rand und an der medialen Fläche des Os metacarpale V.

Anmerkung: Der M. abductor digiti minimi ist am ulnaren Rand des Os metacarpale V tastbar, wenn der Patient den kleinen Finger abduziert.

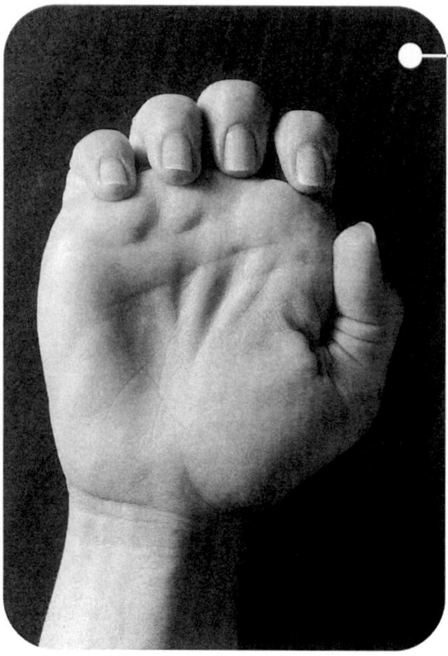

Abb. 7.84 Beugesehnen der Handfläche

Visualisierung der Beugesehnen der vier Finger auf der Palmarseite der Hand.

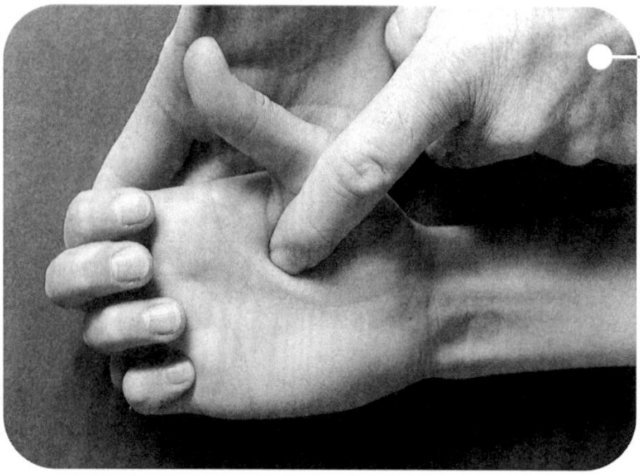

Abb. 7.85 Topografische Lage der Mm. lumbricales

Auf der nebenstehenden Abbildung schiebt der Zeigefinger des Therapeuten die Sehnen der oberflächlichen und tiefen Beugemuskeln für den Zeigefinger zur Seite und legt ihn vor den ersten M. lumbricalis, der am radialen Rand der Sehne des M. flexor digitorum für den Zeigefinger ansetzt.

Ursprung und Ansatz der Mittelhandmuskeln (S. 246)

Mm. lumbricales:

- Ursprung:
  - Die beiden ersten Mm. lumbricales entspringen am lateralen Rand und an der Vorderseite der Sehne des M. flexor digitorum profundus für den zweiten und dritten Finger.
  - Der dritte und der vierte M. lumbricalis entspringen am radialen und ulnaren Rand und an der Vorderseite der Sehnen der M. flexor digitorum profundus, zwischen denen sie liegen.
- Sie inserieren am radialen Rand der Sehne des entsprechenden M. extensor digitorum, im Bereich der ersten, zweiten und dritten Phalanx.

Mm. interossei palmares:

- Sie haben ihren Ursprung im anterioren Teil der Seitenflächen der Ossa metacarpalia. Im Bereich der Phalangen bilden sie die Aponeurosis dorsalis.
  - Der erste und der zweite M. interosseus palmaris entspringen an der Ulnarseite des Os metacarpale I und II.
  - Der dritte und der vierte M. interosseus palmaris entspringen an der Radiusseite des Os metacarpale IV und V.
- Der Ansatz erfolgt über zwei Faserbündel (der Mittelfinger hat keinen M. interosseus palmaris):
  - das tiefe Faserbündel endet am:
    - Tuberculum ulnaris der Basis der ersten Phalanx der Ossa metacarpalia I und II für den ersten und zweiten M. interosseus palmaris.
    - Tuberculum radialis an der Basis der ersten Phalanx der Ossa metacarpalia IV und V.
  - das oberflächliche Faserbündel endet auf der Sehne des entsprechenden M. extensor digitorum, im Bereich der ersten, zweiten und dritten Phalangen.

Mm. interossei dorsales:

- Sie entspringen im posterioren Teil der Seitenflächen der Metakarpalknochen und in den Räumen, die sie begrenzen. Im Bereich der Phalangen bilden sie die Aponeurosis dorsalis.
- Ansätze:
  - Das tiefe Faserbündel endet:
    - am radialen Tuberculum der Basis der Phalangen von Zeige- und Mittelfinger für die ersten und zweiten Mm. interossei dorsales.
    - am ulnaren Tuberculum der Basis der Phalangen von Mittel- und Ringfinger für die dritten und vierten Mm. interossei dorsales.
  - Das oberflächliche Faserbündel setzt auf der Sehne des jeweiligen M. extensor digitorum im Bereich der ersten, zweiten und dritten Phalanx an.

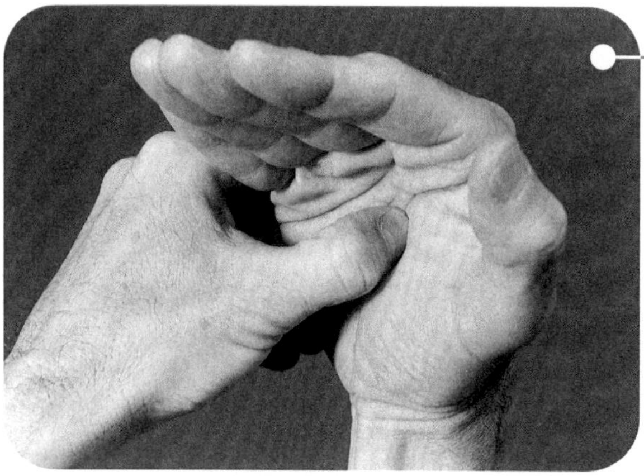

Abb. 7.86 Funktion der Mm. lumbricales und der Mm. interossei palmares und dorsales

Diese Gruppe von zwölf Muskeln (siehe nachstehende Anmerkung) ist in sagittaler Ebene für die Flexion des Metakarpophalangealgelenks der vier Finger und die Extension der zweiten und dritten Fingerglieder dieser Finger verantwortlich (auch ➛ Abb. 7.87).

Anmerkung: Die kurzen Muskeln der Hand umfassen: vier Mm. lumbricales, vier Mm. interossei palmares und vier Mm. interossei dorsales.

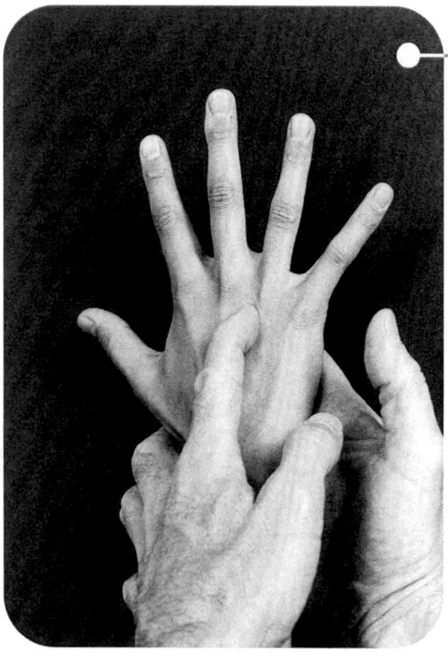

Abb. 7.87 Funktion der Mm. lumbricales und der Mm. interossei palmares und dorsales

Neben der in ➛ Abb. 7.86 beschriebenen Funktion ermöglichen diese Muskeln in frontaler Ebene auch das Spreizen – Mm. interossei dorsales – und das Annähern – Mm. interossei palmares – der Finger. Die Kontraktion der Mm. interossei kann am Handrücken im Bereich der Intermetakarpalräume beobachtet werden.

Nerven und Gefäße

Die wichtigsten palpatorisch zugänglichen Strukturen sind:
- Puls der A. radialis am Handgelenk (➤ Abb. 7.89)
- N. medianus im anterioren Teil des Handgelenks (➤ Abb. 7.90)
- Puls der A. ulnaris am Handgelenk (➤ Abb. 7.91)
- N. ulnaris im medialen Teil des anterioren Handgelenks (➤ Abb. 7.92)

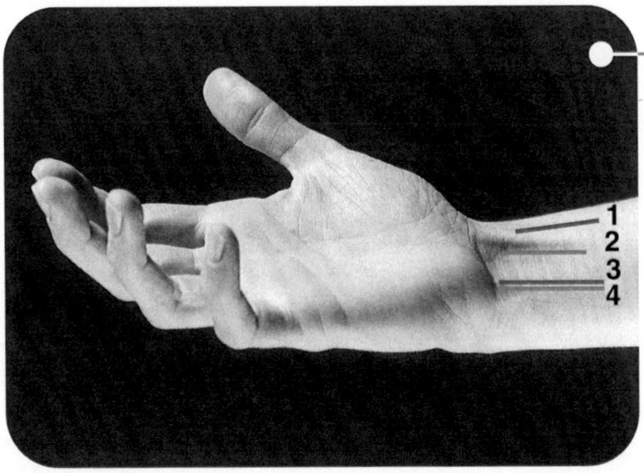

Abb. 7.88

Nerven und Gefäße im anterioren Teil des Handgelenks

1. A. radialis
2. N. medianus
3. A. ulnaris
4. N. ulnaris

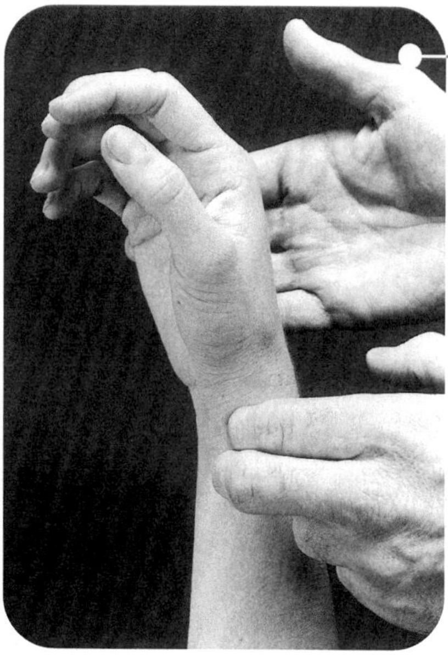

Abb. 7.89 Puls der A. radialis am Handgelenk

Man legt zwei oder drei Finger anterior auf das distale Ende des Radius lateral (Radiusseite) der Sehne des M. flexor carpi radialis und spürt den Puls der A. radialis unter den Fingern.

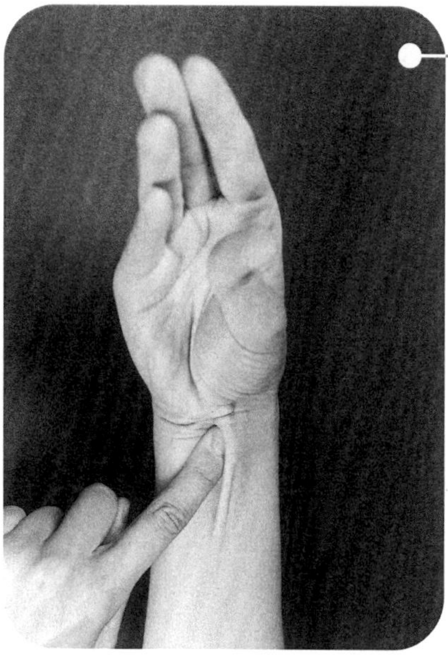

Abb. 7.90 N. medianus im anterioren Teil des Handgelenks

Im unteren Drittel des Unterarms verläuft dieser Nerv sehr oberflächlich, hinter der Fascia antebrachii, zwischen der Sehne des M. flexor carpi radialis (➛ Abb. 7.64) lateral und der Sehne des M. flexor digitorum superficialis für den dritten Finger (➛ Abb. 7.67) medial und der Sehne des M. flexor digitorum superficialis für den Zeigefinger (➛ Abb. 7.69) posterior. Man schiebt, wie in der nebenstehenden Abbildung gezeigt, die Sehne des M. palmaris longus nach lateral und palpiert den N. medianus.
Anmerkung: Wie bei jeder Palpation eines Nervs muss mit größter Vorsicht vorgegangen werden.

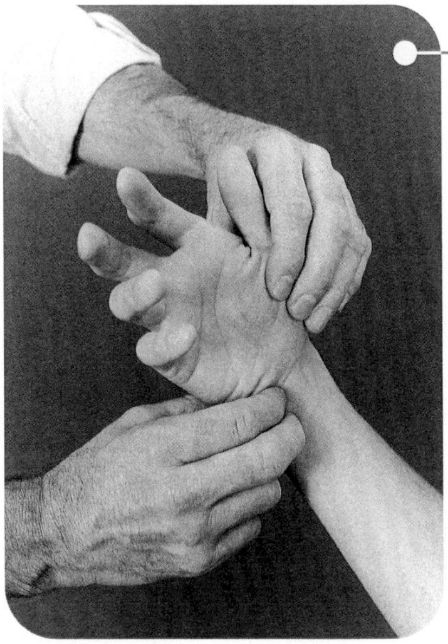

Abb. 7.91 Puls der A. ulnaris am Handgelenk

Man legt zwei Finger an das mediale Ende der Vorderseite des Handgelenks im Bereich der palmaren Hautfalten und umgreift den radialen Teil des Os pisiforme (➤ Abb. 7.24 und 7.25). Anschließend bringt man das Handgelenk in leichte Extension, um den Puls der A. ulnaris besser spüren zu können.

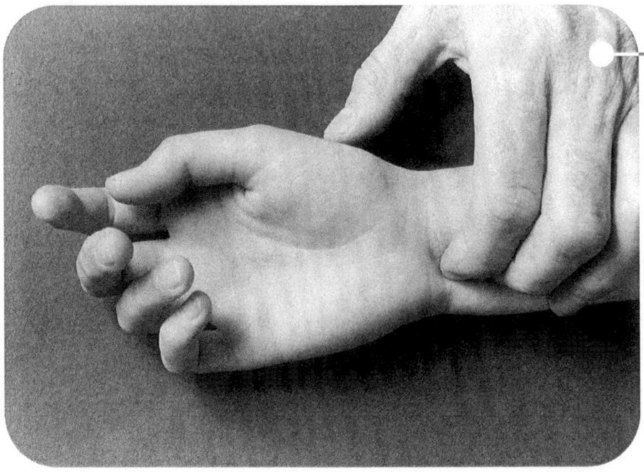

Abb. 7.92 N. ulnaris im medialen Teil des anterioren Handgelenks

Dieser Nerv ist am radialen Rand der Sehne des M. flexor carpi ulnaris (➤ Abb. 7.70) zugänglich. Man kann ihn über die Sehne des M. flexor digitorum superficialis des fünften Fingers (➤ Abb. 7.68) rollen lassen.

Anmerkung: Wie bei jeder Palpation eines Nervs muss mit größter Vorsicht vorgegangen werden.

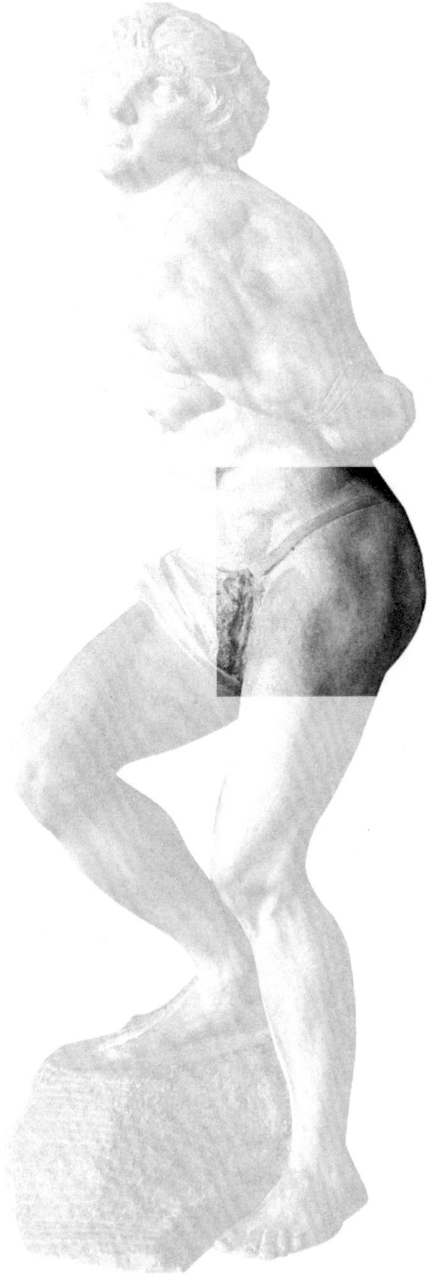

8 Die Hüfte

Topografische Darstellung der Hüfte (Coxa)

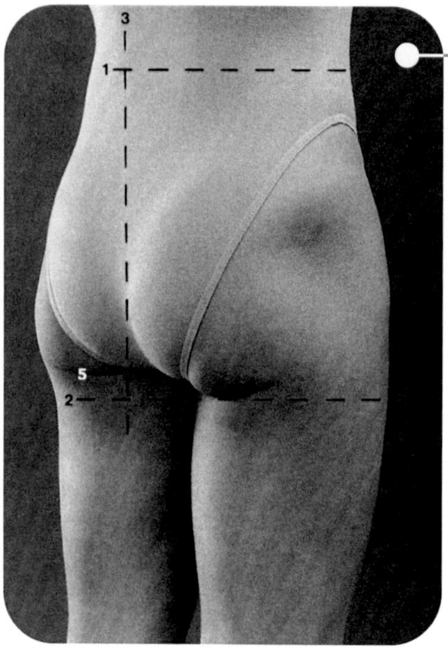

Abb. 8.1 Ansicht von posteromedial

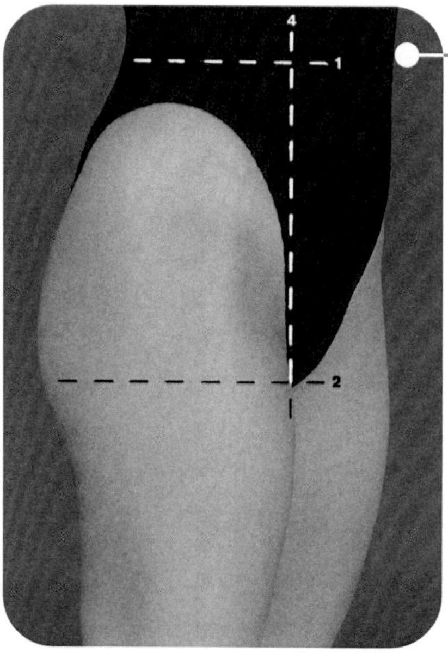

Abb. 8.2 Ansicht von anterolateral

1. Obere Begrenzung
2. Untere Begrenzung
3. Posteromediane Begrenzung
4. Anteromediane Begrenzung
5. Glutealfalte (Sulcus gluteus)

Knochen

Knöcherne Ansatzfelder der Gesäß- und Oberschenkelmuskulatur

Ansicht von anterior

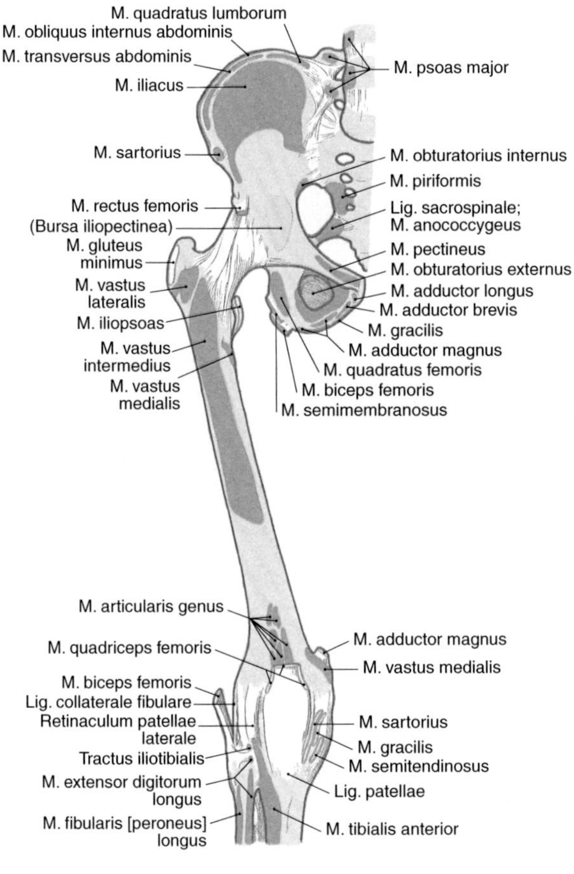

Ansicht von posterior

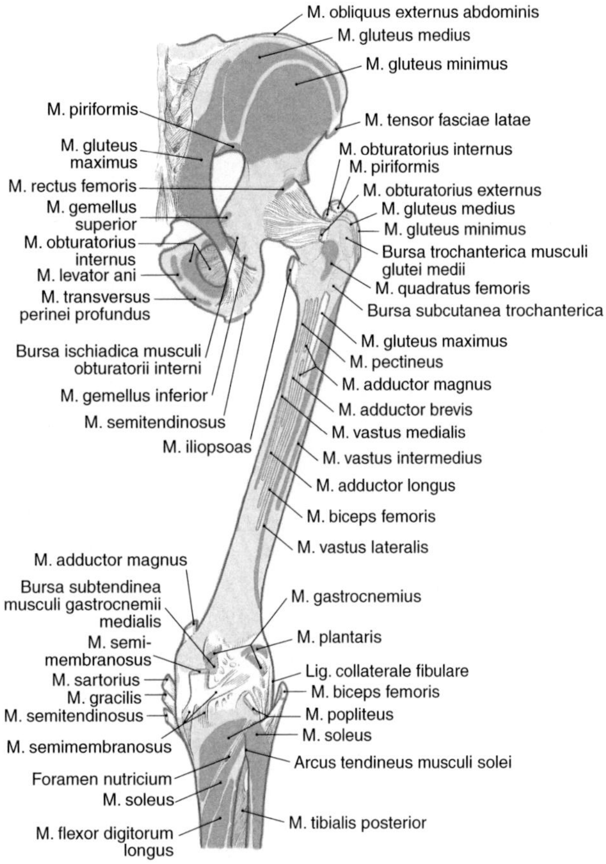

Knochen und Bänder des Beckens

Ansicht von posterior

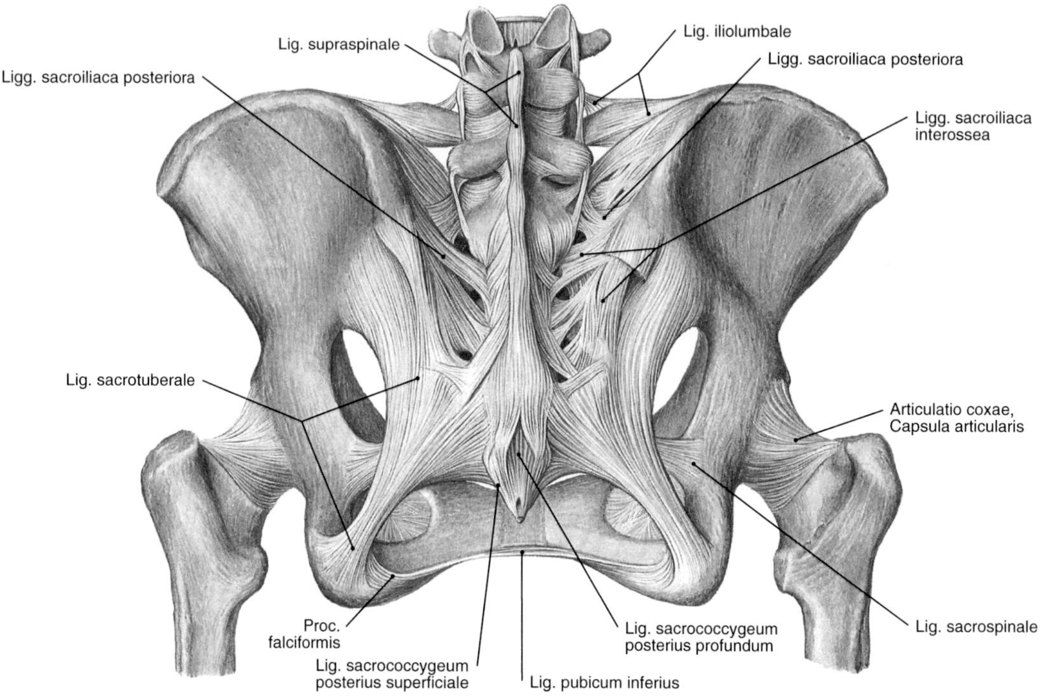

Ansicht von anterior

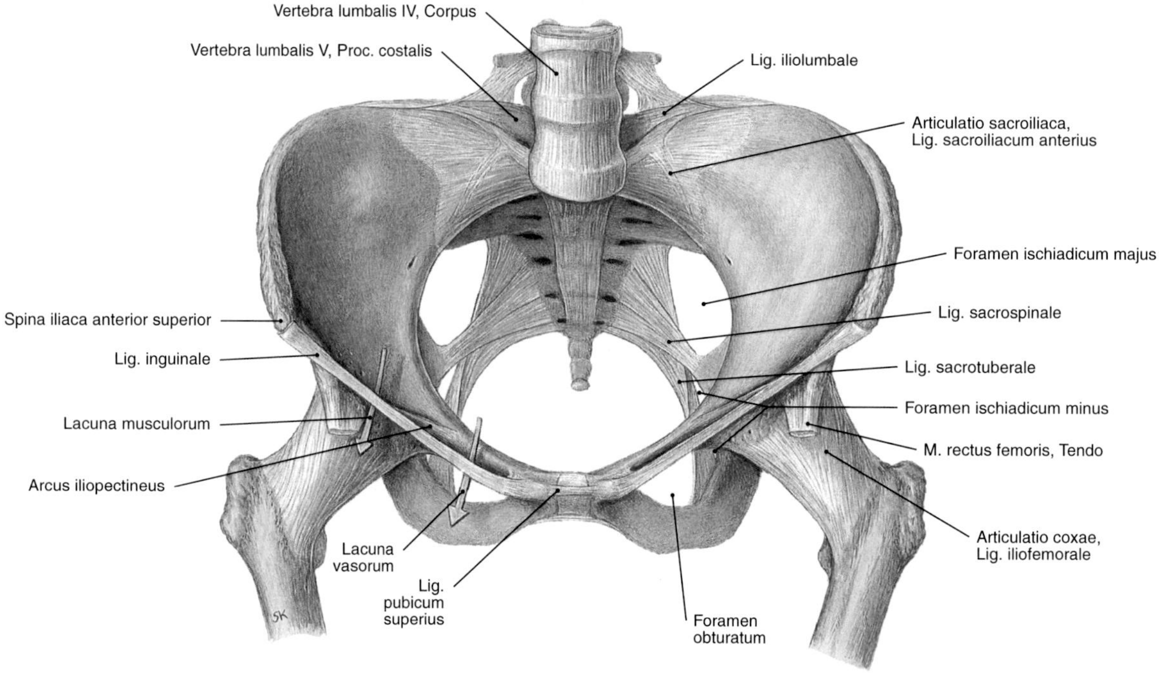

Hüft- und Oberschenkelregion

Die wichtigsten palpatorisch zugänglichen Strukturen:
- Hüftbein (Os coxae):
  - Darmbeinkamm (Crista iliaca) (➤ Abb. 8.4)
  - Spina iliaca anterior superior (➤ Abb. 8.6)
  - Tuberculum iliacum (➤ Abb. 8.5)
  - Incisura innominata major (➤ Abb. 8.7)
  - Pecten ossis pubis (➤ Abb. 8.9)
  - Ramus superior ossis pubis (➤ Abb. 8.10 und 8.11)
  - Schambeinfuge (Symphysis pubica) (➤ Abb. 8.12)
  - Schambeinkörper (Corpus ossis pubis) (➤ Abb. 8.14)
  - Tuberculum pubicum (➤ Abb. 8.13)
  - Spina iliaca posterior superior (➤ Abb. 8.15)
  - Incisura innominata minor (➤ Abb. 8.16)
  - Spina iliaca posterior inferior (➤ Abb. 8.17)
  - Spina ischiadica (➤ Abb. 8.18, 8.19)
  - Incisura ischiadica minor (➤ Abb. 8.19)
  - Incisura ischiadica major (➤ Abb. 8.20, 8.21)
  - Tuber ischiadicum (➤ Abb. 8.22, 23)
  - Inferiorer Rand des Os coxae (➤ Abb. 8.24, 8.25)
- Femur:
  - Femurkopf (Caput ossis femoris) (➤ Abb. 8.26 – 8.28)
  - Trochanter major (➤ Abb. 8.29, 8.30)
  - Trochanter minor (➤ Abb. 8.31, 8.32)

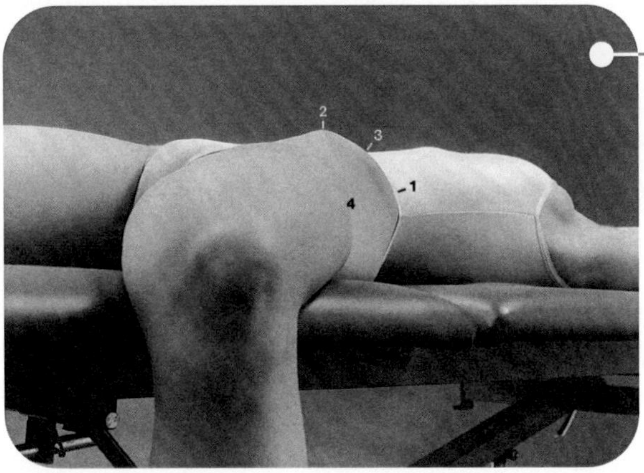

Abb. 8.3

Hüftregion, Ansicht von unten (der Patient befindet sich in Rückenlage, das Knie ist im Vordergrund zu sehen)

Os coxae:
1. Crista iliaca
2. Spina iliaca anterior superior
3. Tuberculum iliacum

Femur:

4. Trochanter major

Hüftbein (Os coxae)

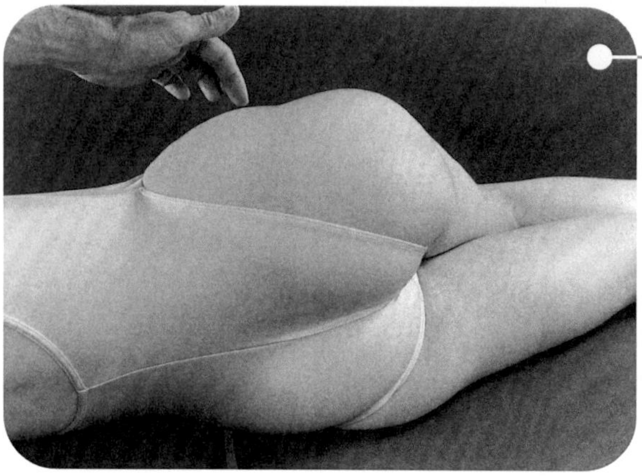

Abb. 8.4 Darmbeinkamm (Crista iliaca)

Die Crista iliaca lässt sich aufgrund ihrer Krümmungen in drei Abschnitte unterteilen:

- Eine anteriore, nach medial konkave Krümmung
- Eine posteriore, nach lateral konkave Krümmung
- Eine nach oben konvexe Krümmung, deren Scheitelpunkt ziemlich genau in der Mitte liegt.

An der Crista iliaca lassen sich auch Unterschiede in der Dicke des Knochens erkennen. Die Struktur ist an ihren beiden Endpunkten und insbesondere im Bereich des Scheitelpunkts der anterioren Krümmung – d. h. im Bereich des Tuberculum iliacum (➤ Abb. 8.5) – am dicksten.
Um diese beiden Aspekte der Crista iliaca wahrnehmen zu können, lässt man zwei Finger bzw. Daumen und Zeigefinger von hinten nach vorne über die Struktur gleiten.
Die Finger folgen dem Verlauf der Crista sowie dem Labium externum und dem Labium internum.

Ansatzzonen

- Im anterioren Teil der Crista befindet sich die Ansatzzone für die Mm. obliquus externus abdominis, obliquus internus abdominis sowie für den M. transversus abdominis.
- Im posterioren Anteil liegen die Ansatzgebiete der Mm. latissimus dorsi, quadratus lumborum, iliocostalis lumborum.

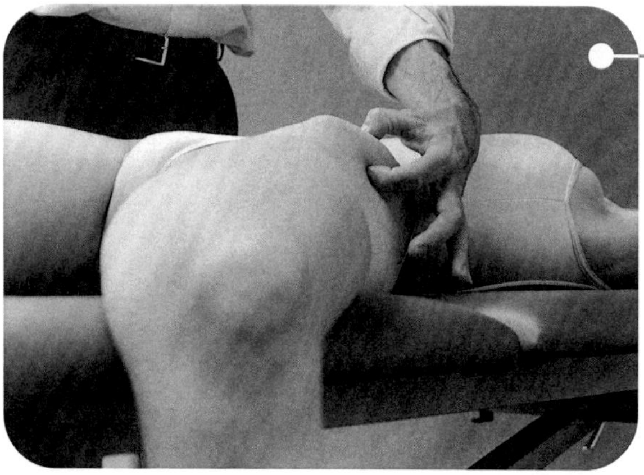

Abb. 8.5 Tuberculum iliacum

Dieser am Scheitelpunkt der vorderen Krümmung der Crista iliaca liegende Knochenhöcker bildet eine zur lateralen Fossa iliaca gerichtete Erhebung. Man lässt Daumen und Zeigefinger von vorne nach hinten die Crista iliaca entlanggleiten und stößt auf diese am Oberrand liegende Struktur.
Anmerkung: In der nebenstehenden Abbildung liegt die gesuchte Struktur zwischen Daumen und Zeigefinger. Der Zeigefinger hat Kontakt mit dem Tuberculum iliacum.

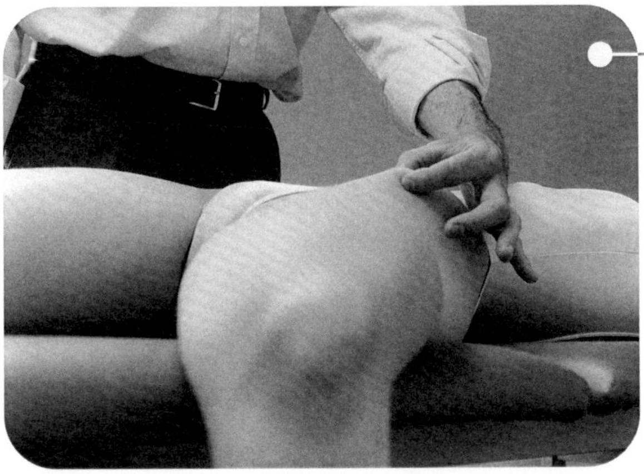

Abb. 8.6 Spina iliaca anterior superior

Diese Struktur ist leicht zu finden, da sie den vordersten Teil des Darmbeinkamms bildet. Um eine klare Vorstellung von dieser Struktur zu bekommen, ergreift man die Spina iliaca anterior superior mit Daumen und Zeigefinger.

Ansatzzonen

An der Außenfläche dieser Struktur befindet sich das Ursprungsgebiet für die Mm. tensor fasciae latae und sartorius.

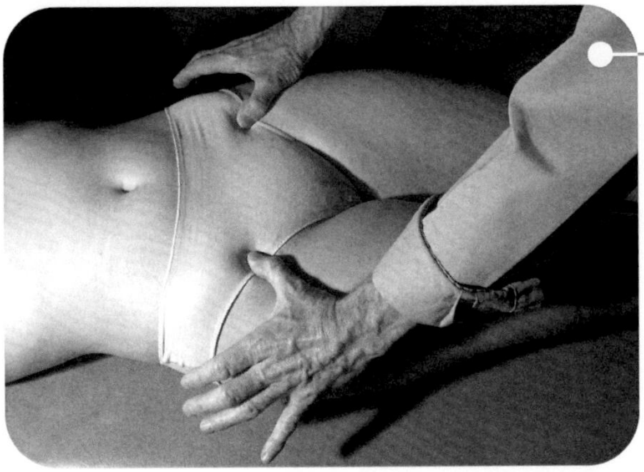

Abb. 8.7 Incisura innominata major

Als Incisura innominata major bezeichnet man den anterioren Rand des Os coxae, der als flache Vertiefung die Spina iliaca anterior superior mit der Spina iliaca anterior inferior verbindet. Sie ist unterhalb der Spina iliaca anterior superior teilweise tastbar.

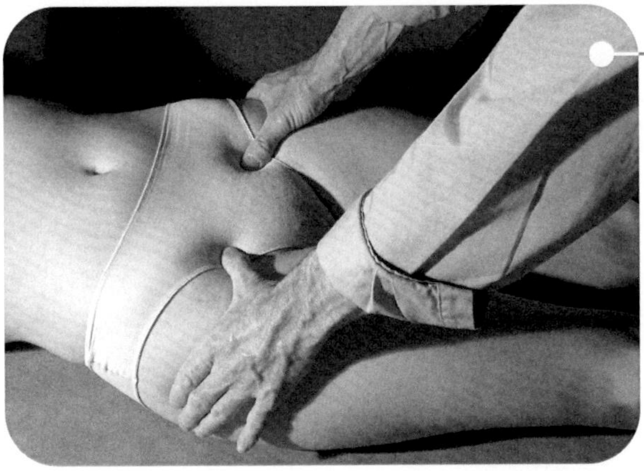

Abb. 8.8 Spina iliaca anterior inferior

Die Spina iliaca anterior inferior (vorderer unterer Darmbeinstachel) zeichnet sich ungefähr vier Fingerbreit von der Spina iliaca anterior superior am unteren Ende der die beiden Spinae verbindenden Vertiefung (Incisura innominata major) ab. Die Spina ist je nach Morphologie des Patienten mehr oder weniger gut tastbar. Die Anteversion des Beckens erleichtert die Palpation dieser Struktur.

Ansatzzone

Die Spina iliaca anterior inferior bildet das Ursprungsareal des M. rectus femoris.

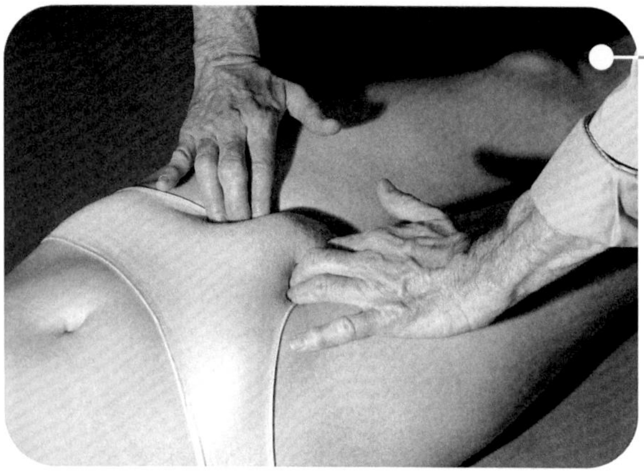

Abb. 8.9 Pecten ossis pubis

Am einfachsten findet man diese Struktur, indem man zunächst das Tuberculum pubicum palpiert und die Finger von dieser Stelle aus schräg nach außen, in Richtung Spina iliaca anterior superior gleiten lässt.

Anmerkung: Da der Samenstrang in unmittelbarer Nähe des Pecten ossis pubis verläuft, ist bei männlichen Patienten besondere Vorsicht geboten.

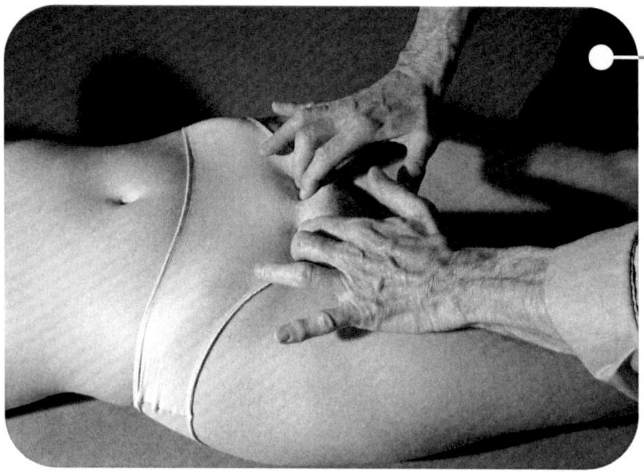

Abb. 8.10 Ramus superior ossis pubis

Der Therapeut legt seine Finger leicht angewinkelt links und rechts auf die Rami assis pubis superiores, die zu beiden Seiten der Symphysis pubica liegen.

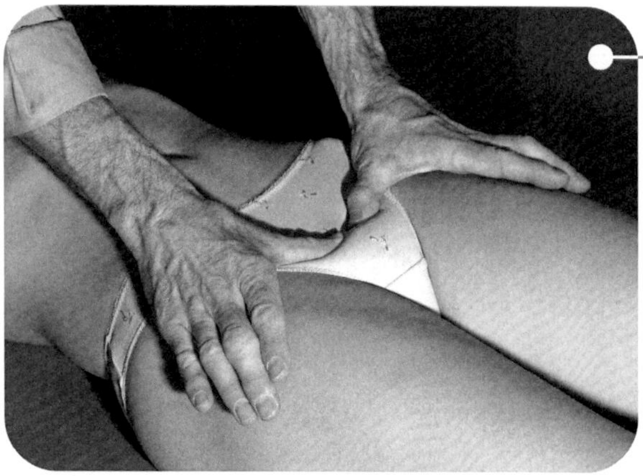

Abb. 8.11 Ramus superior ossis pubis, weitere Zugangstechnik

Der Therapeut stellt sich ans Kopfende des Patienten und legt seine Daumen links und rechts der Symphysis pubica auf die Rami ossis pubis superiores.

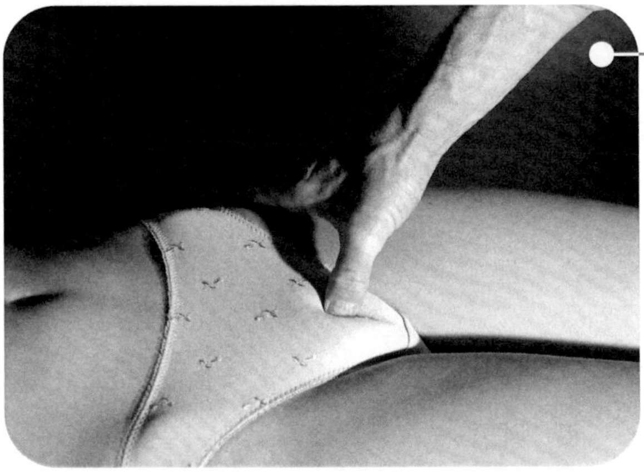

Abb. 8.12 Schambeinfuge (Symphysis pubica)

Die Symphyse zeichnet sich unter den Fingern als kleine Vertiefung zwischen den beiden Schambeinen, die durch einen Faserknorpel, den Discus interpubicus, verbunden sind, ab. Die Symphyse ist ein Amphiarthrose.

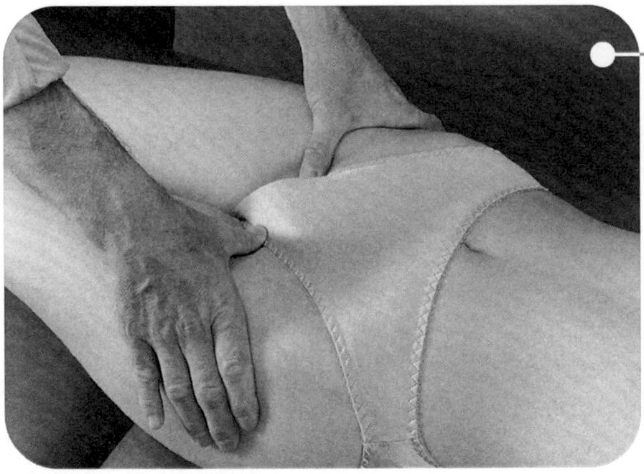

Abb. 8.13 Tuberculum pubicum

Der Therapeut legt seine Hände auf Höhe des Trochanter major seitlich an den Oberschenkel und bewegt seine Daumen in horizontaler Richtung so weit nach medial zur Schambeinregion – bei der Frau wird diese Region als Mons pubis bezeichnet – bis sie eine knöcherne Erhebung, das Tuberculum pubicum, erreichen. Dieser Knochenhöcker befindet sich im medialsten Teil des horizontalen Ramus ossis pubis, in unmittelbarer Nähe der Symphysis pubica bzw. am Schnittpunkt zwischen dem Pecten ossis pubis und der Crista obturatoria.

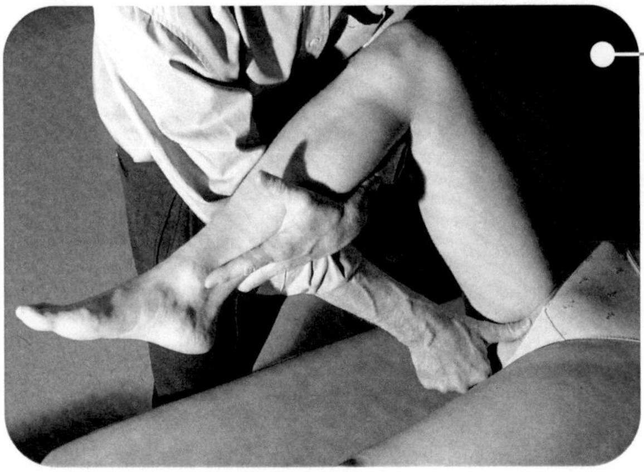

Abb. 8.14 Corpus ossis pubis

Das Foramen obturatorium wird superior durch den Ramus superior ossis pubis, medial und anterior durch das Corpus ossis pubis, posterior durch den Tuber ischiadicum und inferior durch den Ramus inferior ossis pubis begrenzt. Der Therapeut legt seinen Zeigefinger auf das Corpus ossis pubis.

Anmerkung: Die beiden Schambeinknochen werden durch die Symphysis pubica verbunden. *(➤ Abb. 8.12).*

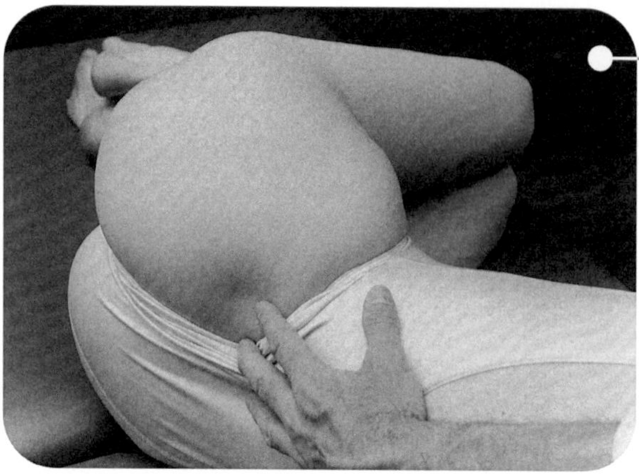

Abb. 8.15 Spina iliaca posterior superior

Diese Struktur entspricht im Allgemeinen dem mehr oder weniger gut sichtbaren Grübchen am Oberrand des Beckens auf Höhe des Iliosakralgelenks.

Um diese Struktur zu ertasten, kann man auch der Crista iliaca so weit nach posterior folgen, bis man mit den Fingern den Hinterrand des Os coxae erreicht. An dieser Verbindungsstelle spürt man eine kleine Vertiefung, die auch als Incisura innominata minor bezeichnet wird.

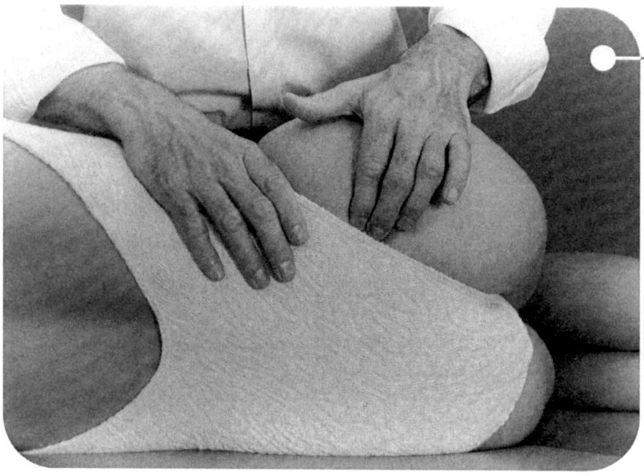

Abb. 8.16 Incisura innominata minor und Spina iliaca posterior inferior

Incisura innominata minor

Diese kleine Vertiefung befindet sich zwischen der Spina iliaca posterior superior und der Spina iliaca posterior inferior, ca. zwei Fingerbreit von der Spina iliaca posterior inferior entfernt.

Durch Anteversions- und Retroversionsbewegungen des Beckens lässt sich diese Struktur besser lokalisieren.

Spina iliaca posterior inferior

Diese Struktur entspricht dem posterioren Ende der Facies auricularis. Man findet sie, indem man zwei Finger jeweils zwei Fingerbreit von der Spina iliaca posterior superior entfernt anlegt. Die Spina iliaca posterior inferior ist noch leichter zu finden, wenn der Patient sein Becken abwechselnd in Ante- und Retroversion bringt.

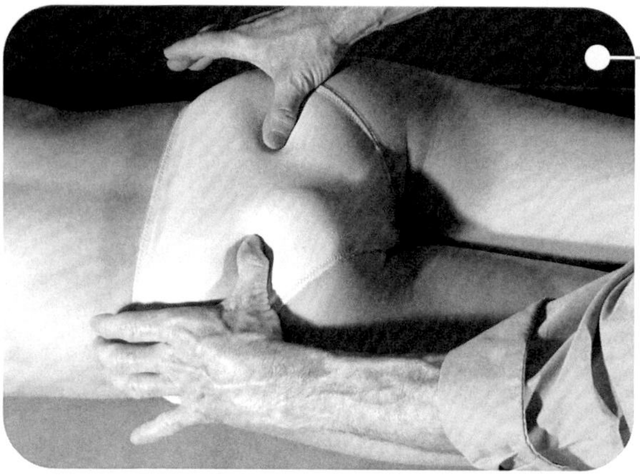

Abb. 8.17 Spina iliaca posterior inferior in Bauchlage, weitere Zugangstechnik

Der Therapeut folgt dem lateralen Rand des Sacrums bis zur Verbindung mit dem Os coxae. In diesem Bereich findet er die Spina iliaca posterior inferior.

Anmerkung: Unmittelbar oberhalb dieser Struktur befindet sich die Incisura innominata minor.

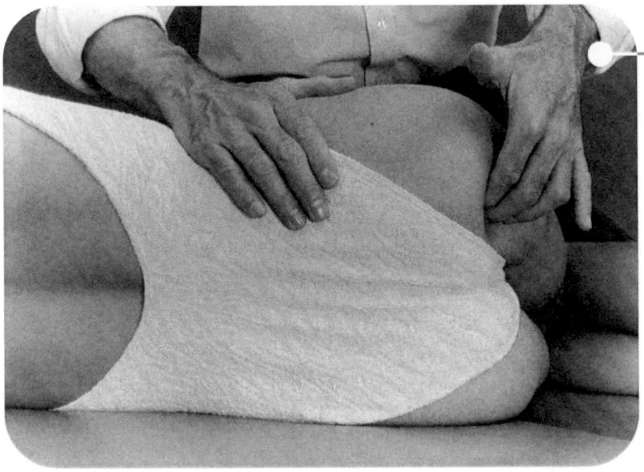

Abb. 8.18 Spina ischiadica und Incisura ischiadica minor

Spina ischiadica

Der Patient befindet sich in Seitenlage, seine Hüften sind gebeugt. Der Therapeut sucht zunächst mit zwei Fingern den Tuber ischiadicum und die nach obenhin unmittelbar folgende Incisura ischiadica minor.

Er drückt seine Finger gegen den Tuber ischiadicum und lässt sie in die Incisura ischiadica minor gleiten, ohne dass seine Finger dabei über die Haut gleiten (d. h., die Haut wird gegenüber den tieferen Geweben verschoben). Die Spina ischiadica befindet sich am proximalen Ende der Incisura.

Anmerkung: Der M. gluteus maximus sollte dabei entspannt sein.

Ansatzzonen

- Der M. gemellus superior nimmt seinen Ursprung an der Außenseite der Spina ischiadica.
- Das Lig. sacrospinale setzt an der Spina ischiadica an.

Incisura ischiadica minor

Der Therapeut sucht zunächst mit Hilfe eines Zweifingergriffs den Tuber ischiadicum (➛ Abb. 8.22).

Die oberhalb des Tubers in Richtung Sacrum liegende Vertiefung ist die Incisura ischiadica minor. Auf dieser Höhe wird der M. obturatorius internus umgelenkt.

Anmerkung: Diese Struktur liegt zwischen der Spina ischiadica und dem Tuber ischiadicum.

Für diese Palpation sollte der M. gluteus maximus entspannt sein. Manchmal erweist es sich als nützlich, die Hüfte weniger als in der Abbildung dargestellt zu beugen, dadurch entspannt sich der M. gluteus maximus, und die Finger können die Muskelmasse besser durchdringen.

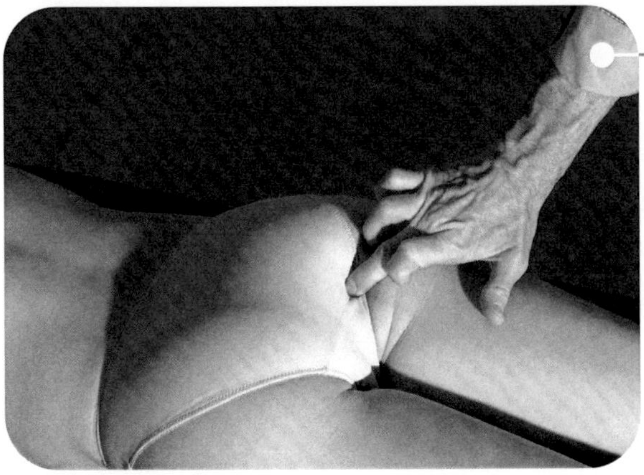

Abb. 8.19 Spina ischiadica und Incisura ischiadica minor in Bauchlage, weitere Zugangstechnik

Nachdem man den distalen Teil der Incisura ischiadica major ertastet hat (➛ Abb. 8.21), führt man kleine Bewegungen von oben nach unten und von unten nach oben aus – ohne dabei den Kontakt mit der Region zu verlieren und ohne dass die Finger über die Haut gleiten. Dabei ertastet man eine dichtere Struktur, die der Spina ischiadica entspricht. Die Incisura ischiadica minor schließt nach unten an die Incisura ischiadica major und die Spina ischiadica an. Sie ist auch über den Tuber ischiadicum erreichbar und schließt unmittelbar an den Oberrand dieser Struktur an.

Anmerkung: In der nebenstehenden Abbildung wird die Struktur mit einer Hand palpiert.

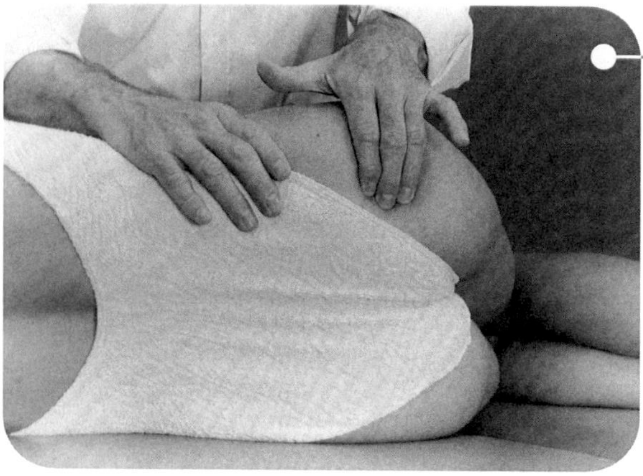

Abb. 8.20 Incisura ischiadica major

Der Therapeut palpiert zunächst mit zwei Fingern die Spina iliaca posterior inferior, wobei er sich seitlich an der Fossa iliaca abstützt. Anschließend lässt er seine Finger nach posterior in Richtung Incisura ischiadica major und lateraler Rand des Sacrums gleiten.

Anmerkung: Die Incisura ischiadica major ist groß und tief und liegt zwischen der Spina iliaca posterior inferior und der Spina ischiadica. Sie ist durch die Muskelmasse des M. gluteus maximus ertastbar.

Ihre Konkavität ist nach posterior gerichtet ist, durch ihre Öffnung ziehen der M. piriformis und der N. ischiadicus.

Die Palpation erfolgt unter Berücksichtigung dieser Strukturen.

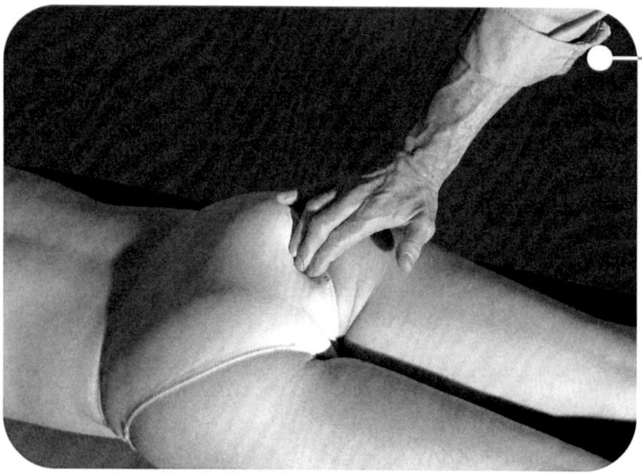

Abb. 8.21 Incisura ischiadica major in Bauchlage, weitere Zugangstechnik

Der Therapeut legt die Finger beider Hände flach auf die Gesäßregion und versucht mit den Fingern eine „scharfe" Kante zu ertasten.

Anmerkung: In der nebenstehenden Abbildung wird die Zugangstechnik mit einer Hand ausgeführt.

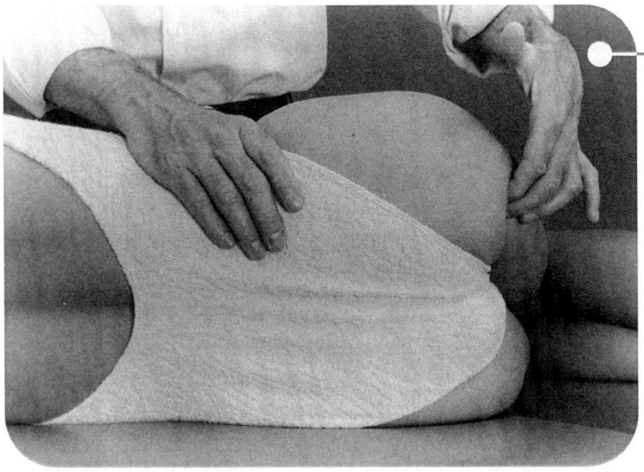

Abb. 8.22 Tuber ischiadicum

Der Sitzbeinhöcker ist eine ovale Struktur mit breitem posterosuperiorem Ende und schmalem inferiorem Ende. Er bildet die Fortsetzung des Unterrands des Os coxae. Die Hüftbeugung bewegt den M. gluteus maximus vom Tuber ischiadicum weg.
Der Tuber ischiadicum kann auch in Bauchlage in der Mitte der durch die Glutealfalte gebildeten kutanen Anhaltspunkte palpiert werden.
Anmerkung: Beim Sitzen lastet das Gewicht meist auf den Sitzbeinhöckern.

Ansatzzonen

- Der M. gemellus inferior entspringt am Oberrand des Tuber ischiadicum – unmittelbar oberhalb und lateral des Ursprungs des Lig. sacrotuberale.
- Ischiockrurale Gruppe (Mm. semimembranosus, semitendinosus, biceps femoris)
- M. adductor magnus
- Das Lig. sacrotuberale entspringt am medialen Rand des Tuber ischiadicum.

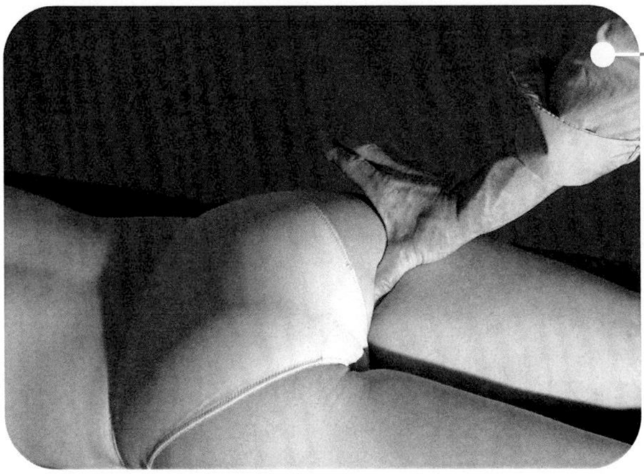

Abb. 8.23 Tuber ischiadicum in Bauchlage, weitere Zugangstechnik

Der Therapeut legt seinen Daumen in die Glutealfalte, die einen guten Referenzpunkt bildet, und nimmt Kontakt mit dem Tuber ischiadicum, dem Ursprungsareal für die ischiokrurale Muskelgruppe, auf.

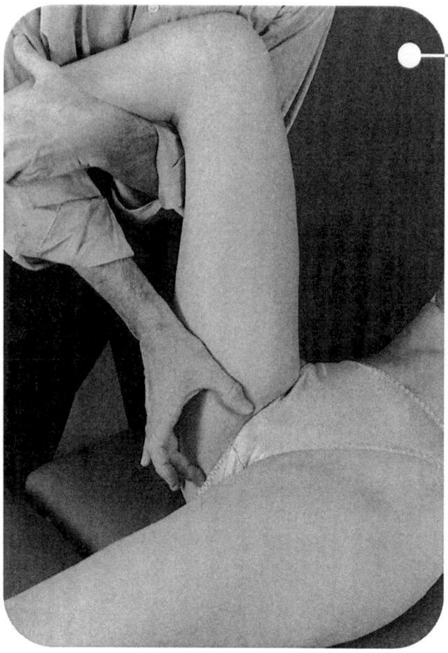

Abb. 8.24 Unterrand des Os coxae

Man palpiert zunächst den Tuber ischiadicum (➤ Abb. 8.22) und den anterioren und medialen Anteil des Ramus inferior ossis pubis.

Der Unterrand des Os coxae umfasst zwei Teile:

- Einen anterioren Teil, der mit der Gelenkfläche des gegenüberliegenden Knochens die Symphysis pubica bildet,
- Einen rauen posterioren Teil, der aus einer medialen und einer lateralen Kante und einem Interstitium besteht.

Ansatzzone

- Auf dem Labium externus des Unterrands setzt der M. gracilis an.

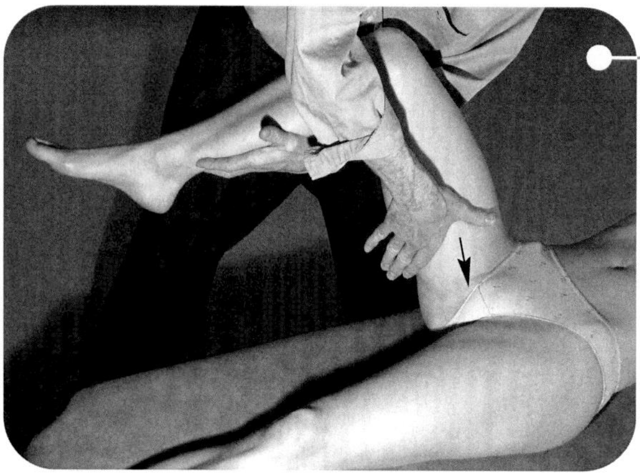

Abb. 8.25 Unterrand des Os coxae oder Ramus inferior ossis pubis

Der Therapeut legt seine Hand auf den Muskelbauch des M. adductor longus und folgt dem Verlauf des Muskels so weit nach kranial, bis er den Unterrand des Os coxae erreicht (der Kontakt erfolgt mit der Radiuskante des Zeigefingers oder des Daumens des Therapeuten) (➤ Abb. 8.19).

Oberschenkel (Femur)

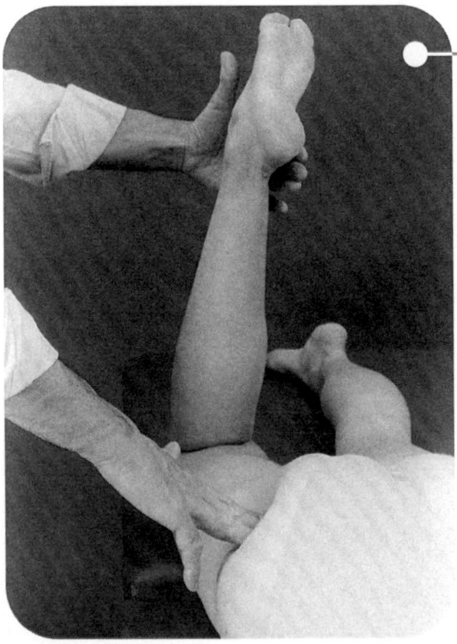

Abb. 8.26

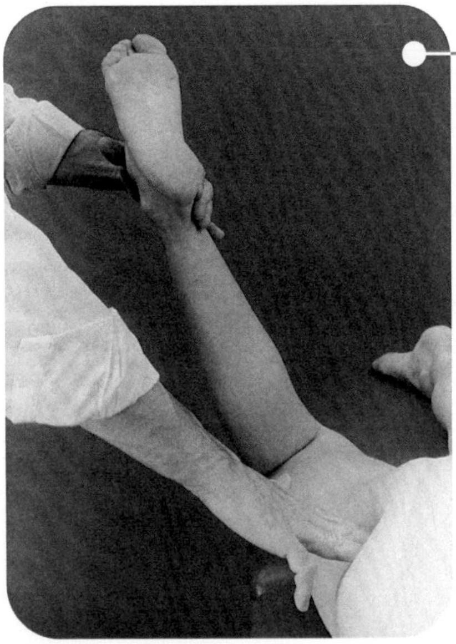

Abb. 8.27

Femurkopf (Caput ossis femoris), posteriorer Zugang

Durch die Innenrotation der Hüfte wird der Femurkopf nach posterior bewegt. Er kann somit durch die Muskelmasse des M. gluteus maximus zwischen dem Trochanter major und der Außenseite des Hüftbeins ertastet werden. Um den Femurkopf noch besser spüren zu können, sollte die Hüfte mehrfach in Rotation mobilisiert werden.
Anmerkung: Der Femurkopf verfügt in seinem mittleren Abschnitt (etwas unterhalb und posterior der Mitte) über eine Vertiefung, die als Fovea capitis bezeichnet wird. Dabei handelt es sich um ein raues Grübchen, das von mehreren Gefäßöffnungen durchzogen wird.

Ansatzzonen

- In der Fovea capitis entspringt das Lig. capitis femoris.

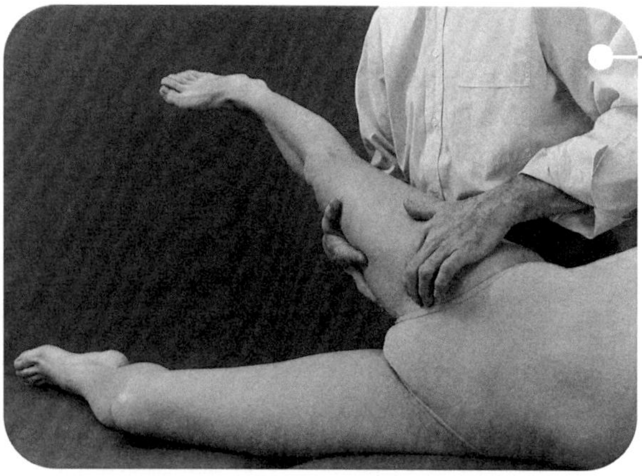

Abb. 8.28 Femurkopf (Caput ossis femoris), anteriorer Zugang

Der Patient befindet sich in Seitenlage. Der Therapeut steht hinter dem Patienten und stabilisiert mit seiner Hüfte das Becken des Patienten (in anteroposteriorer Richtung).
Er legt die proximale Hand auf den anterolateralen Teil der Hüfte, seine Finger liegen im vorderen Teil der Hüfte. Die distale Hand umgreift den Oberschenkel des Patienten anteromedial und bringt das Bein langsam in Extension (der Therapeut fixiert über seine eigene Hüfte das Becken des Patienten).
Die proximale Hand nimmt unter den Fingern eine zunehmende Dichte wahr, bei der es sich um den nach anterior bewegenden Femurkopf handelt.
Anmerkung: Während dieser Mobilisation kann man auch den Puls der A. femoralis spüren, die durch die Protrusion des Femurkopfs ebenfalls nach anterior bewegt wird.

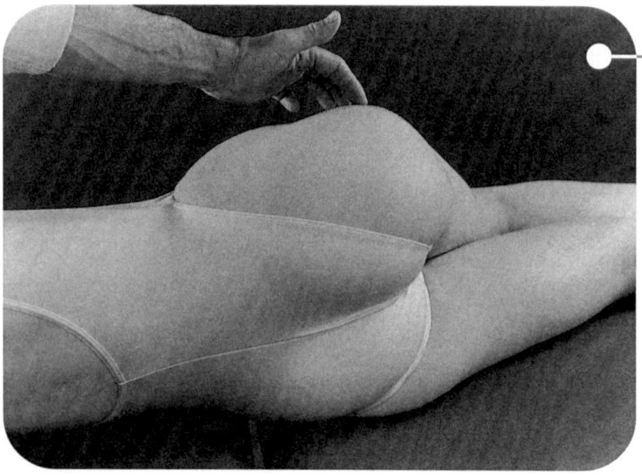

Abb. 8.29 Trochanter major, Zugang in Seitenlage

In Seitenlage tritt der Trochanter major an der Außenseite der Hüfte klar erkennbar hervor.

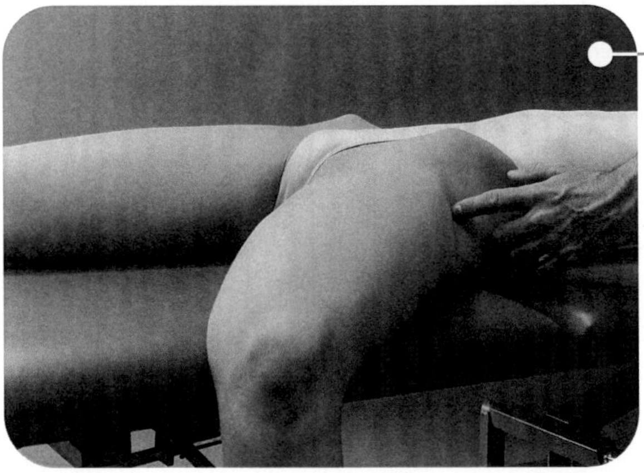

Abb. 8.30 Trochanter major, Zugang in Rückenlage

Der Patient befindet sich in Rückenlage, sein Bein wird in leichte Abduktionsstellung gebracht, so dass der Trochanter major in der durch die Hüftabduktion entstehenden Vertiefung direkt zugänglich wird. Diese Position führt zudem zu einer optimalen Entspannung der umliegenden Muskulatur und erleichtert dadurch den Zugang zu den verschiedenen Teilen des Trochanter major: Oberrand, Unterrand, Vorderrand, Hinterrand und Innenseite.

Ansatzzonen

- Oberrand: M. piriformis
- Vorderrand (oder Vorderfläche): M. gluteus minimus
- Außenfläche: M. gluteus medius
- Innenfläche:
  - M. obturatorius externus, in der Fossa trochanterica
  - oberhalb und anterior der Fossa: M. obturatorius internus und Mm. gemelli.
- Der Unterrand begrenzt die Vorderfläche und verfügt über eine Knochenleiste, die dem M. vastus externus als Ursprungsgebiet dient.

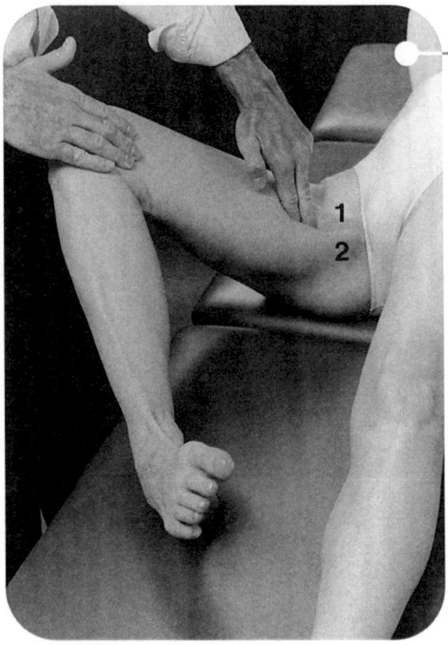

Abb. 8.31 Trochanter minor, erster Schritt: Hiatus zwischen M. adductor longus (1) und M. gracilis (2)

In der nebenstehenden Abbildung erkennt man posteromedial den M. gracilis (2) und den M. adductor longus (1). Der Patient befindet sich in Rückenlage, Hüfte und Knie sind gebeugt. Der Patient bewegt das Bein gegen den Widerstand des Therapeuten in der Horizontalebene in die Adduktion. Durch diese Anspannung werden die beiden gesuchten Strukturen klar erkennbar.
Zwischen diesen beiden Muskeln kann man den Trochanter minor direkt palpieren.

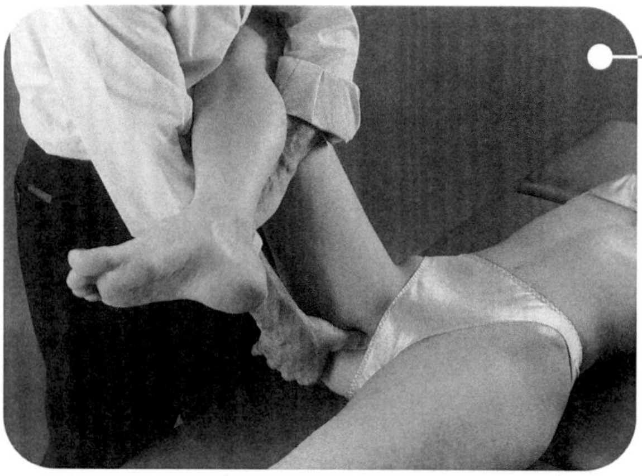

Abb. 8.32 Trochanter minor, zweiter Schritt: direkter Kontakt

Der Therapeut umgreift das Bein des Patienten wie in der nebenstehenden Abbildung dargestellt, indem er den Unterarm auf die Medialseite und den Handrücken außen an den Unterschenkel legt, eine Außenrotation der Hüfte erzeugt und den Trochanter minor dadurch anteriorisiert. Der Daumen der zweiten Hand dringt zwischen dem M. adductor longus und dem M. gracilis in die Weichgewebe ein und sucht nach einer dichten und relativ sensiblen Struktur.

Ansatzzonen

- Am Trochanter minor setzt der M. iliopsoas entweder über eine gemeinsame Sehne oder durch zwei von einem Schleimbeutel getrennte Sehnen an.

Muskeln

Regio femoralis anterior – Pars lateralis und superior

Die Regio femoralis anterior hat die Form eines Dreiecks mit superiorer Spitze und wird von folgenden Strukturen begrenzt:

- Die Spitze (proximal) wird durch die Spina iliaca anterior superior gebildet
- Die laterale Begrenzung durch den M. tensor fasciae latae (➛ Abb. 8.34)
- Die mediale Begrenzung durch den M. sartorius (➛ Abb. 8.36).
- Der „Boden" des Dreiecks besteht aus dem M. rectus femoris (➛ Abb. 8.35), dessen proximales Ende sich zwischen die beiden vorgenannten Muskeln schiebt.

Anmerkung: Die diese Region begrenzenden Muskeln gehören topografisch zur Oberschenkelregion.

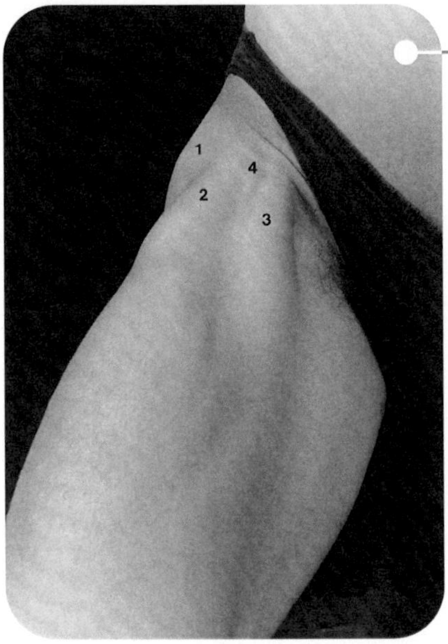

Abb. 8.33a und b Ansicht von anteromedial

1. M. gluteus medius
2. M. tensor fasciae latae
3. M. sartorius
4. M. rectus femoris
5. M. iliopsoas
6. M. iliacus
7. M. pectineus
8. M. adductor longus

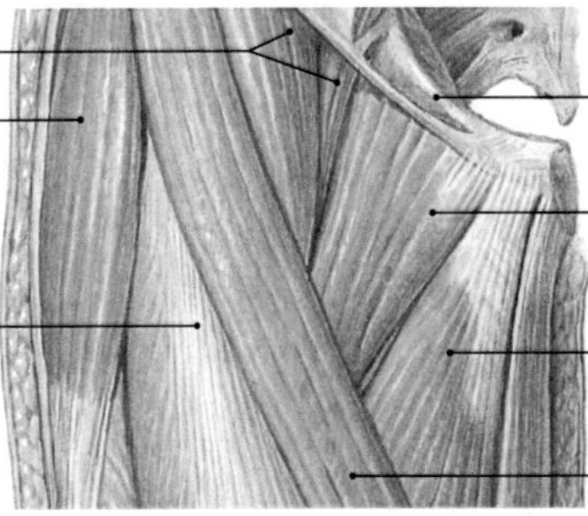

Funktion der Muskeln der Regio femoralis anterior, Pars lateralis und superior

- M. tensor fasciae latae: ➛ Abb. 8.14, S. 265
- M. sartorius: ➛ Abb. 8.4, S. 262
- M. rectus femoris: ➛ Abb. 8.8, S. 263

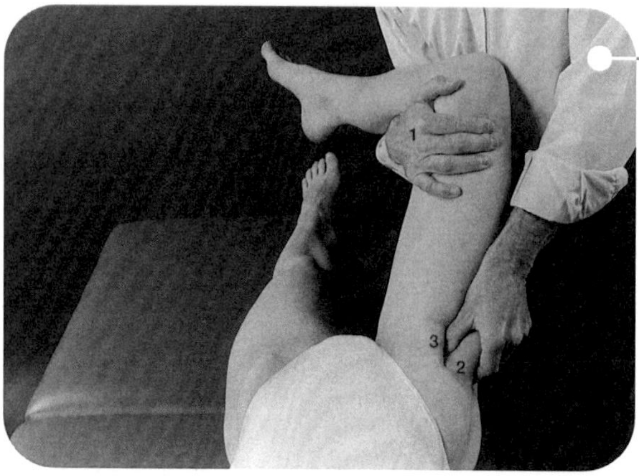

Abb. 8.34 M. tensor fasciae latae

Durch einen Widerstand (1) im anteromedialen Teil des gebeugten Oberschenkels werden im proximalen Abschnitt des Oberschenkels zwei Muskelmassen sichtbar gemacht. Die laterale Muskelmasse ist jene des M. tensor fasciae latae (2). Sie liegt zwischen der Spina iliaca anterior superior und dem Trochanter major.

Ursprung und Ansatz

➛ Abb. 8.17, S. 266.

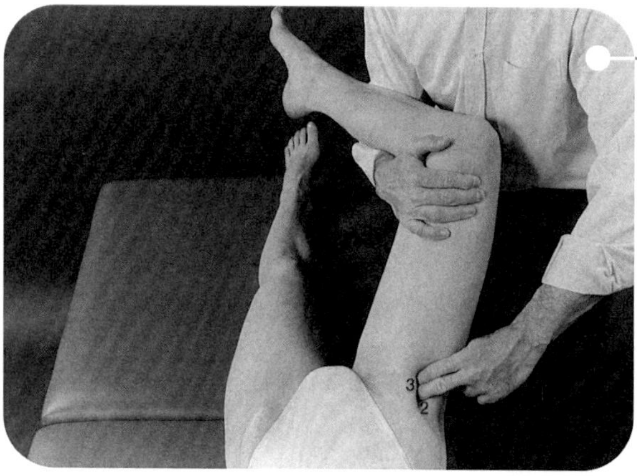

Abb. 8.35 M. rectus femoris

Der proximale Anteil des M. rectus femoris befindet sich in der Vertiefung zwischen dem lateral liegenden M. tensor fasciae latae (3) und dem medial liegenden M. sartorius (3).

Das proximale Ende dieses Muskels ist auch in entspanntem Zustand gut zu spüren. Durch wiederholtes An- und Entspannen des Muskels kann man die betreffenden Muskelfasern noch besser ertasten (man ersucht den Patienten, das Knie zu strecken).

Ursprung und Ansatz

➛ Abb. 8.13, S. 265.

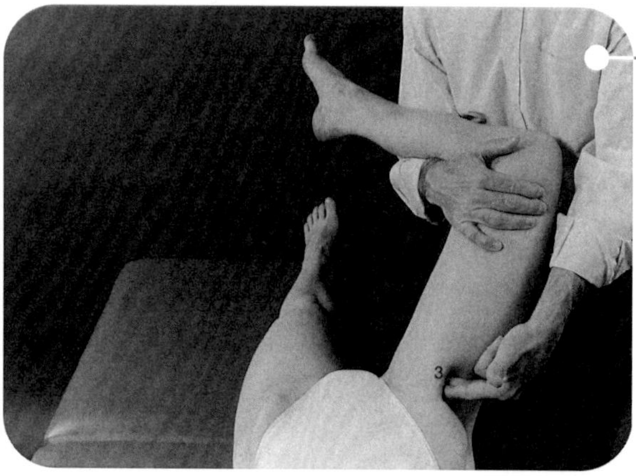

Abb. 8.36 M. sartorius

Man geht wie bei der Palpation des M. tensor fasciae latae vor.

Der Muskel entspricht der medialen Muskelmasse, die im proximalen Teil des Oberschenkels erkennbar ist. Als Anhaltspunkt verwendet man die Spina iliaca anterior superior, an der der gesuchte Muskel entspringt.

Anmerkung: Der M. sartorius bildet nicht nur die mediale Begrenzung der Regio femoralis anterior, sondern auch die laterale Begrenzung des Trigonum femorale (Schenkeldreieck, Scarpa-Dreieck).

Regio femoralis anterior – Trigonum femorale

Diese dreieckige Region mit inferiorer Spitze wird von folgenden Strukturen begrenzt:

- Die (proximale) Basis wird durch das Lig. inguinale, das sich zwischen der Spina iliaca anterior superior und dem Tuberculum pubicum erstreckt, gebildet,
- Die laterale Begrenzung durch den M. sartorius (➤ Abb. 8.36),
- Die mediale Begrenzung durch den M. adductor longus (➤ Abb. 8.38),
- Die (distale) Spitze durch die Verbindung zwischen dem M. sartorius und dem M. adductor longus (➤ Abb. 8.38).
- Der „Boden" wird medial durch den M. pectineus (➤ Abb. 8.39) und lateral durch den M. iliopsoas (➤ Abb. 8.40) gebildet.
- Die gesamte Muskelmasse bildet eine nach vorne konkave Rinne, in der das Gefäß- und Nervenbündel für die untere Extremität verläuft.

Anmerkung: Die Mm. sartorius, adductor longus und pectineus gehören topografisch zur Oberschenkelregion.

Abb. 8.37

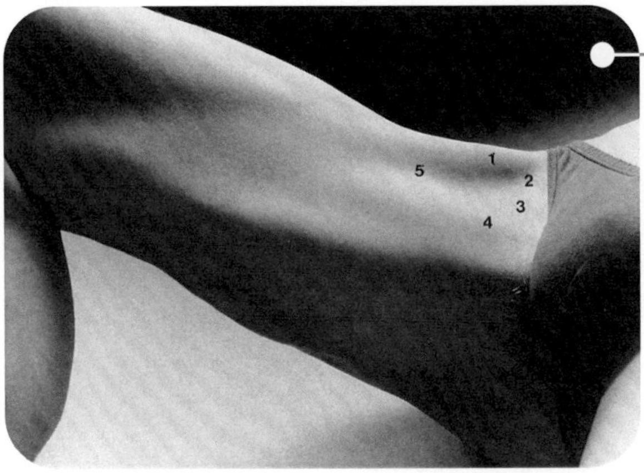

Ansicht von medial

1. M. sartorius
2. M. iliopsoas
3. M. pectineus
4. M. adductor longus
5. Spitze des Trigonum femorale, des Schnittpunkts zwischen dem M. sartorius und dem M. adductor longus.

Funktion der Muskeln des Trigonum femorale

Funktion des M. sartorius: ➤ Abb. 8.4, S. 262

Funktion des M. iliopsoas:

- Wenn das Punctum fixum im Bereich des Rumpfs liegt:
  - Beugung des Oberschenkels gegenüber dem Becken, kombiniert mit einer leichten Außenrotationskomponente,
  - leichte Adduktion.
- Wenn das Punctum fixum im Bereich des Femurs liegt:
  - M. iliacus: Flexion und Anteversion des Beckens,
  - M. psoas: Flexion, homolaterale Seitneigung und kontralaterale Rotation der Lendenwirbelsäule.

M. pectineus: ➤ Abb. 8.19, S. 267

M. adductor longus: ➤ Abb. 8.19, S. 267

M. gracilis: ➤ Abb. 8.26, S. 271

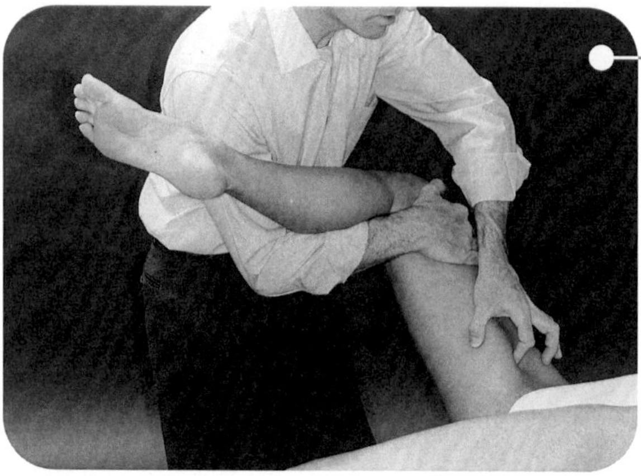

Abb. 8.38 M. adductor longus

Der Therapeut beugt Hüfte und Knie des Patienten und bringt das Bein in Abduktion. Er ersucht den Patienten, das Bein Richtung Adduktion zu bewegen, und widersetzt sich dieser Bewegung; dadurch wird der M. adductor longus im superomedialen Anteil des Oberschenkels sichtbar.

Ursprung und Ansatz

➛ Abb. 8.21 im Kapitel „Oberschenkel".

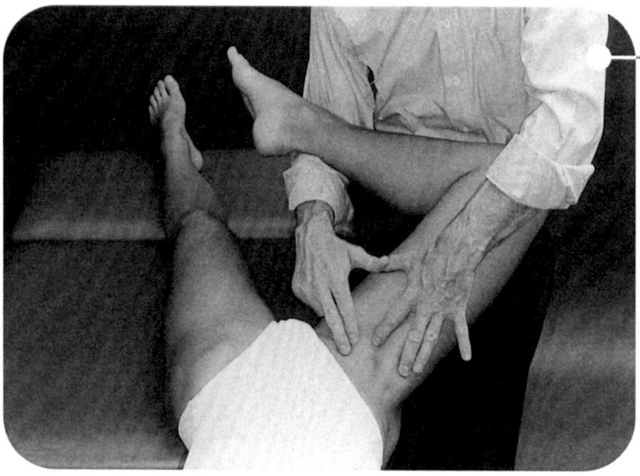

Abb. 8.39 M. pectineus

Dieser Muskel liegt in einer Vertiefung lateral des M. adductor longus.
Er bildet den medialen Teil des „Bodens" des Trigonum femorale.
In der nebenstehenden Abbildung ist der M. sartorius zwischen Zeigefinger und Mittelfinger der linken Hand des Therapeuten zu erkennen (jener Hand, die sich der Hüftadduktion widersetzt). Die andere Hand kennzeichnet die gesuchte Struktur.

Ursprung und Ansatz

➛ Abb. 8.20 im Kapitel „Oberschenkel".

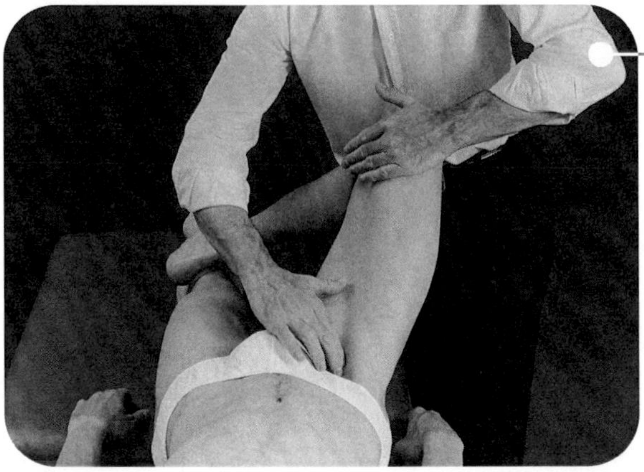

Abb. 8.40 M. iliopsoas

Man findet diesen Muskel medial des M. sartorius (proximal), nahe seinem Ursprung an der Spina iliaca anterior superior. Der M. iliopsoas ist an dieser Stelle palpierbar, da er im Bereich der Eminentia iliopectinea abgelenkt wird und im Anschluss die Vorderseite des Hüftgelenks überdeckt. Er wird medial vom M. pectineus begleitet. Die Anspannung des Muskels erfolgt über die distale Hand, die sich der Hüftflexion widersetzt. Dadurch wird die Kontraktion der Muskelfasern unter den Fingern im Bereich der Eminentia iliopubica spürbar.
Anmerkung: Diese Region ist sensibel und erfordert einen vorsichtigen Umgang.

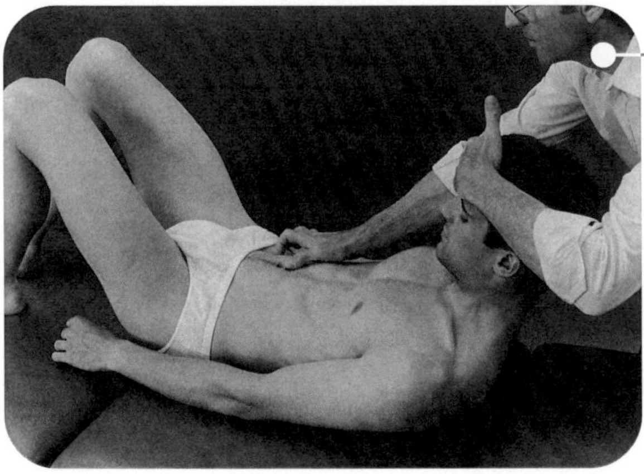

Abb. 8.41 M. iliopsoas im proximalen Teil, erster Schritt: Suche der Anhaltspunkte

Der Therapeut widersetzt sich mit der auf der Stirn des Patienten liegenden Hand der Kopfbeugung. Dadurch wird die Bauchmuskulatur angespannt und der Außenrand des M. rectus abdominis erkennbar.
Der Therapeut legt den Daumen auf den Nabel, den Mittelfinger auf die Spina iliaca anterior superior. Der Zeigefinger wird genau in die Mitte zwischen diese beiden Punkte gelegt und hat somit Kontakt mit dem Außenrand des M. rectus abdominis.

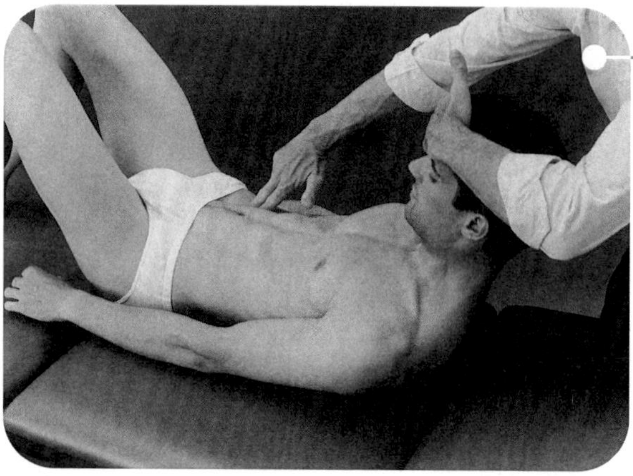

Abb. 8.42 M. iliopsoas im proximalen Teil, zweiter Schritt

Der in ➤ Abb. 8.41 beschriebene Punkt am Außenrand des M. rectus abdominis ist der ideale Ausgangspunkt für die Palpation des M. iliopsoas.

Nachdem dieser Punkt gefunden wurde, legt der Patient seinen Kopf auf das Kissen und entspannt die Bauchmuskulatur. Der Therapeut kann nun seine Position ändern und sich seitlich auf Hüfthöhe neben den Patienten stellen. Die Palpation der Bauchmuskulatur sollte langsam und vorsichtig erfolgen, um die Abwehrspannung der Bauchwand zu vermeiden.

Nun beugt der Patient aktiv seine Hüfte und spannt dadurch den gesuchten Muskel an, der unter den Fingern deutlich zu spüren ist.

Anmerkung: Die nebenstehende Abbildung zeigt den „Eintrittspunkt" in die Bauchmuskulatur und nicht die Palpationstechnik.

Ursprung und Ansatz

- Der M. psoas entspringt:
  - an den Zwischenwirbelscheiben des zwölften Brust- und des ersten bis fünften Lendenwirbels,
  - an den Seitenflächen der Wirbelkörper des zwölften Brust- und des ersten bis fünften Lendenwirbels,
  - an den Sehnenarkaden der Seitenflächen der Wirbelkörper, die zwischen dem Oberrand und dem Unterrand dieser Wirbelkörper verlaufen; diese Arkaden begrenzen mit dem dazugehörenden Wirbel eine Öffnung, durch die die Lumbalgefäße und die Rr. communicantes des N. sympathicus verlaufen,
  - an der Vorderfläche der Querfortsätze der Lendenwirbel.
  - Er inseriert auf der Spitze des Trochanter minor.
- Der M. iliacus:
  - füllt einen Großteil der Fossa iliaca interna aus,
  - entspringt am Labium internum der Crista iliaca,
  - am Lig. iliolumbale und an der Basis des Sacrums.
- Die Mm. iliacus und psoas inserieren entweder mit einer gemeinsamen Ansatzsehne oder mit zwei getrennten Sehnen am Trochanter minor.

Regio glutea

Abb. 8.43

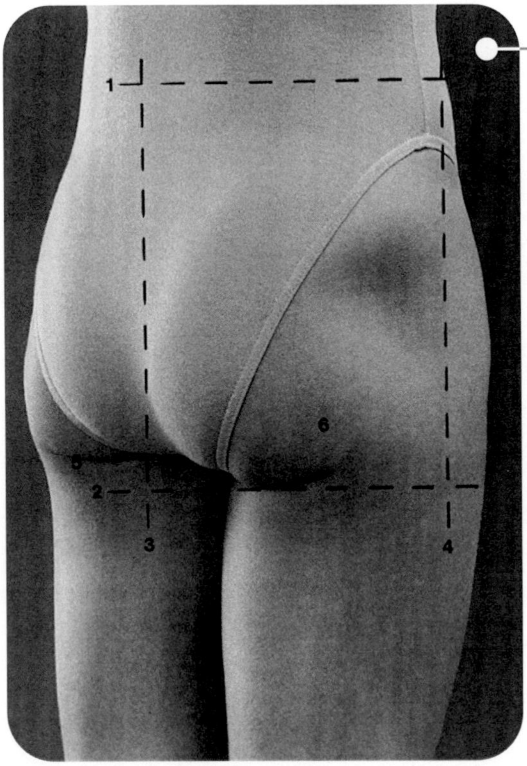

Ansicht von posterolateral

1. Obere Begrenzung: Crista iliaca
2. Untere Begrenzung: Sulcus gluteus
3. Mediale Begrenzung: Crista iliaca und Os coccygis
4. Laterale Begrenzung: dabei handelt es sich um eine fiktive vertikale Linie, die von der Spina iliaca anterior superior bis zum Trochanter major verläuft und lateral den Sulcus gluteus bzw. seine Verlängerung schneidet.

Anmerkung: Diese fiktive Linie ist insofern bemerkenswert, als sie ziemlich exakt dem posterioren Rand des M. tensor fasciae latae folgt.

M. gluteus maximus

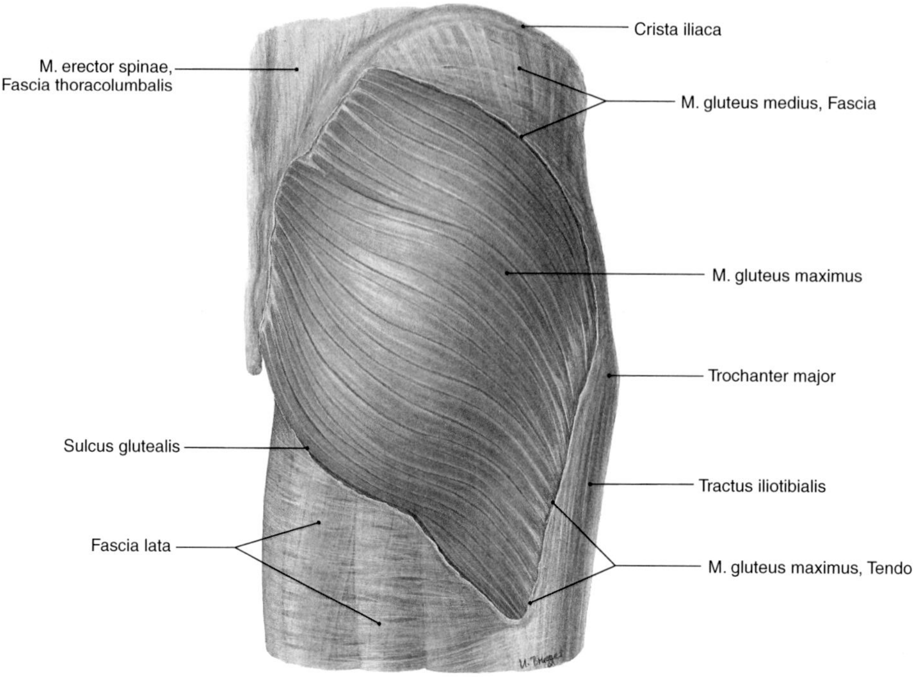

Gesäßmuskeln, tiefe Schicht

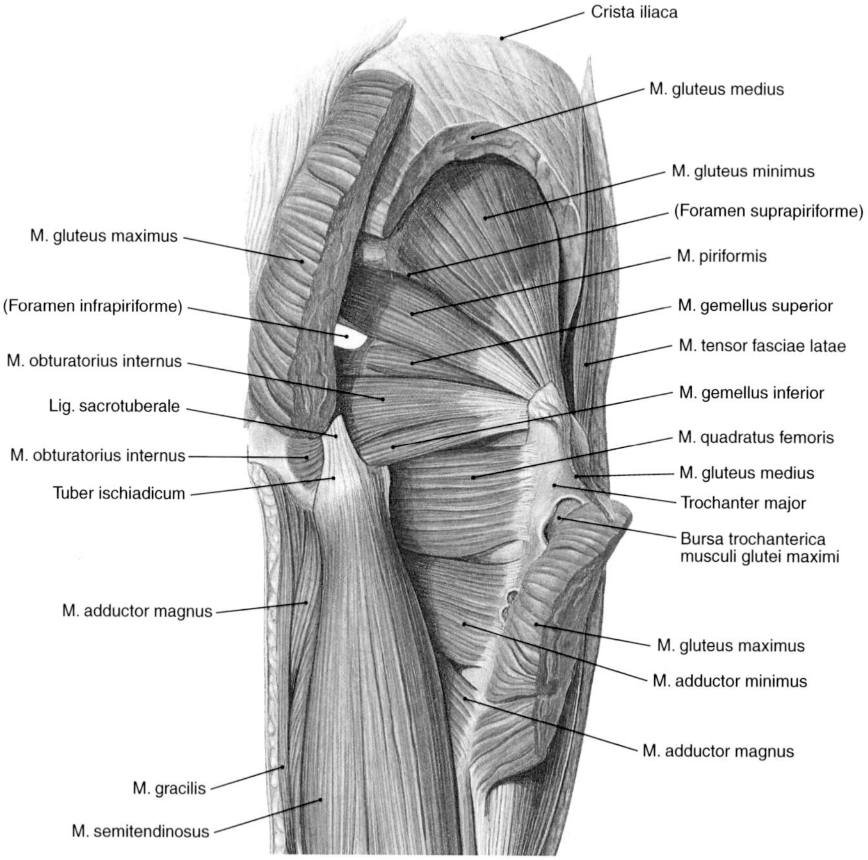

M. gluteus medius, der auf dieser Abbildung den M. gluteus minimus überdeckt

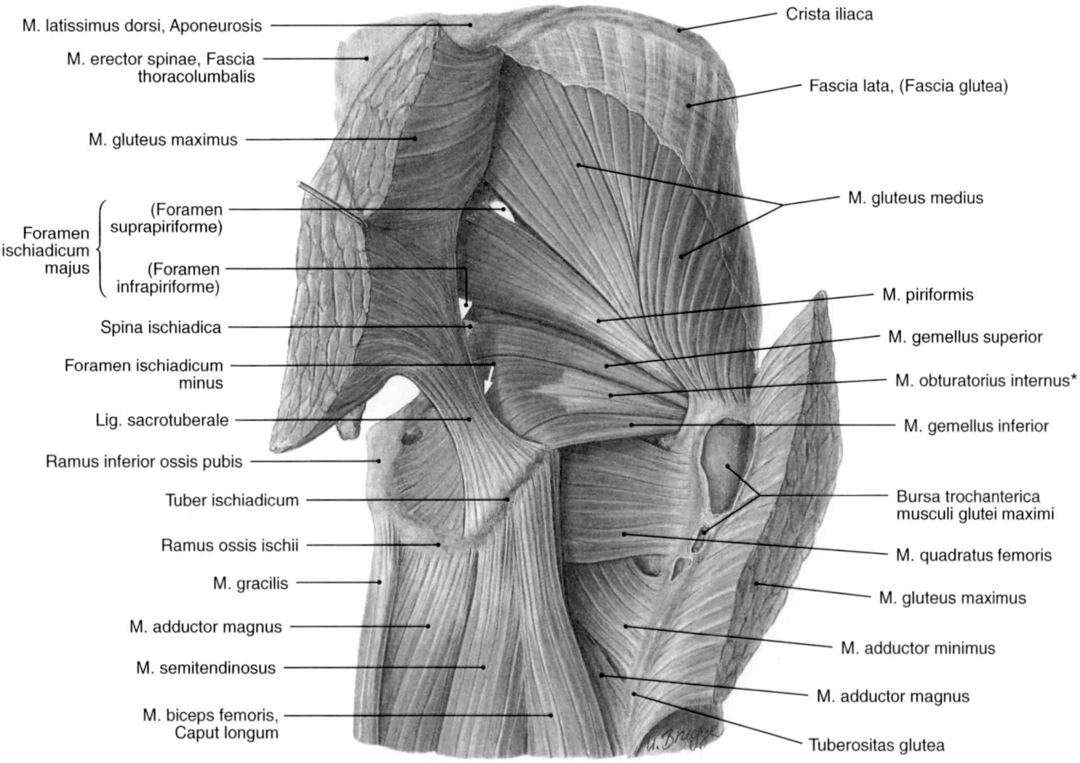

Oberflächliche Schicht

Die oberflächliche Schicht der Glutealregion entspricht einem einzigen Muskel: M. gluteus maximus (➤ Abb. 8.45).

Abb. 8.44

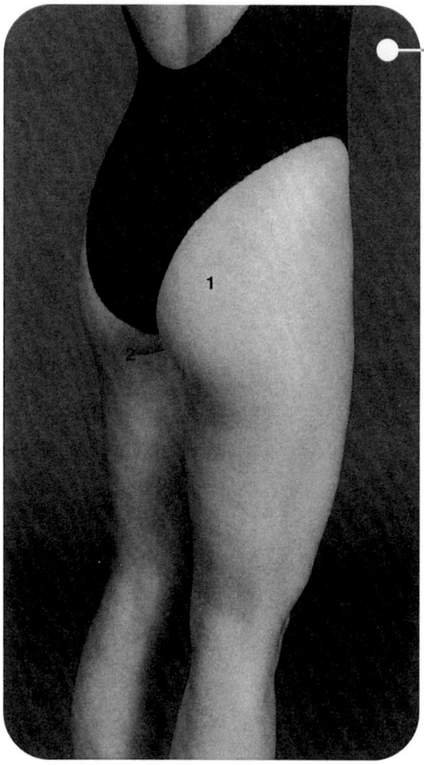

M. gluteus maximus, Ansicht von posterolateral

1. M. gluteus maximus
2. Sulcus gluteus

Funktion

- Streckung des Oberschenkels gegenüber dem Becken
- Außenrotation des Oberschenkels gegenüber dem Becken
- Stabilisation des Beckens in sagittaler Ebene
- Retroversion des Beckens.

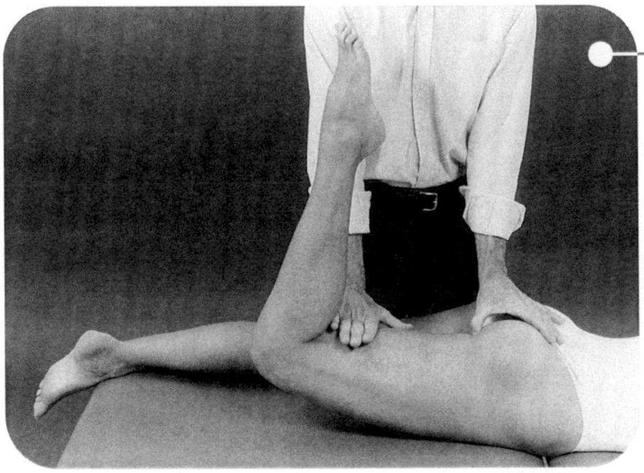

Abb. 8.45 M. gluteus maximus

Die Abbildung oben erleichtert die Visualisierung des M. gluteus maximus.
Die wesentlichen knöchernen Anhaltspunkte für die Glutealregion sind die Crista iliaca, der Trochanter major und der Tuber ischiadicum.
Die fast horizontal verlaufende Glutealfalte (Sulcus gluteus) entspricht ungefähr dem Unterrand dieses schräg nach unten und medial verlaufenden Muskels.
Man ersucht den Patienten, die Vorderseite des Oberschenkels von der Unterlage abzuheben und das Knie dabei zu beugen, und achtet darauf, dass der Patient nicht über die Lendenregion kompensiert.
Durch den Widerstand im posteroinferioren Teil des Oberschenkels wird die Miteinbeziehung des Kniegelenks verhindert, die Muskelmasse des gesuchten Muskels wird entsprechend angespannt und kann mit der Gegenseite verglichen werden.
Anmerkung: Durch die Beugung des Knies wird die ischiokrurale Gruppe „verkürzt" und dadurch die spezifische Funktion des M. gluteus maximus bei der Hüftextension hervorgehoben.

Mittlere Schicht

Die mittlere Schicht der Glutealregion entspricht einem einzigen Muskel: M. gluteus medius (➤ Abb. 8.47 und 8.48).

Abb. 8.46

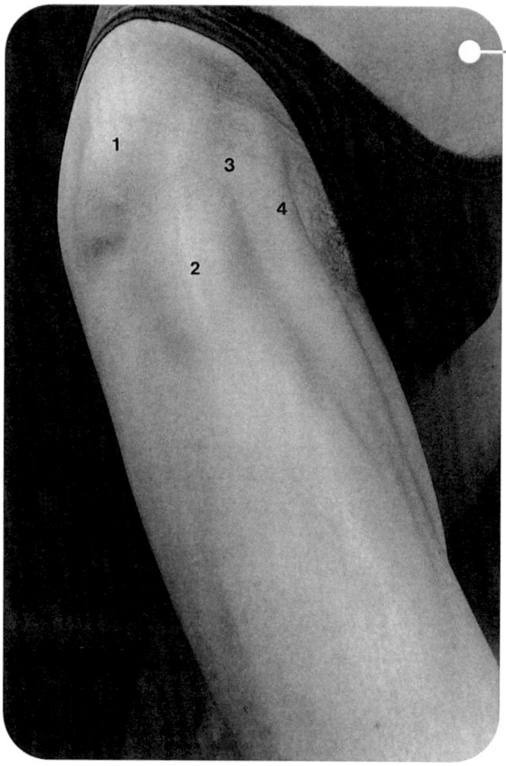

Hüfte (Coxa), Ansicht von anteromedial

1. M. gluteus medius
2. M. tensor fasciae latae
3. M. rectus femoris
4. M. sartorius

Funktion des M. gluteus medius

Wenn das Punctum fixum im Becken liegt:

- Abduktion des Oberschenkels gegenüber dem Becken,
- Beugung und Innenrotation des Oberschenkels gegenüber dem Becken, anteriore Muskelfasern
- Extension und Außenrotation des Oberschenkels gegenüber dem Becken, posteriore Muskelfasern.

Wenn das Punctum fixum am Femur liegt:

- Stabilisation des Beckens in Frontalebene.

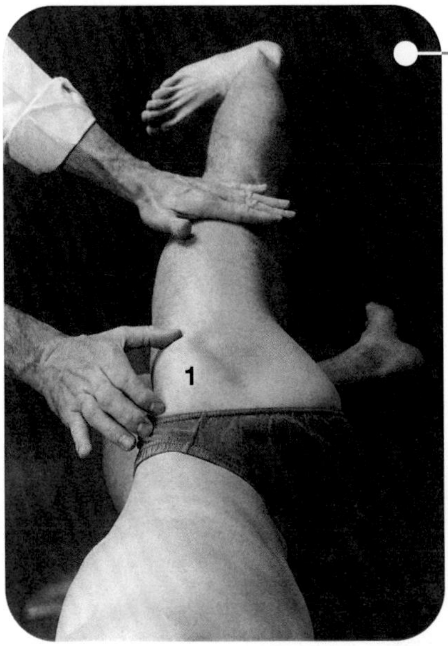

Abb. 8.47 M. gluteus medius

Die wichtigsten knöchernen Referenzpunkte sind der vordere Anteil der Crista iliaca und der Oberrand des Trochanter major.
Der Therapeut bringt das Bein in leichte Hüftextension und ersucht den Patienten, das Bein gegen Widerstand in Abduktion zu bewegen, und kann somit den Muskelbauch unter den Fingern ertasten.
Der Patient hält die Abduktions- und Flexionsstellung der Hüfte bei und bewegt das Bein schnell und mehrmals in Innenrotation. Dabei sollte man nicht vergessen, dass der M. tensor fasciae latae etwas weiter kaudal und anterior des M. gluteus medius liegt.
Anmerkung: Die Widerstand ausübende Hand wird auf Kniehöhe (um Ausweichbewegungen im Kniegelenk zu vermeiden) auf die Außenseite des Beins gelegt. Der in der nebenstehenden Abbildung erkennbare Muskelbauch (1) ist der M. tensor fasciae latae. Der Muskelbauch des M. gluteus medius liegt posterior und kranial des M. tensor fasciae latae.

Ursprung und Ansatz

Der Muskel entspringt an der Fossa iliaca externa – zwischen der Crista iliaca und den Lineae gluteales anterior und posterior – und am Labium externum der Crista iliaca.
Er setzt an der Außenseite des Trochanter major an.

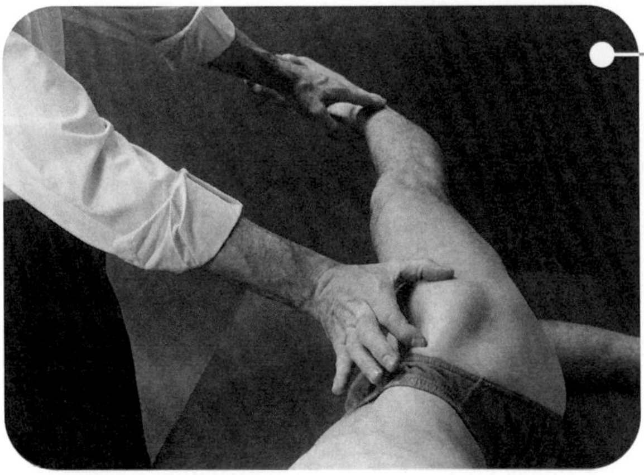

Abb. 8.48 Technik zur Unterscheidung zwischen M. gluteus medius und M. tensor fasciae latae

Ausgehend von der in ➛ Abb. 8.47 beschriebenen Position, ersucht man den Patienten, die Hüfte leicht zu beugen (wobei man die Bewegung begleitet), die Hüfte bleibt in Abduktionsstellung, so dass sich der Muskelbauch des M. tensor fasciae latae deutlich unter den Fingern abzeichnet.

Tiefe Schicht

Die tiefe Schicht der Glutealregion besteht aus:
- M. gluteus minimus (➤ Abb. 8.50)
- Muskeln der Trochanterregion
  - M. piriformis (➤ Abb. 8.51, 8.52)
  - Mm. gemelli inferior und superior (➤ Abb. 8.54, 8.55)
  - M. obturatorius internus (➤ Abb. 8.53)
  - M. quadratus femoris (➤ Abb. 8.56)
  - M. obturatorius externus (➤ Abb. 57)

Abb. 8.49

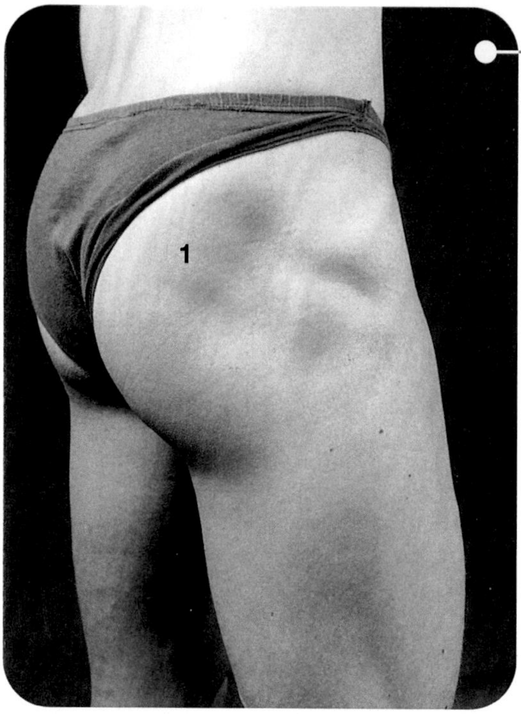

Hüfte (Coxa), Ansicht von posterolateral

Anmerkung: Der M. gluteus minimus wird vom Muskelbauch des M. gluteus medius (➤ Abb. 8.46) überdeckt. Der Zugang zu den anderen Muskeln der tiefen Schicht ist nur über den M. gluteus maximus (1) möglich (➤ Abb. 8.49).

Funktion

Funktion des M. gluteus minimus: ➤ Abb. 8.50.
Funktion der Trochantermuskeln:
- Sie sind Außenrotatoren des Oberschenkels gegenüber dem Becken.
- Der M. piriformis ist Abduktor und Stabilisator der Hüfte, wenn das Punctum fixum am Femur liegt.
- Der M. quadratus femoris ist Adduktor.

Anmerkung: Die Trochantermuskeln sind bei gestreckter Hüfte Außenrotatoren. Bei gebeugter Hüfte bewirken sie eine horizontale Abduktion.

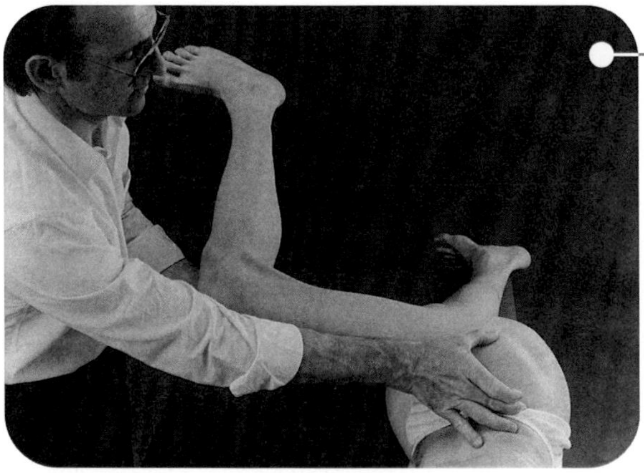

Abb. 8.50 M. gluteus minimus

Die proximale (palpierende) Hand wird auf den Oberrand des Trochanter major und den vorderen Anteil der Crista iliaca gelegt.
In dieser Stellung umschließt die Hand zwischen Daumen und den übrigen Fingern den M. tensor fasciae latae. Die distale Hand umgreift die Innenseite des Knies und hält den Unterschenkel.
Ausgehend von dieser Position (Hüfte und Knie sind 90° gebeugt), ersucht man den Patienten, die Hüfte in Innenrotation zu bringen, d. h. den Unterschenkel nach „oben" zu bewegen. Dadurch wird unter den Fingern eine Muskelmasse spürbar: der M. tensor fasciae latae. Der M. gluteus minimus und der M. gluteus medius liegen hinter und oberhalb dieses Muskelbauchs.
Anmerkung: Der M. gluteus minimus kann nicht direkt palpiert werden, da er von den anterioren Fasern des M. gluteus medius überdeckt wird, die die gleiche Funktion wie der M. gluteus minimus erfüllen.

Ursprung und Ansatz

Der M. gluteus minimus entspringt in der Fossa iliaca externa, vor und unterhalb der Linea glutealis anterior, und endet auf der Vorderseite des Trochanter major.

Funktion

- Innenrotator des Oberschenkels gegenüber dem Becken
- Abduktor des Oberschenkels
- Stabilisator des Beckens in Frontalebene
- Der Muskel ist an der Flexion des Oberschenkels gegenüber dem Becken beteiligt.

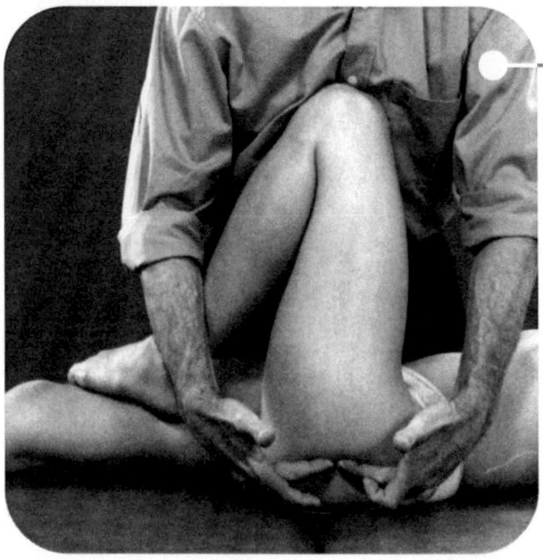

Abb. 8.51 M. piriformis

Der Therapeut legt beide Hände auf den Oberrand des Trochanter major und nimmt Kontakt mit dem M. piriformis auf.

Ursprung und Ansatz

Der Muskel entspringt an der Vorderseite des zweiten und dritten Sakralwirbels, in seinem distalen Abschnitt haftet er dem M. gemellus superior an, er inseriert am Oberrand des Trochanter major.

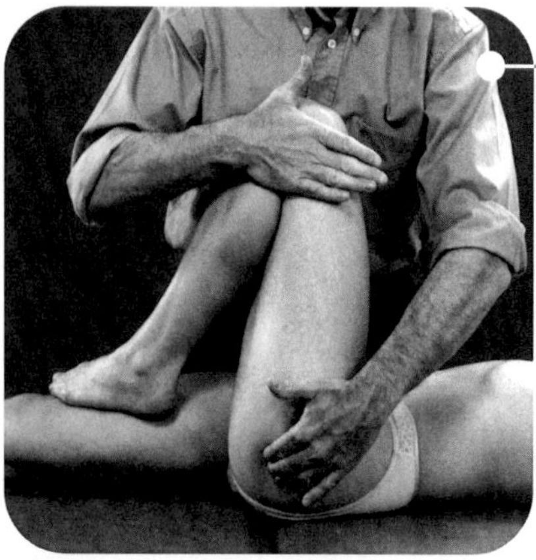

Abb. 8.52 M. piriformis

Der M. piriformis kann in der Glutealregion palpiert werden. Um sich den Verlauf dieses unter der Glutealmuskulatur liegenden Muskels besser vorstellen zu können, kann man sich an zwei knöchernen Anhaltspunkten orientieren: Oberrand des Trochanter major, Außenrand des Sacrums. Der M. piriformis erstreckt sich zwischen diesen beiden Strukturen.

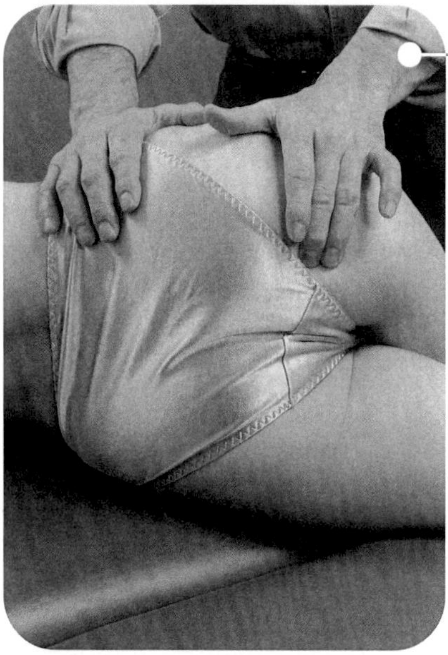

Abb. 8.53 M. obturatorius internus

Der Therapeut legt zwei Finger auf die Incisura ischiadica minor und nimmt Kontakt mit dem M. obturatorius internus auf, der im Bereich dieser Knochenstruktur umgelenkt wird.

Ursprung und Ansatz

Der Muskel entspringt im Bereich des Os ilii an der Innenfläche der Membrana obturatoria, an der Innenfläche des Ramus ossis pubis – unterhalb des Ursprungsgebiets der Membrana obturatoria – und auf der Innenfläche des Os ilii zwischen dem Foramen obturatorium und der Linea arcuata. Er inseriert gemeinsam mit den Mm. gemelli vor und oberhalb der Fossa trochanterica, die die Ansatzzone des M. obturatorium externus bildet.

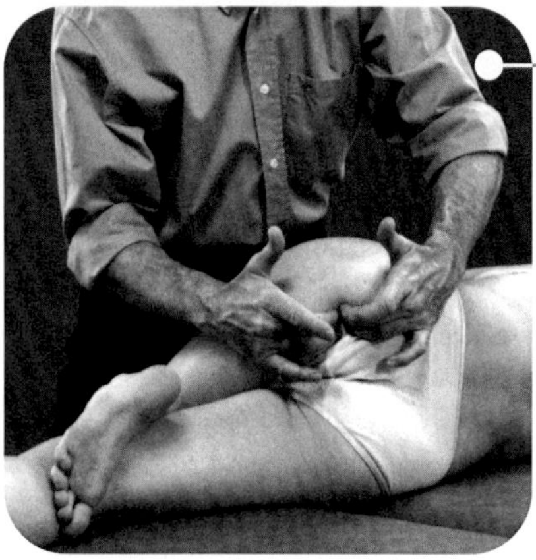

Abb. 8.54 Mm. gemelli superior und inferior und M. obturatorius internus

Der Therapeut legt beide Hände auf die Incisura ischiadica minor, bewegt seine Finger von diesem knöchernen Anhaltspunkt in Richtung Trochanter major und nimmt auf diese Weise Kontakt mit den betreffenden Muskeln auf (die Mm. gemelli begleiten den M. obturatorius internus bis zu seinem Ansatz am Femur).

Ursprung und Ansatz

- Der M. gemellus superior entspringt an der Außenfläche der Spina ischiadica.
- Der M. gemellus inferior hat seinen Ursprung am oberen Pol des Tuber ischiadicum.
- Die beiden Muskeln verschmelzen mit der Sehne des M. obturatorius internus und setzen gemeinsam mit diesem auf der medialen Seite des Trochanter major an.

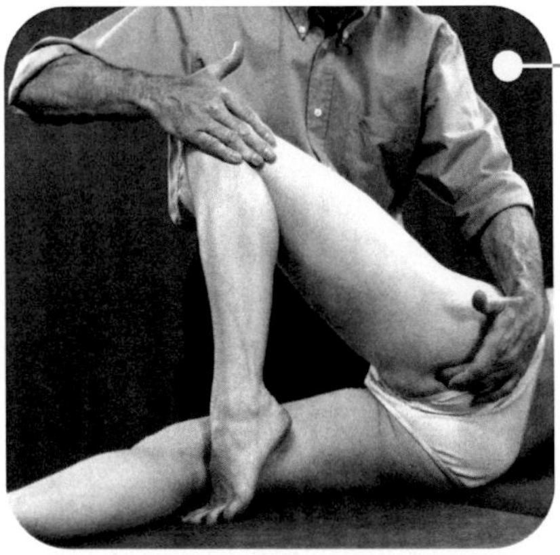

Abb. 8.55 Mm. gemelli superior und inferior und M. obturatorius internus

In der nebenstehenden Abbildung legt der Therapeut seine Finger in die Glutealregion und sucht die Muskelkontraktion. Um diese Muskeln anzuspannen, ersucht man den Patienten, seine Hüfte zu beugen und anschließend, gegen den Widerstand des Therapeuten, der seine Hand hierfür an die Außenseite des Knies legt, eine horizontale Abduktion auszuführen.
Anmerkung: Diese drei Muskeln liegen kaudal (unterhalb) des M. piriformis.

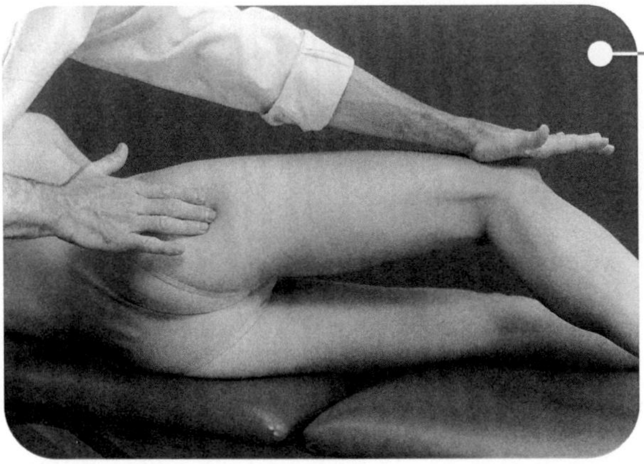

Abb. 8.56 M. quadratus femoris

Dieser Muskel kann nicht direkt untersucht werden, da er unter dem M. gluteus maximus liegt. Die knöchernen Anhaltspunkte zur Bestimmung seiner Position sind der Tuber ischiadicum medial und der Trochanter major lateral.
Der wesentliche muskuläre Anhaltspunkt wird durch den Unterrand des M. gluteus maximus gebildet.
Der Patient befindet sich in Seitenlage, seine Hüfte ist leicht gebeugt. Er versucht, gegen den Widerstand des Therapeuten, der mit seiner Hand Kontakt an der Außenseite des Knies hat, die Hüfte in Außenrotation und Abduktion zu bewegen. Der Muskelbauch des gesuchten Muskels ist durch die Muskelmasse des M. gluteus maximus hindurch am Unterrand und zwischen den genannten knöchernen Anhaltspunkten unter den Fingern zu spüren. Wichtig ist dabei, dass der M. gluteus maximus völlig entspannt ist.
Die Palpation dieses Muskels ist normalerweise schwierig.

Ursprung und Ansatz

Der M. quadratus femoris entspringt medial auf der Außenfläche des Tuber ischiadicum und endet lateral auf der Rückfläche des Trochanter major lateral der Crista intertrochanterica.

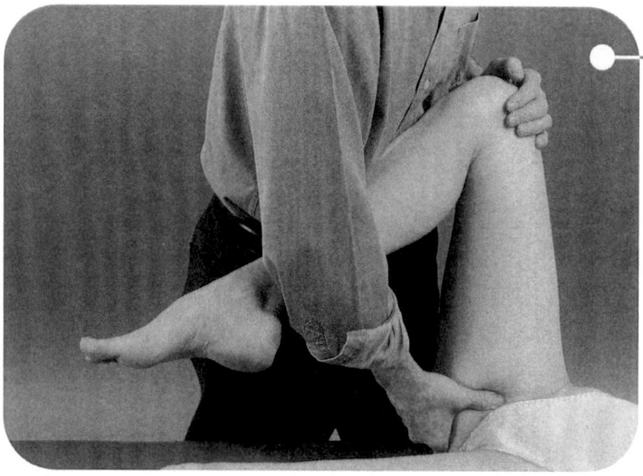

Abb. 8.57 M. obturatorius externus

Die Hüfte und das Knie werden um 90° gebeugt. Der Daumen der palpierenden Hand wird zwischen den M. adductor longus und den M. gracilis (➛ Abb. 8.19) gelegt. Der rechte Arm des Therapeuten widersetzt sich der Außenrotation der Hüfte, die der Patient durch abwechselndes an- und entspannen ausführt. Durch diese Bewegung wird der gesuchte Muskel angespannt und kann mit dem Daumen gut ertastet werden. Die zweite Hand stabilisiert das Bein.

Ursprung und Ansatz

Der M. obturatorius externus entspringt am Os illi auf der Außenfläche des knöchernen Rands des Foramen obturatorium und der Membrana obturatoria und am Oberrand des Ramus ossis pubis. Er setzt über eine Sehne in der Fossa trochanterica auf der Medialseite des Trochanter major an.

Nerven und Gefäße

Regio femoralis anterior – Trigonum femorale

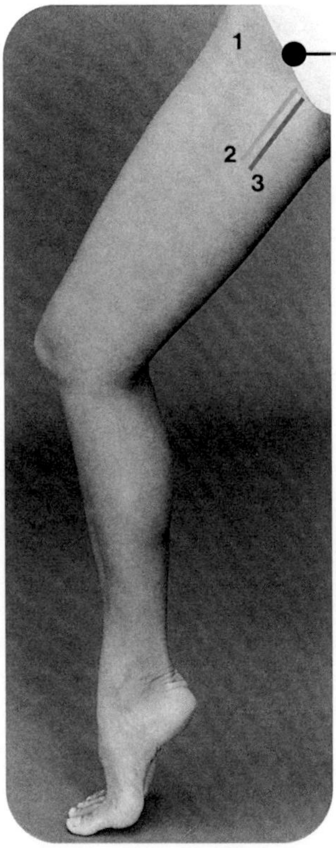

Oberschenkel,
Ansicht von medial

1. M. sartorius
2. N. femoralis
3. A. femoralis

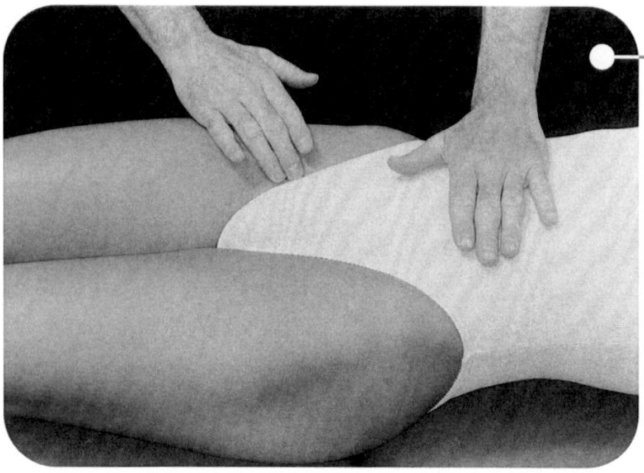

Abb. 8.59 A. femoralis

Man legt zwei Finger auf die Arterie und übt in der Mitte einer gedachten Linie zwischen der Spina iliaca anterior superior und dem Tuberculum pubicum leichten Druck auf das Gefäß aus. Das Pulsieren der Arterie ist leichter zu spüren, wenn sich die Hüfte in Neutralstellung oder in leichter Extension befindet.
Vorsicht! In unmittelbarer Nähe der Arterie (medial) stößt man mit den Fingern oberflächlich auf kleine mehr oder weniger rundliche Strukturen: die oberflächlichen inguinalen Lymphknoten (Nodi lymphatici inguinales superficiales).

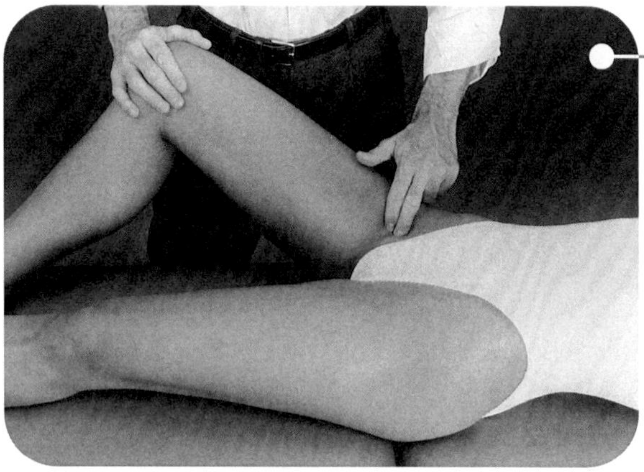

Abb. 8.60 N. femoralis, erster Schritt

Wie bei der Suche nach der A. femoralis (➤ Abb. 8.59) legt man auch in diesem Fall zunächst zwei Finger in die Mitte einer gedachten Linie zwischen der Spina iliaca anterior superior und dem Tuberculum pubicum.
Anmerkung: Die untere Extremität des Patienten sollte bei dieser Palpation in Neutralstellung gehalten werden – weder Flexion noch Extension – d. h., auf der Behandlungsliege aufliegen und nicht, wie in der nebenstehenden Abbildung dargestellt, in Hüfte und Knie gebeugt werden.

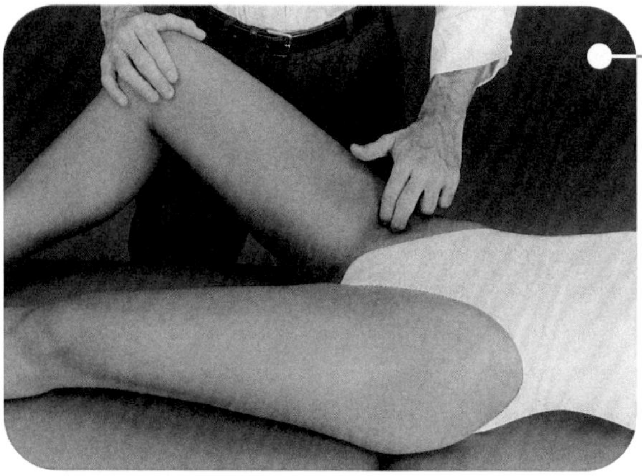

Abb. 8.61 N. femoralis, zweiter Schritt

In einem zweiten Schritt verschiebt der Therapeut seine Finger einen Fingerbreit nach lateral in Richtung M. sartorius und spürt so die gesuchte Struktur. Diese Struktur sollte vorsichtig mit zwei leicht angewinkelten Fingern – siehe nebenstehende Abbildung – palpiert werden. Der Nerv zeichnet sich unter den Fingern als rundliche Schnur ab.

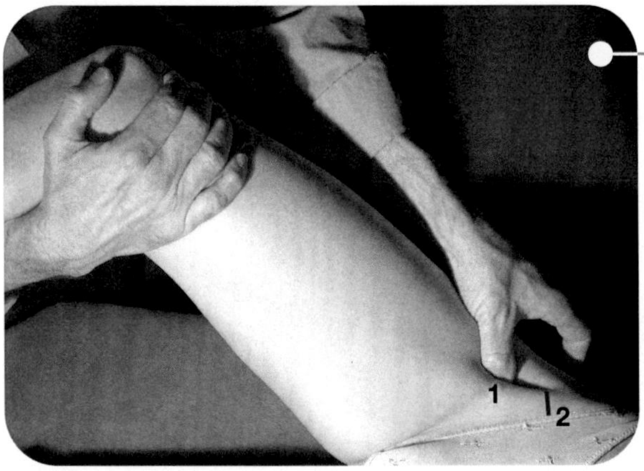

Abb. 8.62 N. cutaneus femoris lateralis

Dieser meist von L2 (zweite Lumbalwurzel) stammende Nerv zieht unter dem Lig. inguinale und medial des M. sartorius aus der Bauchhöhle. Anschließend kreuzt er den M. sartorius im Bereich der Incisura innominata major (Vertiefung zwischen der Spina iliaca anterior superior und anterior inferior) und zieht nach lateral. Um diesen Nerv palpieren zu können, muss der M. sartorius angespannt werden. Man ersucht deshalb den Patienten, die Hüfte gegen Widerstand zu beugen. Der Nerv, der die Vorderseite des M. sartorius kreuzt, verzweigt sich in der Glutealregion, auf der Rückseite des Oberschenkels und auf der anterolateralen Seite des Oberschenkels bis zum Knie. Man kann ihn unter den Fingern hin- und herrollen.

Regio glutea

N. ischiadicus

Abb. 8.63

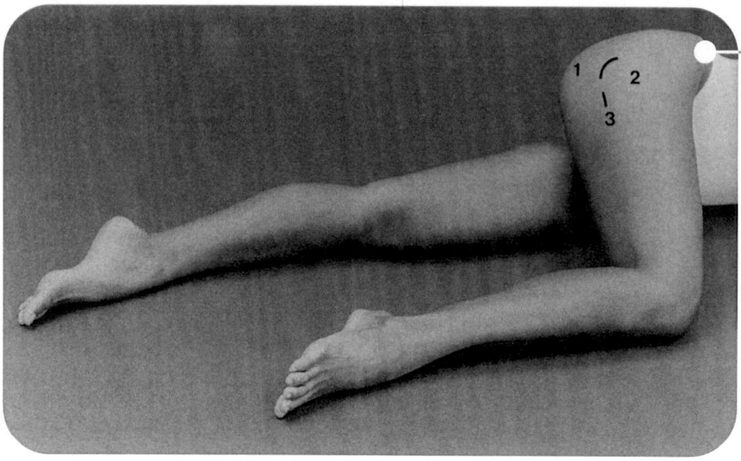

Regio glutea, Ansicht von lateral

1. Tuber ischiadicum
2. Trochanter major
3. N. ischiadicus

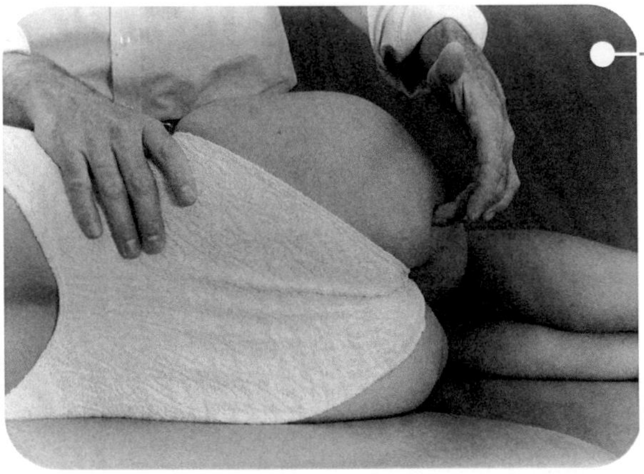

Abb. 8.64 Palpation des N. ischiadicus, erster Schritt: Suche nach dem Tuber ischiadicum

In Seitenlage und bei angewinkelter Hüfte entfernt sich der Tuber ischiadicum normalerweise vom M. gluteus maximus, so dass der Therapeut zwei Finger (Mittel- und Ringfinger) auf diese knöcherne Struktur legen kann.

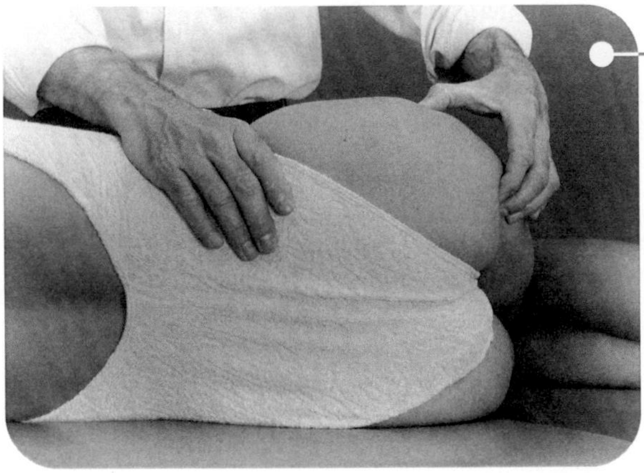

Abb. 8.65 Palpation des N. ischiadicus, zweiter Schritt: Suche nach dem Trochanter major

Der Therapeut behält den in → Abb. 8.64 gezeigten Griff bei und legt seinen Daumen auf den Trochanter major.

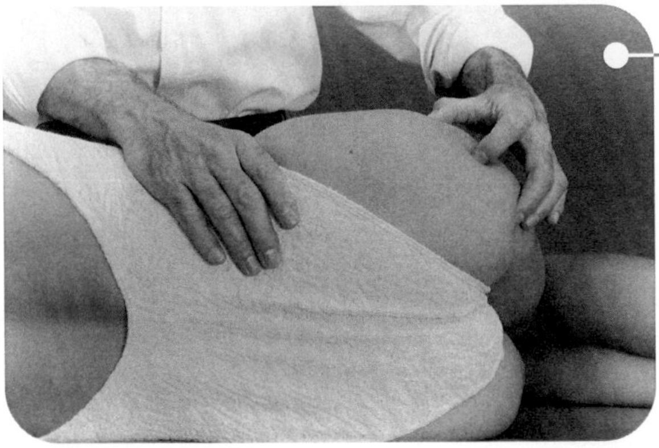

Abb. 8.66 Palpation des N. ischiadicus, dritter Schritt

Man stellt sich eine Linie zwischen diesen beiden knöchernen Strukturen vor und legt den Zeigefinger ungefähr in die Mitte: in diesem Bereich verläuft der N. ischiadicus.

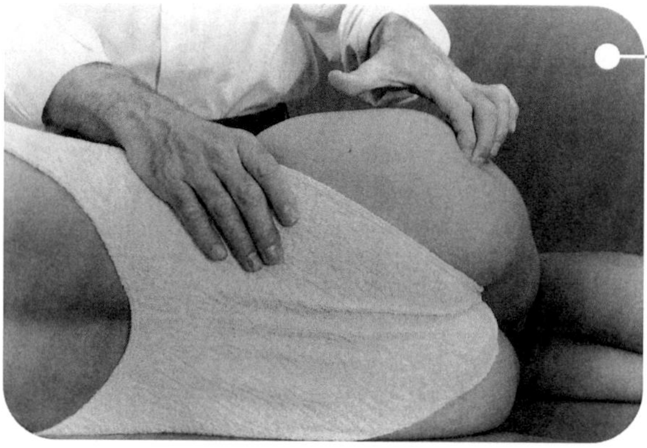

Abb. 8.67 N. ischiadicus, vierter Schritt

In dieser Region hat der Nerv einen Durchmesser von einer Fingerbreite.
Er sollte quer zu seinem Verlauf und mit größter Vorsicht mit zwei Fingern palpiert werden.
Anmerkung: Der Nerv kann nur palpiert werden, wenn es die Morphologie des Patienten erlaubt, da er durch den M. gluteus maximus, der vollständig entspannt sein sollte, ertastet werden muss. Der Nerv zeichnet sich als rundliche, schnurähnliche Struktur unter den Fingern ab.

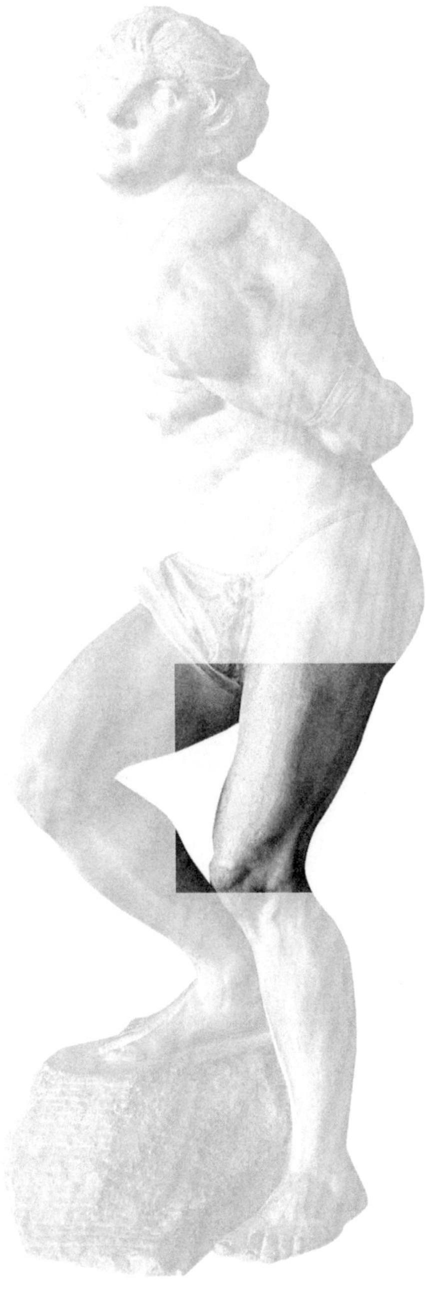

9 Der Oberschenkel

Topografische Darstellung des Oberschenkels (Femur)

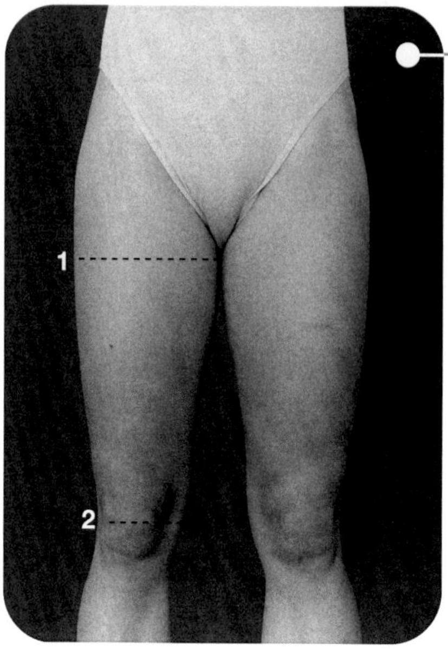

Abb. 9.1 **Ansicht von anterior**
1. Obere Begrenzung
2. Untere Begrenzung

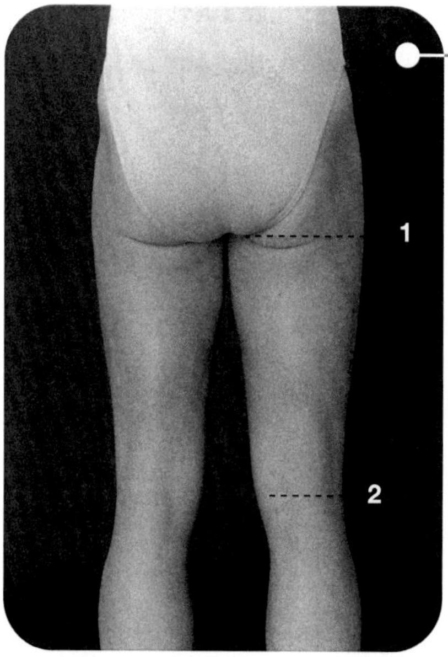

Abb. 9.2 **Ansicht von posterior**
1. Obere Begrenzung
2. Untere Begrenzung

Muskeln

Regio femoralis anterior: anteriore Muskelgruppe

Diese Region besteht aus folgenden Muskeln:

- M. sartorius (➤ Abb. 9.5 – 9.7)
- M. quadriceps femoris bestehend aus (➤ Abb. 9.8, 9.9):
  - M. vastus medialis (➤ Abb. 9.10)
  - M. vastus lateralis (➤ Abb. 9.11)
  - M. rectus femoris (➤ Abb. 9.12, 9.13)
  - M. vastus intermedius sowie dem M. articularis genus, der nicht Gegenstand dieses Buches ist.
- M. tensor fasciae latae (9.15 – 9.17).

Anmerkung: Dieser Muskel (M. tensor fasciae latae) könnte gemeinsam mit dem M. gluteus maximus auch zur oberflächlichen Schicht der Muskeln der Gutealregion gezählt werden.

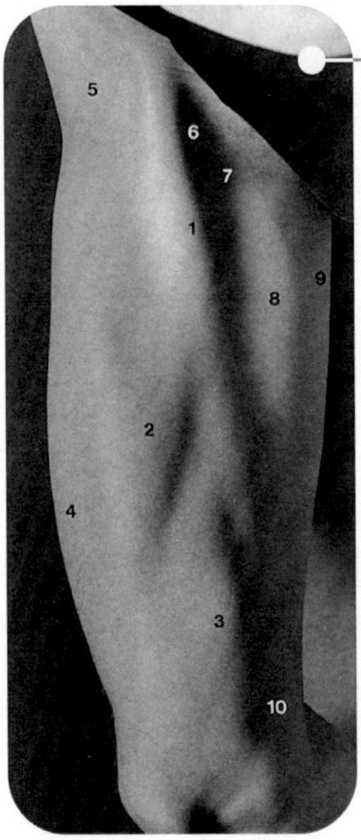

Abb. 9.3

1. M. sartorius
2. M. rectus femoris
3. M. vastus medialis
4. M. vastus lateralis
5. M. tensor fasciae latae
6. M. iliopsoas
7. M. pectineus
8. M. adductor longus
9. M. gracilis
10. Ansatzsehne des M. adductor magnus: Ansatz des M. adductor magnus am Condylus medialis bzw. am Tuberculum adductorium

Oberschenkel, Ansicht von anteromedial

Muskeln an der Vorderseite des Oberschenkels

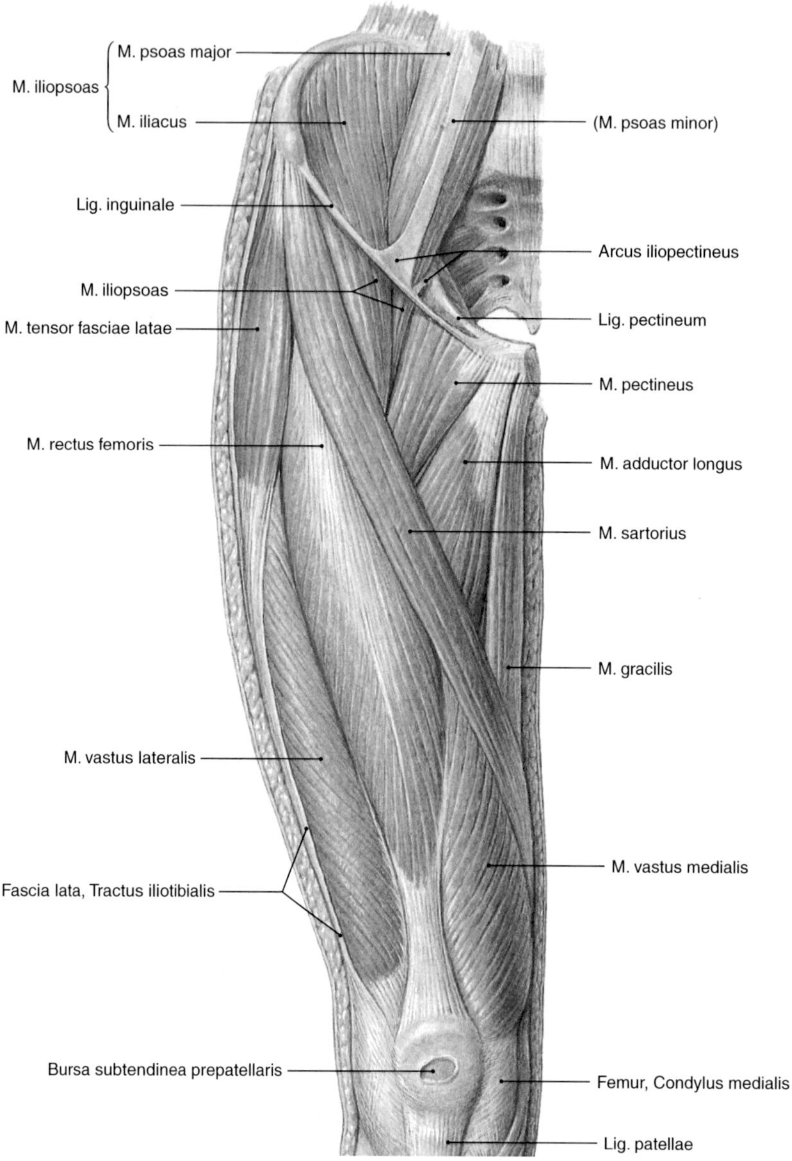

M. sartorius

Abb. 9.4

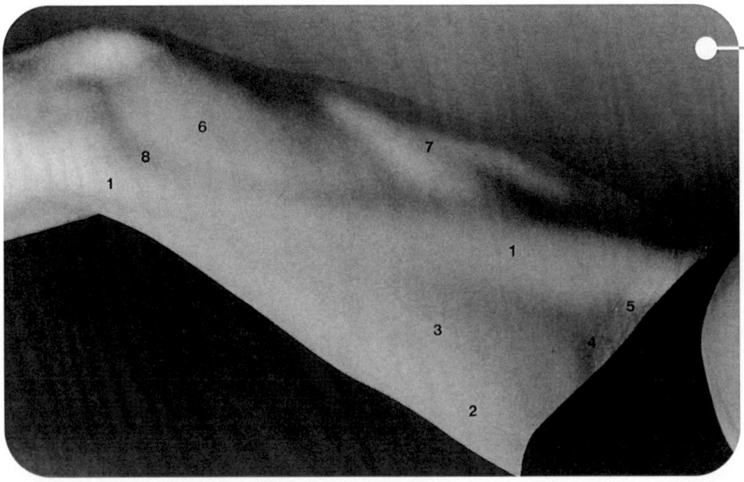

M. sartorius, Ansicht von medial und Visualisierung der Verbindungen zu den anderen Oberschenkelmuskeln

1. M. sartorius
2. M. gracilis
3. M. adductor longus
4. M. pectineus
5. M. iliopsoas
6. M. vastus medialis
7. M. rectus femoris
8. Ansatzsehne des M. adductor magnus: Ansatz des M. adductor magnus am Condylus medialis bzw. am Tuberculum adductorium

Funktion des M. sartorius

- Beuger, Abduktor und Außenrotator des Oberschenkels
- Beuger und Innenrotator des Unterschenkels
- Stabilisator des Beckens in der Sagittalebene
- Anteversion des Beckens
- Lateraler Stabilisator des Knies, gemeinsam mit den anderen Muskeln des Pes anserinus (Mm. semitendinosus und gracilis).

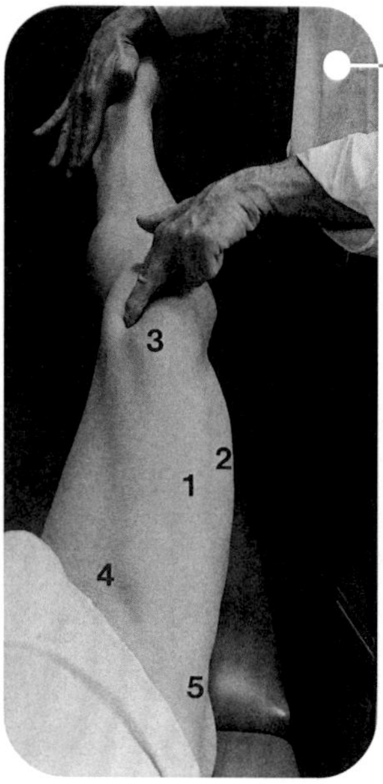

Abb. 9.5 M. sartorius, distaler Anteil

Man ersucht den Patienten, das Knie isometrisch fast vollständig zu strecken und gleichzeitig die Hüfte leicht zu beugen.
Die Hüfte sollte zudem in eine leichte Außenrotationsstellung gebracht und am inferomedialen Ende des Unterschenkels isometrisch Widerstand gegen die Adduktion der Hüfte erzeugt werden.

1. M. rectus femoris
2. M. vastus lateralis
3. M. vastus medialis
4. M. pectineus
5. M. tensor fasciae latae
6. Mm. adductores

Anmerkung: Die distale Hand „löst" den M. sartorius vom M. vastus medialis (3).

Ursprung und Ansatz

Der M. sartorius setzt distal an der anteromedialen Fläche der Tibia entlang des Margo anterior, unterhalb des Ansatzes des Lig. patellae, an. Die Ansatzsehne liegt vor den Ansatzsehnen der Mm. gracilis und semitendinosus, mit denen er die Muskeln des Pes anserinus bildet.

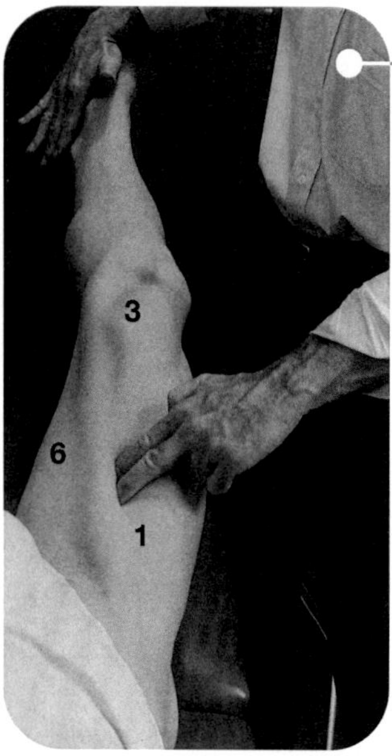

Abb. 9.6 M. sartorius

Die Anspannung des Muskels erfolgt wie in ➤ Abb. 9.5 beschrieben.
Im entspannten Zustand ist der M. sartorius ein flacher Muskel, der an der Verbindung zwischen der anterioren und der medialen Oberschenkelloge eine „Vertiefung" bildet. Die Adduktoren (6) begleiten den Muskel medial, der M. vastus medial (3) distal und der M. rectus femoris (1) weiter proximal und medial.
Ziffern ➤ Abb. 9.5.

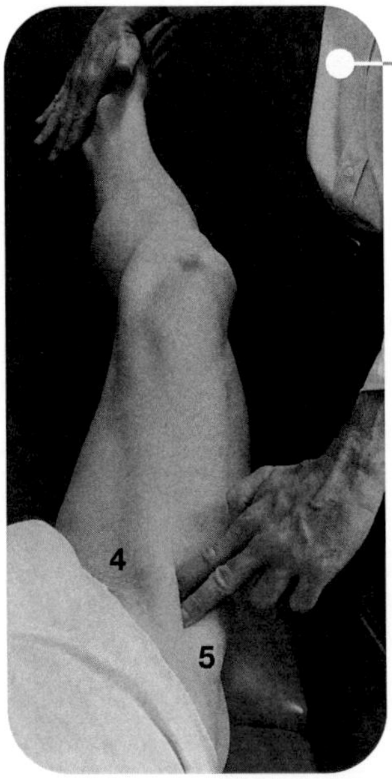

Abb. 9.7 M. sartorius, proximaler Anteil

Die Anspannung des Muskels erfolgt wie in ➤ Abb. 9.5 beschrieben.
Der proximale Anteil ist nahe der Spina iliaca anterior superior (siehe hierzu auch die Hüftregion) erkennbar.
Um den M. sartorius nach medial zu drücken, legt man die Finger in die Vertiefung zwischen M. sartorius und M. tensor fasciae latae (5). Der in der Abbildung nicht dargestellte M. iliopsoas und der M. pectineus (4) begrenzen den Muskel medial.
Ziffern ➤ Abb. 9.5.

Ursprung und Ansatz

Der Muskel entspringt an der Außenseite der Spina iliaca anterior superior, vor dem Ursprungsgebiet des M. tensor fasciae latae.

M. quadriceps femoris

Abb. 9.8

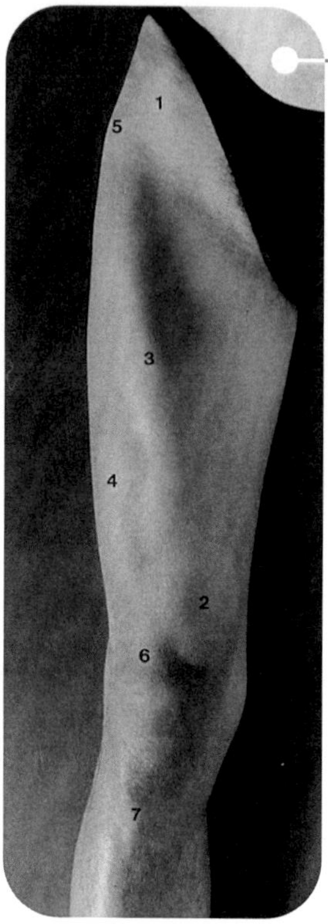

Oberschenkel, Ansicht von anterior

1. M. sartorius
2. M. vastus medialis
3. M. rectus femoris
4. M. vastus lateralis
5. M. tensor fasciae latae
6. Sehne des M. quadriceps femoris
7. Patellasehne (Lig. patellae)

Anmerkung: Der M. vastus intermedius, der die tiefe Schicht des M. quadriceps femoris bildet, ist nicht sichtbar.

Funktion des M. quadriceps femoris

- Extension des Unterschenkels
- Die geraden und gekreuzten Fasern der Vastusgruppe sind an der Stabilisierung des Knies in Frontalebene beteiligt
- Der M. rectus femoris ist Unterschenkelstrecker und Oberschenkelbeuger.

M. quadriceps femoris und Mm. adductores

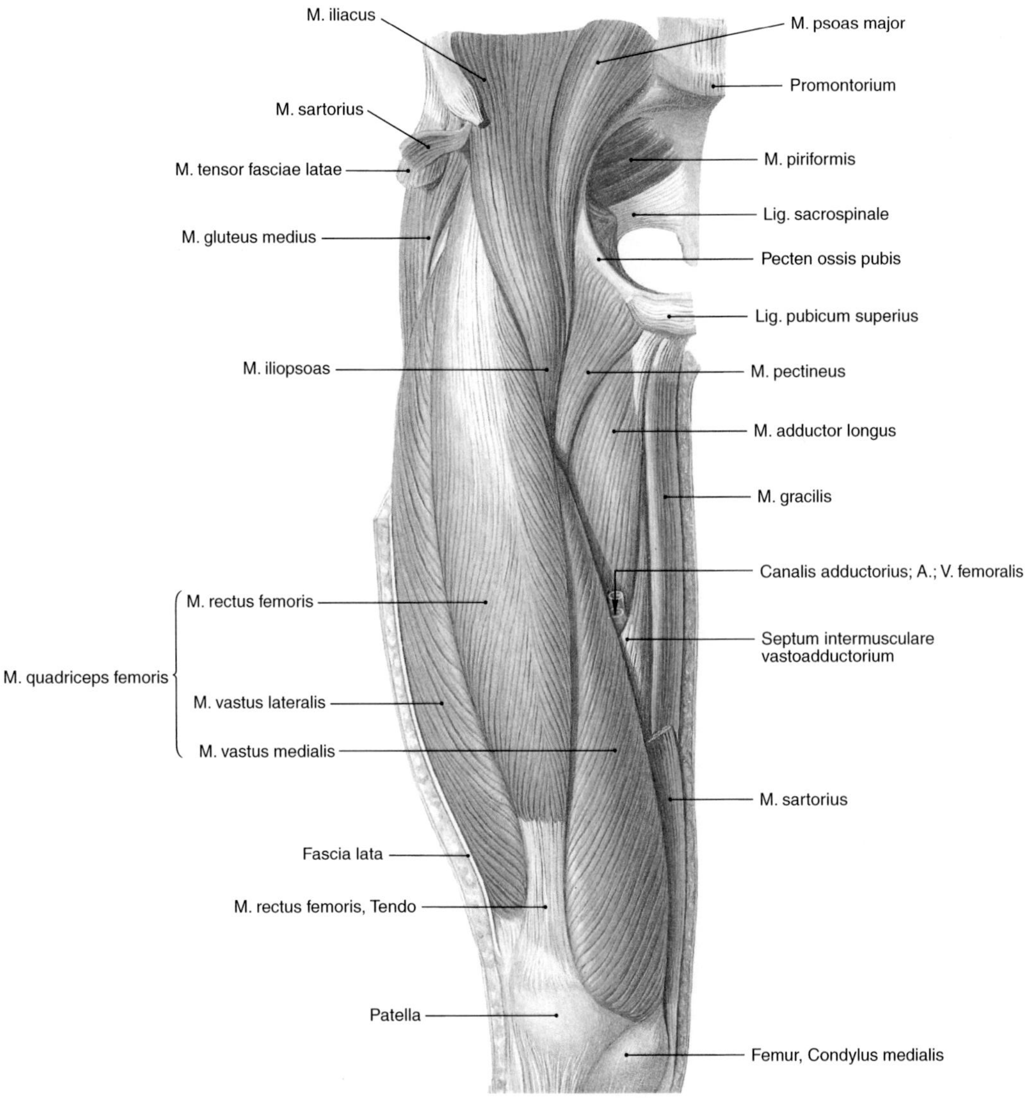

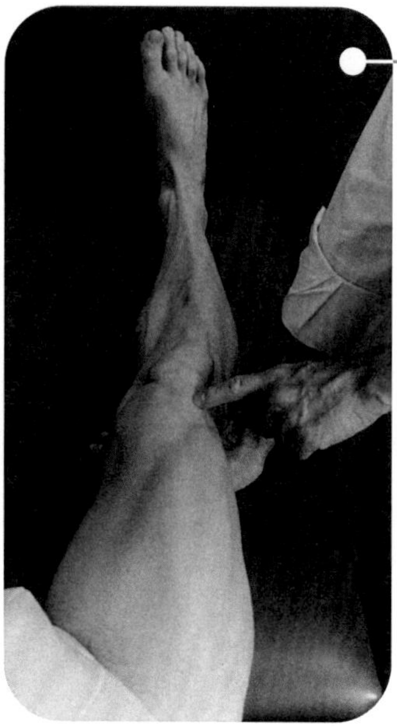

Abb. 9.9 Sehne des M. quadriceps femoris

Die distale Hand wird unter das Knie gelegt und kontrolliert die korrekte Ausführung der Muskelkontraktion.
Der Therapeut ersucht den Patienten, den M. quadriceps femoris mehrmals hintereinander anzuspannen, wobei er die unter dem Knie liegende Hand des Therapeuten gegen die Auflage drücken sollte. Dieser sucht die Sehne oberhalb der Patella zwischen den Muskeln der Vastusgruppe (siehe Abbildung unten).
Anmerkung: Bezüglich des Lig. patellae ➛ Abb. 10.51 im Kapitel über das „Knie".

Ursprung und Ansatz

Die Sehne besteht aus der Verbindung der vier Anteile des M. quadriceps femoris: Mm. vastus lateralis, medialis und intermedius sowie M. rectus femoris. Die gemeinsame Sehne setzt an der Basis der Patella an.
Der M. rectus femoris – er repräsentiert die oberflächliche Schicht dieser gemeinsamen Sehne – sowie die Mm. vastus lateralis und medialis – sie entsprechen der mittleren Schicht – sind somit an der Ausbildung des Lig. patellae beteiligt, das an der Tuberositas tibiae inseriert. Die Sehne des M. vastus intermedius entspricht der tiefen Schicht dieser gemeinsamen Sehne und inseriert im posterioren Teil der Patellabasis.

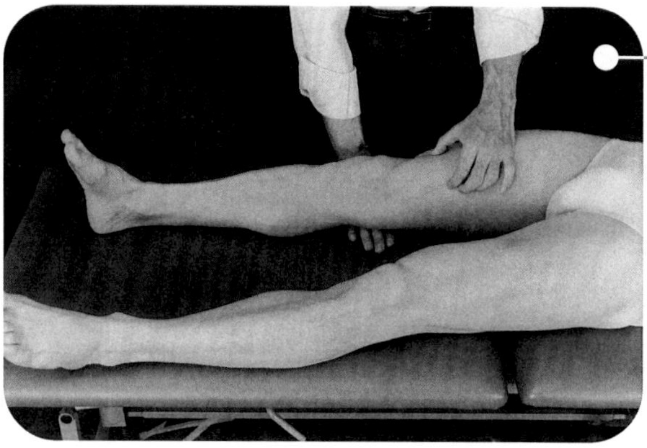

Abb. 9.10 M. vastus medialis

Man ersucht den Patienten, das Knie zu strecken, um den Muskel sichtbar zu machen.
Der Therapeut legt eine Hand unter das Knie – Handrücken im Kontakt mit der Fossa poplitea – und ersucht den Patienten, diese Hand mit dem Bein fest gegen die Behandlungsliege zu drücken.
Die andere Hand untersucht den M. vastus medialis, der im inferomedialen Teil des Oberschenkels erkennbar ist.
Anmerkung: Das besondere Merkmal des M. vastus medialis ist, dass er viel weiter nach kaudal zieht als der M. vastus lateralis (die distalen Enden dieser beiden Muskeln liegen ca. vier Fingerbreit voneinander entfernt).

Ursprung und Ansatz

Der Muskel entspringt auf der gesamten Länge des Labium mediale der Linea aspera und am medialen Ast dieser sich dreiteilenden Linie. Die Ursprungszone reicht proximal bis zur unteren Begrenzung der Linea intertrochanterica.

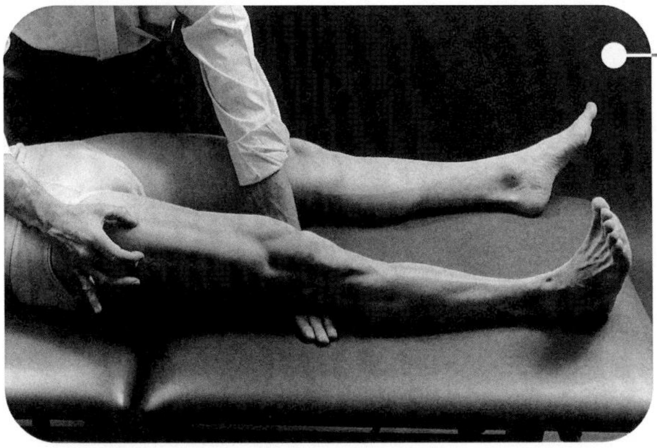

Abb. 9.11 M. vastus lateralis

Er befindet sich an der Außenseite des Oberschenkels, lateral des M. vastus intermedius und wird in seinem lateralen Anteil vom Tractus iliotibialis überdeckt (➤ Abb. 9.15 und 9.16).
Der Muskel wird wie der M. vastus medialis (➤ Abb. 9.10) angespannt.
Anmerkung: Der Muskel reicht posterior etwas über den Tractus iliotibialis hinaus.

Ursprung und Ansatz

Der Muskel entspringt auf einer Knochenleiste, die medial und kaudal die Vorderseite des Trochanter majus begrenzt, sowie auf der gesamten Länge des Labium laterale der Linea aspera.

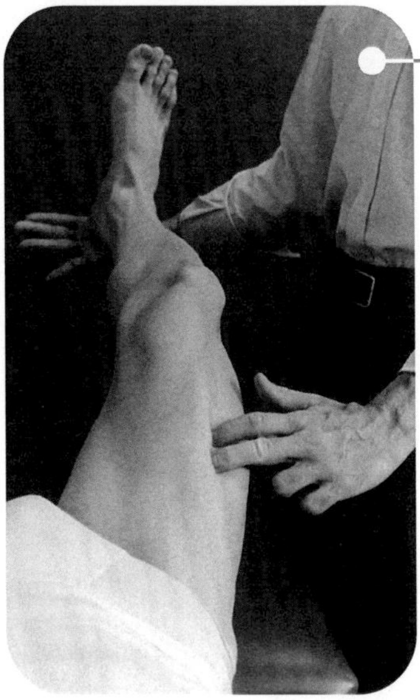

Abb. 9.12 M. rectus femoris

Die Hüfte wird leicht gebeugt und das Knie in eine nicht vollständige Streckung gebracht. Die Hand des Therapeuten liegt unter der Ferse und kontrolliert die beiden Bewegungen.
Der Patient spannt den M. quadriceps femoris isometrisch an und hält diese Spannung aufrecht.
Bei den meisten Patienten wird der Muskel im medialen Teil des Oberschenkels zwischen dem M. vastus medialis medial und dem M. vastus lateralis lateral sichtbar. Manchmal muss man die Muskelmasse während der Anspannung durch das mehr oder weniger dicke Fettgewebe zu ertasten versuchen.

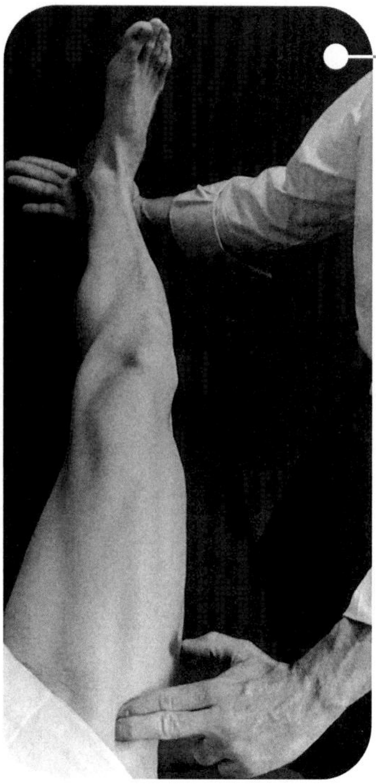

Abb. 9.13 M. rectus femoris, proximaler Anteil

Die Hüfte wird leicht gebeugt und das Knie in eine nicht vollständige Streckung gebracht, so dass der Muskelbauch deutlich hervortritt.
Die distale Hand liegt unter der Ferse und kontrolliert die Bewegungen. Der Patient hebt die Ferse leicht von der unter ihr liegenden Hand ab, der Muskel spannt sich zwischen dem M. sartorius medial und dem M. tensor fasciae latae lateral an (siehe auch die Hüftregion).
Anmerkung: In diesem Bereich schiebt sich der Muskelbauch zwischen die beiden genannten Muskeln und bildet den Boden des lateralen Anteils der Regio femoralis anterior.

Ursprung und Ansatz

Der M. rectus femoris entspringt an der Spina iliaca anterior inferior und am Oberrand der Hüftpfanne und inseriert an der Basis der Patella und der Tuberositas tibiae (➛ Abb. 9.9).

M. tensor fasciae latae

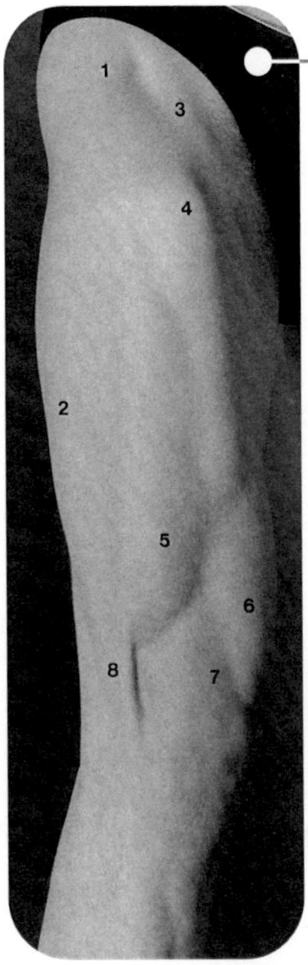

Abb. 9.14a und b Oberschenkel, Ansicht von anterolateral

1. M. tensor fasciae latae
2. Tractus iliotibialis
3. M. sartorius
4. M. rectus femoris
5. M. vastus lateralis
6. M. vastus medialis
7. Sehne des M. quadriceps femoris
8. Sehne des Tractus iliotibialis
9. M. gluteus maximus
10. M. biceps femoris

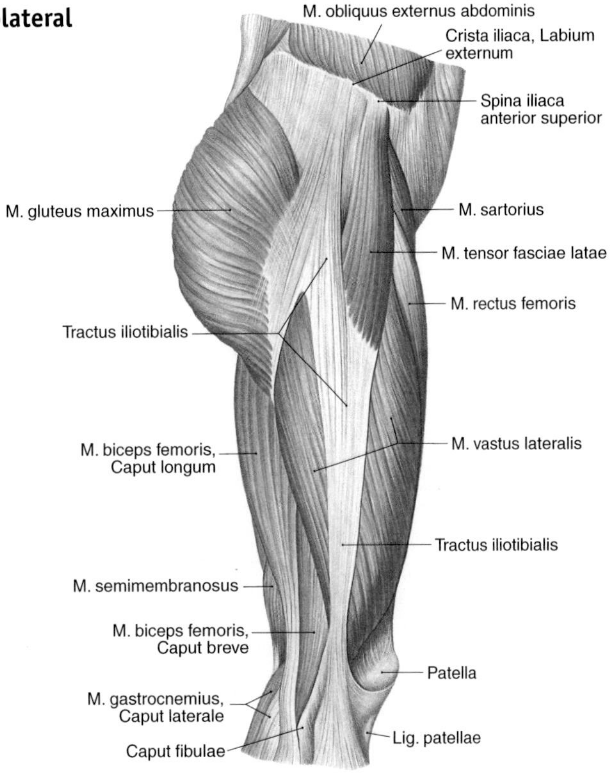

Funktion des M. tensor fasciae latae

- Beuger, Abduktor und Innenrotator des Oberschenkels
- Strecker des Unterschenkels und Außenrotator des Unterschenkels bei gebeugtem Knie
- Er stabilisiert gemeinsam mit den Muskeln des Pes anserinus das Knie in transversaler Richtung.

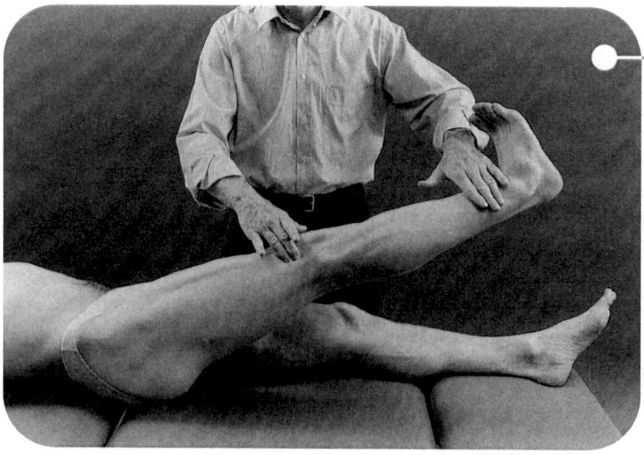

Abb. 9.15 Tractus iliotibialis, distaler Anteil

Das Knie ist gestreckt und die Hüfte leicht gebeugt. Der Therapeut widersetzt sich der Abduktion der Hüfte über einen Kontakt oberhalb des Malleolus lateralis (durch diesen Kontakt kann der Gelenkspalt zwischen Femur und Tibia lateral „aufgeklappt" werden): durch diese Bewegung wird der Tractus iliotibialis, der unterhalb des Gelenkspalts ansetzt, angespannt.

Im Bereich des Knies bildet der Tractus iliotibialis eine echte Sehne, die insbesondere bei männlichen Patienten als Einzelstruktur gut erkennbar ist.

Anmerkung: Zu der oben beschriebenen Bewegung kann eine Innenrotation der Hüfte hinzugefügt werden, dadurch wird der Tractus bei manchen Patienten noch besser sichtbar.

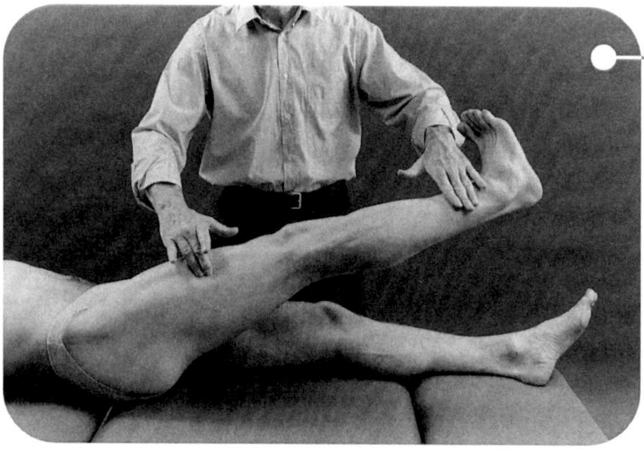

Abb. 9.16 Tractus iliotibialis im Bereich des Oberschenkels

Die Vorgangsweise entspricht der in ➛ Abb. 9.15 beschriebenen Technik.

Dabei sollte nicht vergessen werden, dass der Tractus iliotibialis im lateralen Teil des Oberschenkels liegt und anterior und posterior vom M. vastus lateralis überragt wird.

Anmerkung: Der von der distalen Hand am Unterschenkel erzeugte Widerstand macht die gesuchte Struktur noch besser sichtbar.

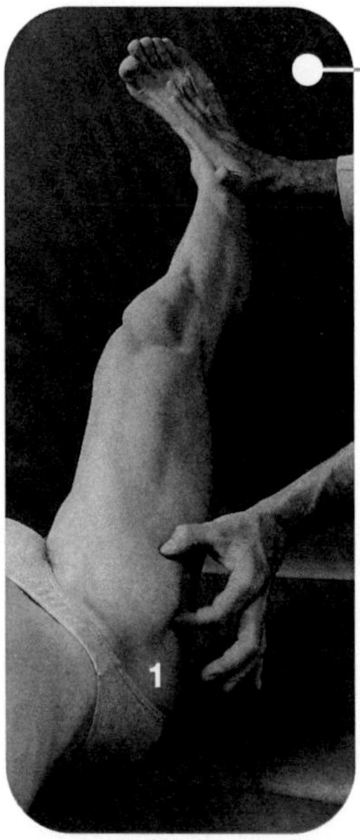

Abb. 9.17 M. tensor fasciae latae

Der Therapeut bringt die Hüfte des Patienten in leichte Flexion und Innenrotation und widersetzt sich durch einen Kontaktpunkt oberhalb des Malleolus lateralis isometrisch der Hüftabduktion. In dieser Position werden vor allem die Abduktions- und die Flexionskomponente der Hüfte aktiviert. Die dritte Komponente, die durch wiederholte Bewegung in Innenrotation erzeugt wird, lässt den Muskelbauch besser hervortreten.
Dieser kann zwischen der Spina iliaca anterior superior und dem Vorderrand des Trochanter major, vor dem M. gluteus medius, wahrgenommen werden.
Anmerkung: Der M. tensor fasciae latae sollte nicht mit dem M. gluteus medius verwechselt werden. In der nebenstehenden Abbildung befindet sich der proximalste Teil des M. tensor fasciae latae zwischen Daumen und Zeigefinger, kaudal des M. gluteus medius (1).

Ursprung und Ansatz

- Der Muskel entspringt an der Außenseite der Spina iliaca anterior superior und am anterioren Ende des Labium externum der Crista iliaca.
- Distal strahlt der Muskelbauch in das obere Viertel des anterioren Rands des Tractus iliotibialis ein und setzt über den Tractus im Bereich des Condylus lateralis tibiae am Tuberculum infracondylare (Gerdy) an.

Regio femoralis posterior

Diese Region umfasst die mediale und die posteriore Muskelgruppe.
Die mediale Muskelgruppe besteht aus:
- den vier Adduktoren:
  - M. pectineus (➤ Abb. 9.20)
  - M. adductor longus (➤ Abb. 9.21)
  - M. adductor brevis (➤ Abb. 9.22)
  - M. adductor magnus (➤ Abb. 9.23 – 9.25).
- M. gracilis (➤ Abb. 9.27 – 9.29).

Die posteriore Muskelgruppe besteht aus:
- den beiden medial verlaufenden ischiokruralen Muskeln:
  - M. semitendinosus (➤ Abb. 9.33, 34, 40),
  - M. semimembranosus (➤ Abb. 9.35, 9.36, 9.40)
- dem lateral verlaufenden ischiokruralen Muskel:
  - M. biceps femoris: Caput longum, Caput breve (➤ Abb. 9.38 – 9.40)

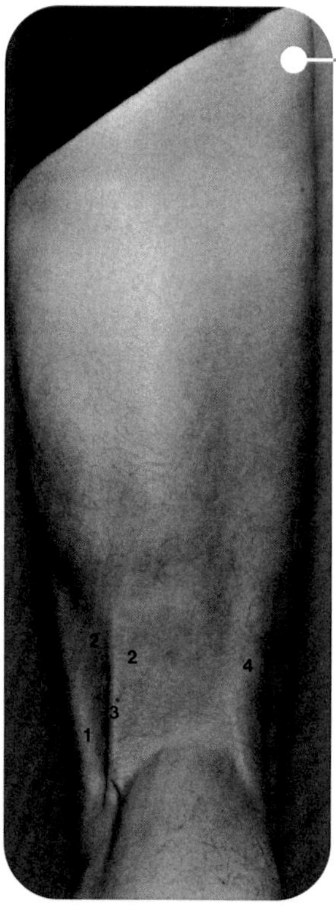

Abb. 9.18 Oberschenkel, Ansicht von posterior

1. M. gracilis
2. M. semimembranosus
3. Sehne des M. semitendinosus
4. Sehne des M. biceps femoris

Mediale Muskelgruppe

Diese im posterioren Abschnitt der Regio femoralis liegende Muskelgruppe umfasst:

- die Mm. adductores, die in vier Muskeln und drei Schichten unterteilt werden:
  - oberflächliche Schicht: M. pectineus (➤ Abb. 9.20) und M. adductor longus (➤ Abb. 9.21)
  - mittlere Schicht: M. adductor brevis (➤ Abb. 9.22)
  - tiefe Schicht: M. adductor magnus (➤ Abb. 9.23 bis 9.25).
- den M. gracilis (➤ Abb. 9.27 – 9.29)

Abb. 9.19

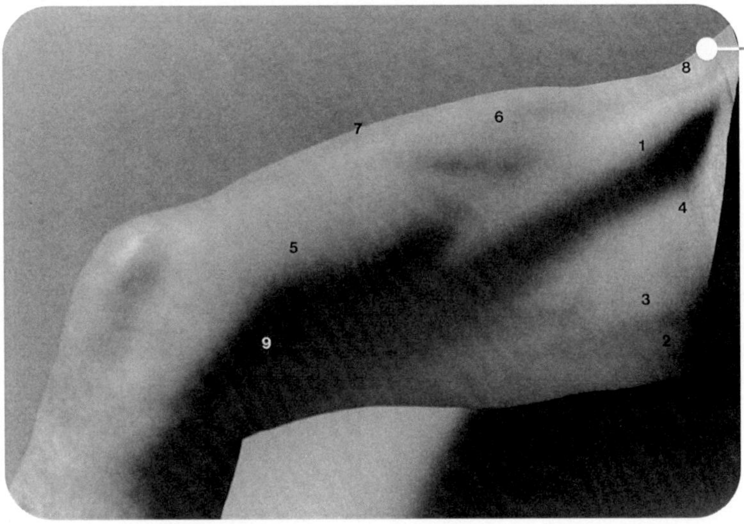

Oberschenkel, Ansicht von medial

1. M. sartorius
2. M. gracilis
3. M. adductor longus
4. M. pectineus
5. M. vastus medialis
6. M. rectus femoris
7. M. vastus lateralis
8. M. tensor fasciae latae
9. Ansatzsehne des M. adductor magnus: Ansatz im Bereich des Condylus medialis am Tuberculum adductorium

Funktion der Muskeln der Adduktorengruppe

- Adduktion des Oberschenkels
- Außenrotation des Oberschenkels – mit Ausnahme des medialen (inferioren bzw. vertikalen) Faseranteils des M. adductor magnus, der an der Innenrotation beteiligt ist.
- Mit Ausnahme des vertikalen Muskelfaserbündels sind die Muskeln der Adduktorengruppe an der Flexion des Oberschenkels beteiligt und können – ab einem bestimmten Beugegrad (45°) – Extensoren werden.
- Sie stabilisieren gemeinsam mit der Abduktorengruppe das Becken.

M. quadriceps femoris und Mm. adductores

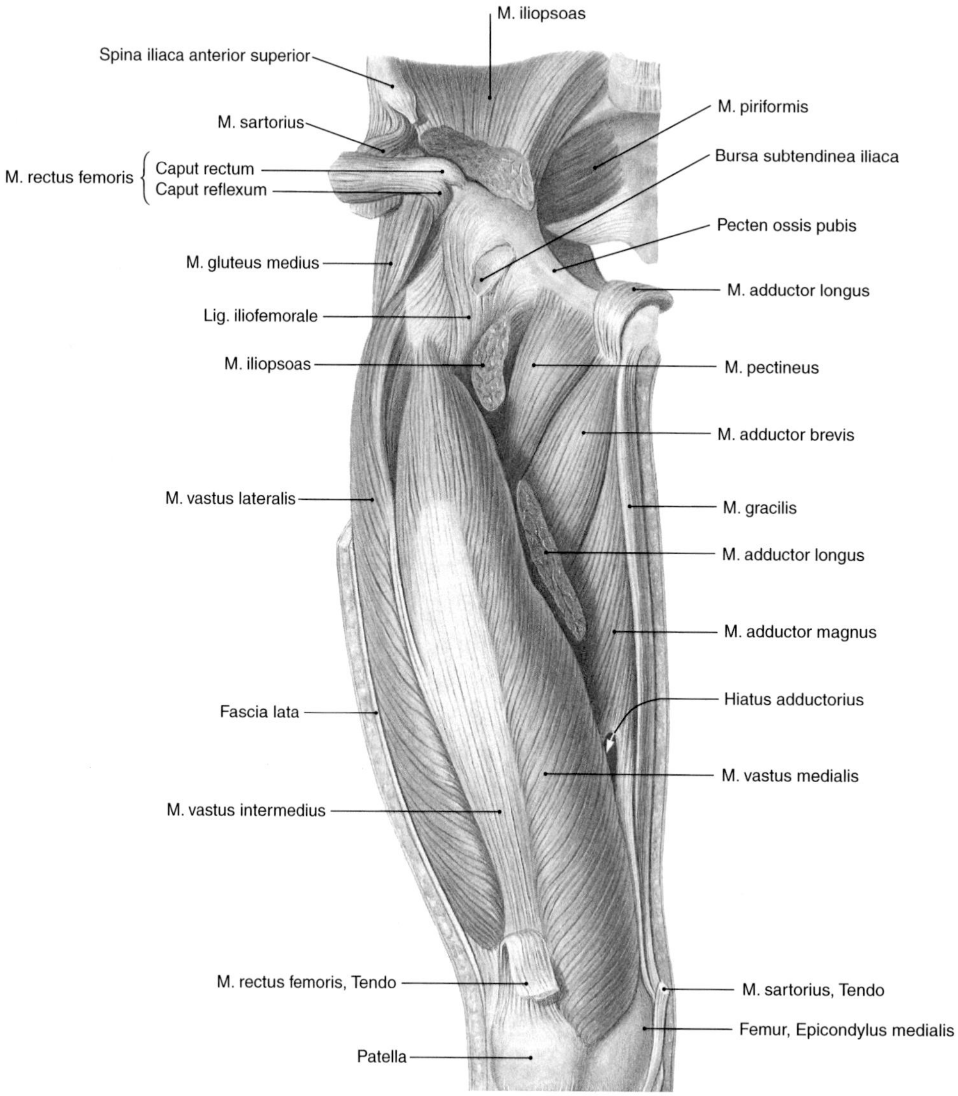

Adduktorengruppe

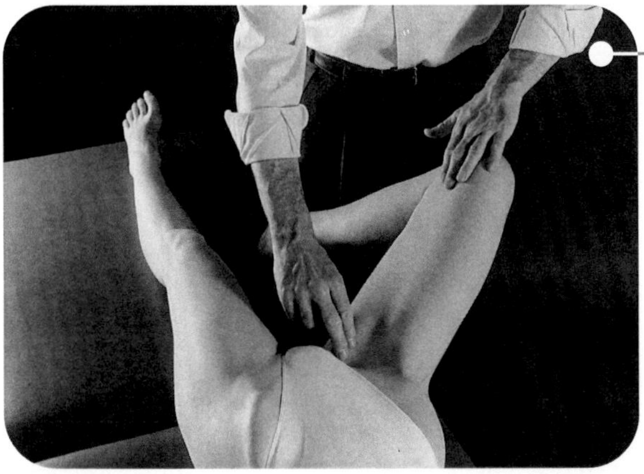

Abb. 9.20 M. pectineus

Dieser Muskel liegt vor dem M. adductor brevis, zwischen dem M. iliopsoas lateral und dem M. adductor longus medial.
Der Therapeut bringt Knie und Hüfte in Beugung und widersetzt sich isometrisch der Hüftadduktion. Es entsteht eine Vertiefung in der Form eines Dreiecks mit superiorer Basis, die global dem gesuchten Muskel entspricht.

Ursprung und Ansatz

- Der Ursprung des M. pectineus umfasst eine oberflächliche und eine tiefe Schicht.
  - Die oberflächliche Schicht nimmt ihren Ursprung auf der Linea pectinea zwischen der Eminentia iliopubica und dem Tuberculum pubicum.
  - Die tiefe Schicht entspringt am anterioren Rand des Sulcus obturatorius.
- Der Muskel inseriert an der Linea pectinea femoris.

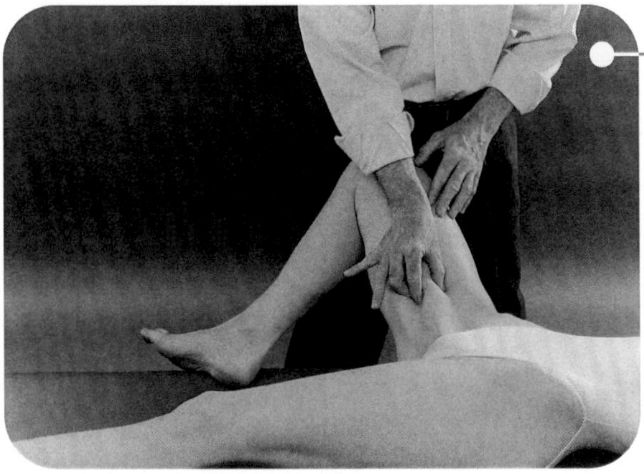

Abb. 9.21 M. adductor longus

Der Therapeut bringt Knie und Hüfte des Patienten in Flexion und bewegt die Hüfte zusätzlich in horizontale Abduktion. Sein auf der Innenseite des Oberschenkels liegender Unterarm widersetzt sich der horizontalen Adduktion, die der Patient auszuführen versucht.
Durch diese Bewegung wird auf der Innenseite des Oberschenkels eine kräftige Muskelmasse erkennbar, die dem M. adductor longus entspricht.

Ursprung und Ansatz

- Der M. adductor longus entspringt über eine schmale, kräftige und flache Sehne in dem vom Corpus ossis pubis und von der Innenseite des Tuberculum pubicum gebildeten Winkel (medial und unterhalb des M. pectineus und oberhalb des M. adductor brevis).
- Er inseriert im mittleren Abschnitt der Linea aspera.

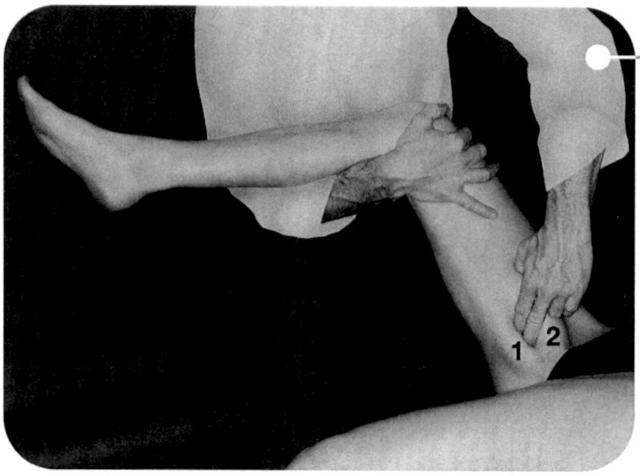

Abb. 9.22 M. adductor brevis

Der Therapeut umgreift das Bein des Patienten und bringt es schrittweise und gegen den Widerstand des Patienten in Abduktion. Der M. gracilis wird als schnurartige Struktur am medialen Rand des Oberschenkels sichtbar. Man muss, so weit proximal wie möglich, zwischen diesen Muskel (1) und den M. adductor longus (2) greifen, um die Finger in die Nähe des M. adductor brevis bzw. seines inferioren Muskelfaserbündels zu bringen.

Anmerkung: Bei der Frau ist der muskuläre Anhaltspunkt des M. gracilis oft aufgrund von Fettgewebe nicht gut sichtbar. Die Palpation wird dennoch, wie beschrieben, ausgeführt, wobei man das Bein in maximale Abduktion bewegt und sich von dieser Extremposition aus der Adduktion der Hüfte widersetzt. Durch diese Variante kann der M. gracilis besser ertastet werden, so dass man anschließend die Finger zwischen diesen Muskel und den M. adductor longus gleiten lassen kann.

Ursprung und Ansatz

- Der M. adductor brevis entspringt vor und oberhalb des M. adductor magnus, auf der Vorderfläche des Ramus inferior ossis pubis. Seine Ursprungszone liegt zwischen jener des M. obturatorius externus und der des M. gracilis.
- Der Muskel inseriert über zwei Faserbündel:
  - ein superiores Faserbündel lateral am Labium mediale der Linea aspera,
  - ein inferiores Faserbündel im oberen Teil der Vertiefung der Linea aspera.

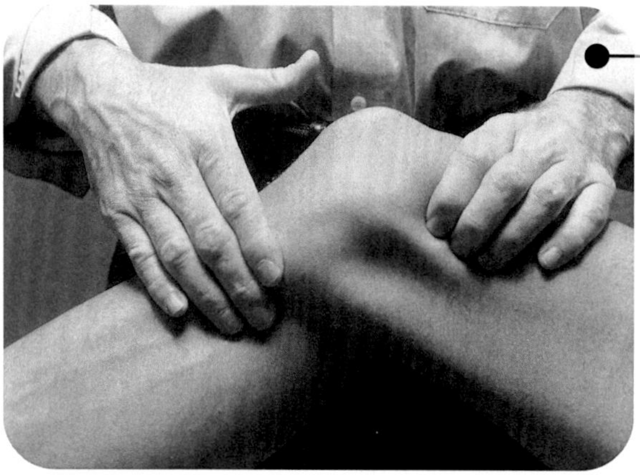

Abb. 9.23 M. adductor magnus, distaler Anteil: mediales (inferiores oder vertikales) Muskelfaserbündel

Der knöcherne Anhaltspunkt für diese Struktur ist das Tuberculum adductorium (siehe das Kapitel über das „Knie"), der muskuläre Anhaltspunkt der M. vastus medialis (➤ Abb. 9.10).

Nachdem man den posterioren Teil dieses Muskels gefunden hat, sucht man die Sehne des M. adductor magnus, die unter den Fingern als rundliche Struktur zu spüren ist.

Anmerkung: Um diese Sehne anzuspannen, widersetzt man sich isometrisch der Hüftadduktion, Knie und Hüfte sind dabei gebeugt.

Ursprung und Ansatz

- Der Muskel entspringt im posteroinferioren Teil des Tuber ischiadicum.
- Er inseriert am Tuberculum adductorium femoris.

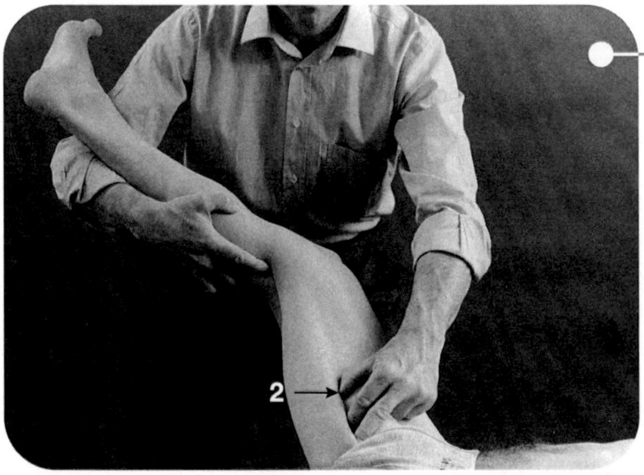

Abb. 9.24 M. adductor magnus, lateraler Anteil: superiores Muskelfaserbündel. 1. M. adductor longus. 2. M. gracilis

Die Technik zur Anspannung der als Anhaltspunkte dienenden Strukturen ist die in ➤ Abb. 9.23 beschriebene.
Der Therapeut legt seine proximale Hand zwischen den M. adductor longus (➤ Abb. 9.24) und den M. gracilis (2) und lässt sie über den medialen Teil des Oberschenkels nach hinten gleiten, um die gesuchte Struktur zu finden.
Anmerkung: Der Ursprung dieses Muskelfaserbündels (M. adductor magnus) liegt im Bereich des Tuber ischiadicum, einer sehr weit posterior liegenden Struktur.

Ursprung und Ansatz

Der laterale Anteil teilt sich in ein superiores und ein mittleres Faserbündel (➤ Abb. 9.25).
Das superiore Muskelfaserbündel entspringt im mittleren Drittel des Ramus inferior ossis pubis und inseriert am Labium mediale der Linea aspera.

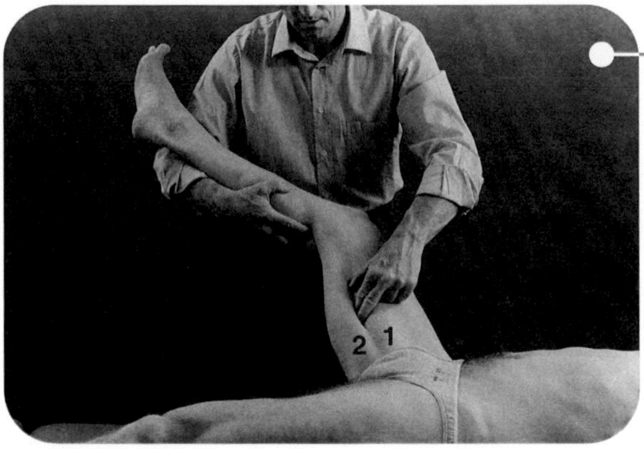

Abb. 9.25 M. adductor magnus – lateraler Anteil: mittleres Muskelfaserbündel. 1. M. adductor longus. 2. M. gracilis

Der Therapeut umgreift das Bein des Patienten und bringt die Hüfte in Abduktion, so dass die Adduktoren und vor allem der M. adductor longus (1) und der M. gracilis (2) angespannt werden.
Die palpierende Hand gleitet zwischen diese beiden Muskeln und, wie in der nebenstehenden Abbildung dargestellt, kontaktiert den lateralen Anteil (mittleres Muskelfaserbündel) des M. adductor magnus, jenen Teils des Muskels, der distal über den M. adductor longus hinausreicht und sich an den mittleren Abschnitt des medialen (inferioren oder vertikalen) Anteils des M. adductor magnus anhaftet.

Ursprung und Ansatz

Das mittlere Muskelfaserbündel des lateralen Abschnitts (➤ Abb. 9.24) entspringt auf dem Ramus inferior ossis pubis und auf der Außenseite des Ischions und inseriert distal im Interstitium der Linea aspera.

M. gracilis

Abb. 9.26

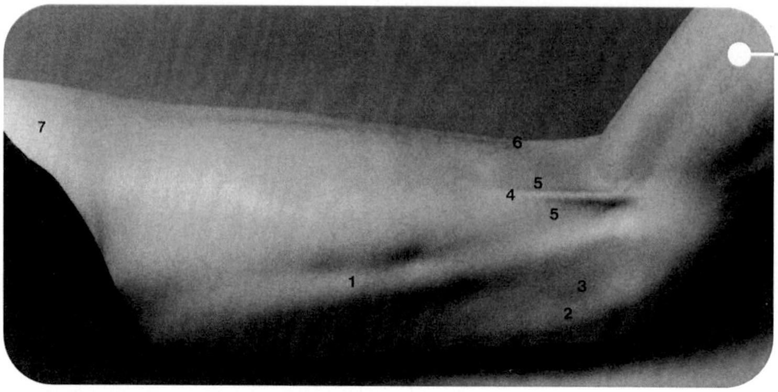

Oberschenkel, Ansicht von posteromedial

1. M. gracilis
2. M. vastus medialis
3. Ansatzsehne des M. adductor magnus – Ansatz am Condylus medialis auf dem Tuberculum adductorium
4. M. semitendinosus
5. M. semimembranosus
6. M. biceps femoris
7. M. gluteus maximus

Funktion des M. gracilis

- Der M. gracilis ist Beuger und Innenrotator des Unterschenkels
- Er ist Adduktor und Innenrotator des Oberschenkels.

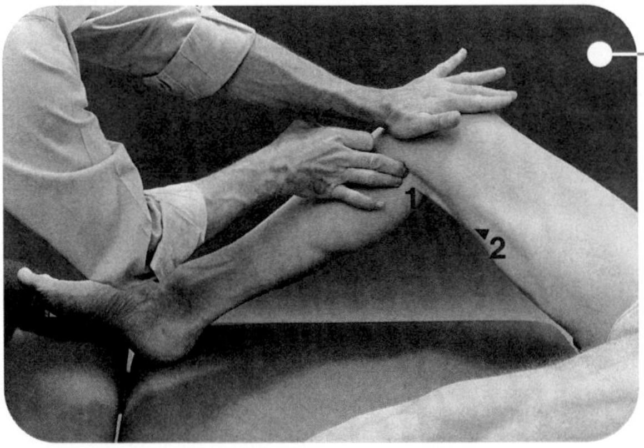

Abb. 9.27 M. gracilis, distaler Anteil, medialer Tibiarand

Der Patient befindet sich in Rückenlage, Hüfte und Knie sind gebeugt. Er bewegt das Knie aktiv in Innenrotation und führt gleichzeitig eine isometrische Flexion im gleichen Gelenk aus (indem er die Ferse in Richtung Gesäß gegen die Behandlungsliege drückt). Der Therapeut legt seine Hand an den posteromedialen Rand des Condylus medialis tibiae, wobei der Zeigefinger Kontakt mit der gesuchten Sehne hat und der Ringfinger im Bereich des M. semimembranosus (1) liegt. Der M. semitendinosus (2) liegt zu beiden Seiten des M. semimembranosus und vor diesem Muskel.

Ursprung und Ansatz

Der M. gracilis setzt im oberen Teil der Medialseite der Tibia hinter dem M. sartorius, der ihn überdeckt, sowie oberhalb des M. semitendinosus, an.

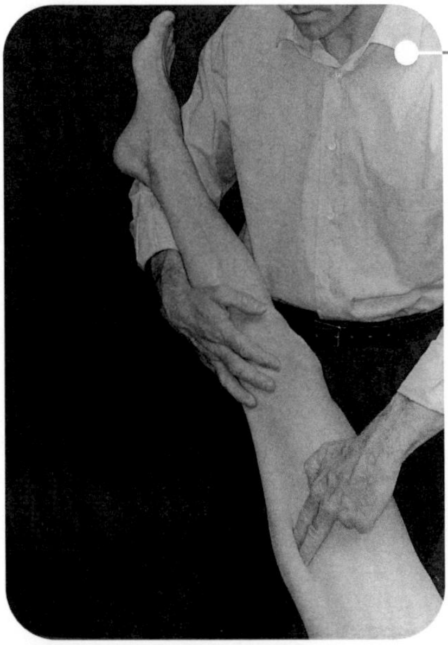

Abb. 9.28 M. gracilis im Oberschenkelbereich

Der Therapeut umgreift das Bein des Patienten mit seiner distalen Hand und bringt die Hüfte passiv in Abduktion. Er widersetzt sich der Adduktion der Hüfte, so dass der Muskelbauch, je nach Patient, mehr oder weniger erkennbar wird.
Wie in der nebenstehenden Abbildung dargestellt, muss man den Muskel mit zwei Fingern nur noch von den darunterliegenden Muskelschichten „lösen".

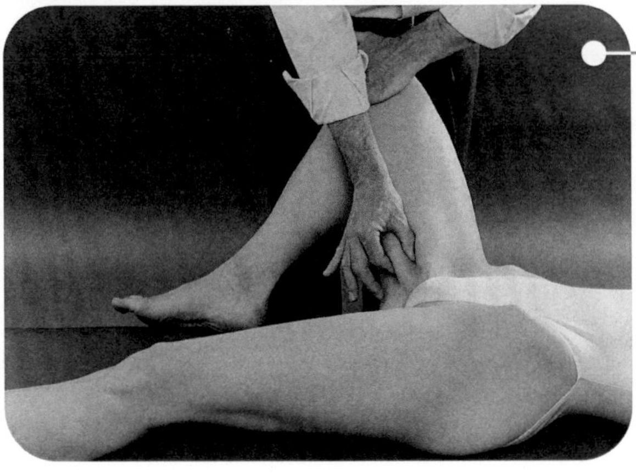

Abb. 9.29 M. gracilis im proximalen Abschnitt

Das Knie ist gebeugt, die Hüfte wird in Beugung und Außenrotation gebracht. Die distale Hand liegt auf der Innenseite des Knies und widersetzt sich der horizontalen Adduktion der Hüfte. Die proximale Hand umgreift den gesuchten Muskel an der Innenseite des Oberschenkels.
Anmerkung: Das bei Frauen in dieser Region häufig vorhandene Fettgewebe kann das Auffinden dieses Muskels etwas erschweren.

Ursprung und Ansatz

Der M. gracilis entspringt über eine breite flache Sehne am Corpus ossis pubis und entlang der Symphysis pubica.

Posteriore Muskelgruppe

Diese im posterioren Teil der Regio femoralis liegende Muskelgruppe umfasst:

- die medialen ischiokruralen Muskeln:
  - M. semitendinosus (➤ Abb. 9.33, 9.34, 9.40)
  - M. semimembranosus (➤ Abb. 9.35, 9.36, 9.40).
- die lateralen ischiokruralen Muskeln:
  - M. biceps femoris
    - Caput longum
    - Caput breve (➤ Abb. 9.38 – 9.40)

Abb. 9.30

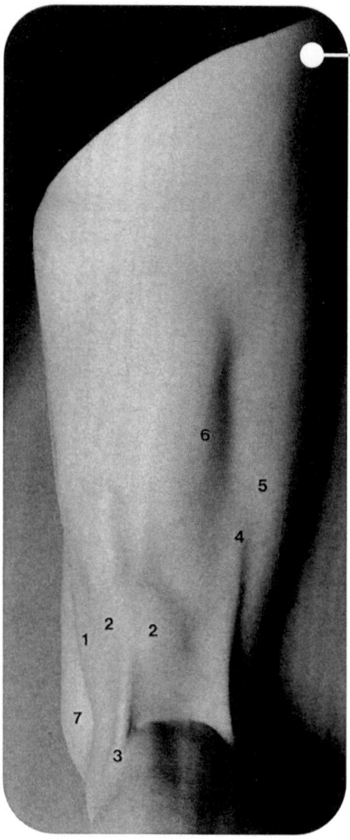

Oberschenkel, Ansicht von posterior

1. M. gracilis
2. M. semimembranosus
3. M. semitendinosus
4. Sehne des M. biceps femoris
5. M. biceps femoris, Caput breve
6. M. biceps femoris, Caput longum
7. M. vastus medialis

Posteriore Oberschenkelmuskulatur

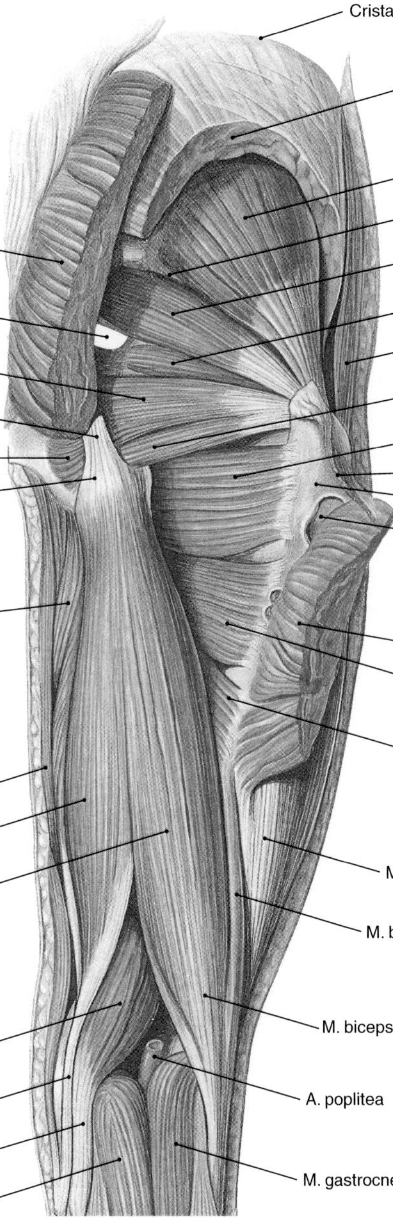

Mediale ischiokrurale Muskelgruppe (M. semitendinosus und M. semimembranosus)

Abb. 9.31

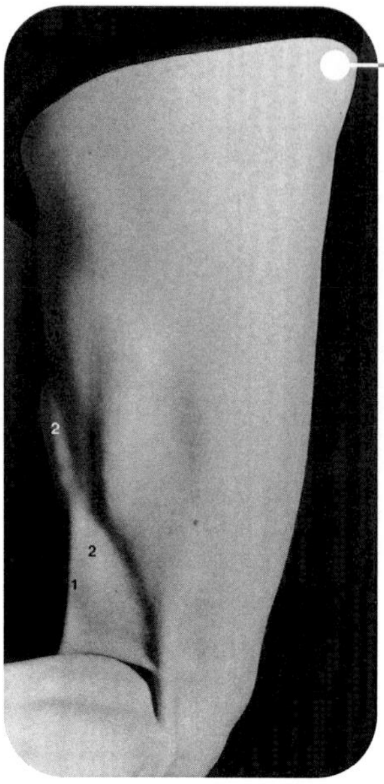

**Oberschenkel,
Ansicht von posterolateral.
M. semitendinosus**

Abb. 9.32

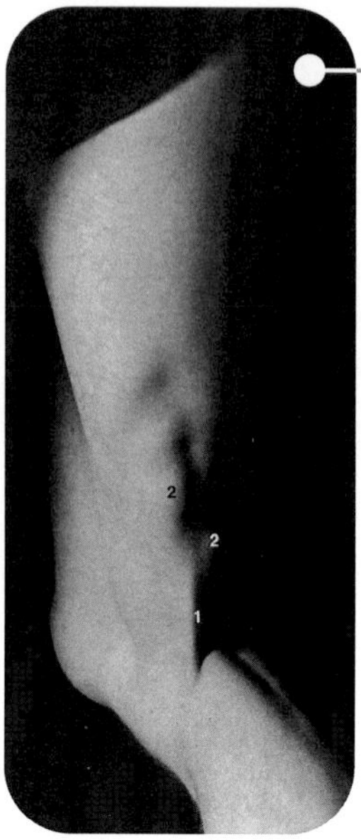

**Oberschenkel,
Ansicht von posteromedial.
M. semimembranosus**

Funktion des M. semitendinosus und des M. semimembranosus

- Im Kniebereich:
  - Flexion des Unterschenkels
  - Der M. semitendinosus ist gemeinsam mit dem in dieser Funktion schwächeren M. semimembranosus Innenrotator des Knies.
  - Die beiden Muskeln stabilisieren das Knie bei Rotationsbewegungen.
- Im Hüftbereich: Extension des Oberschenkels, vor allem, wenn das Knie gestreckt ist.
- Im Beckenbereich:
  - Stabilisatoren des Beckens in Sagittalebene
  - Retroversion des Beckens.

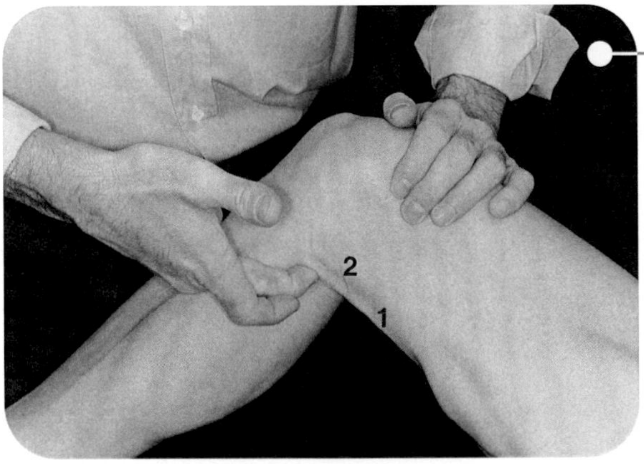

Abb. 9.33 Sehne des M. semitendinosus am medialen Tibiarand

In der nebenstehenden Abbildung wurden die Finger auf den medialen Tibiarand gelegt, wobei sich der Mittelfinger an der Sehne des M. semitendinosus (1) einhakt. In dieser Position (bei gebeugtem Knie) liegt die Sehne des M. gracilis (2) vor der Sehne des M. semitendinosus.

Ursprung und Ansatz

- Der M. semitendinosus entspringt an der Rückseite des Tuber ischiadicum (➛ Abb. 9.40). Er teilt sich eine Sehne mit dem Caput longum des M. biceps femoris, die medial des Ursprungsareals des M. semimembranosus liegt.
- Distal inseriert der Muskel im oberen Teil der Innenseite der Tibia, hinter dem M. sartorius und unter dem M. gracilis.

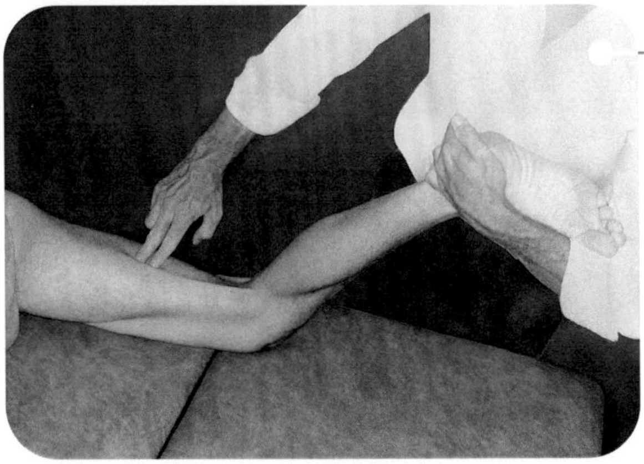

Abb. 9.34 M. semitendinosus auf der Rückseite des Oberschenkels

Die distale Hand umgreift die Ferse und den medialen Fußrand, so dass sie sich sowohl der Flexion als auch der Innenrotation des Knies widersetzen kann. Der Muskelbauch bildet die Verlängerung der in ➛ Abb. 9.33 ertasteten Sehne. Der Muskel liegt im rückwärtigen Teil des Oberschenkels, medial des M. biceps femoris und hinter dem M. semimembranosus.

Anmerkung: Die Besonderheit dieses Muskels ist, dass die Sehne auf der Rückseite des Oberschenkels sehr weit nach proximal zieht, wie in der nebenstehenden Abbildung deutlich zu erkennen ist. Zudem ist der Muskel im Gegensatz zum M. semimembranosus proximal fleischig und distal sehnig. Bezüglich des Ursprungs des Muskels im Bereich des Tuber ischiadicum ➛ Abb. 9.40.

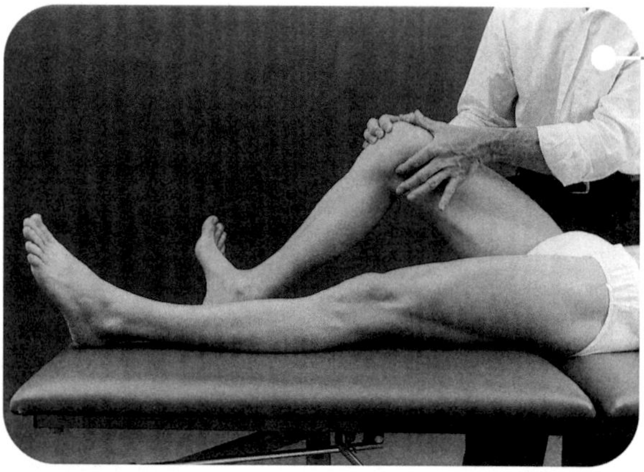

Abb. 9.35 M. semimembranosus, distaler Abschnitt: Ansicht von medial

Die distale Hand bewegt den Unterschenkel passiv in Außenrotation und legt so das distale Ende der Sehne frei. Diese fühlt sich im posteromedialen Teil des Condylus medialis tibiae wie ein dickes rundliches Seil an.

Ursprung und Ansatz

Das distale Ende dieses Muskels besteht aus drei Sehnen:

- einer direkten Sehne, die im posterioren Teil des Condylus medialis tibiae ansetzt,
- einer angewinkelten Sehne, die vom medialen Seitenband überdeckt wird, durch den horizontalen Sulcus des Condylus medialis tibiae zieht und am vorderen Ende dieses Sulcus inseriert,
- einer rückläufigen Sehne, auch Lig. popliteum obliquum genannt, die mit der Kapsel des lateralen Condylus verschmilzt (Verstärkung der Kapsel).

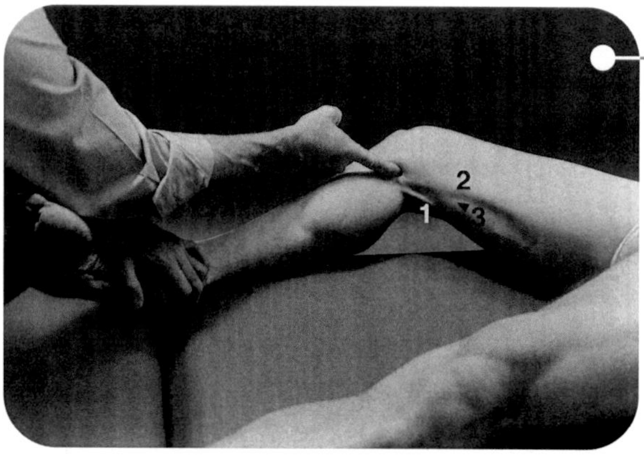

Abb. 9.36 M. semimembranosus, distaler Abschnitt: Ansicht von posteromedial

Neben dem in ➤ Abb. 9.35 beschriebenen Zugang kann man den Patienten auch ersuchen, das Knie gegen Widerstand zu beugen und nach medial zu drehen, um die Sehne besser unter den Fingern erspüren zu können.
Der Zeigefinger wird im Ansatzbereich an der Tibia gegen den M. semimembranosus gelegt. Dabei erkennt man, wie in der nebenstehenden Abbildung ersichtlich, dass der M. gracilis (2) diesen posterior kreuzt, um oberhalb des M. semitendinosus (1) am medialen Tibiarand zu enden. Der Muskelbauch des M. semimembranosus wird durch (3) dargestellt.

Ursprung und Ansatz

Der Muskel entspringt im lateralen Teil des Tuber ischiadicum medial des M. quadratus femoris und lateral der gemeinsamen Sehne des Caput longum des M. biceps femoris und des M. semitendinosus (➤ Abb. 9.40).

Lateraler ischiokruraler Muskel oder M. biceps femoris

Abb. 9.37

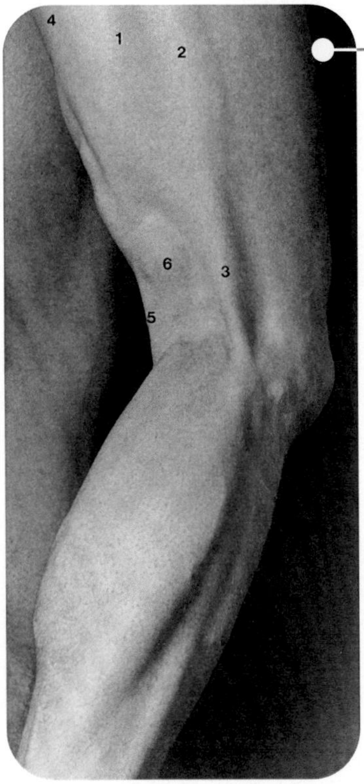

**Oberschenkel,
Ansicht von posterolateral**

1. M. biceps femoris, Caput longum
2. M. biceps femoris, Caput breve
3. Sehne des M. biceps femoris
4. M. semitendinosus
5. Sehne des M. semitendinosus
6. M. semimembranosus

Funktion des M. biceps femoris

- Im Kniebereich:
  - beugt den Unterschenkel und dreht das gebeugte Knie nach lateral,
  - stabilisiert das Knie bei Rotationsbewegungen.
- Im Hüftbereich: streckt den Oberschenkel, vor allem wenn auch das Knie gestreckt ist.
- Im Beckenbereich:
  - ist an der sagittalen Stabilität des Beckens beteiligt,
  - kippt das Becken nach posterior (Retroversion).

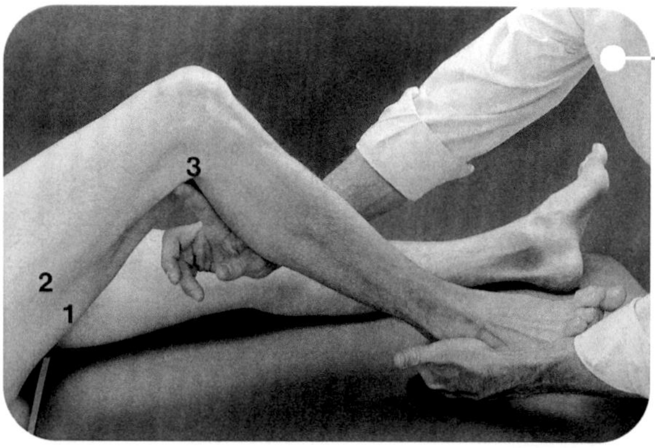

Abb. 9.38 M. biceps femoris, distaler Anteil
1. M. biceps femoris, Caput longum
2. M. biceps femoris, Caput breve
3. Sehne des M. biceps femoris

Die Hand des Therapeuten umgreift die Ferse des Patienten und widersetzt sich der Beugung des Knies, gleichzeitig widersetzt sich der am lateralen Rand des Fußes anliegende Unterarm des Therapeuten der Außenrotation des Knies. Die Sehne – siehe Zeigefinger des Therapeuten in der nebenstehenden Abbildung – wird an der Außenseite des Knies, unmittelbar vor ihrem Ansatz am Fibulaköpfchen, sichtbar.

Ursprung und Ansatz

Der Muskel setzt distal am Fibulaköpfchen, lateral des Ansatzes des Lig. collaterale laterale, an, von dem er durch eine seröse Bursa (Schleimbeutel) getrennt wird. Zudem hat er einen Ansatz am Condylus lateralis tibiae.

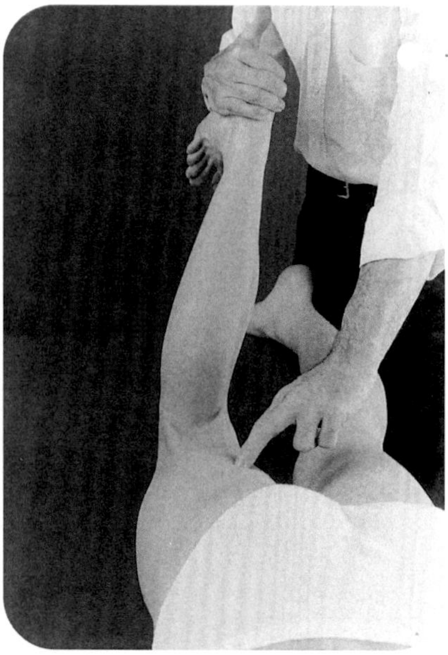

Abb. 9.39 M. biceps femoris, Rückseite des Oberschenkels

Der Patient befindet sich in Bauchlage. Die Hand des Therapeuten umgreift die Ferse und den Außenrand des Fußes und widersetzt sich der Flexion und der Außenrotation des Knies. Auf der Rückseite des Oberschenkels verbindet sich der M. biceps femoris (Caput longum) mit M. semimembranosus und M. semitendinosus (mediale ischiokrurale Muskelgruppe).

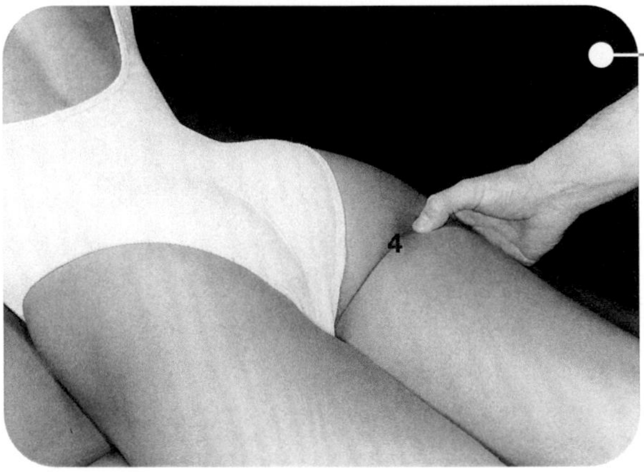

Abb. 9.40 Ursprungssehnen der ischiokruralen Muskelgruppe am Tuber ischiadicum
4. Gesäßfalte

Der Patient befindet sich in Bauchlage. Wichtigster Anhaltspunkt: Gesäßfalte (4). Über diese Falte kann man die Ursprünge dieser Muskeln auf dem Tuber ischiadicum spüren. In der nebenstehenden Abbildung wurde der Daumen gegenüber den Ursprüngen dieser Muskel auf dem Tuber ischiadicum leicht nach außen verschoben.

Ursprung und Ansatz

- Das Caput longum des M. biceps femoris entspringt am Tuber ischiadicum über eine gemeinsame Sehne mit dem M. semitendinosus. Diese gemeinsame Ursprungssehne liegt medial der Sehne des M. semimembranosus
- Das Caput breve entspringt im Interstitium der Linea aspera und am lateral davon abzweigenden Ast dieser Linie

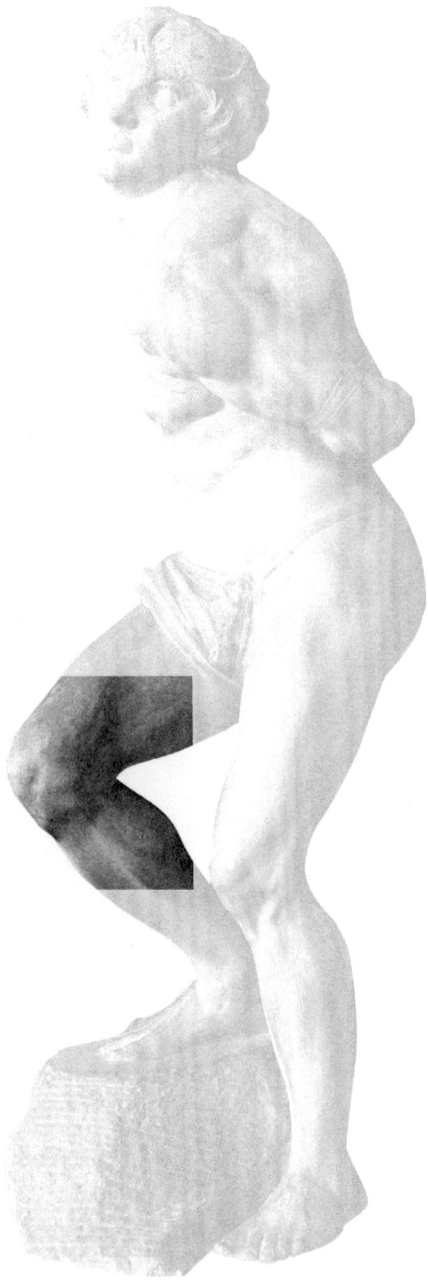

10 Das Knie

Topografische Darstellung des Knies (Genu)

Abb. 10.1

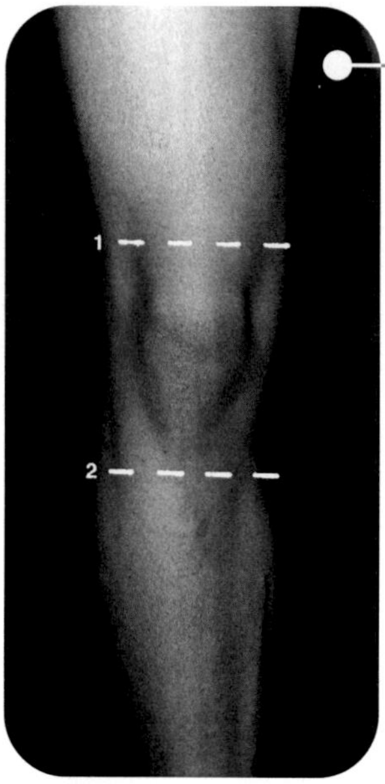

Ansicht von anterior
1. Obere Begrenzung
2. Untere Begrenzung

Abb. 10.2

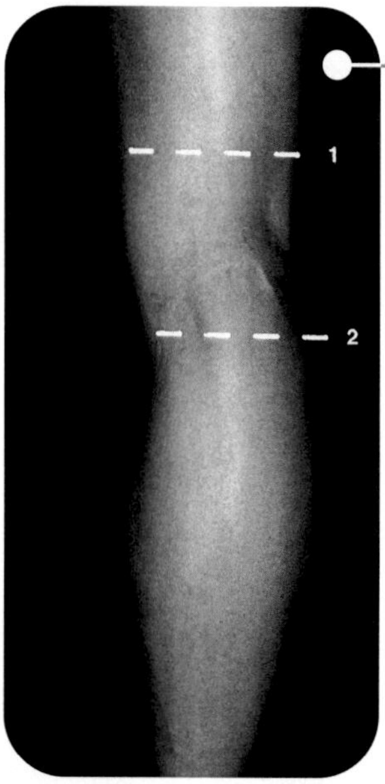

Ansicht von posterior
1. Obere Begrenzung
2. Untere Begrenzung

Knochen

Regio genus anterior (anteriore Knieregion)

Die palpatorisch zugänglichen Knochenstrukturen:

- Fossa suprapatellaris (➤ Abb. 10.4)
- Patella
  - Basis patellae (➤ Abb. 10.5)
  - Facies anterior (➤ Abb. 10.6)
  - Apex patellae (➤ Abb. 10.7)
  - Margo lateralis (➤ Abb. 10.8)
  - Facies articularis, lateraler Zugang (➤ Abb. 10.9)
  - Facies articularis, medialer Zugang (➤ Abb. 10.10)
- Femur
  - Condylus medialis und lateralis, Facies articulares (➤ Abb. 10.13)
  - Condylus medialis und lateralis, Sulcus medialis/lateralis (➤ Abb. 10.14 und 10.15)
- Tibia
  - Tibiaplateau (Facies articularis superior tibiae) und Gelenkspalt (➤ Abb. 10.12)
  - Tuberositas tibiae (➤ Abb. 10.11)

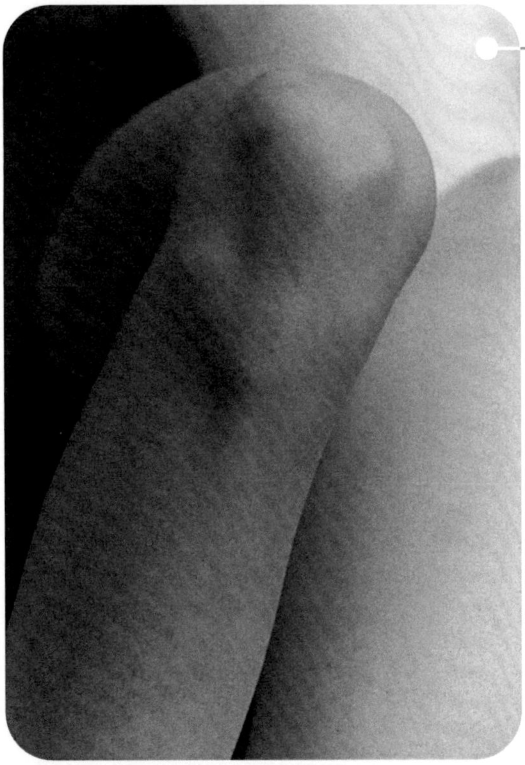

Abb. 10.3

Gebeugtes Knie, Ansicht von anterior

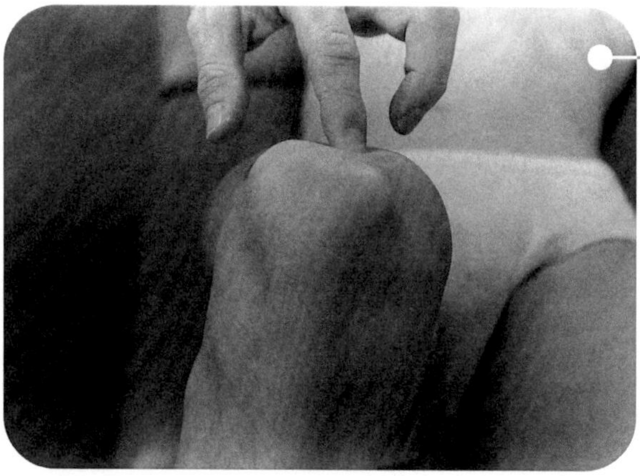

Abb. 10.4 Fossa suprapatellaris

Die Fossa suprapatellaris liegt anterior am distalen Femurende, sie ist von dreieckiger Form und nimmt während der Extension den oberen Teil der Patella auf.
Bei maximal gebeugtem Knie kann man die Fossa suprapatellaris an der leicht zu palpierenden Basis der Patella ertasten (→ Abb. 10.5).

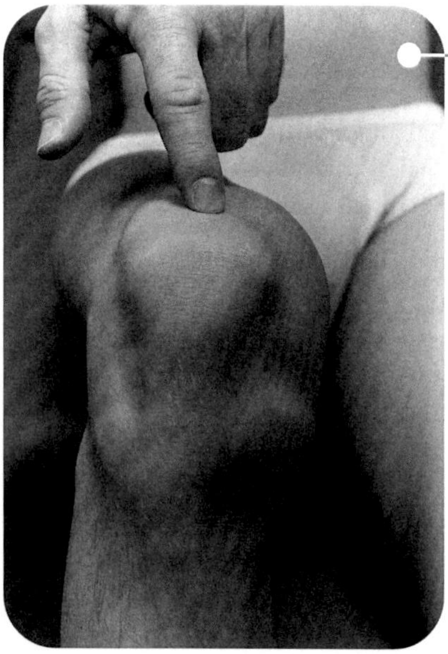

Abb. 10.5 Basis patellae

Die Basis patellae hat eine Dreiecksform mit anteriorer Basis und posteriorer Spitze, sie ist unter den Fingern als schräge Ebene zu ertasten.

Ansatzzonen

In der vorderen Hälfte der Basis patellae setzt die Sehne des M. quadriceps und weiter posterior, nahe der Gelenkfläche, die Gelenkkapsel an.

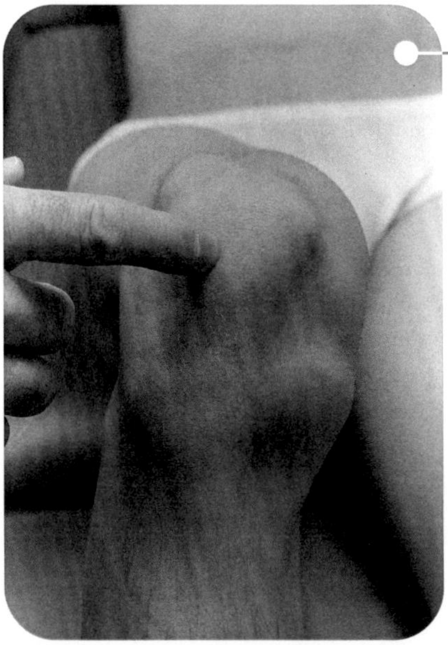

Abb. 10.6 Patella, Facies anterior

Die Facies anterior ist konvex und von zahlreichen Gefäßöffnungen durchzogen. Ihre Oberfläche ist unregelmäßig und rau und von vertikal verlaufenden Rinnen für die Sehne des M. quadriceps durchzogen.

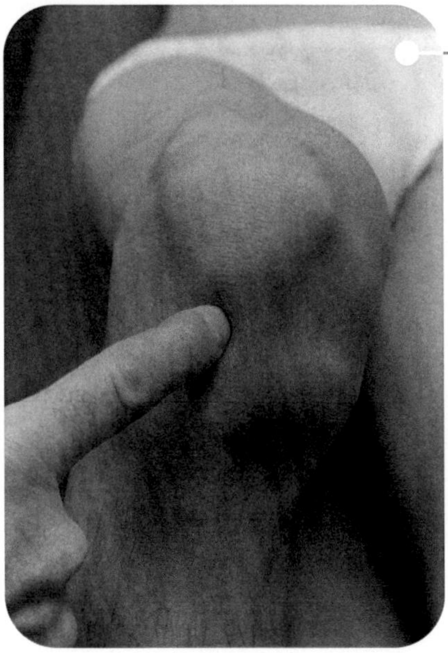

Abb. 10.7 Apex patellae

Der Apex patellae ist nach distal gerichtet und bildet die Ansatzzone für die Quadrizepssehne (Lig. patellae). Er kann sowohl am gebeugten wie auch am gestreckten Knie palpiert werden.

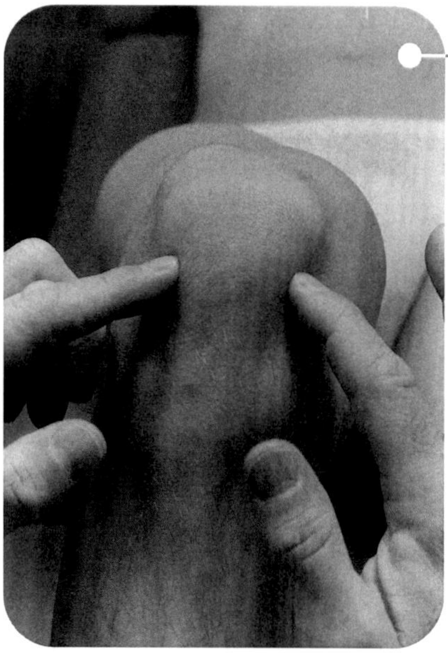

Abb. 10.8 Patella, Margo lateralis

Die Patella verfügt zwei seitliche Ränder, die von oben nach unten und von außen nach innen verlaufen (ausgehend von der Mittelachse der Patella). Sie sind leicht zu palpieren.

Ansatzzonen

Im Bereich der Patellaränder (an der Verbindung zwischen Margo lateralis und Basis patellae) findet man die Anheftungszone des Retinaculum patellae.

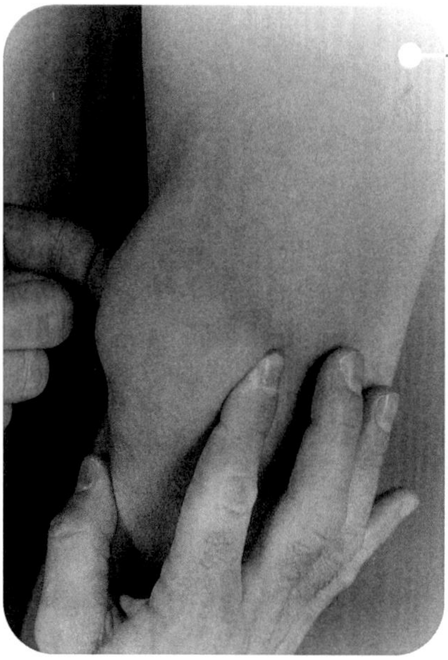

Abb. 10.9 Patella, Facies articularis lateralis, lateraler Zugang

Nur der medialste Teil dieser Facette ist palpatorisch zugänglich. Man bringt das Knie des Patienten in Hyperextension, um den M. quadriceps vollständig zu entspannen, und schiebt die Patella nach lateral.

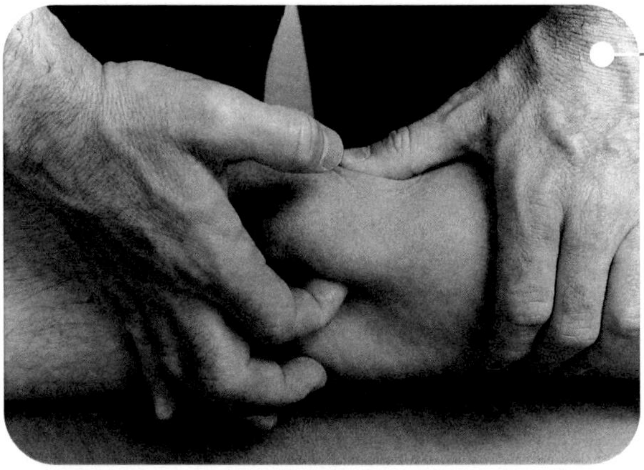

Abb. 10.10 Patella, Facies articularis medialis, medialer Zugang

Man bringt das Knie in Hyperextension, um den M. quadriceps vollständig zu entspannen. Anschließend schiebt man die Patella nach medial, so dass man die Gelenkfläche ertasten kann.

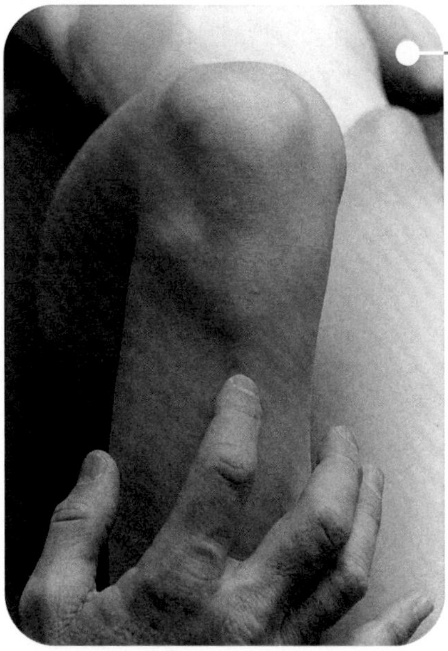

Abb. 10.11 Tuberositas tibiae

Diese dreieckige Fläche mit distaler Spitze trennt anterior den Condylus lateralis vom Condylus medialis der Tibia. Sie ist leicht zu palpieren und Ansatzzone für das Lig. patellae.

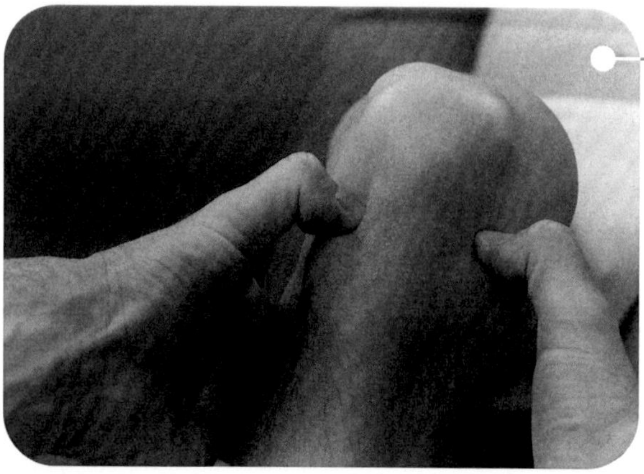

Abb. 10.12 Tibiaplateau (Facies articularis superior tibiae)

Der Therapeut beugt das Knie des Patienten um 90° und legt seine Daumen zu beiden Seiten des Lig. patellae in den Gelenkspalt zwischen Tibia und Femur. Er verschiebt die Daumen etwas nach kaudal und nimmt Kontakt mit dem anterioren Rand des Tibiaplateaus auf. Der Rand ist bis zur Verbindung mit dem Femur ertastbar.
Anmerkung: Mit diesem Griff kann man auch den femorotibialen Gelenkspalt palpieren.

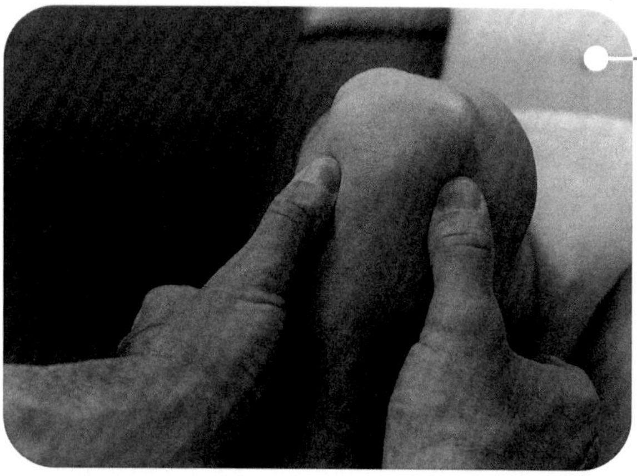

Abb. 10.13 Femur, Condylus lateralis und medialis, Facies articulares

Der Therapeut beugt das Knie des Patienten um 90° und legt seine Daumen zu beiden Seiten des Lig. patellae in den Gelenkspalt zwischen Femur und Tibia. Er bewegt seine Daumen etwas nach kranial und nimmt Kontakt mit den gesuchten Strukturen auf.
Sind die Kondylen nicht gut tastbar, bringt man das Knie noch etwas mehr in Flexion.

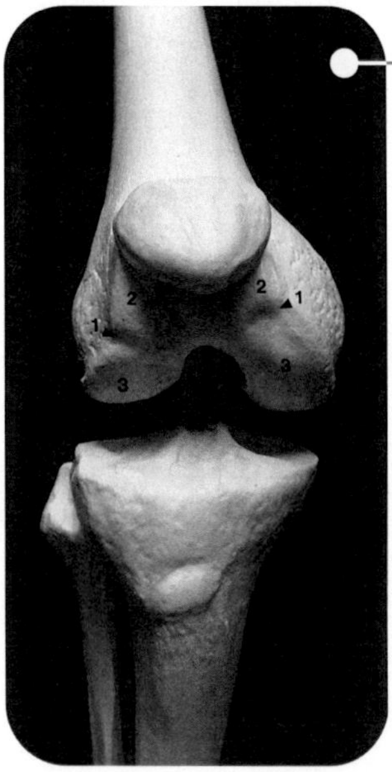

Abb. 10.14 Visualisierung des Sulcus medialis/lateralis

Es handelt sich um Rinnen auf der Gelenkfläche, die das knorpelig überlagerte distale Ende des Femurs in zwei Teile trennen: die vorne und oberhalb dieser Sulci liegenden Gelenkflächen sind Teil der Femurrolle, die hinten und unterhalb dieser Sulci liegenden Gelenkflächen werden als kondyläre Gelenkflächen bezeichnet.

1. Sulcus lateralis
2. Patellafläche
3. Facies articulares an den medialen und lateralen Femurkondylen

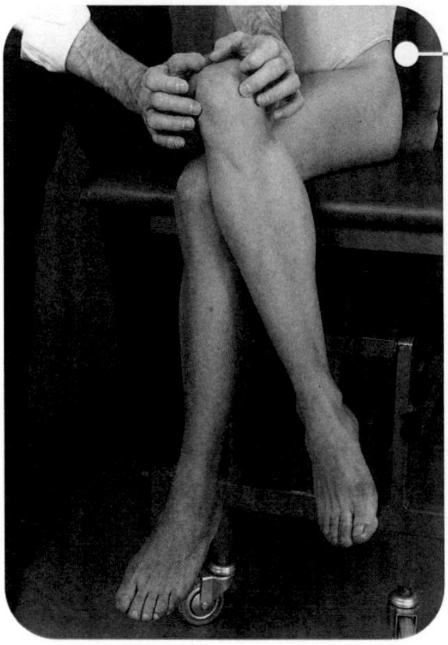

Abb. 10.15 Sulcus medialis/lateralis, Zugang

Die ideale Ausgangsposition ist ein etwas mehr als 90° gebeugtes Knie.

Man lässt die Finger entlang der Gelenkfläche zwischen die Patella und die Gelenkflächen der Kondylen gleiten und spürt zwei Rinnen oder Vertiefungen: Sulcus medialis und lateralis (➤ Abb. 10.14) (1).

Anmerkung: Der Sulcus lateralis ist meist stärker ausgeprägt und daher auch leichter zu ertasten.

Regio genus medialis (mediale Knieregion)

Die palpatorisch zugänglichen Knochenstrukturen:

- Femur
  - Epicondylus medialis (➛ Abb. 10.17 und 10.18)
  - Condylus medialis, Facies patellaris, Margo medialis (➛ Abb. 10.19)
  - Condylus medialis, Sulcus (➛ Abb. 10.19)
  - Condylus medialis, Facies patellaris (➛ Abb. 10.20)
  - Tuberculum adductorium (➛ Abb. 10.21)
- Tibia
  - Facies articularis superior, Pars medialis (➛ Abb. 10.22)
  - Condylus medialis tibiae (➛ Abb. 10.23)
  - Margo medialis tibiae (wichtige Struktur für die Palpation des Pes anserinus) (➛ Abb. 10.24)

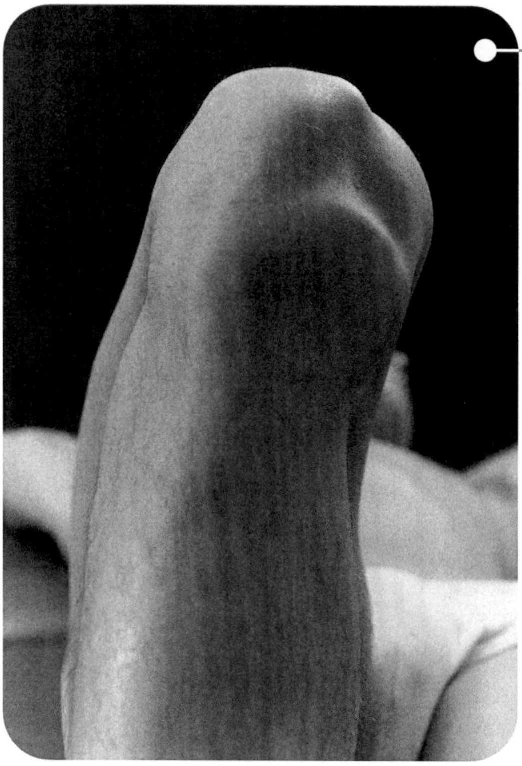

Abb. 10.16

Gebeugtes Knie, Ansicht von anteromedial

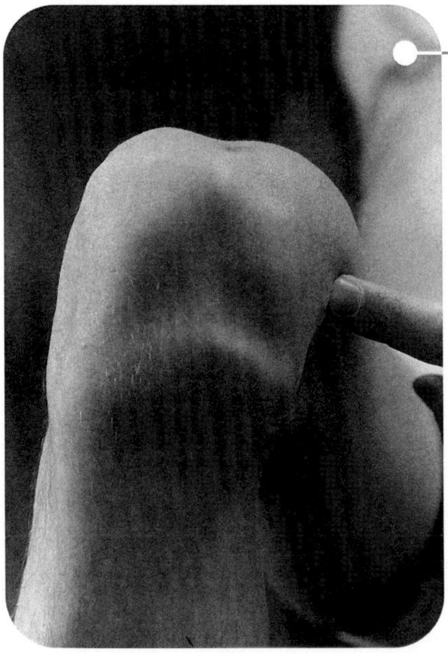

Abb. 10.17 Femur, Epicondylus medialis

Diese direkt unter der Haut liegende Struktur ist leicht zu ertasten. Es handelt sich um einen Knochenhöcker an der rauen Innenseite des Condylus medialis femoris.
Anmerkung: An der Rückseite des Epicondylus medialis befindet sich eine Vertiefung, die die Ansatzfläche für das Lig. tibiale (Lig. collaterale tibiale) bildet.

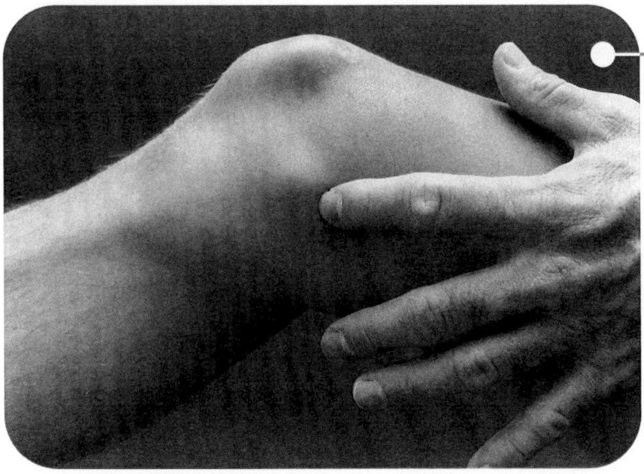

Abb. 10.18 Femur, Epicondylus medialis, Ansicht von medial

Die mediale Ansicht des Epicondylus medialis ermöglicht eine bessere Sicht und Lokalisierung der gesuchten Struktur.

Ansatzzonen

Hinter dem Epicondylus medialis befindet sich:
- eine Vertiefung, in der das Lig. tibiale ansetzt,
- das Tuberculum adductorium, das am unteren Ende der medialen Abzweigung der Linea aspera liegt und die Ansatzfläche für den M. adductor magnus bildet.
  Unterhalb und hinter diesem Tuberculum befindet sich in einer kleinen Vertiefung das Ursprungsareal des M. gastrocnemius medialis.

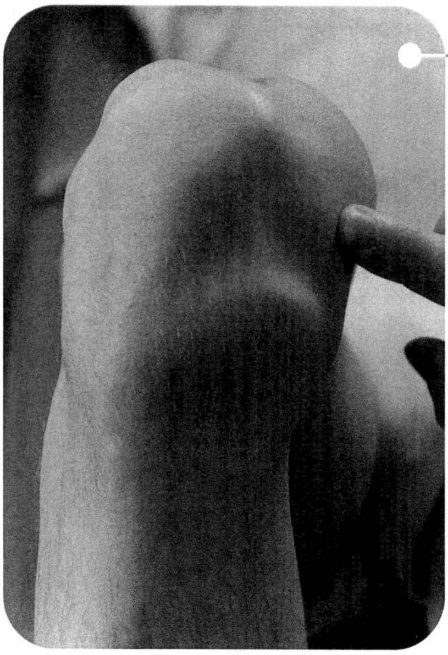

Abb. 10.19 Condylus medialis, Facies patellaris, Margo medialis

Der mediale Rand bildet die seitliche Begrenzung der Femurrolle und der Gelenkfläche des Condylus medialis.
Die maximale Flexion des Knies erleichtert den Zugang zu dieser Struktur.

Condylus medialis, Sulcus
Der Sulcus begrenzt inferior die raue Medialseite des Condylus medialis femoris. Der Sulcus ist hinten stärker ausgebildet als vorne.
Man bringt das Knie in Flexion, um die gesuchte Struktur von den Muskel- und Sehnenstrukturen zu trennen.
Anmerkung: Man sollte nicht vergessen, dass bei gebeugtem Knie ein Großteil der Gelenkfläche am inferioren Ende des Femurs erkennbar wird.

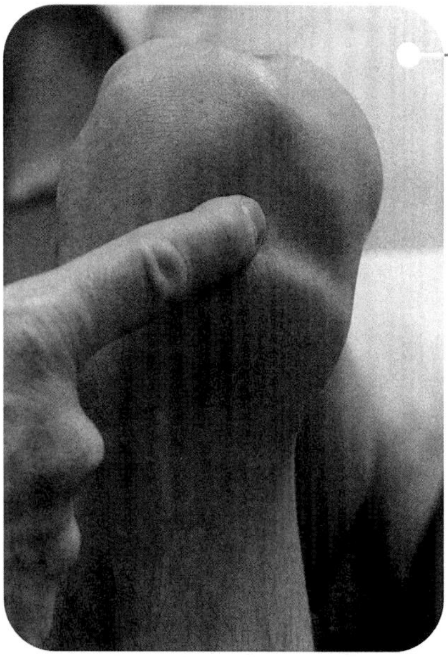

Abb. 10.20 Condylus medialis, Facies patellaris

Der Therapeut sucht mit Daumen und Zeigefinger den medialen Gelenkspalt zwischen Femur und Tibia.
Anschließend gleitet er die Gelenkfläche entlang, die sich unter den Fingern als glatte Fläche abzeichnet. Diese Gelenkfläche wird durch den medialen Rand der Facies patellaris begrenzt.

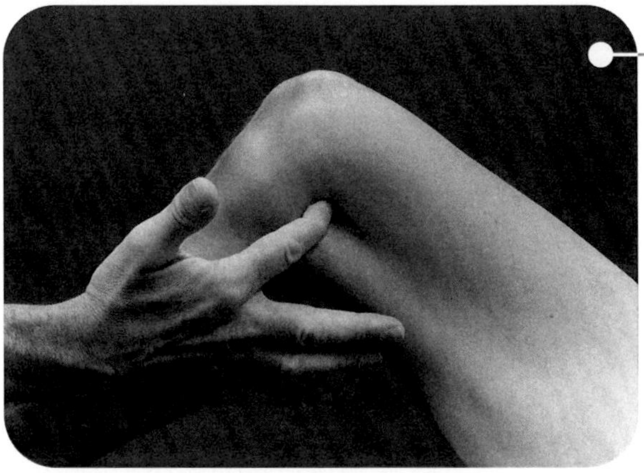

Abb. 10.21 Tuberculum adductorium

Die Palpation dieser Struktur ist schwierig. Am besten sucht man zunächst die Sehne des vertikalen Muskelfaserbündels des M. adductor magnum (➛ Abb. 10.17).

Anschließend folgt man der Sehne, bis man an ihrem distalen Ende auf eine leichte Erhebung stößt, die dem Tuberculum adductorium entspricht.

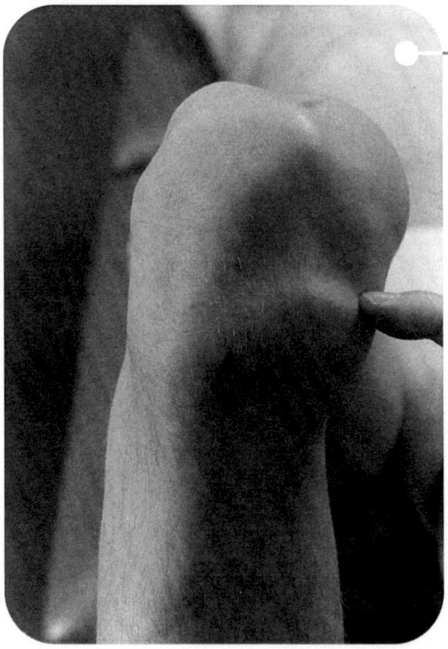

Abb. 10.22 Mediales Tibiaplateau (Facies articularis superior tibiae, Pars medialis)

Bei gebeugtem Knie (90°) kann das Tibiaplateau leicht palpiert werden.

Von vorne betrachtet, ist der mediale Rand des Plateaus besonders interessant, da von hier aus das Lig. tibiale palpiert werden kann.

Anmerkung: Zugänglich ist nicht das Tibiaplateau selbst, sondern der Rand des Tibiaplateaus.

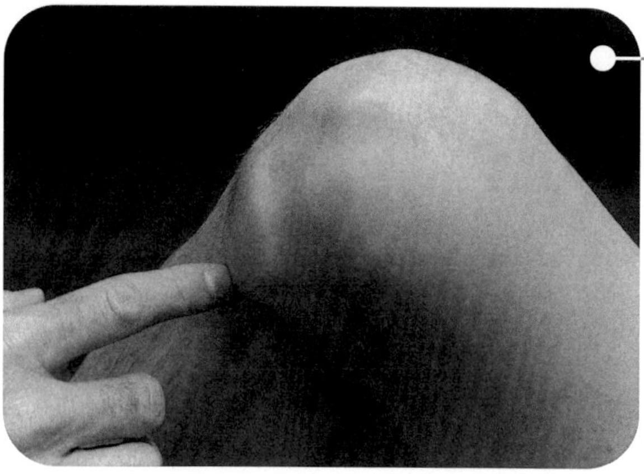

Abb. 10.23 Condylus medialis tibiae, Unterrand

Das Knie wird gebeugt. Man sucht den medialen Tibiarand und folgt ihm bis zu seinem oberen Ende, wo man sich mit einem oder zwei Fingern am Unterrand des medialen Condylus „einhängen“ kann.

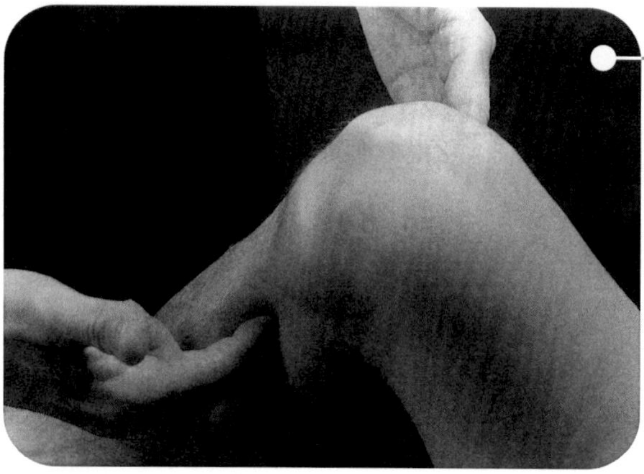

Abb. 10.24 Margo medialis tibiae, proximaler Anteil

Diese knöcherne Struktur ist insofern wichtig, als in ihrem Bereich die Muskeln des Pes anserinus – Mm. semitendinosus, gracilis, sartorius – palpiert werden können, die weiter distal an der anteromedialen Seite der Tibia, nahe dem anterioren Rand, ansetzen.

Regio genus lateralis (laterale Knieregion)

Die palpatorisch zugänglichen Knochenstrukturen:

- Femur
  - Fossa suprapatellaris, Margo lateralis (➤ Abb. 10.26)
  - Condylus lateralis, Facies patellaris, Margo lateralis (➤ Abb. 10.27)
  - Epicondylus lateralis (➤ Abb. 10.28)
  - Condylus lateralis, Sulcus (➤ Abb. 10.29)
  - Condylus lateralis, Facies patellaris (➤ Abb. 10.29 und 10.30)
- Tibia
  - Facies articularis superior, Pars medialis (➤ Abb. 10.31)
  - Tuberculum infracondylare (➤ Abb. 10.32 und 10.33)
  - Tibia, Linea obliqua (➤ Abb. 10.34)
- Fibula
  - Caput fibulae (➤ Abb. 10.35)
  - Collum fibulae (➤ Abb. 10.36)

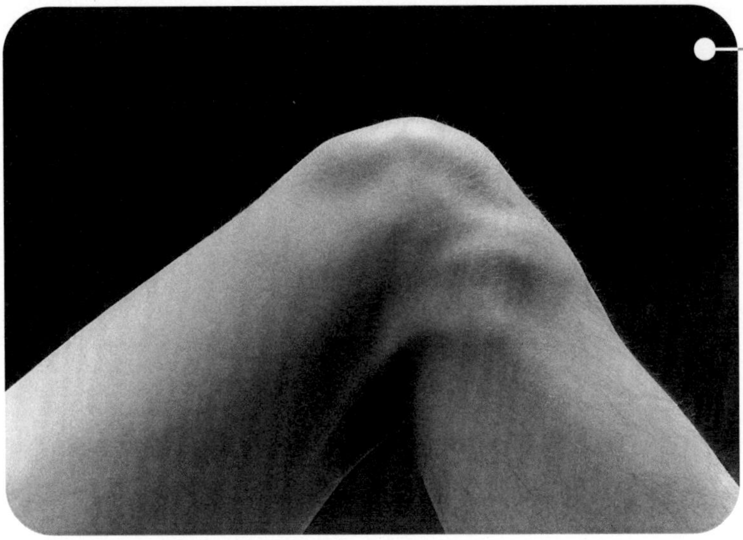

Abb. 10.25

Gebeugtes Knie, Ansicht von lateral

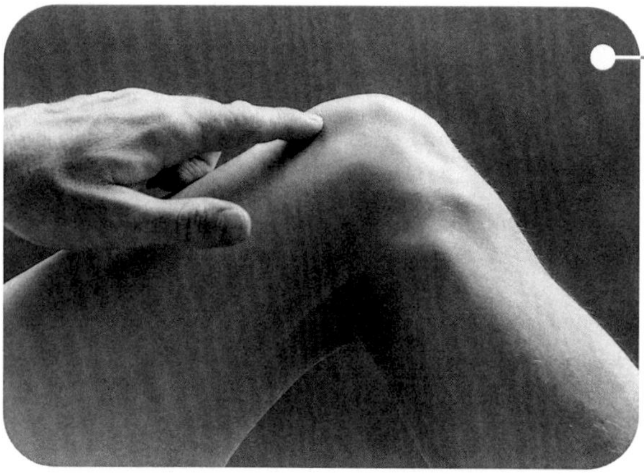

Abb. 10.26 Fossa suprapatellaris, Margo lateralis

Der laterale Femurrand ist ausgeprägter als der mediale und wird durch eine maximale Flexion noch stärker hervorgehoben.

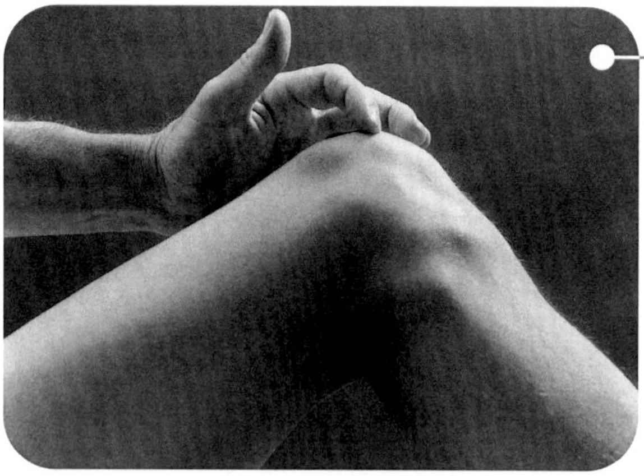

Abb. 10.27 Condylus lateralis, Facies patellaris, Margo lateralis

Der Margo lateralis lässt deutlich erkennen, dass die Patella bei gebeugtem Knie eine sehr exzentrische Position einnimmt.

Anmerkung: Die femoropatellare Gelenkfläche wird bei gebeugtem Knie medial wesentlich mehr freigelegt als lateral.

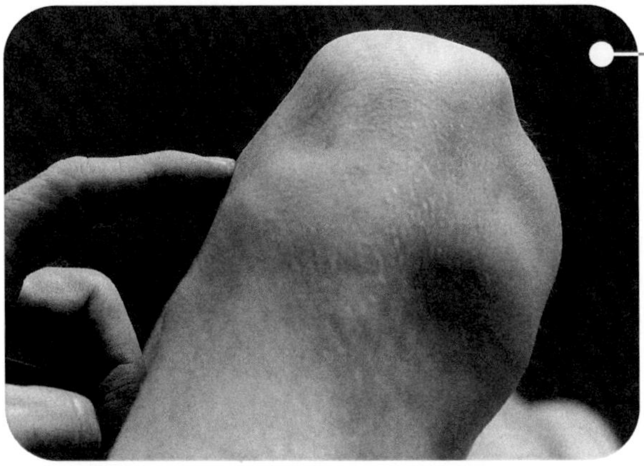

Abb. 10.28 Epicondylus lateralis

Der weniger stark hervortretende Epicondylus lateralis liegt ebenfalls im mittleren Abschnitt der Außenfläche des Condylus.
Um diese Struktur besser palpieren zu können, spannt man das Lig. collaterale fibulare an, indem man, bei gebeugtem Knie, den medialen Gelenkspalt zwischen Femur und Tibia „aufklappt" (➤ Abb. 10.39).
Der Epicondylus lateralis bildet den Ansatzbereich des Lig. collaterale fibulare am Femur.

Ansatzzonen

- Unterhalb und hinter dem Epicondylus lateralis befindet sich eine kleine Vertiefung, in der die Sehne des M. popliteus ansetzt.
- Oberhalb und hinter dem Epicondylus lateralis liegt eine weitere Vertiefung für den M. gastrocnemius, Caput laterale.
- Zwischen diesen beiden Vertiefungen befindet sich eine Knochenleiste, auf der das Lig. collaterale fibulare entspringt.

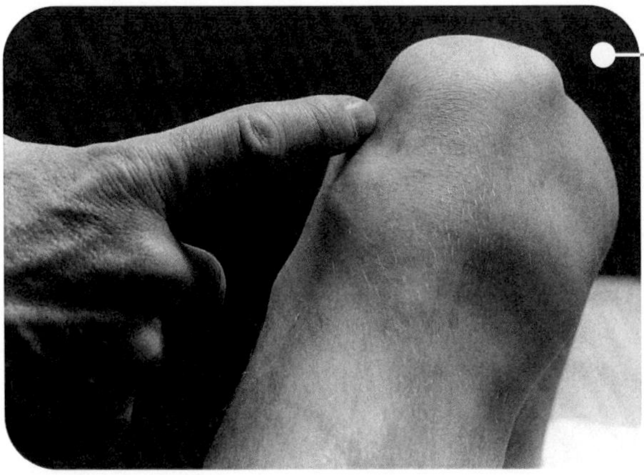

Abb. 10.29 Condylus lateralis, Facies patellaris, Margo lateralis

Dieser Rand bildet die seitliche Begrenzung der Femurrolle und der Gelenkfläche des lateralen Condylus.
Bei maximal gebeugtem Knie ist diese Struktur besonders leicht zu ertasten.

Condylus lateralis, Sulcus
Dieser Sulcus folgt der rauen Lateralseite des Condylus lateralis (inferiore Grenze). Dieser Sulcus ist posterior stärker ausgeprägt als anterior.
Man bringt das Knie in Beugung, um die Muskel- und Sehnenstrukturen vom Sulcus zu entfernen.
Anmerkung: Dabei sollte nicht vergessen werden, dass man bei gebeugtem Knie das inferiore Ende des Femurs sieht.

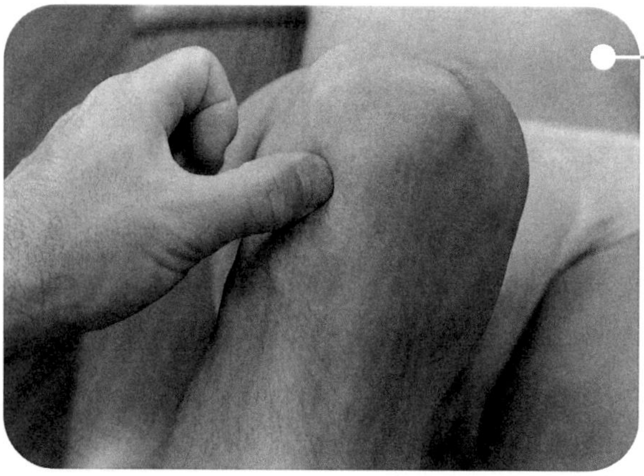

Abb. 10.30 Condylus lateralis, Facies patellaris

Man sucht mit dem Daumen den lateralen Gelenkspalt zwischen Femur und Tibia und folgt der Gelenkfläche, die sich unter den Fingern als glatte Fläche abzeichnet. Diese Gelenkfläche wird medial durch das Lig. patellare und den lateralen Patellarand begrenzt. Lateral wird sie durch den lateralen Rand der Facies patellaris begrenzt.

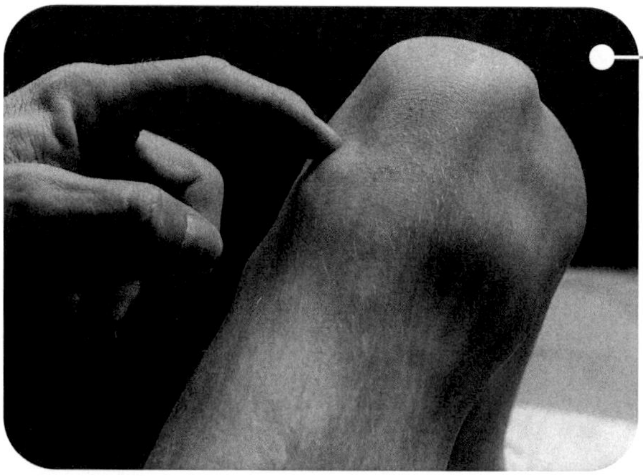

Abb. 10.31 Laterales Tibiaplateau (Facies articularis superior, Pars lateralis)

Das Knie wird 90° gebeugt. Das laterale Tibiaplateau ist leicht zu palpieren. Von vorne betrachtet ist der laterale Teil des Plateaus besonders interessant, da in diesem Bereich das Lig. collaterale fibulare im Gelenkspalt ertastet werden kann.

Anmerkung: Palpatorisch zugänglich ist der Rand des Tibiaplateaus und nicht das Tibiaplateau selbst.

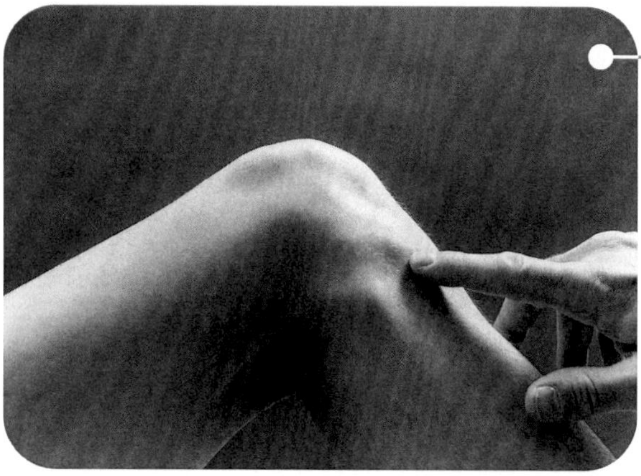

Abb. 10.32 Tuberculum infracondylare, Ansicht von lateral

Dabei handelt es sich um die erhabenste Stelle am Condylus lateralis tibiae. Das Knie wird 90° gebeugt, und die Finger suchen unterhalb des Knies im lateralen Teil des Tibiaplateaus und lateral der Tuberositas tibiae nach dem Tuberculum infracondylare.

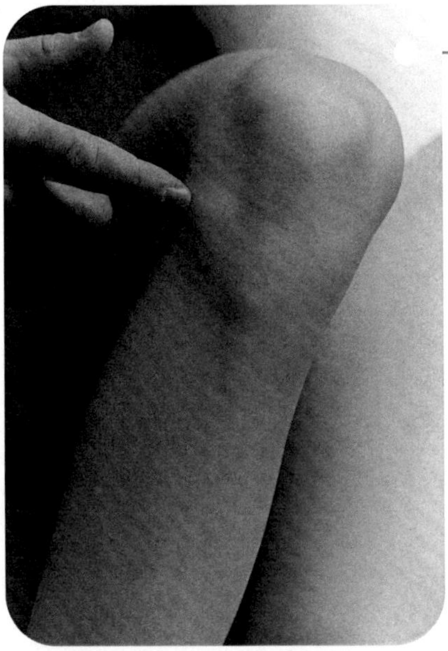

Abb. 10.33 Tuberculum infracondylare, Ansicht von anterior

Eine weitere anteriore Ansicht des Tuberculums ermöglicht eine noch bessere Visualisierung der gesuchten Struktur. Das Fibulaköpfchen bietet einen knöchernen Anhaltspunkt in dieser Region. Das Tuberculum befindet sich vor und oberhalb des Caput fibulae.

Ansatzzone

M. tensor fascia latae.

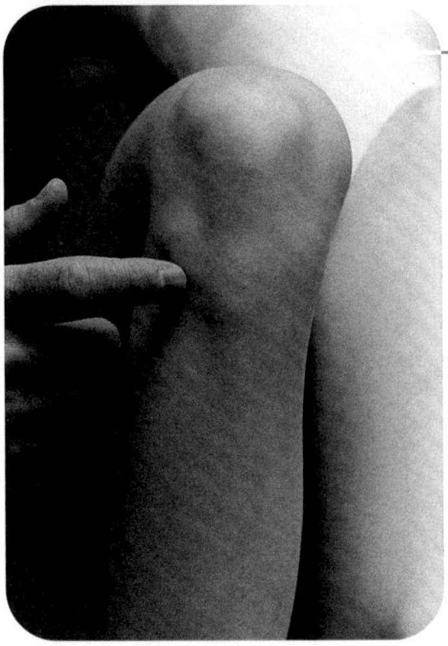

Abb. 10.34 Tibia, Linea obliqua, Ansicht von anterior

Dabei handelt es sich um eine Knochenleiste zwischen dem Tuberculum infracondylare (➤ Abb. 10.32 und 10.33) und dem lateralen Rand der Tuberositas tibiae (➤ Abb. 10.11). Sie verläuft schräg von oben nach unten und von hinten nach vorne und kann unter der Haut direkt ertastet werden.

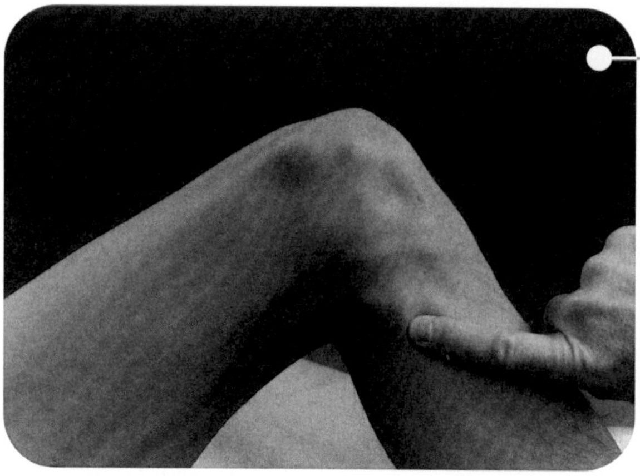

Abb. 10.35 Caput fibulae, Ansicht von lateral

Das Fibulaköpfchen ist palpatorisch leicht zugänglich. Bei der Palpation dieser Struktur sollte man den Unterschenkel zunächst in Innenrotation bringen.
Anmerkung: Als Apex capitis wird der kleine Höcker hinter und lateral der Gelenkfläche des Caput fibulae bezeichnet.

Ansatzzone

Auf dem Apex capitis setzen der M. biceps femoris und das Lig. collaterale fibulare an.

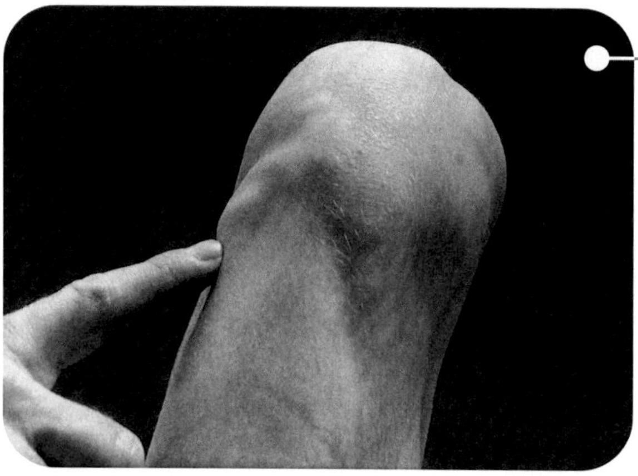

Abb. 10.36 Collum fibulae, Ansicht von anterior

Diese zwischen dem Fibulaköpfchen und dem Fibulaschaft liegende Struktur ist insofern von Bedeutung, als der N. fibularis (N. peroneus) auf seinem Weg zum Unterschenkel um sie herumführt.

Gelenke

Kniegelenk, Ansicht von medial

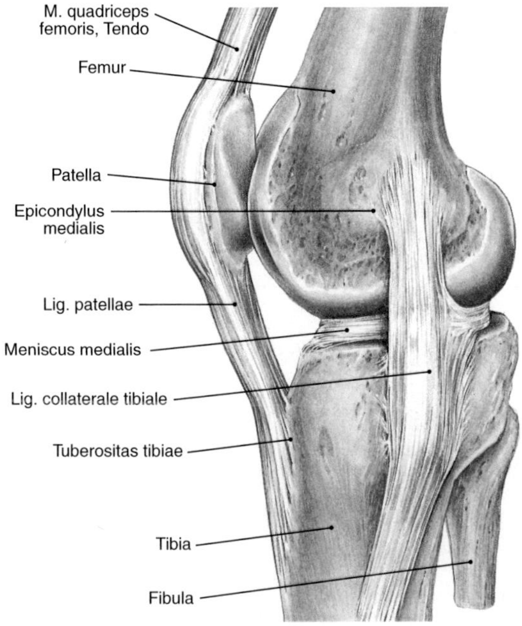

Kniegelenk, Ansicht von lateral

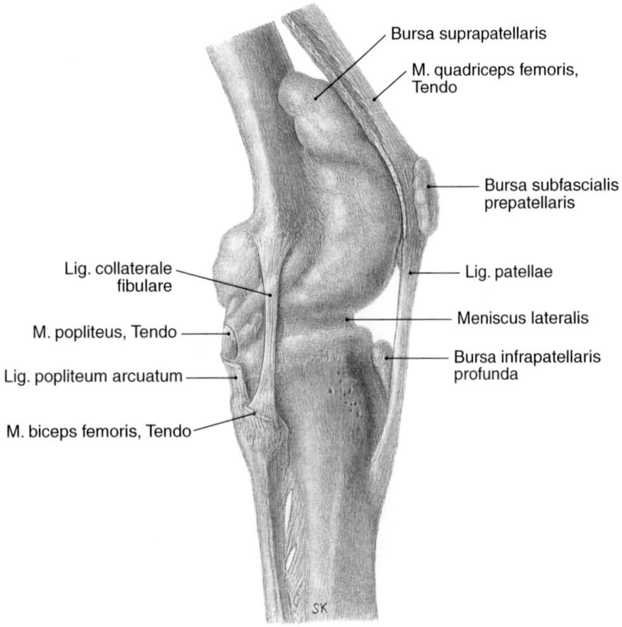

Kniegelenk, Ansicht von dorsal

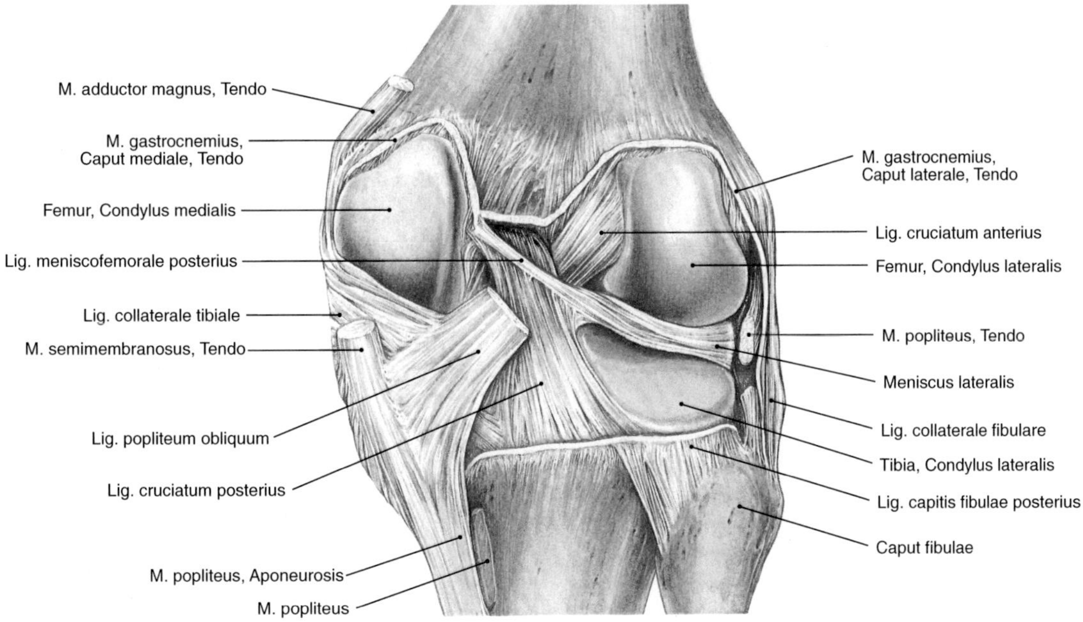

Bandstrukturen

Die palpatorisch zugänglichen Bandstrukturen:

- Lig. collaterale fibulare, Visualisierung und Anspannung (➤ Abb. 10.38 und 10.39)
- Retinaculum patellae laterale, Anspannung (➤ Abb. 10.40 – 10.42)
- Lig. tibiale, Visualisierung und Anspannung (➤ Abb. 10.43 – 10.46)
- Retinaculum patellae mediale (➤ Abb. 10.47 – 10.49)
- Corpus adiposum infrapatellare, Visualisierung und Zugang (➤ Abb. 10.50)
- Lig. patellae (➤ Abb. 51)

Abb. 10.37

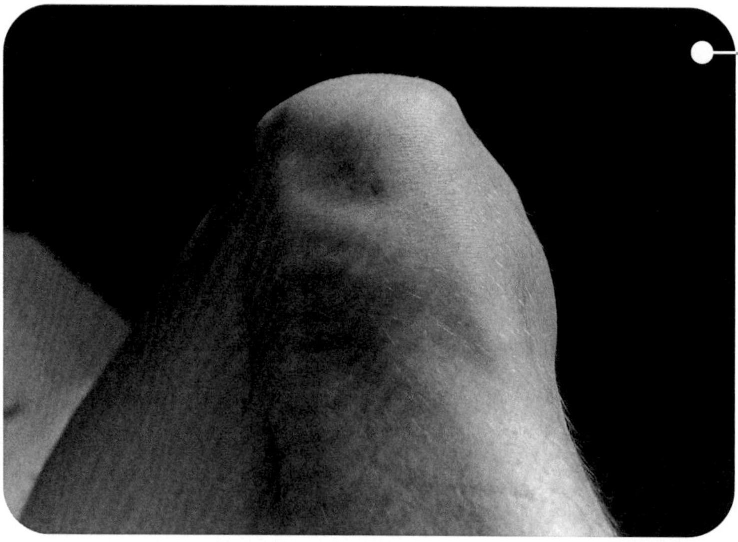

Knie, Ansicht von anterior

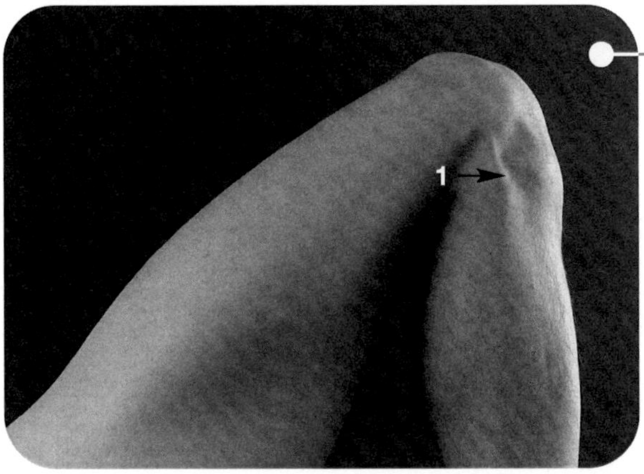

Abb. 10.38 Lig. collaterale fibulare, Visualisierung

Das Ligament (1) verbindet den Epicondylus lateralis des Femurs mit dem anterolateralen, vor dem Apex capitis liegenden Anteil des Fibulaköpfchens.

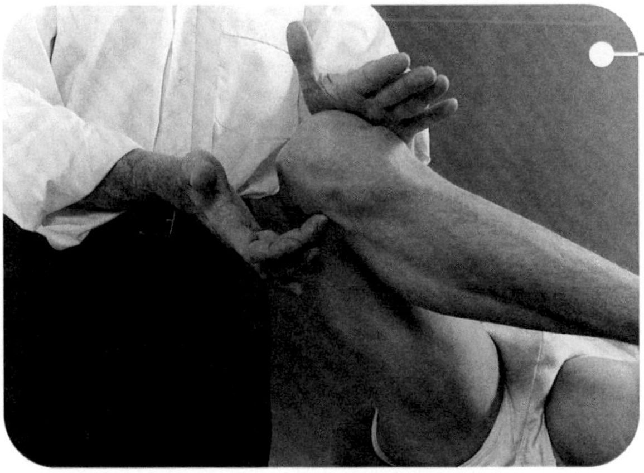

Abb. 10.39 Lig. collaterale fibulare, Anspannung

Das Lig. collaterale fibulare kann in angespanntem Zustand besser palpiert werden. Hat man es erst mal gefunden, ist es in jeder Gelenkposition leicht zu finden.
Der Therapeut bringt das Bein des Patienten in die in der nebenstehenden Abbildung dargestellte Position. Er übt mit der auf der Innenseite des Knies liegenden Hand Druck von medial nach lateral aus und „klappt" damit den lateralen Gelenkspalt auf. Dadurch wird das laterale Seitenband angespannt. Die zweite Hand liegt auf dem Gelenkspalt zwischen dem Fibulaköpfchen und dem Epicondylus lateralis.
Anmerkung: Das Band zeichnet sich unter den Fingern als runde volle, mehr oder weniger dicke schnurartige Struktur ab. Bei Patienten mit einem Genu varum ist das Band aufgrund der ständigen Beanspruchung natürlich viel stärker und dicker.

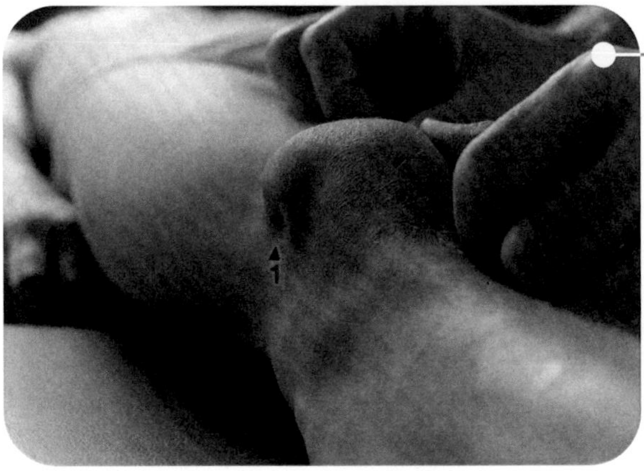

Abb. 10.40 Retinaculum patellae laterale, Visualisierung der transversalen Fasern

Das Knie ist vollständig gestreckt, der M. quadriceps femoris entspannt.
Die Patella kann entweder nach lateral – dadurch wird die gesuchte Struktur angespannt (nebenstehende Abbildung [1]) – oder nach medial gedrückt werden, wodurch sie ebenfalls angespannt wird. Das Retinaculum patellae laterale wird quer zum Verlauf palpiert.

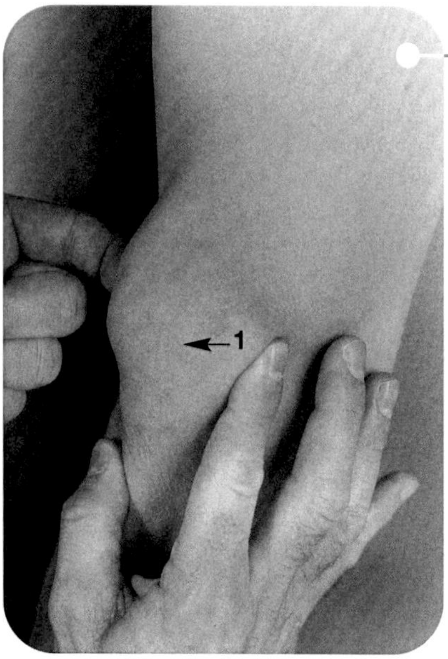

Abb. 10.41 Retinaculum patellae laterale, Palpation der transversalen Fasern

Indem man die Patella von medial nach lateral (1) schiebt, wird die gesuchte Struktur (➤ Abb. 10.40) in eine fast sagittale Ebene bewegt. Das Retinaculum verstärkt die Kapsel und wird unter den Fingern als fibröses Band wahrgenommen.

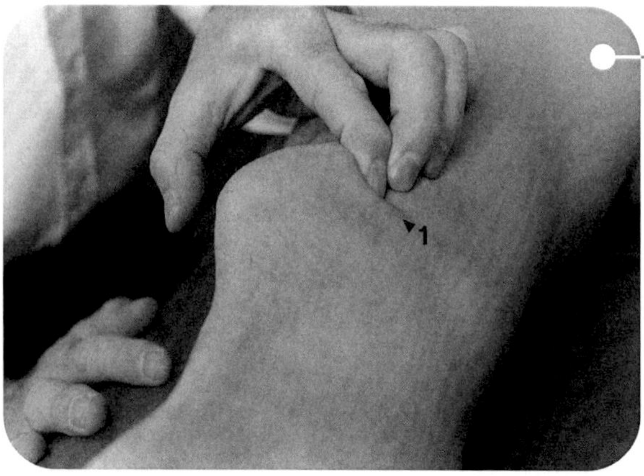

Abb. 10.42 Visualisierung der Anspannung des Retinaculum patellae laterale und mediale

Indem man die Patella nach lateral bewegt, wird einerseits das Retinaculum patellae mediale (1) stärker hervorgehoben, andererseits das Retinaculum patellae laterale, das in der Abbildung nicht zu sehen ist, angespannt (➤ Abb. 10.40).
Anmerkung: Während dieser Technik wird das Retinaculum patellae laterale in einer Ebene angespannt, die sich immer mehr der Sagittalebene annähert, während das Retinaculum patellae mediale sich immer mehr der Horizontalebene annähert. Die nebenstehende Abbildung zeigt eine inferomediale Ansicht des Knies.

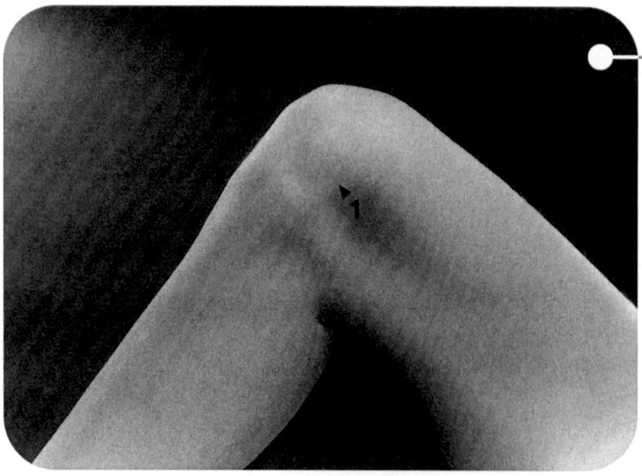

Abb. 10.43 Visualisierung des Lig. tibiale

Dieses Band (1) zieht von der Spitze des Epicondylus medialis – mit Ansätzen in der kleinen, unmittelbar hinter diesem Höcker liegenden Vertiefung – zum proximalen medialen Tibiarand und zur anteromedialen Fläche des Tibiaschafts.

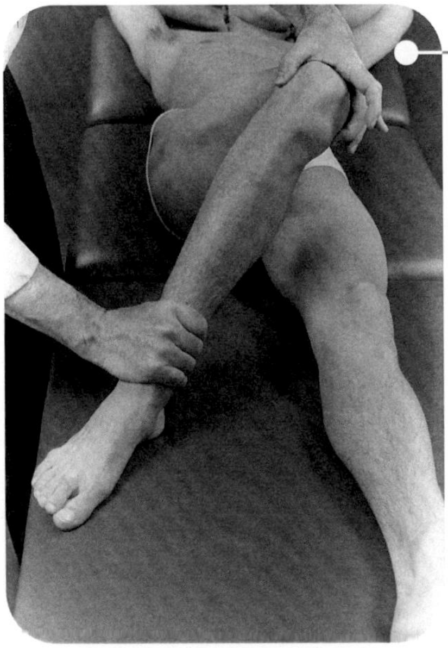

Abb. 10.44 Anspannung des Lig. tibiale

Dieses Band wird am besten in zwei Schritten angespannt. Das Knie wird 90° gebeugt und der Unterschenkel in Außenrotation bewegt, so dass das Band bereits angespannt wird. In einem zweiten Schritt drückt die auf Knieebene liegende Hand das Knie nach medial (der Fuß wird dabei auf der Behandlungsliege fixiert) und klappt damit den medialen Gelenkspalt auf. Dadurch wird das Band noch weiter angespannt.

Anmerkung: Die gleiche Hand (deren Finger über dem Gelenkspalt liegen) nimmt unter den Fingern eine fibröse, ziemlich flache Struktur wahr.

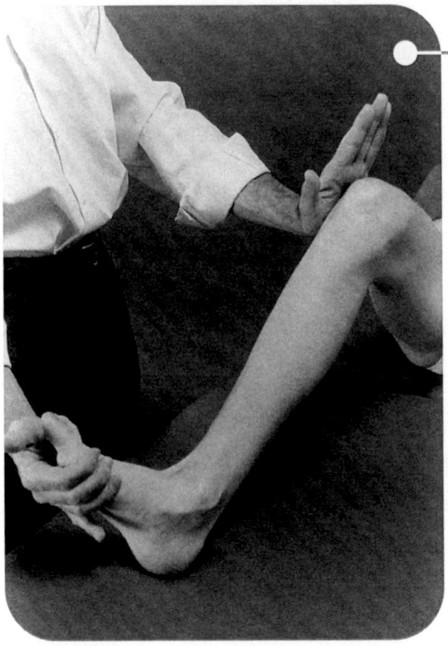

Abb. 10.45 Anspannung des Lig. tibiale, weitere Methode

Der Therapeut umgreift den Fuß des Patienten von medial, wobei die Ferse auf der Behandlungsliege aufliegt, und bewegt den Unterschenkel in Außenrotation. In einer zweiten Phase übt er mit der anderen, auf der Außenseite des Knies liegenden Hand medialen Druck gegen das Knie aus, so dass der mediale Gelenkspalt aufgeklappt und das Band angespannt wird.

Anmerkung: Das Ligament ist im Bereich des Gelenkspalts deutlich zu spüren (➛ Abb. 10.46).

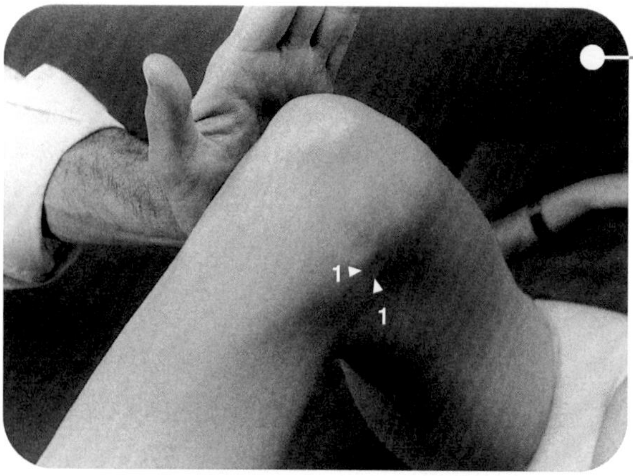

Abb. 10.46 Anspannung des Lig. tibiale, Methode wie in ➛ Abb. 10.45, Großaufnahme

Diese Abbildung, eine Großaufnahme des anteromedialen Anteils des Knies, zeigt deutlich die Anspannung des Lig. tibiale.

Anmerkung: Das Band ist im Bereich des Gelenkspalts deutlich zu erkennen (1.).

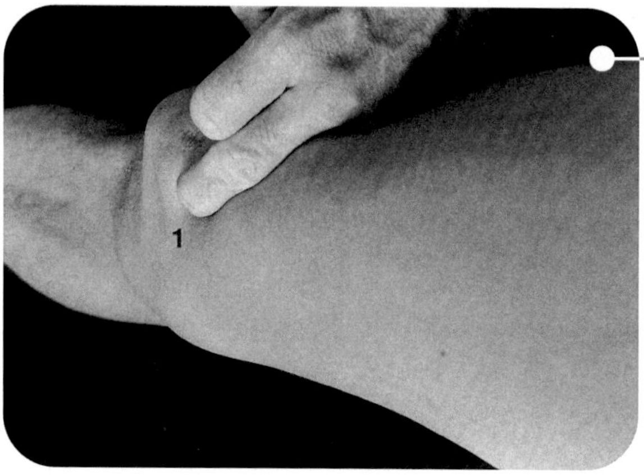

Abb. 10.47 Visualisierung des Retinaculum patellae mediale, transversale Fasern, gestrecktes Bein, Ansicht von medial

Das Bein wird gestreckt, der M. quadriceps ist entspannt. Die Patella kann entweder nach lateral, wodurch das Band angespannt wird (siehe nebenstehende Abbildung), oder nach medial gedrückt werden (➛ Abb. 10.48), was ebenfalls zu einer Anspannung des Bands führt. Die Palpation ist in beiden Fällen gleich, das Retinaculum patellae mediale wird quer zur Faser palpiert.

1. Retinaculum patellae mediale

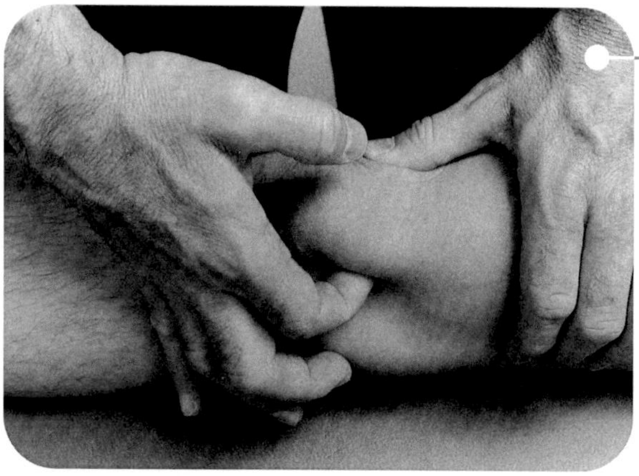

Abb. 10.48 Palpation des Retinaculum patellae mediale, transversale Fasern

Mit dieser Technik wird die gesuchte Struktur in einer sich der Sagittalebene immer mehr annähernden Ebene angespannt. Das Retinaculum ist eine Verstärkungsstruktur der Kapsel, es wird mit den Fingern als fibröses Band wahrgenommen.

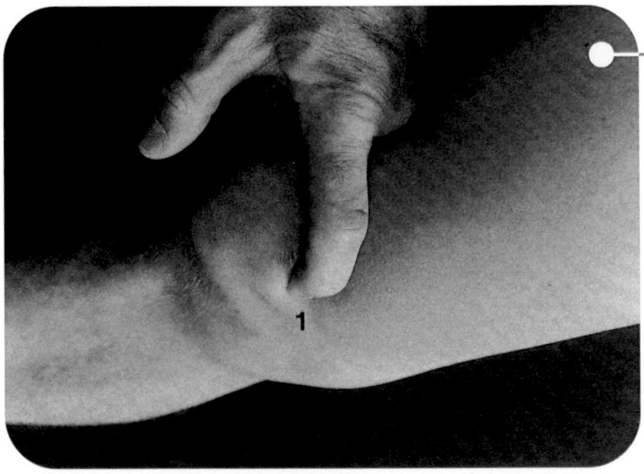

Abb. 10.49 Anspannung des Retinaculum patellae mediale, transversale Fasern, mittels lateralen Zug an der Patella

Diese Technik entspricht der in ➛ Abb. 10.42 beschriebenen Technik und dient dazu, die gesuchte Struktur in einer Ebene, die sich immer mehr der Horizontalebene annähert, anzuspannen. Das Retinaculum verstärkt die Kapsel und wird unter den Fingern als fibröses Band wahrgenommen.
1. Retinaculum patellae mediale

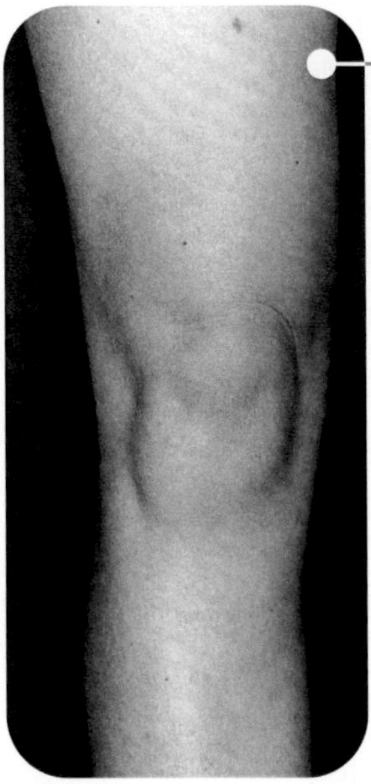

Abb. 10.50 Visualisierung des Corpus adiposum infrapatellare

Dabei handelt es sich um Fettgewebe zwischen dem Lig. patellae und dem posterioren, nicht zum Gelenk gehörenden Teil der Patella. Es befindet sich oberhalb der Area intercondylaris anterior. Lateral setzt sich der Fettkörper als Fettfalten, Plicae alares, bis zur Mitte des lateralen Patellarands fort. Der Corpus adiposum ist gut sichtbar und zeichnet sich, wie in der nebenstehenden Abbildung erkennbar, bei gestrecktem Knie besonders deutlich ab.

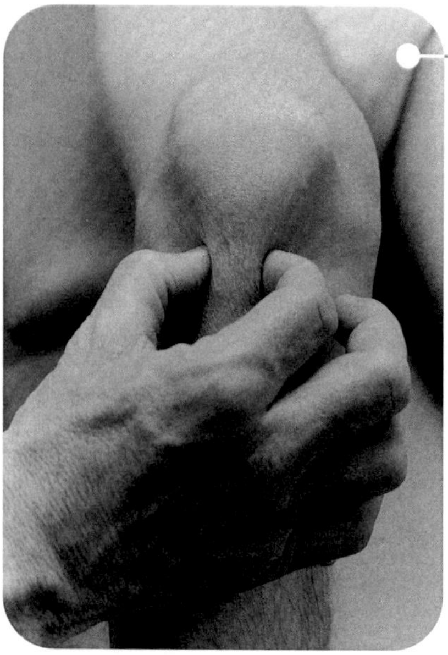

Abb. 10.51 Lig. patellae

Dieses Band kann sowohl bei gestrecktem als auch bei gebeugtem Knie palpiert werden. Der Therapeut umgreift die Außenränder dieses Bands mit Daumen und Zeigefinger. Dadurch wird der schräge Verlauf des Bandes von oben nach unten und von hinten nach vorne besser erkennbar.

Muskeln

Regio genus anterolateralis (anterolaterale Knieregion)

Die palpatorisch zugänglichen Muskel- und Sehnenstrukturen:
Oberschenkel:
- M. vastus lateralis (➤ Abb. 10.53)
- Tractus iliotibialis (➤ Abb. 10.54)
- Sehne des M. biceps femoris (➤ Abb. 10.55)

Unterschenkel:
- M. tibialis anterior (➤ Abb. 10.56 – 10.58)
- M. extensor digitorum longus (➤ Abb. 10.56, 10.57, 10.59)
- M. fibularis longus (➤ Abb. 10.56, 10.57, 10.60)

(Die Palpation des proximalen Anteils des M. fibularis longus wird im Abschnitt über die laterale Knieregion beschrieben.)
Anmerkung: Das Lig. patellae ist keine „aktive" Struktur und wird daher im entsprechenden Abschnitt (➤ Abb. 10.51) behandelt.

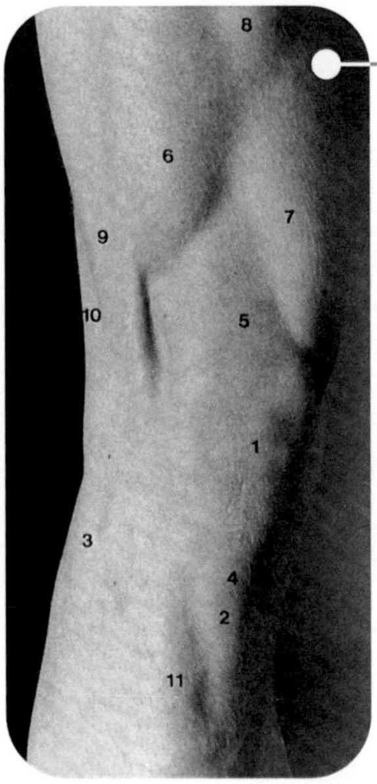

Abb. 10.52

1. Patella
2. Tuberositas tibiae
3. Caput fibulae
4. Lig. patellae
5. Sehne des M. quadriceps femoris
6. M. vastus lateralis
7. M. vastus medialis
8. M. rectus femoris
9. Tractus iliotibialis
10. Sehne des M. biceps femoris
11. M. tibialis anterior

Knie, Ansicht von anterolateral

Oberschenkel

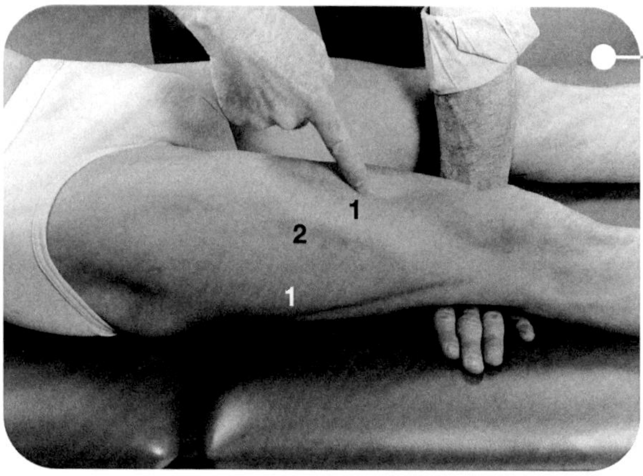

Abb. 10.53 M. vastus lateralis

Der Therapeut legt seine Hand unter die Kniekehle des Patienten und ersucht ihn, mit dem Bein Druck auf die Hand auszuüben. Durch diese Anspannung wird der M. vastus lateralis (1) im anterolateralen Anteil des Oberschenkels vor und hinter dem Tractus iliotibialis (2) sichtbar.
Siehe auch ➤ Abb. 10.54.

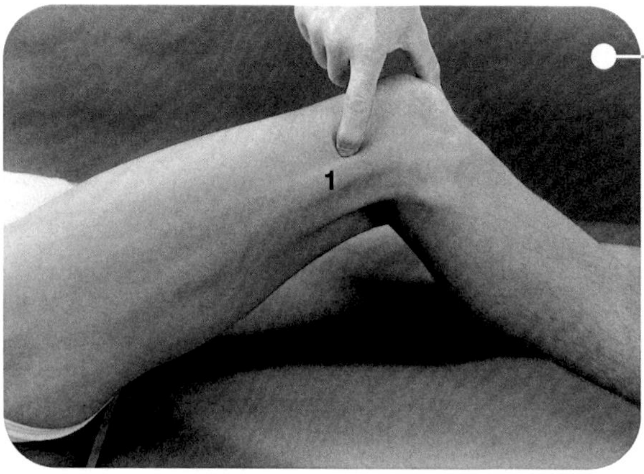

Abb. 10.54 Tractus iliotibialis

Der Patient beugt sein Bein, der Fuß liegt auf der Behandlungsliege. Sobald er beginnt das Bein auszustrecken, zeichnet sich der Tractus iliotibialis (1) im lateralen Teil des Knies ab oder kann mit den Fingern palpiert werden. Durch eine gleichzeitige aktive Innenrotation des Unterschenkels wird der Tractus zusätzlich angespannt. Man kann den Patienten auch ersuchen, das Knie vollständig zu strecken, um die gesuchte Struktur sichtbar zu machen (siehe das Kapitel der „Oberschenkel", ➤ Abb. 10.15, 10.16).

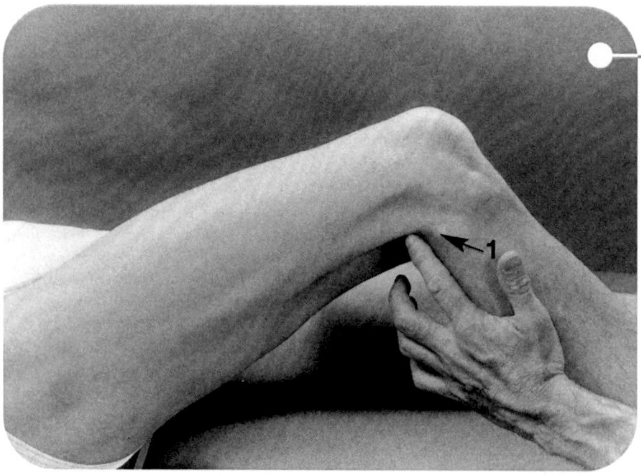

Abb. 10.55 Sehne des M. biceps femoris

Bei dieser Palpationstechnik dient das Fibulaköpfchen (1) als knöcherner Anhaltspunkt.
Eine Hand umgreift die Ferse und widersetzt sich der Kniebeugung, die andere liegt im Bereich des Caput fibulae und palpiert die gesuchte Struktur, die den superolateralen Rand der Kniekehle bildet (auch ➤ Abb. 10.75 und 10.76).

Unterschenkel

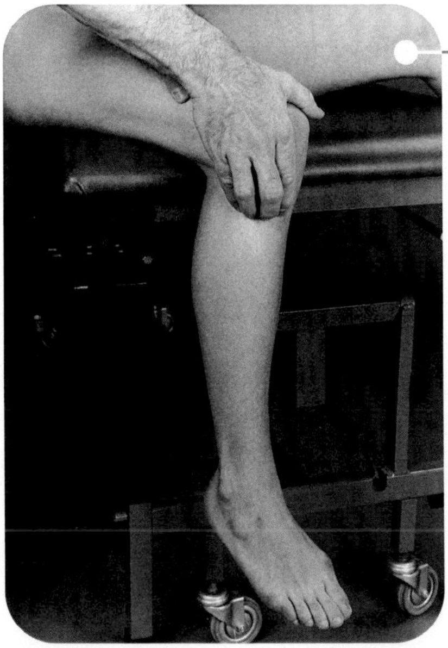

Abb. 10.56 Globale Palpation des M. tibialis anterior, des M. extensor digitorum longus und des M. fibularis longus

Der Patient sitzt am Rand der Behandlungsliege, die Beine können überkreuzt werden. Der Fuß hängt frei herab und ist entspannt. (Der Patient kann auch auf dem Rücken liegen und den Oberkörper etwas anheben, so dass er die Bewegungen seines Fußes sehen kann.)
Die Finger der palpierenden Hand liegen im superolateralen Teil des Unterschenkels zwischen dem Fibulaköpfchen und der Tuberositas tibiae.

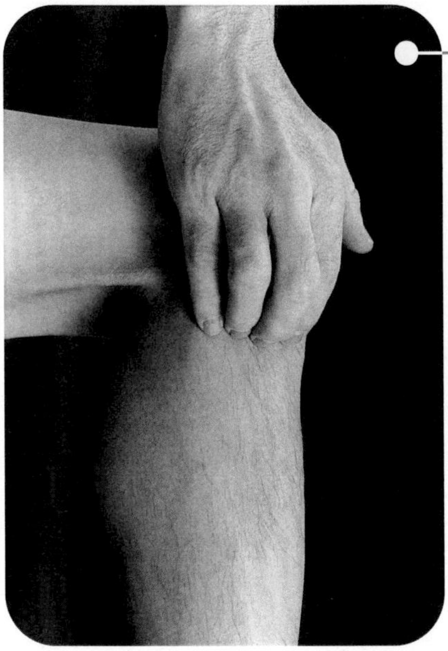

Abb. 10.57 Großaufnahme der globalen Palpation

Ring- und kleiner Finger liegen im oberen Teil des Fibulaköpfchens, Mittel- und Zeigefinger am lateralen Rand der Tuberositas tibiae und unmittelbar unterhalb der Linea musculi solei und des Tuberculum infracondylare (Gerdy).
Bei richtiger Positionierung der Finger liegt der kleine Finger nun über dem M. fibularis longus, der Ringfinger über dem M. extensor digitorum longus, der Mittel- und der Zeigefinger über dem M. tibialis anterior.

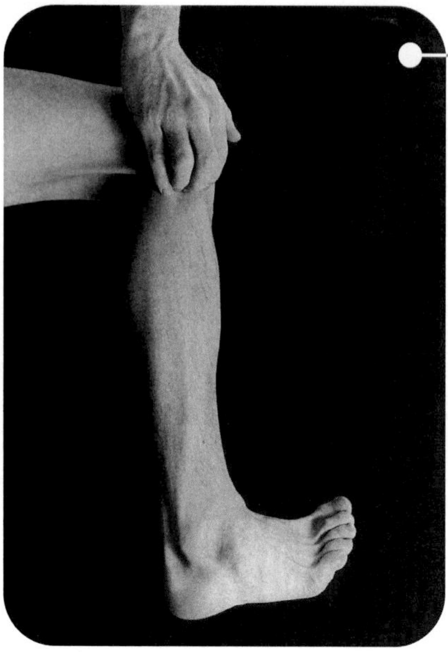

Abb. 10.58 Palpation des proximalen Anteils des M. tibialis anterior

Ausgehend von der in ➛ Abb. 10.56 und 10.57 beschriebenen Stellung ersucht man den Patienten, den Fuß in Adduktion, Supination und Dorsalflexion zu bewegen. Diese Bewegungen entsprechen der Muskelfunktion des M. tibialis anterior.
Die Muskelkontraktion kann unter den Fingern, vor allem unter Mittel- und Zeigefinger, wahrgenommen werden.

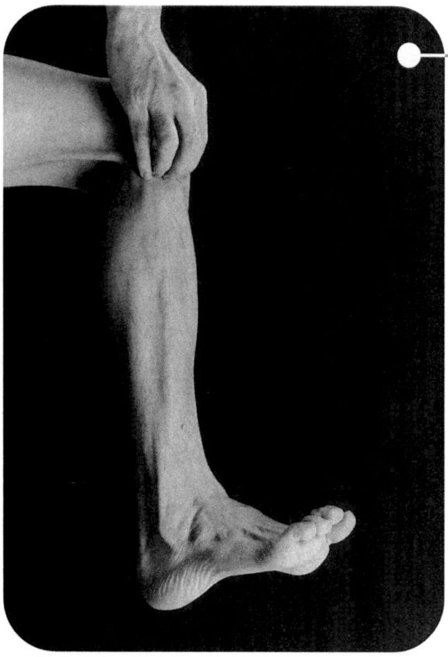

Abb. 10.59 Palpation des proximalen Anteils des M. extensor digitorum longus

Ausgehend von der in ➛ Abb. 10.56 und 10.57 beschriebenen Stellung, ersucht man den Patienten, den Fuß in Abduktion, Pronation und Dorsalflexion zu bewegen. Diese Bewegungen entsprechen der Muskelfunktion des M. extensor digitorum longus.
Die Muskelkontraktion kann unter den Fingern, vor allem unter dem Ringfinger, wahrgenommen werden.
Anmerkung: Der Muskel ist in dieser Region nicht immer klar zu erkennen. Er kann vom M. tibialis anterior, von einem sehr stark entwickelten M. fibularis longus oder auch von beiden Muskeln überdeckt werden.

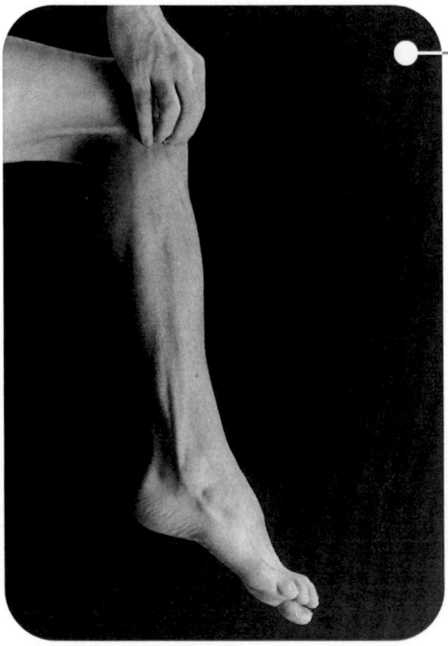

Abb. 10.60 Palpation des proximalen Anteils des M. fibularis longus

Ausgehend von der beschriebenen Position, ersucht man den Patienten, den Fuß in Abduktion, Pronation und Plantarflexion zu bewegen. Diese Bewegungen entsprechen der Muskelfunktion des M. fibularis longus.
Die Anspannung des Muskels wird unter den Fingern, vor allem unter dem Ring- und dem kleinen Finger, wahrgenommen.

Regio genus anteromedialis

Bei einem um 90° gebeugten Knie sind folgende Muskel- und Sehnenstrukturen, von oben nach unten betrachtet, palpatorisch zugänglich:

- Sehne des M. semitendinosus (➤ Abb. 10.62 – 10.65)
- Sehne des M. gracilis (➤ Abb. 10.62 – 10.64 und 66)
- M. semimembranosus (➤ Abb. 10.68)
- M. sartorius (➤ Abb. 10.62 – 10.64 und 10.67)
- M. adductor magnus, distale Sehne der vertikalen Fasern (➤ Abb. 10.69)
- M. vastus medialis, Muskelbauch (➤ Abb. 10.70)

Anmerkung: Die Mm. semitendinosus, gracilis und sartorius bilden die Muskeln des Pes anserinus, der globale Zugang zu dieser Struktur wird in ➤ Abb. 10.62 beschrieben.

Abb. 10.61

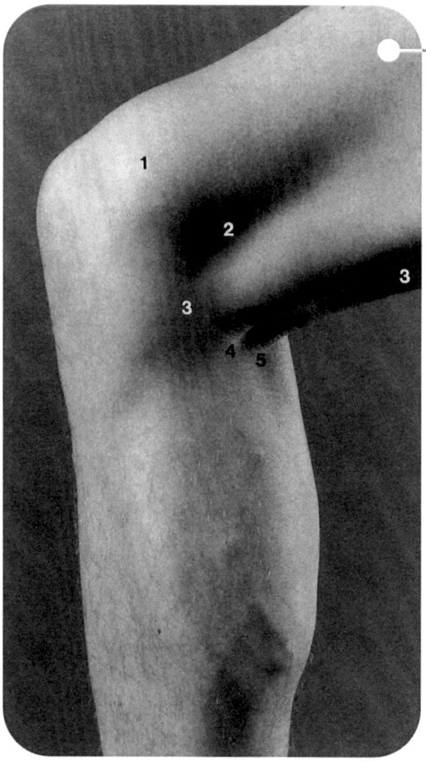

Knie, Ansicht von medial

1. M. vastus medialis
2. Sehne des M. adductor magnus
3. M. semimembranosus, zu beiden Seiten des M. semitendinosus
4. Sehne des M. gracilis
5. Sehne des M. semitendinosus

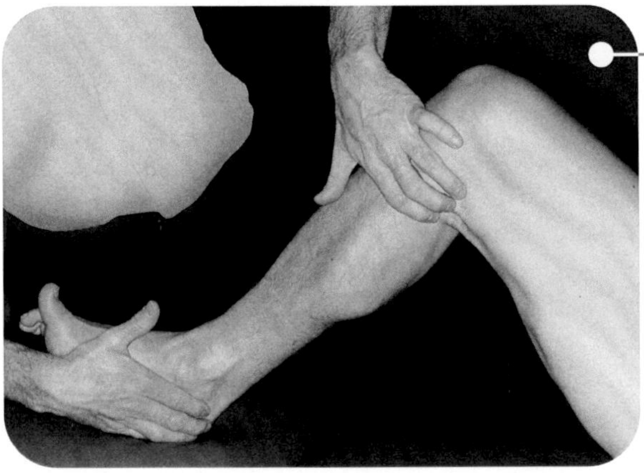

Abb. 10.62 Globale Palpation des Pes anserinus am Margo medialis tibiae

Der Therapeut kontaktiert zunächst das obere mediale Tibiaende und legt seine Finger, wie in der Abbildung dargestellt, auf die Tibia. Die zweite Hand wird so positioniert, dass sie der Flexion und Innenrotation des Knies isometrisch widerstehen kann. Der Patient spannt und entspannt die Muskeln mehrmals hintereinander, so dass die Sehnen und ihre Topografie klar erkennbar werden:

- Die Sehne des M. semitendinosus liegt am weitesten kaudal und wird unter dem Zeigefinger wahrgenommen.
- Die Sehne des M. gracilis liegt unmittelbar oberhalb des M. semitendinosus unter dem Mittelfinger.
- Der distale Teil des M. sartorius überragt den M. gracilis. Die Anspannung dieses Muskels wird unter dem Ringfinger (auch ➛ Abb. 10.67) wahrgenommen, sie ist noch besser zu spüren, wenn der Patient das Knie leicht streckt.

Anmerkung: Wenn die Sehnen am medialen Tibiarand schwer zu palpieren sind, sollte man die Finger etwas nach proximal und posterior verschieben. Dieser Ansatz erweist sich bei Frauen häufig als der bessere, da das vorhandene Fettgewebe fast immer die Palpation der beschriebenen Strukturen in dieser Region erschwert.

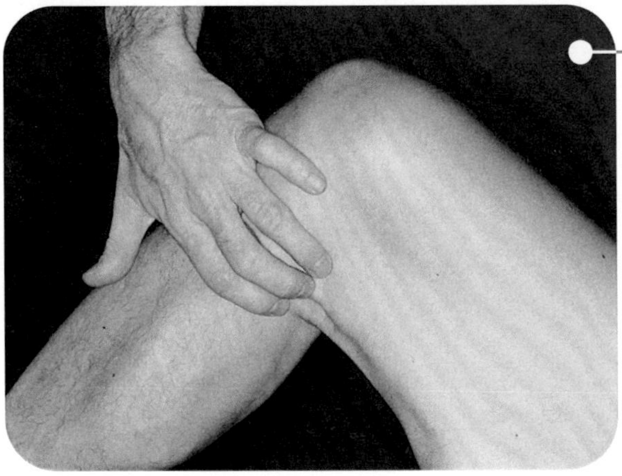

Abb. 10.63 Großaufnahme der in ➛ Abb. 10.62 beschriebenen globalen Palpation

Diese Abbildung ist insofern interessant, als sie die Position der verschiedenen Sehnen im Verhältnis zueinander und zu den Muskelbäuchen erkennen lässt. Der Zeigefinger liegt über der Sehne des M. semitendinosus, der Mittelfinger über der Sehne des M. gracilis und der Ringfinger über dem M. sartorius, der in der Abbildung nicht aufscheint und bei leichter Streckung des Knies besser zu erkennen ist.

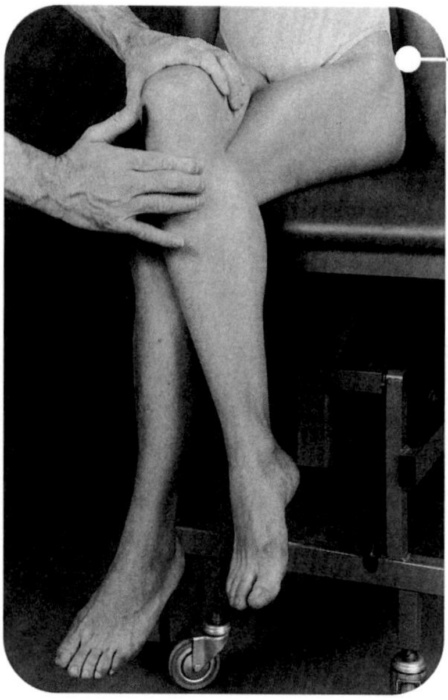

Abb. 10.64 Globale Palpation der Anspannung des Pes anserinus im anteromedialen Teil der Tibia

Der Therapeut legt seine Finger breitflächig unterhalb des Condylus medialis tibiae auf das Bein und umgreift die Tuberositas tibiae in der Verlängerung der gesuchten Sehnen (➤ Abb. 10.62 und 10.63).
Die Muskelaktivierung ist die in ➤ Abb. 10.62 beschriebene: Flexion des Knies – sie kann auch isometrisch gegen das andere Bein ausgeführt werden – sowie eventuell Innenrotation des Unterschenkels (die Fußspitze wird nach medial bewegt), da die Muskeln des Pes anserinus auch Innenrotatoren des Unterschenkels sind. Nun erkennt man direkt unter der Haut die Anspannung der zum Pes anserinus gehörenden Muskeln.

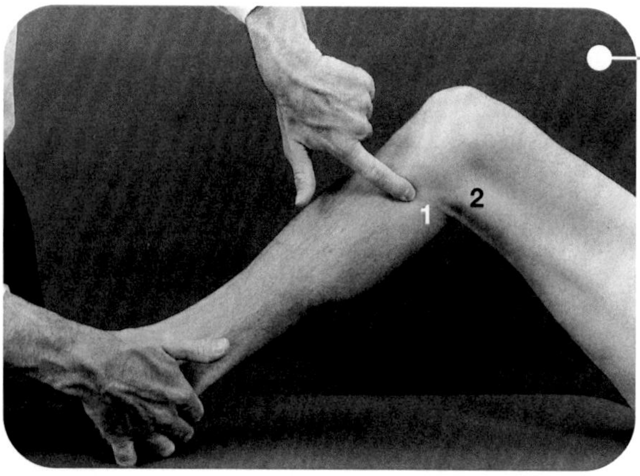

Abb. 10.65 M. semitendinosus, distale Sehne. 1. M. semitendinosus. 2. M. gracilis

Als knöcherner Anhaltspunkt gilt der mediale Anteil des proximalen Tibiaendes.
Das Knie wird ca. 90° gebeugt, eine Hand liegt auf der Rückseite des Calcaneus und am medialen Fußrand und widersetzt sich der Flexion und Innenrotation des Knies, während die andere Hand dem medialen Rand der Tibia so weit nach oben folgt, bis sie die gesuchte Sehne (1) findet.
Man kann den Patienten auch bitten, seine Ferse gegen die Behandlungsliege zu drücken, um das Knie isometrisch zu beugen, und den Unterschenkel wiederholt in Innenrotation zu bewegen. Der Therapeut hat nun beide Hände frei und kann die Struktur besser palpieren.
Schwierigkeit: Diese Sehne ist beim Mann relativ leicht zu finden, bei Frauen wird die Palpation durch das in dieser Region vorhandene Fettgewebe oft etwas erschwert. In diesem Fall sollte die Sehne weiter posterior im fleischigen Teil der Wadenmuskulatur oder im Bereich der Fossa poplitea palpiert werden (➤ Abb. 10.72).

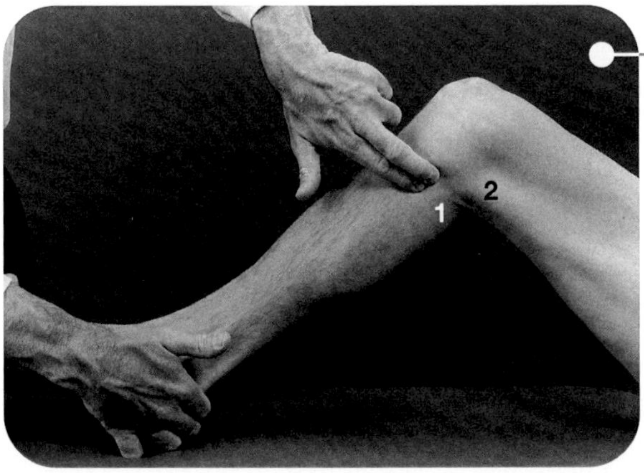

Abb. 10.66 M. gracilis, distale Sehne. 1. M. semitendinosus. 2. M. gracilis

Der knöcherne Anhaltspunkt ist auch in diesem Fall der mediale Tibiarand. Der Therapeut legt seine Finger auf den medialen Tibiarand und widersetzt sich mit der anderen Hand der Flexion und Innenrotation des Knies, indem er die Ferse umgreift und gleichzeitig den Unterarm gegen den medialen Fußrand drückt.

Die gesuchte Sehne (2) (auch ➛ Abb. 10.73) kann oberhalb der Sehne des M. semitendinosus und unterhalb des M. sartorius (auch ➛ Abb. 10.67), der diese Sehne auch überdecken kann, ertastet werden.

Schwierigkeit: siehe die Anmerkung zum M. semitendinosus (➛ Abb. 10.65).

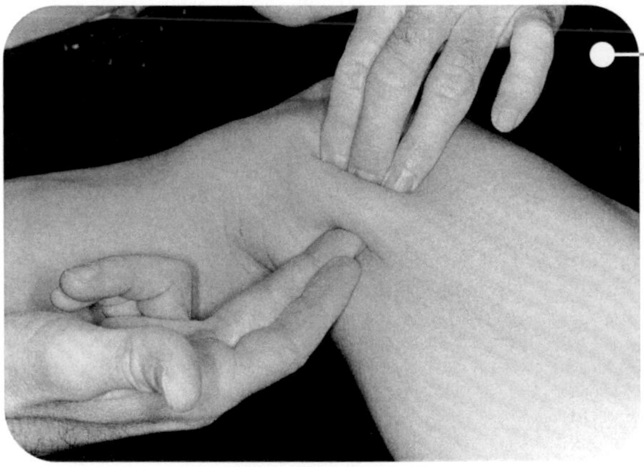

Abb. 10.67 M. sartorius, distaler Anteil, halb gebeugtes Knie, Ansicht von medial

Es genügt, das Knie fast vollständig zu strecken und die Hüfte in eine leichte Außenrotationsposition zu bringen, um den Muskelbauch an der Innenseite des Knies erkennbar zu machen.

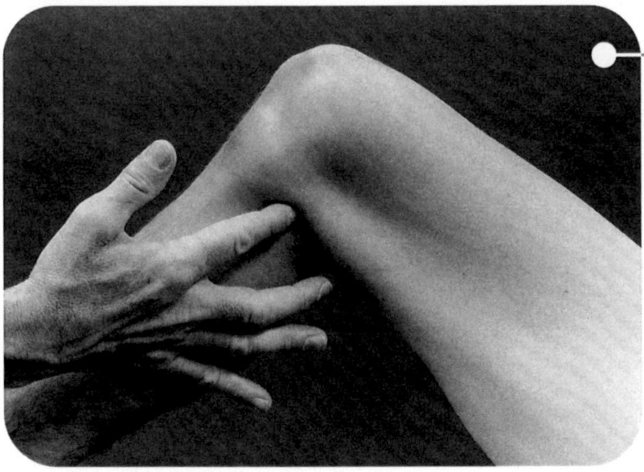

Abb. 10.68 M. semimembranosus, Sehne

Der knöcherne Anhaltspunkt ist in diesem Fall der Verbindungswinkel zwischen der medialen und posterioren Seite des Condylus medialis tibiae. Um diese knöcherne Struktur besser sichtbar zu machen, positioniert man den Unterschenkel in Außenrotation.

Eine Hand widersetzt sich der Flexion und Innenrotation des Knies, die andere sucht nach der Sehne, die sich unter den Fingern wie eine ziemlich dicke rundliche Struktur anfüllt.

Etwas weiter vorne wird die Sehne umgelenkt und gleitet unter dem Lig. tibiale durch den horizontalen Sulcus des Condylus medialis tibiae.

Schwierigkeit: Es gibt eigentlich keine, wichtig ist lediglich, dass der Unterschenkel in die entsprechende Außenrotationsstellung gebracht wird, so dass die gesuchte Sehne freigelegt wird.

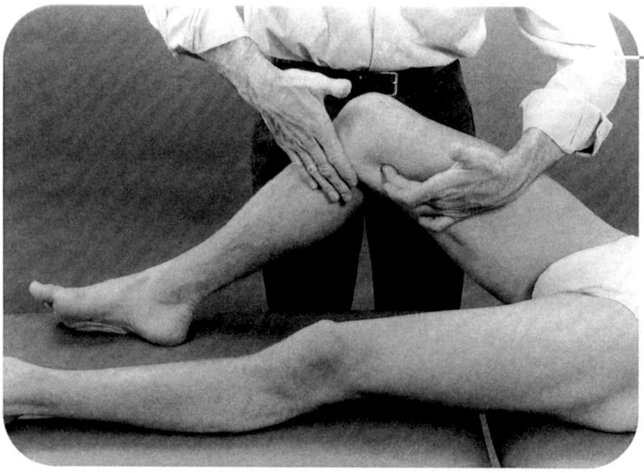

Abb. 10.69 M. adductor magnus, distale Sehne der vertikalen Fasern

Der knöcherne Anhaltspunkt wird durch das Tuberculum adductorium gebildet (➤ Abb. 10.21).
Der muskuläre Anhaltspunkt ist der M. vastus medialis (➤ Abb. 10.70).
Die gesuchte Sehne befindet sich hinter diesem Muskel. Sie fühlt sich unter den Fingern wie eine runde, relativ dicke Schnur an (siehe auch das Kapitel über den „Oberschenkel", ➤ Abb. 10.23).
Anmerkung: Die distale Hand kann auf die Innenseite des Knies gelegt werden und Druck Richtung Hüftabduktion ausüben (der Patient widersetzt sich diesem Druck), die Sehne zeichnet sich dadurch unter den Fingern noch deutlicher ab.

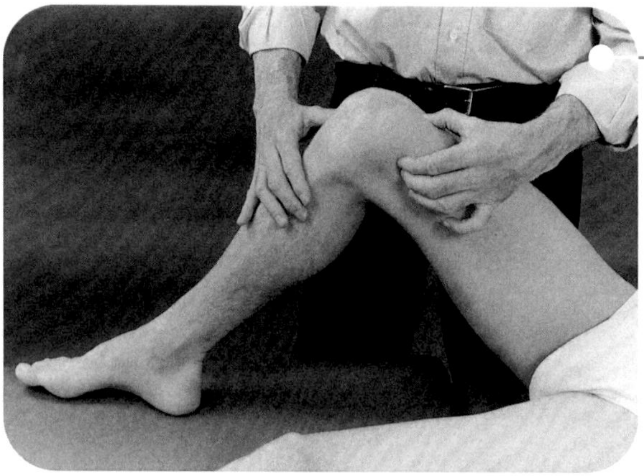

Abb. 10.70 M. vastus medialis, Muskelbauch

Um diesen Muskel anzuspannen, ersucht man den Patienten, bei gebeugtem Knie die Ferse fest gegen die Behandlungsliege zu drücken.
Wenn das Knie gestreckt ist, ersucht man den Patienten, den M. quadriceps femoris anzuspannen.
Der Muskelbauch wird oberhalb und medial der Patella erkennbar.
Anmerkung: Der M. vastus medialis liegt weiter kaudal als der M. vastus lateralis (➤ Abb. 10.52) (siehe auch das Kapitel über den „Oberschenkel", ➤ Abb. 9.10).

Regio genus posterior

Die palpatorisch zugänglichen Muskel- und Sehnenstrukturen:
Im Bereich des Oberschenkels:
- Sehne des M. semitendinosus (➤ Abb. 10.72)
- Sehne des M. gracilis (➤ Abb. 10.73)
- M. semimembranosus (➤ Abb. 10.74)
- Sehne des M. biceps femoris (➤ Abb. 10.75)
- M. biceps femoris, Caput breve (➤ Abb. 10.76)

Im Bereich des Unterschenkels:
- M. gastrocnemius, Caput mediale (siehe das Kapitel über den „Unterschenkel")
- M. gastrocnemius, Caput laterale (siehe das Kapitel über den „Unterschenkel")

Anmerkung: In diesem Kapitel werden nur die Muskeln des Oberschenkels und die Sehne des M. popliteus behandelt. Die anderen Muskeln werden im Kapitel über den „Unterschenkel" ausführlich beschrieben.

Abb. 10.71

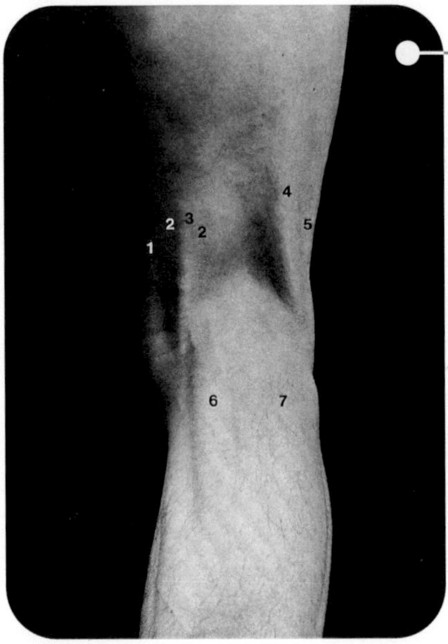

Knie, Ansicht von posterior

1. M. gracilis
2. M. semimembranosus
3. Sehne des M. semitendinosus
4. M. biceps femoris
5. Tractus iliotibialis
6. M. gastrocnemius, Caput mediale
7. M. gastrocnemius, Caput laterale

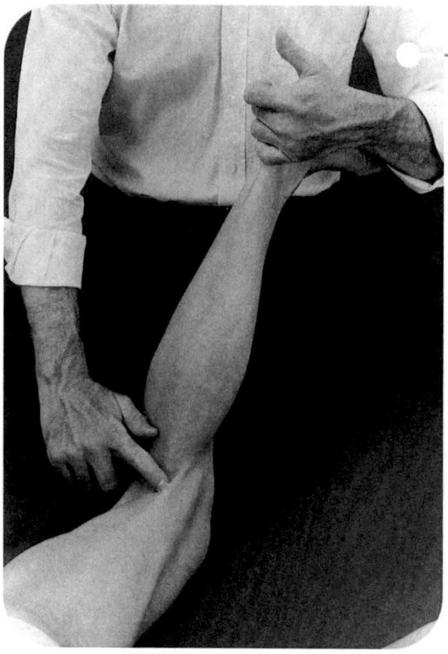

Abb. 10.72 Sehne des M. semitendinosus

Der Patient befindet sich in Bauchlage. Der Therapeut umgreift die Ferse und widersetzt sich mit seiner distalen Hand der Beugung des Knies. Der Therapeut kann sich auch der Innenrotation des Knies widersetzen (der Unterarm des Therapeuten wird in diesem Fall gegen die Innenseite des Fußes gelegt).
Die Sehne des M. semitendinosus ist die am weitesten posterior liegende Muskel- und Sehnenstruktur im posteromedialen Bereich des Oberschenkels.

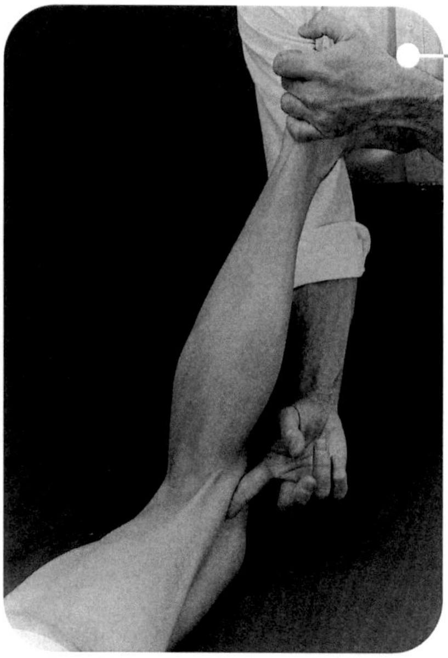

Abb. 10.73 Sehne des M. gracilis

Die Position des Patienten und der vom Therapeuten ausgeübte Widerstand entsprechen den Angaben der ➛ Abb. 10.72.
Die Sehne des M. gracilis wird vor und medial der Sehne des M. semitendinosus sichtbar.

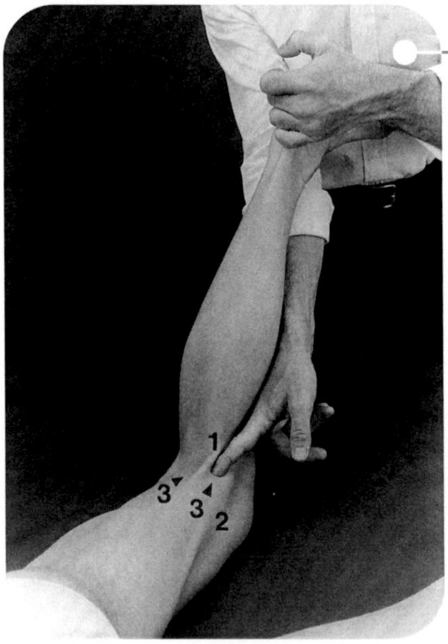

Abb. 10.74 M. semimembranosus

Die Position des Patienten und der vom Therapeuten ausgeübte Widerstand entsprechen den Angaben der ➤ Abb. 10.72.

Der M. semimembranosus (3) ist der unter den Fingern spürbare Muskelbauch zwischen den Sehnen des M. semitendinosus (1) und des M. gracilis (2). Er ist auch lateral des M. semitendinosus (1) zu sehen.

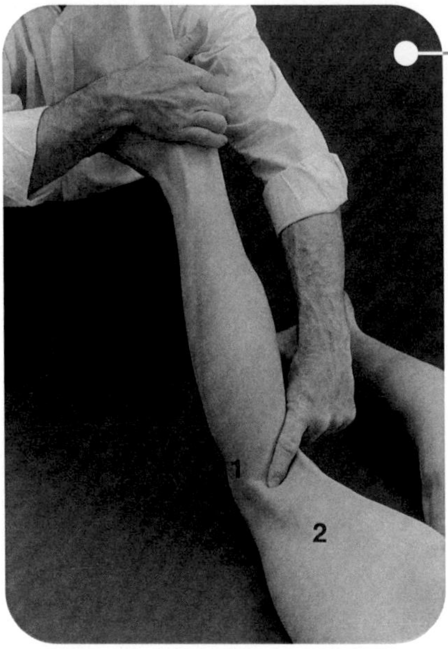

Abb. 10.75 Palpation der Sehne des M. biceps femoris in der Fossa poplitea

Der Patient befindet sich in Bauchlage. Der Therapeut umgreift mit einer Hand die Ferse und drückt seinen Unterarm gegen die Außenseite des Fußes, so dass er gleichzeitig gegen die Flexion und die Außenrotation des Knies Widerstand leisten kann. Die Sehne (1) wird, wie in der nebenstehenden Abbildung zu sehen, im posterioren und lateralen Abschnitt der Kniekehle sichtbar. Der Muskelbauch (2) des M. biceps femoris ist gleichfalls erkennbar (siehe Abbildung).

1. Ansatzsehne des M. biceps femoris am Caput fibulae
2. Muskelbauch des Caput longum des M. biceps femoris

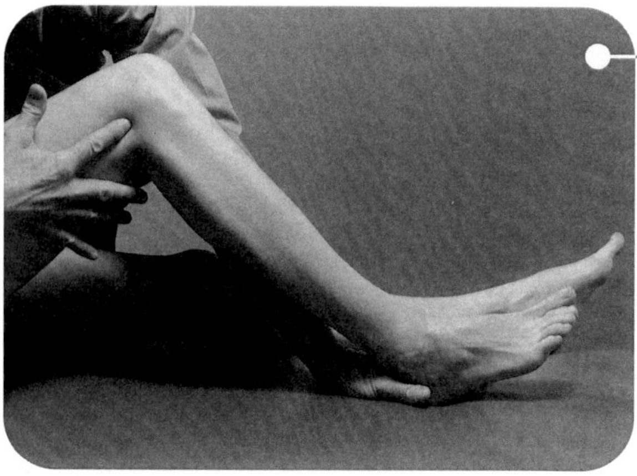

Abb. 10.76 Sehne des M. popliteus

Eine Hand widersetzt sich der Beugung des Knies, die andere wird hinter das Lig. collaterale fibulare (siehe das Kapitel über das „Knie", ➛ Abb. 10.38, 10.39) gelegt.
Die gesuchte Sehne sollte sich unmittelbar hinter dem lateralen Seitenband abzeichnen, allerdings ist sie nicht bei allen Patienten gleich gut erkennbar. Zudem kann die genaue Lokalisierung der Sehne durch die Kontraktion des M. gastrocnemius lateralis beeinträchtigt werden.

Nerven und Gefäße

Fossa poplitea (Kniekehle)

Die palpatorisch zugänglichen Gefäß- und Nervenstrukturen:

- N. tibialis (➤ Abb. 10.79, 10.81)
- N. fibularis communis (➤ Abb. 10.83)
- N. cutaneus surae lateralis (➤ Abb. 10.84)
- A. poplitea (➤ Abb. 87 – 10.89)

Abb. 10.77

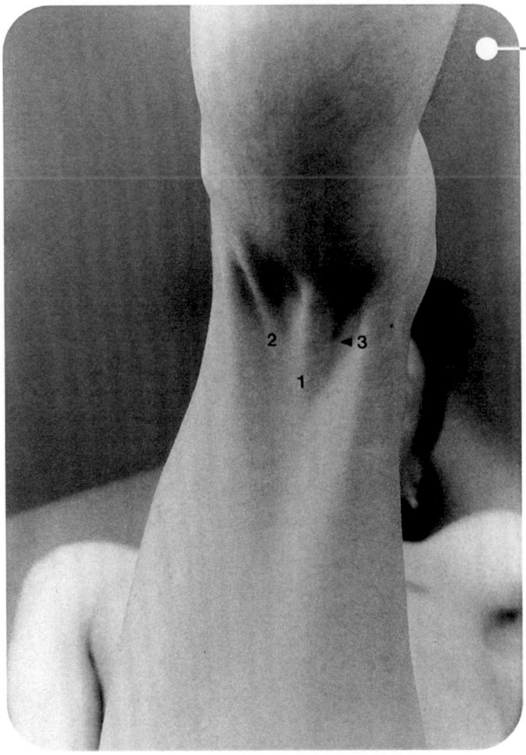

Fossa poplitea, Ansicht von posterior. Position des Patienten: Rückenlage, Hüfte und Knie gebeugt

1. N. tibialis
2. N. fibularis communis
3. A. poplitea

Anmerkung: Der Pfeil deutet jene Stelle an, an der die A. poplitea besonders gut palpiert werden kann.

N. tibialis

Abb. 10.78

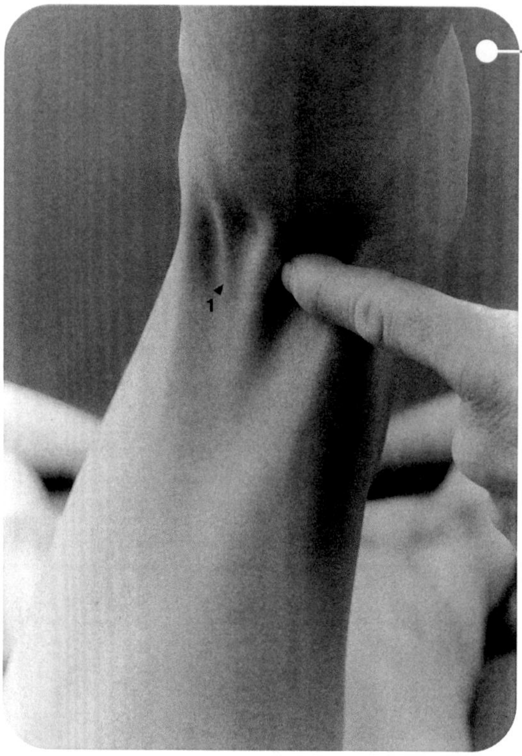

Fossa poplitea, Ansicht von posterior. Position des Patienten: Rückenlage, Hüfte und Knie gebeugt

Der Zeigefinger deutet auf den N. tibialis
1. N. fibularis communis

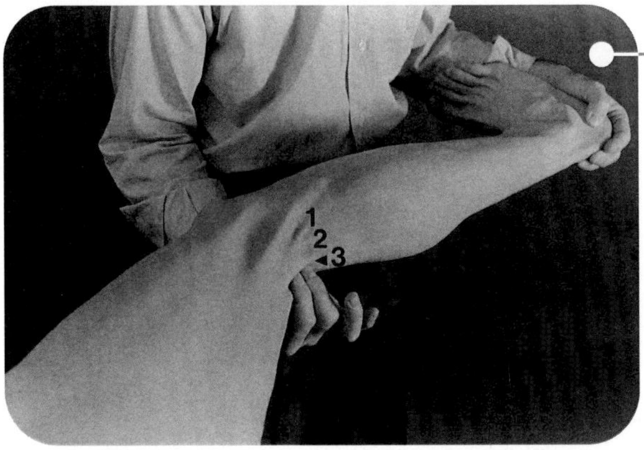

Abb. 10.79 Palpation des N. tibialis, des N. fibularis communis und des N. cutaneus surae lateralis

1. N. fibularis communis
2. N. cutaneus surae lateralis
3. N. tibialis

Der Patient befindet sich in Seitenlage: Die Hüfte ist 90° gebeugt, das Knie leicht gebeugt, das Sprunggelenk wird vom Therapeuten ebenfalls in Dorsalflexion positioniert.

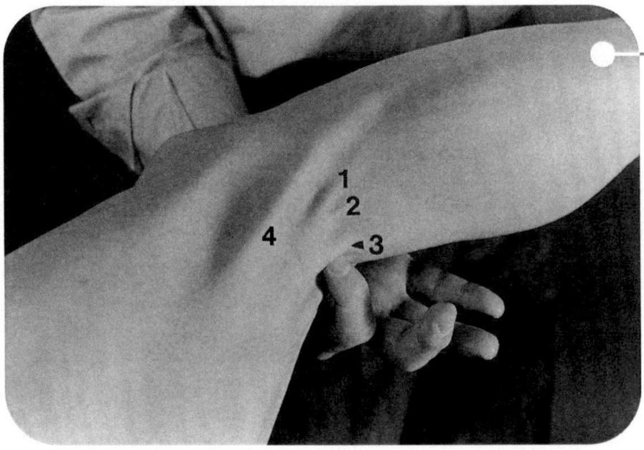

Abb. 10.80 Großaufnahme der Fossa poplitea – Visualisierung der in ➤ Abb. 10.79 angeführten Nerven

1. N. fibularis communis
2. N. cutaneus surae lateralis
3. N. tibialis
4. Sehne des M. biceps femoris

Die Palpationstechnik entspricht der in ➤ Abb. 10.79 beschriebenen Vorgangsweise: der Patient befindet sich in Seitenlage, das Sprunggelenk wird passiv in eine vollständige Dorsalflexion bewegt, das Knie ist leicht gebeugt, und die Hüfte wird schrittweise in eine mehr oder weniger vollständige Flexion bewegt.

Wenn der Nerv trotz dieser Einstellung in der Mitte der Kniekehle nicht erkennbar wird, ersucht man den Patienten, den Rumpf zu beugen (➤ Abb. 10.81).

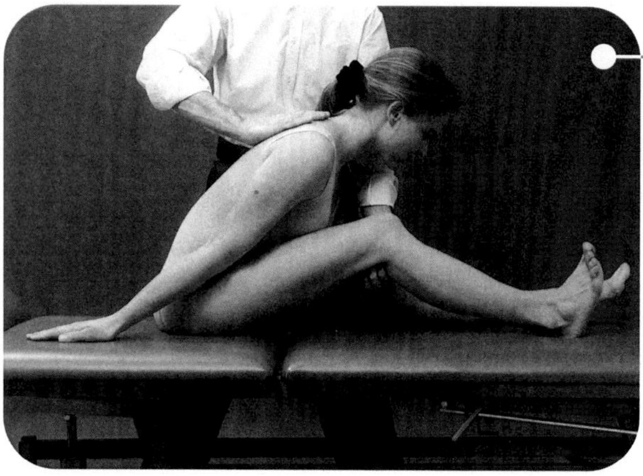

Abb. 10.81 Anspannung der Nerven im Bereich der Fossa poplitea

- N. tibialis: Der Patient sitzt auf der Behandlungsliege, sein Knie ist zwischen 90° und 45° gebeugt, das Sprunggelenk wird vom Patienten aktiv in maximale Dorsalflexion bewegt. Die Hand des Therapeuten palpiert die Mitte der Kniekehle. Die zweite Hand liegt auf dem Rücken des Patienten und begleitet die Rumpfbeugung, um den N. ischiadicus und seine Endäste, zu denen auch der N. tibialis zählt, „anzuspannen" und sie damit leichter palpierbar zu machen.
- N. fibularis communis: Der Patient nimmt wieder die oben beschriebene Position ein. Die Hand des Therapeuten sucht die Sehne des M. biceps femoris, der gesuchte Nerv liegt medial dieses Muskels und zieht von dort zum Fibulahals. Man ersucht den Patienten, den Fuß in Inversion und Dorsalflexion zu bewegen, um die Anspannung im Bereich des N. fibularis communis noch besser zu spüren.
- N. cutaneus surae lateralis: Dieser Nerv ist ein Ast den N. fibularis communis. Um ihn anzuspannen, geht man wie für den N. fibularis communis vor.

N. fibularis communis

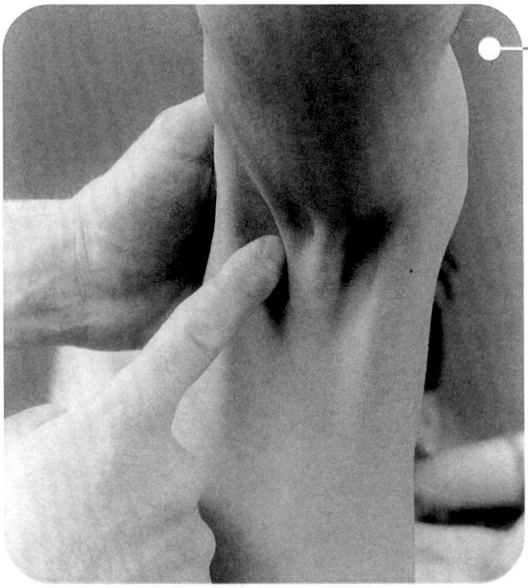

Abb. 10.82 Fossa poplitea, Ansicht von posterior. Position des Patienten: Rückenlage, Hüfte und Knie gebeugt

Der Zeigefinger verweist auf den N. fibularis communis.

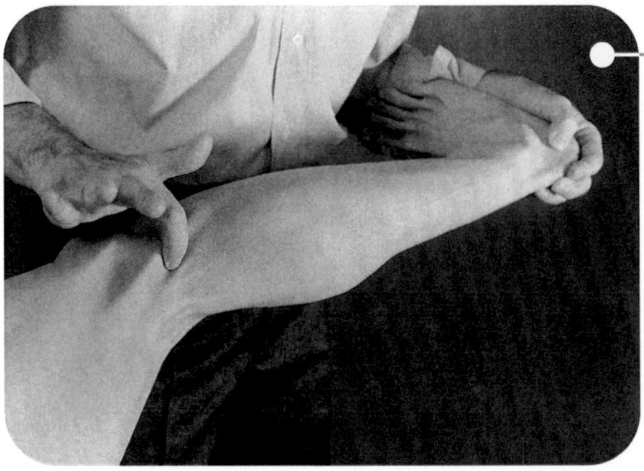

Abb. 10.83 Palpation des N. fibularis communis

Der Patient befindet sich in Seitenlage. Die Technik entspricht der in ➤ Abb. 10.81 beschriebenen Vorgangsweise für die Nerven der Kniekehle.
Der Zeigefinger deutet die gesuchte Struktur an.

N. cutaneus surae lateralis

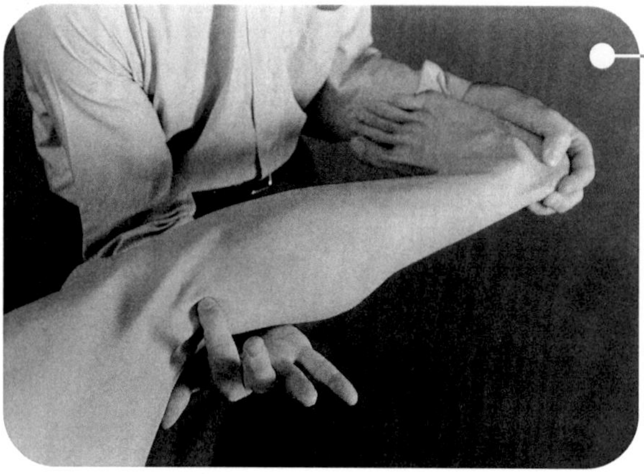

Abb. 10.84 Palpation des N. cutaneus surae lateralis

Der Patient befindet sich in Seitenlage.
Die Technik entspricht der in ➤ Abb. 10.81 beschriebenen Vorgangsweise für den N. fibularis communis.
Der Zeigefinger deutet auf die gesuchte Struktur hin.

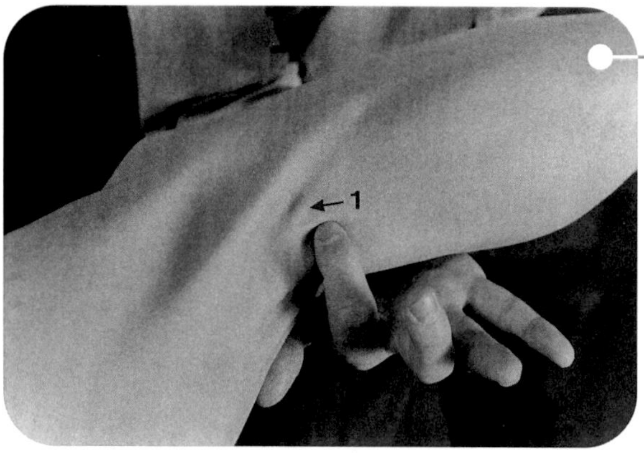

Abb. 10.85 Großaufnahme der Kniekehle

Die Vorgangsweise ist die in ➤ Abb. 10.81 beschriebene.
Der Zeigefinger bezeichnet die gesuchte Struktur, den N. cutaneus surae lateralis (1), der zum Collum fibulae zieht.

N. saphenus

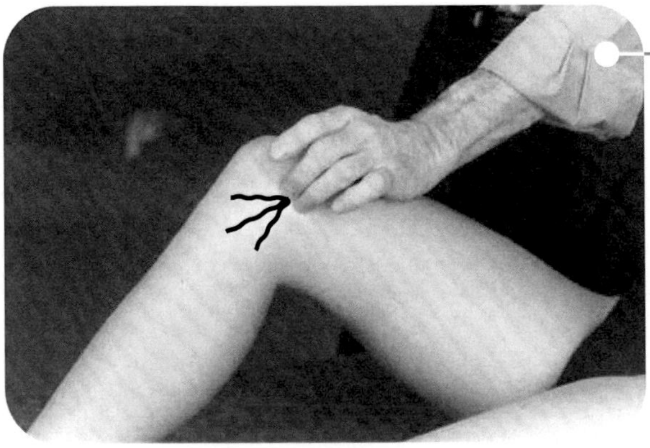

Abb. 10.86 N. saphenus, Ramus infrapatellaris

Der Ramus infrapatellaris ist einer der beiden Endäste des N. saphenus. Er kann unmittelbar nach seinem Durchbruch durch den M. sartorius ertastet werden. Er ist zwischen dem Muskel und der Patella am Condylus medialis palpierbar, er kann aber auch mit zwei Fingern hin- und hergerollt werden.

A. poplitea

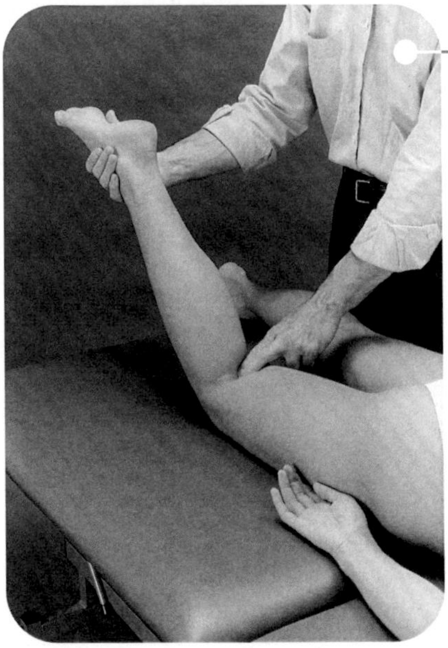

Abb. 10.87 Puls der A. poplitea in der Fossa poplitea, erster Schritt

Der Therapeut bringt das Knie des Patienten in eine mehr oder weniger vollständige Extension und legt anschließend zwei oder drei Finger in den superomedialen Abschnitt der Kniekehle bzw. drückt die Finger gegen die Sehne des M. semitendinosus.

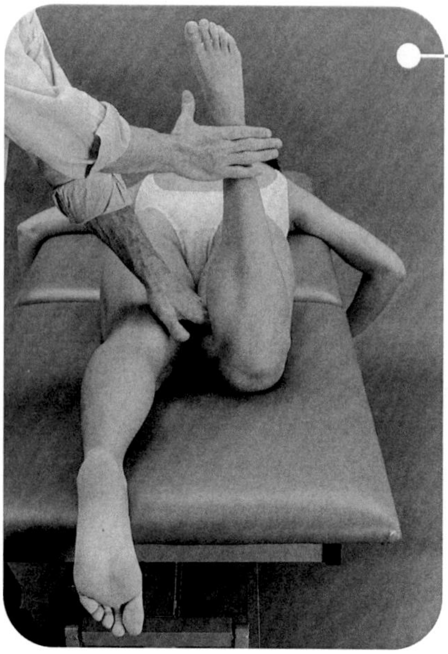

Abb. 10.88 Puls der A. poplitea in der Fossa poplitea, zweiter Schritt

Das Knie wird schrittweise in Flexion bewegt. Die Finger bewegen sich in Richtung Mitte der Kniekehle und suchen den Puls der A. poplitea, der nahe des N. tibialis zu spüren ist.

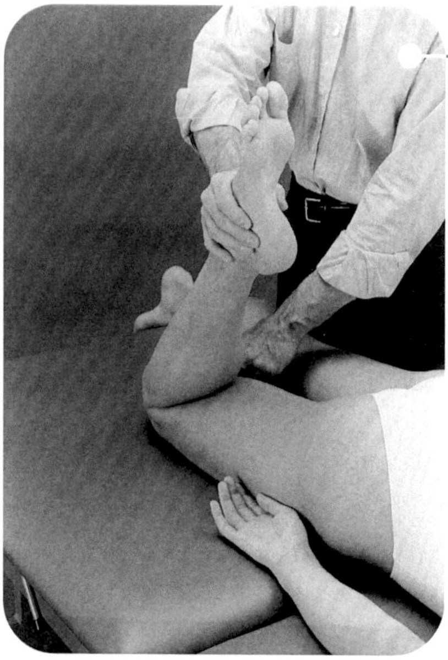

Abb. 10.89 Puls der A. poplitea in der Fossa poplitea, dritter Schritt

Das Knie wird in eine mehr oder weniger vollständige Beugung bewegt, um die fibröse Ebene auf der Rückseite des Knies bestmöglich zu entspannen. Der Zugang zur A. poplitea wird dadurch erleichtert. Sie kann medial des N. tibialis ertastet werden.

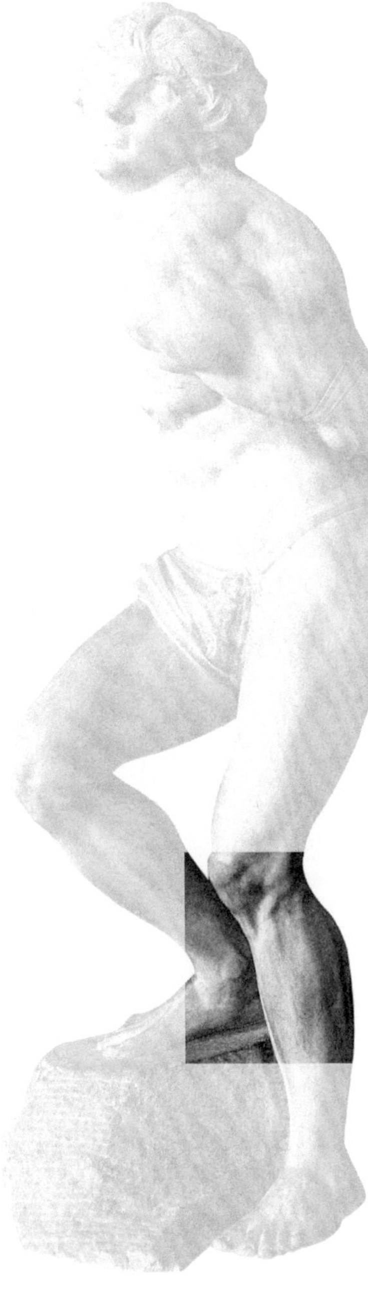

11 Der Unterschenkel

Topografische Darstellung des Unterschenkels (Crus)

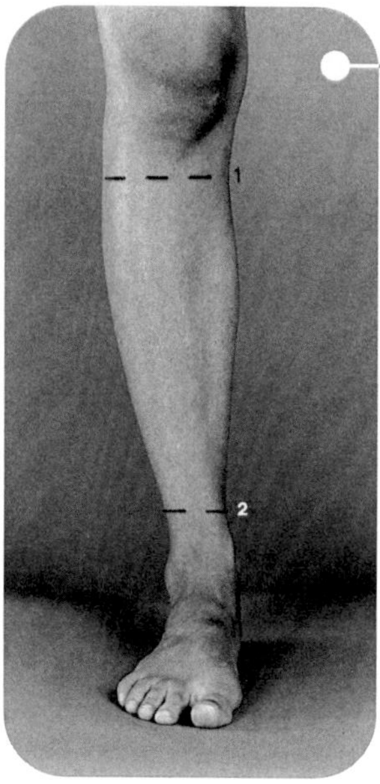

Abb. 11.1 Ansicht von anterior
1. Obere Begrenzung
2. Untere Begrenzung

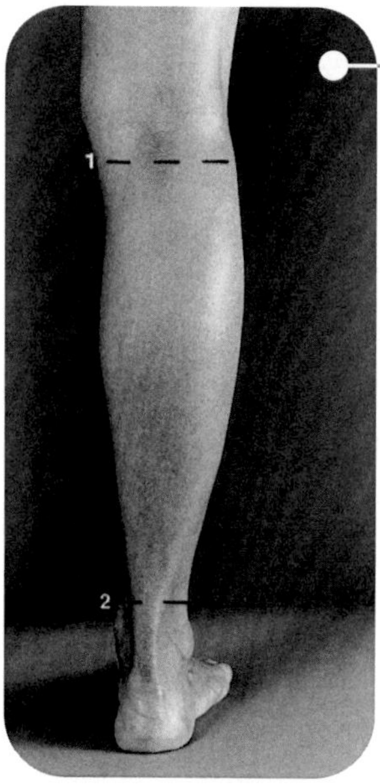

Abb. 11.2 Ansicht von posterior
1. Obere Begrenzung
2. Untere Begrenzung

Knochen

Ursprung und Ansatz der Unterschenkelmuskulatur

Ansicht von anterior

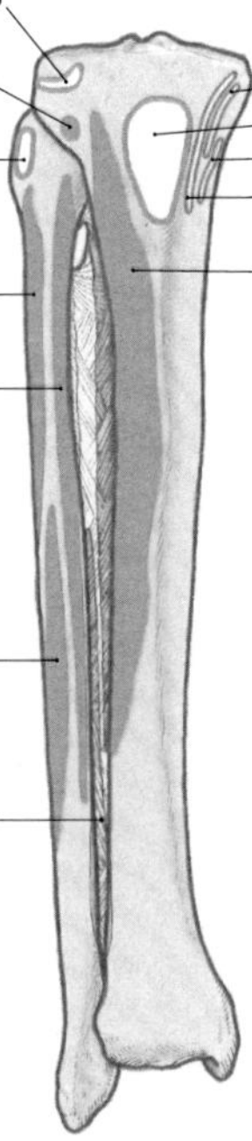

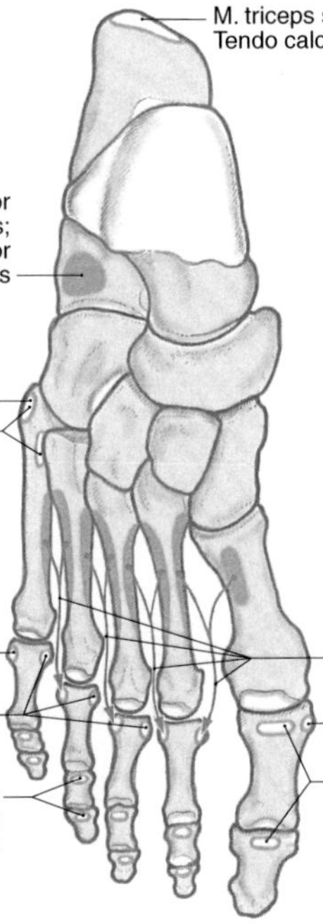

Ansicht von posterior

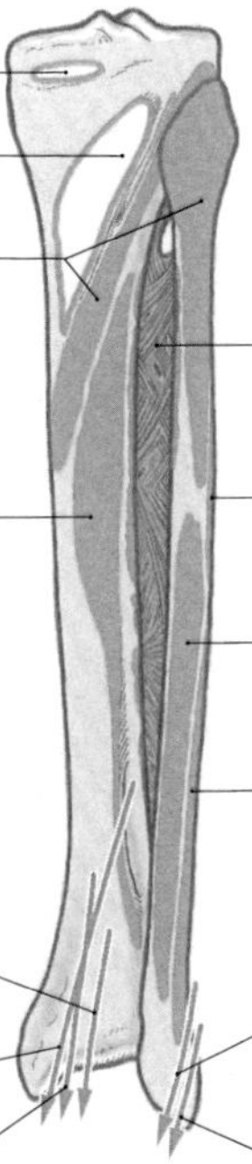

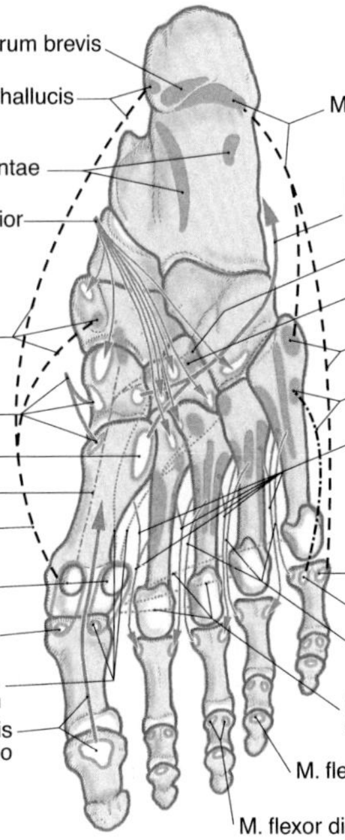

Unterschenkel

Die palpatorisch zugänglichen Knochenstrukturen sind:

- Schienbein (Tibia):
  - Margo anterior tibiae (➤ Abb. 11.3)
  - Margo medialis tibiae (➤ Abb. 11.4)
  - Facies medialis (➤ Abb. 11.5)
  - Facies posterior (➤ Abb. 11.6)
- Wadenbein (Fibula):
  - Facies lateralis (➤ Abb. 11.7)

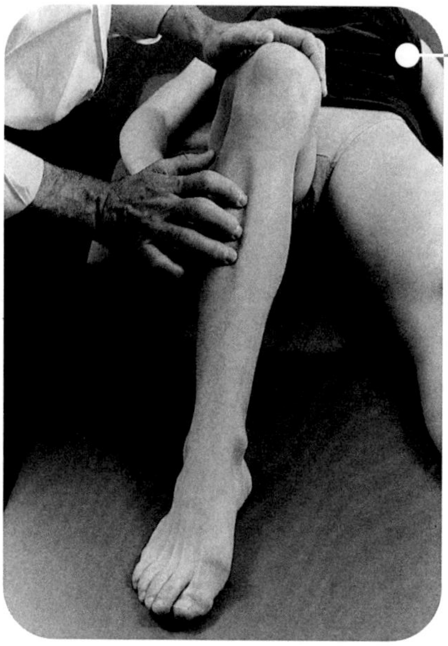

Abb. 11.3

Tibia, Margo anterior

Die anteriore Tibiakante erstreckt sich von der Tuberositas tibiae zum Malleolus medialis.
In den oberen drei Vierteln bildet der Margo anterior eine scharfkantige Knochenleiste (Schienbeinkamm, Crista tibialis).
Im unteren Viertel weicht der Margo anterior in Richtung Malleolus medialis ab und wird weicher.
Der Margo anterior liegt unmittelbar unter der Haut und ist daher leicht zugänglich.

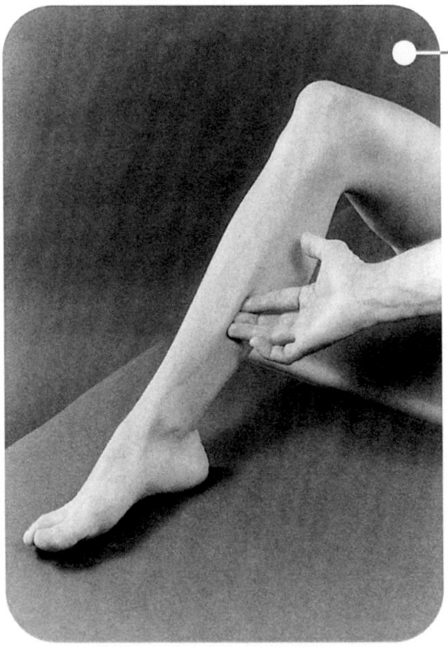

Abb. 11.4 Tibia, Margo medialis

Die mediale Tibiakante verläuft zwischen dem Condylus medialis tibiae und dem Malleolus medialis. Er begrenzt medial den Tibiaschaft. Auch der Margo medialis ist palpatorisch leicht zugänglich.

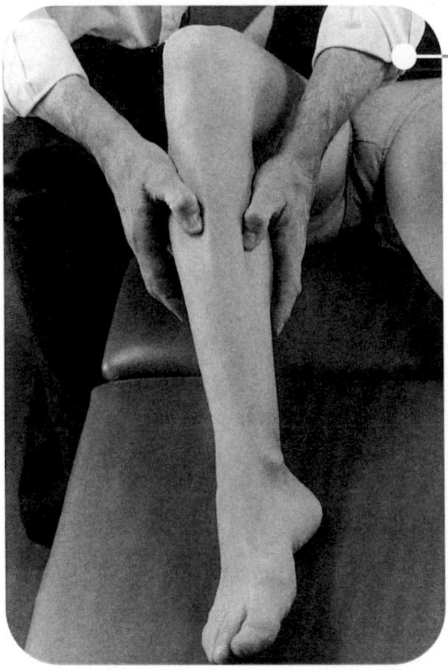

Abb. 11.5 Tibia, Facies medialis

Die mediale Tibiafläche ist glatt und flach und hat in ihrer gesamten Länge direkten Kontakt mit der Haut.
In ihrem proximalen Anteil inserieren, nahe der Tuberositas tibiae, die Muskeln des Pes anserinus.
Die Facies medialis wird vom Margo anterior (➤ Abb. 11.3) und vom Margo medialis (➤ Abb. 11.4) begrenzt, sie ist palpatorisch leicht zugänglich.

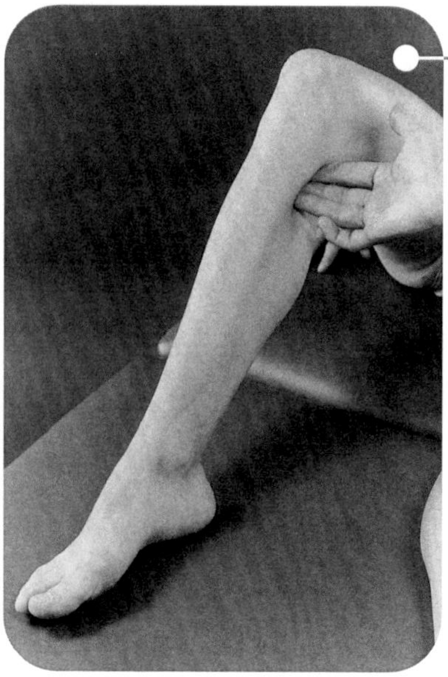

Abb. 11.6 Tibia, Facies posterior

Die posteriore Tibiafläche ist palpatorisch nur hinter dem Margo medialis und im Bereich des proximalen und distalen Tibiaendes zugänglich.

In der nebenstehenden Abbildung wird der Unterschenkel in Außenrotationsstellung gebracht, so dass diese Fläche an ihrem oberen Ende und hinter dem Margo medialis (auch ➛ Abb. 11.4) leicht palpiert werden kann.

Bei dieser Palpation sollte man besonders darauf achten, dass die posteriore Wadenmuskulatur gut entspannt ist.

Ansatzzonen

- Oberhalb der Linea m. solei und im Bereich des Labium superior: M. popliteus
- auf der Linea m. solei: M. soleus
- auf dem Labium inferior der Linea m. solei: M. tibialis posterior, M. flexor digitorum longus
- Unterhalb der Linea m. solei trennt eine vertikale Knochenleiste die Ursprungsgebiete des M. flexor digitorum longus medial und des M. tibialis posterior lateral.

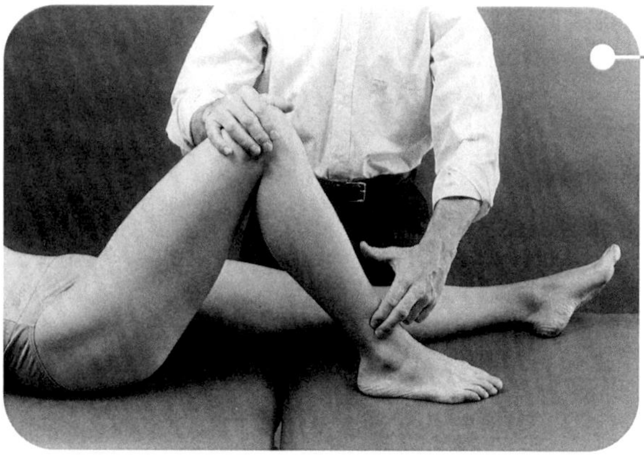

Abb. 11.7 Tibia, Facies lateralis

Diese Fläche ist in ihrem distalen Anteil palpatorisch direkt zugänglich. Das distale Ende wird von einer schräg von oben nach unten und von vorne nach hinten verlaufenden Knochenleiste durchzogen, die die Facies lateralis in zwei Abschnitte teilt:

- einen anterioren Abschnitt in der Form eines Dreiecks, der direkt unter der Haut liegt und problemlos palpiert werden kann
- einen posterioren Abschnitt, über den die Sehnen der Mm. fibularis longus und brevis gleiten.

Ansatzzonen

Die Facies lateralis ist oben konvex und bildet in ihrem mittleren Abschnitt eine in Längsrichtung verlaufende Rinne aus. Diese dient den Mm. fibularis longus und brevis als Ursprungsregion.

Muskeln

Anteriore Unterschenkelmuskulatur

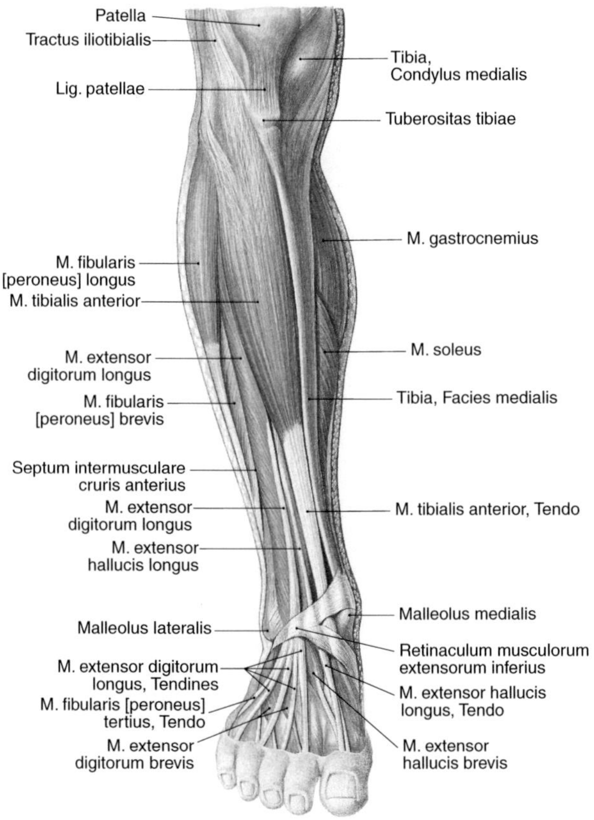

M. triceps surae, oberflächliche Schicht, M. gastrocnemius

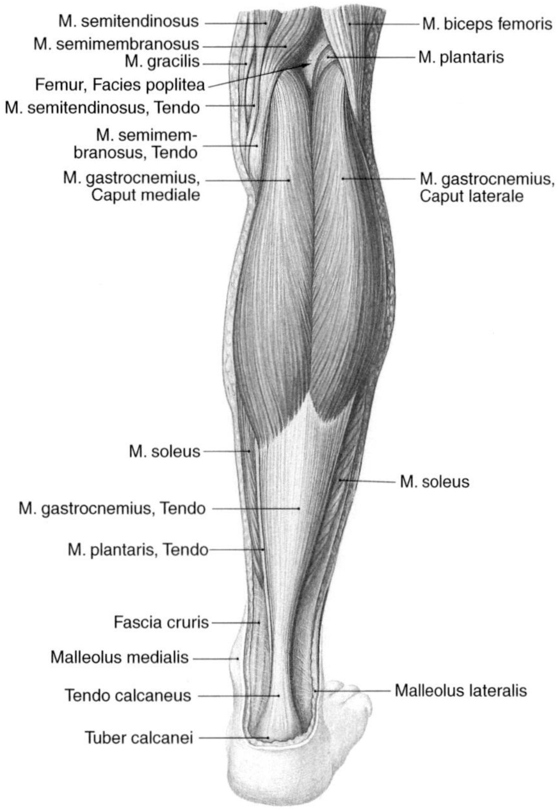

M. soleus und M. plantaris

Der M. gastrocnemius wurde größtenteils entfernt.

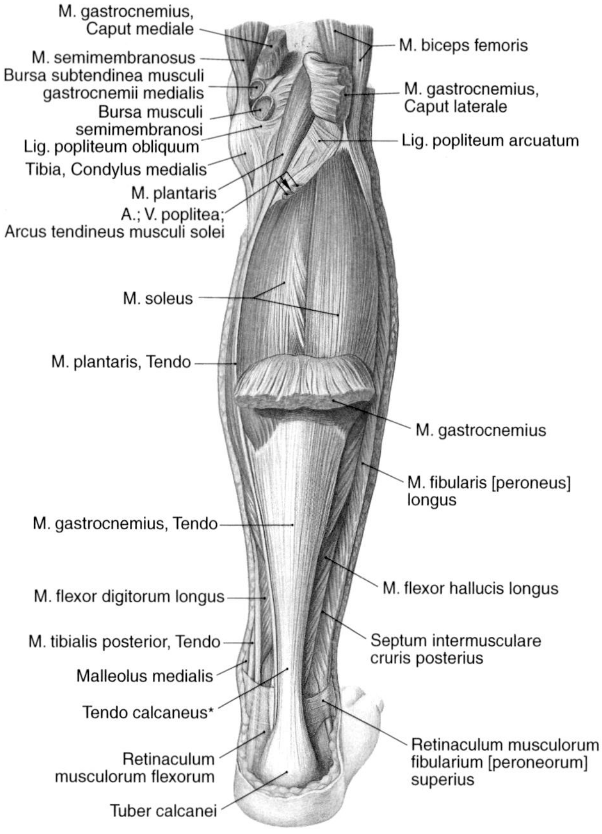

Posteriore Unterschenkelmuskulatur, tiefe Schicht

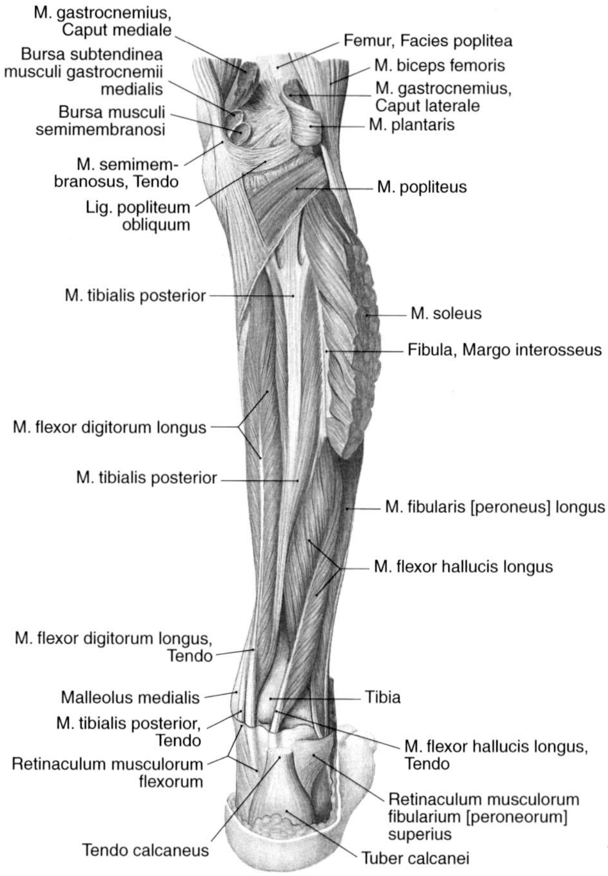

Anteriore und laterale Unterschenkelmuskulatur

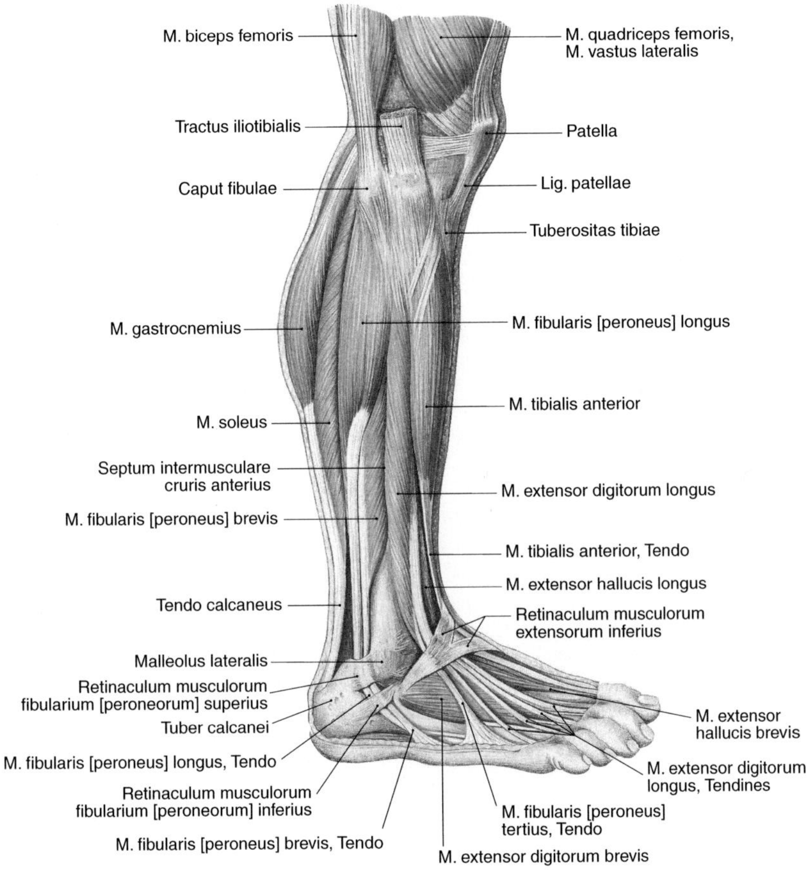

Anteriore Muskelgruppe

Die anteriore Muskelgruppe umfasst vier Muskeln:
- M. tibialis anterior (➛ Abb. 11.9 – 11.12)
- M. extensor hallucis longus (➛ Abb. 11.15 – 11.17)
- M. extensor digitorum longus (➛ Abb. 11.18, 11.19)
- M. fibularis tertius (➛ Abb. 11.20)

Abb. 11.8

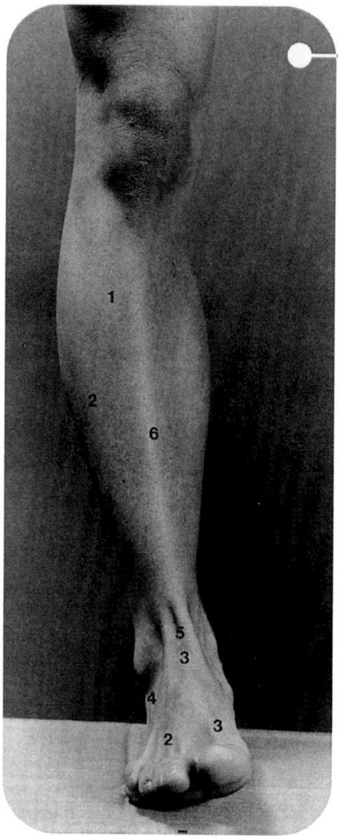

Unterschenkel, Ansicht von anterior

1. M. tibialis anterior
2. M. extensor digitorum longus
3. M. extensor hallucis longus
4. M. fibularis tertius
5. Retinaculum musculorum extensorum inferius
6. Tibia, Margo anterior

M. tibialis anterior

Abb. 11.9

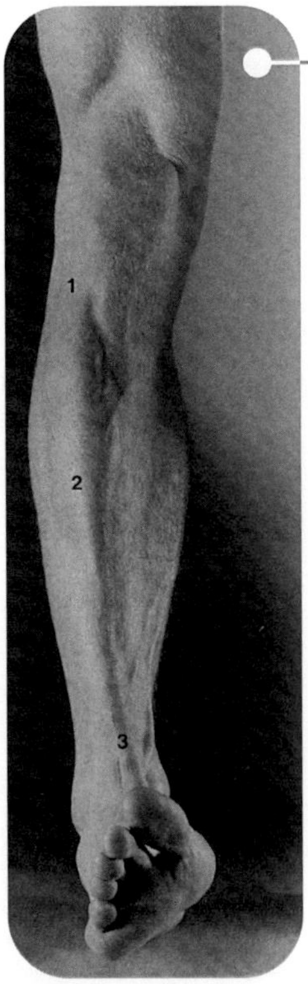

Unterschenkel, Ansicht von anterior

1. M. tibialis anterior – Ursprung
2. M. tibialis anterior – Muskelbauch
3. M. tibialis anterior – distale Sehne

Funktion des M. tibialis anterior

Der M. tibialis anterior ist an der Adduktion, der Supination und der Dorsalflexion des Unterschenkels beteiligt.

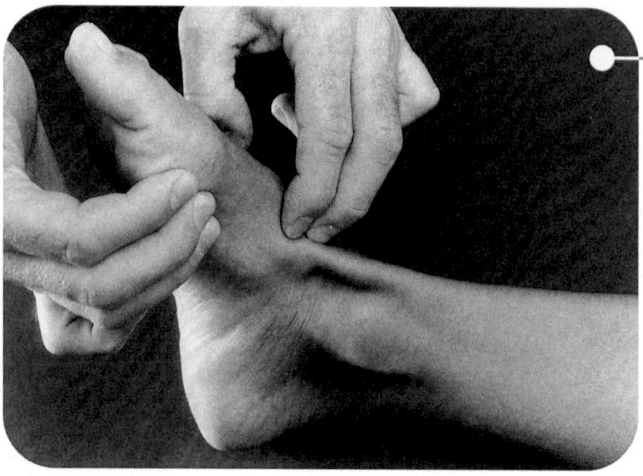

Abb. 11.10 Sehne des M. tibialis anterior, distaler Anteil

Der Therapeut positioniert den Fuß in Adduktion, Supination und Dorsalflexion und widersetzt sich mit den am Innenrand des Fußes liegenden Fingern der Muskelanspannung. Die Sehne ist die am weitesten medial liegende Sehne des Rists, sie befindet sich unmittelbar vor dem Malleolus medialis (1) und dem Os naviculare.

Ursprung und Ansatz

In der nebenstehenden Abbildung liegen die Finger auf der Sehne, nahe der Ansatzfläche auf der Medialseite des Os cuneiforme mediale. Der Sehnenansatz setzt sich bis zum inferomedialen Anteil der Basis ossis metatarsalis I fort.

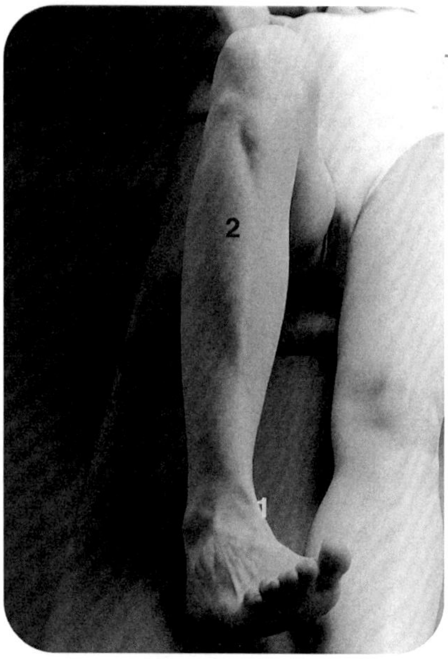

Abb. 11.11 M. tibialis anterior im Unterschenkelbereich

Die Sehne (1) folgt der Crista tibialis oder dem Margo anterior nach lateral. Sie setzt sich in einem Muskelbauch (2) fort, der lateral der Crista tibialis und medial des M. extensor digitorum longus verläuft.

Zur Anspannung dieses Muskels werden die in ➛ Abb. 11.10 verwendeten Bewegungen verwendet.

Anmerkung: Die nebenstehende Abbildung zeigt den M. tibialis anterior.

1. Sehne des M. tibialis anterior
2. Muskelbauch des M. tibialis anterior

Ursprung und Ansatz

Dieser Muskel entspringt proximal am Tuberculum infracondylare (Gerdy), auf der Linea obliqua (➛ Abb. 10.34, Seite 349) und auf den oberen zwei Dritteln der Facies lateralis tibiae.

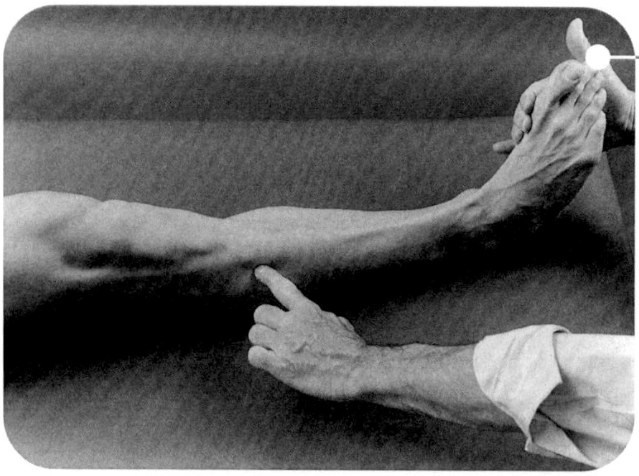

Abb. 11.12 M. tibialis anterior, Ursprung

Siehe auch das Kapitel über das „Knie" (➛ Abb. 10.56 – 10.58).

Man bringt den Fuß des Patienten in die in ➛ Abb. 11.10 beschriebene Position und übt über einen Kontaktpunkt am Innenrand des Fußes Widerstand aus, um die Anspannung des Muskelbauchs unter den Fingern zu spüren.

Vordere Extensorengruppe und M. fibularis tertius

Diese Muskelgruppe umfasst drei Muskeln:

- M. extensor hallucis longus (➤ Abb. 11.15 – 11.17)
- M. extensor digitorum longus (➤ Abb. 11.18, 11.19)
- M. fibularis (peroneus) tertius (➤ Abb. 11.20)

Der letztgenannte Muskel ist nicht immer vorhanden, er reicht vom unteren Drittel der Fibula zum Os metatarsale V.

Anmerkung: Der M. extensor digitorum brevis, der ebenfalls an der Extension der Zehen beteiligt ist, gehört zur Gruppe der kurzen Fußmuskulatur und wird daher im Kapitel über den „Fuß" behandelt.

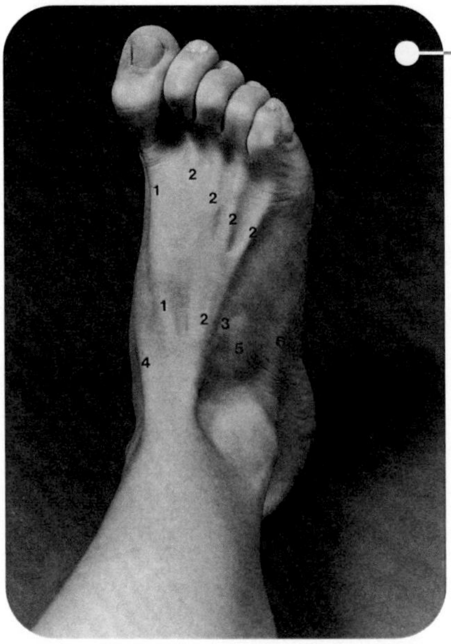

Abb. 11.13 Fuß, Ansicht von dorsal

1. M. extensor hallucis longus
2. M. extensor digitorum longus
3. M. fibularis (peroneus) tertius
4. M. tibialis anterior
5. M. extensor digitorum brevis
6. M. fibularis (peroneus) brevis

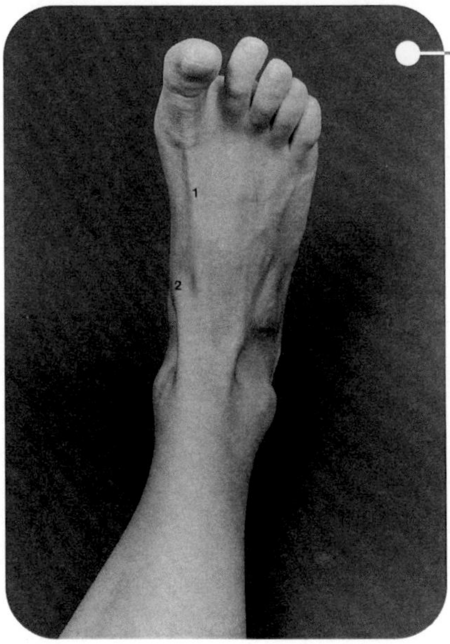

Abb. 11.14 Sprunggelenk, Ansicht von anterior

1. M. extensor hallucis longus
2. M. tibialis anterior

Funktion der Mm. extensor digitorum longus, extensor hallucis longus und fibularis tertius

- M. extensor digitorum longus: Abduktion, Pronation und Dorsalflexion des Fußes und Extension der Zehen
- M. extensor hallucis longus: Extension der Großzehe und Beteiligung an der Dorsalflexion des Fußes
- M. fibularis tertius: Dorsalflexion und Eversion des Fußes

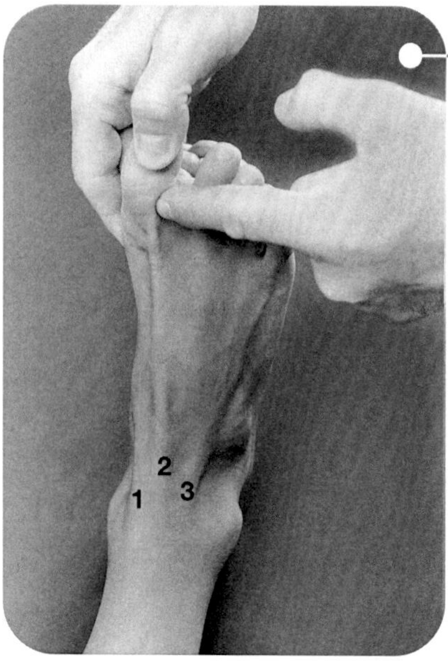

Abb. 11.15 Sehne des M. extensor hallucis longus, distale Ansatzzone

Der Patient versucht gegen den Widerstand des Therapeuten, der seinen Finger dorsal auf das zweite Zehenglied der Großzehe legt, die Großzehe global zu strecken.
Der Zeigefinger des Therapeuten zeigt die Sehne in der Nähe ihres distalen Ansatzes an der Basis der Dorsalseite der Endphalanx und den Seitenflächen der Basis der ersten Phalanx.

1. M. tibialis anterior
2. M. extensor hallucis longus
3. M. extensor digitorum longus

Ursprung und Ansatz

Der Muskel entspringt im mittleren Abschnitt der Facies medialis fibulae vor der Membrana interossea und setzt distal an der Basis der ersten Phalanx und über zwei laterale Ausläufer an der zweiten Phalanx an.

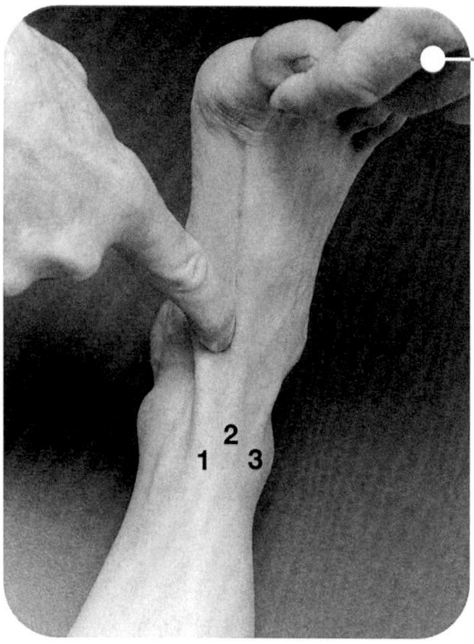

Abb. 11.16 Sehne des M. extensor hallucis longus am Rist

Der Patient führt die in ➛ Abb. 11.15 beschriebene Bewegung aus.
Der Zeigefinger zeigt die Sehne am Übergang zum Rist.
Ziffern ➛ Abb. 11.15.

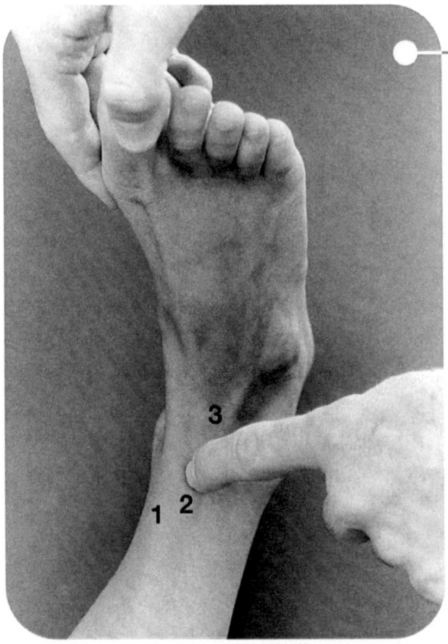

Abb. 11.17 Muskelbauch des M. extensor hallucis longus im distalen Teil des Unterschenkels

Unterhalb der Retinacula musculorum extensorum superior und inferior setzt sich die Sehne in einem Muskelbauch fort, der zwischen dem M. tibialis anterior medial und dem M. extensor digitorum longus lateral verläuft.
Siehe die Abbildungen zu diesen beiden Muskeln auf den S. 479 und 480, ➛ Abb. 12.119 und Abb. 12.122.
Ziffern ➛ Abb. 11.15.

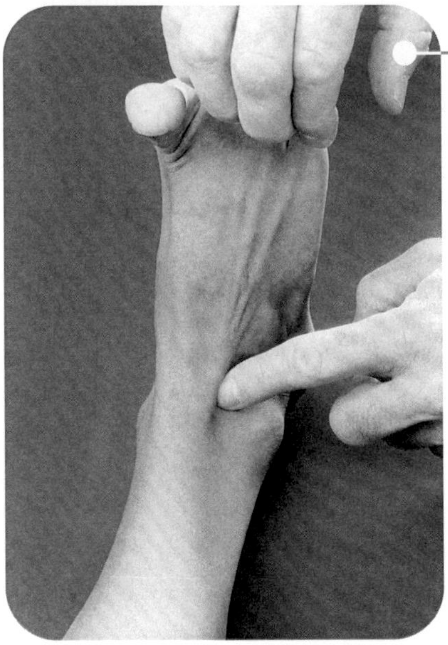

Abb. 11.18 Sehnen des M. extensor digitorum longus am Fußrücken

Die distale Hand wird auf die Dorsalseite der Zehen gelegt, um sich der Zehenextension zu widersetzen (siehe Abbildung).
Die Sehnen für die zweite bis fünfte Zehe sollten von ihrem distalen Ende bis zum Rist verfolgt werden. In der nebenstehenden Abbildung wird die Sehne im Bereich des Rists palpiert.

Ursprung und Ansatz

- Dieser Muskel entspringt am Condylus lateralis tibiae (lateral des Ursprungs des M. tibialis anterior) und auf den oberen zwei Dritteln der Facies medialis fibulae (entlang des anterioren Rands dieses Knochens).
- Distal spalten sich die Sehnen auf der Dorsalseite der ersten Phalanx in die Sehnen der zweiten bis fünften Zehe auf und inserieren an der Basis der zweiten und dritten Phalanx der einzelnen Zehen.

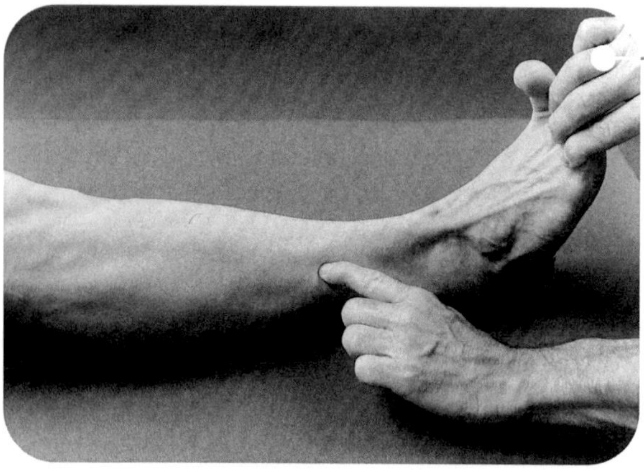

Abb. 11.19 M. extensor digitorum longus am Unterschenkel

Der an die Sehne anschließende Muskelbauch zieht über die gesamte Länge des Unterschenkels zwischen dem M. fibularis longus und dem M. fibularis brevis lateral und dem M. tibialis anterior medial nach distal.
Man sucht zunächst die beiden letztgenannten Muskeln, indem man sie anspannen lässt (auch ➤ Abb. 11.22).
Zudem ersucht man den Patienten, aktiv die Dorsalflexion, Abduktion und „Pronation" des Fußes beizubehalten, um die Muskelkontraktion in diesem Bereich besser beurteilen zu können.

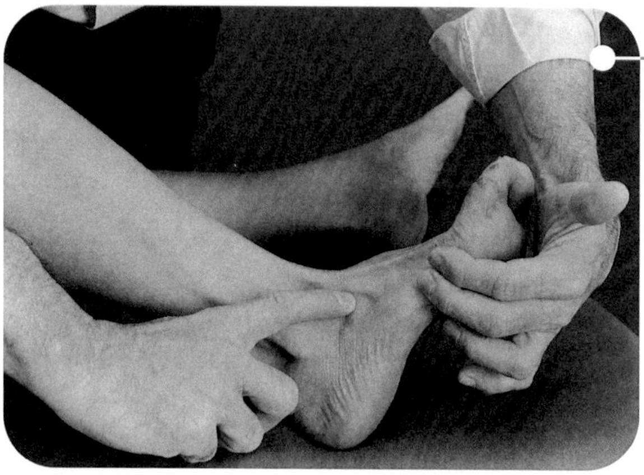

Abb. 11.20 M. fibularis tertius

Die Sehne dieses Muskels ist lateral der Sehne des M. extensor digitorum longus für die fünfte Zehe zu erkennen.
Um die Sehne des M. fibularis tertius anzuspannen, ersucht man den Patienten, den Fuß eventuell gegen Widerstand in Eversion zu bewegen.

Ursprung und Ansatz

- Die Sehne entspringt im unteren Drittel der Facies medialis fibulae.
- Sie zieht zur Dorsalseite der Basis des Os metatarsale V und setzt an diesem Knochen an.

Laterale Muskelgruppe

Diese Muskelgruppe umfasst zwei Muskeln:
- M. fibularis longus (➤ Abb. 11.23 – 11.25)
- M. fibularis brevis (➤ Abb. 11.27 – 11.29)

Abb. 11.21

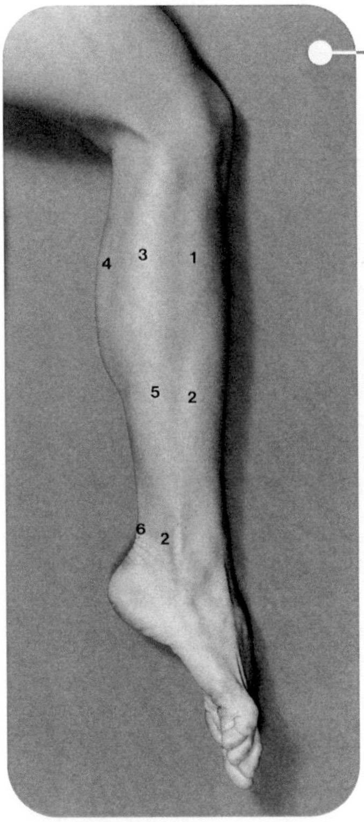

Unterschenkel, Ansicht von lateral

1. M. fibularis longus
2. M. fibularis brevis
3. M. gastrocnemius, Caput laterale
4. M. gastrocnemius, Caput mediale
5. M. soleus
6. Achillessehne (Tendo calcaneus)

M. fibularis longus

Abb. 11.22

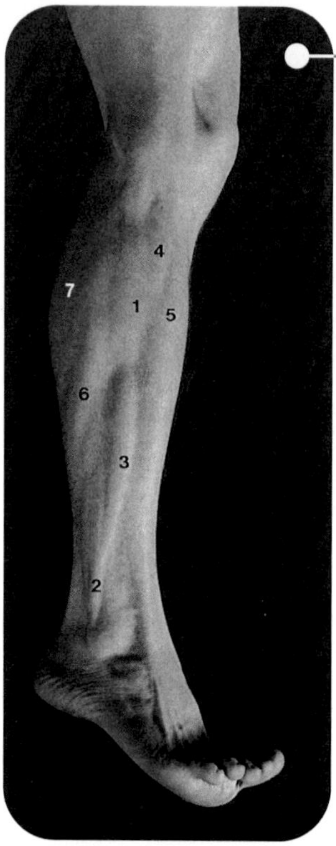

Unterschenkel, Ansicht von lateral

1. M. fibularis longus
2. Sehne des M. fibularis longus
3. M. fibularis brevis
4. M. extensor digitorum longus
5. M. tibialis anterior
6. M. soleus
7. M. gastrocnemius, Caput laterale

Funktion des M. fibularis longus

- Abduktion, Pronation und Plantarflexion des Fußes.
- Er senkt das Os metatarsale I, bewegt es nach lateral und folgt damit der Bewegung des Mittelfußes.
- Gemeinsam mit dem M. fibularis brevis stabilisiert er lateral den Fuß in Frontalebene.

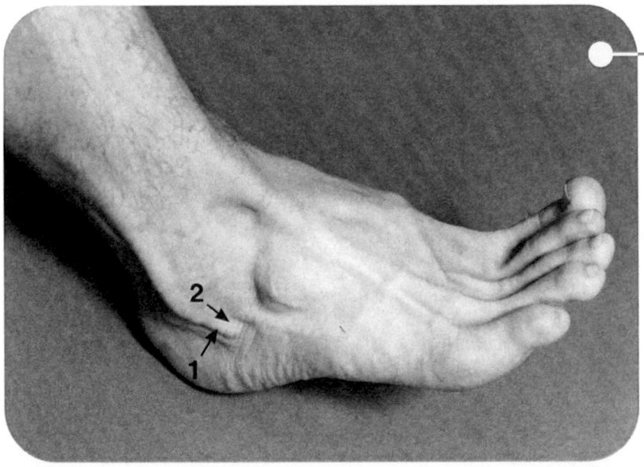

Abb. 11.23 Sehne des M. fibularis longus am Außenrand des Fußes

1. Sehne des M. fibularis longus
2. M. fibularis brevis
3. M. extensor digitorum longus
4. M. soleus

Der Patient führt in Plantarflexion eine Abduktion des Fußes aus.
Nach der Umlenkung im Bereich des Malleolus lateralis verläuft die Sehne (1) an der Außenseite des Calcaneus, zieht unter der Trochlea fibularis hindurch und gleitet am lateralen Fußrand in den Sulcus des Os cuboideum.

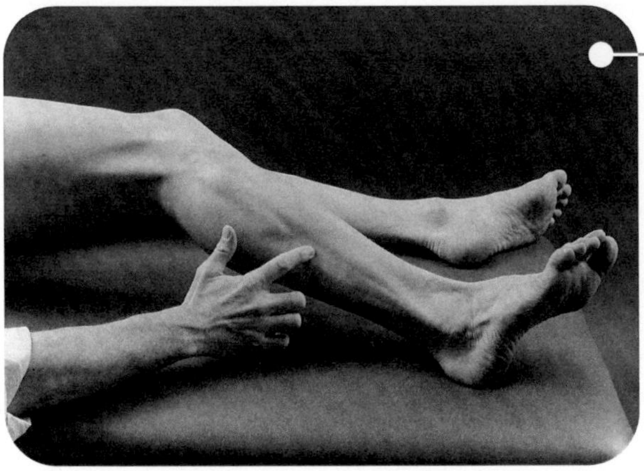

Abb. 11.24 Sehne des M. fibularis longus im Unterschenkel

Der Patient führt die in ➛ Abb. 11.23 beschriebene Bewegung aus.
Am Unterschenkel nimmt die Sehne ungefähr die Hälfte der Facies lateralis ein. Sie haftet dem Muskelbauch des M. fibularis brevis an, der vorne und hinten über sie hinausreicht (➛ Abb. 11.29).
Ziffern ➛ Abb. 11.23.

Ursprung und Ansatz

- Dieser Muskel entspringt am Condylus lateralis tibiae (lateral des Ursprung des M. extensor digitorum longus), auf der anterolateralen Fläche des Caput fibulae und im oberen Drittel der Facies lateralis fibulae.
- Distal inseriert er an der Tuberositas ossis metatarsalis I und gibt meist Fasern an das Os cuneiforme mediale und das Os metatarsale II sowie an den M. interosseum dorsale I ab.

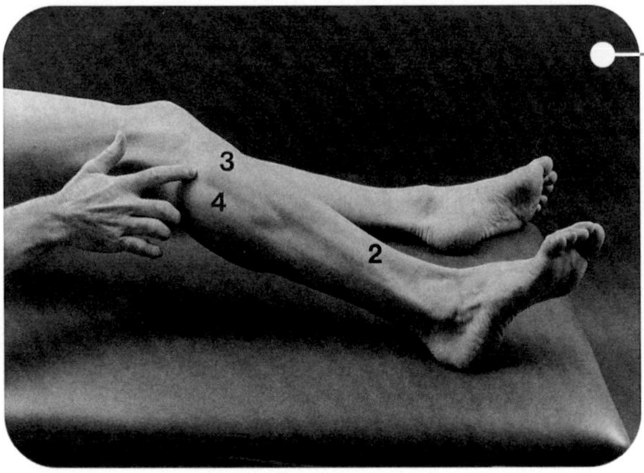

Abb. 11.25 Muskelbauch des M. fibularis longus

Der Patient führt die in ➛ Abb. 11.23 beschriebene Bewegung aus.
Der Muskelbauch liegt zwischen dem M. extensor digitorum longus (3) vorne und dem M. soleus hinten (4) dem oberen Abschnitt der Facies lateralis tibiae an.
Ziffern ➛ Abb. 11.23.

M. fibularis brevis

Abb. 11.26

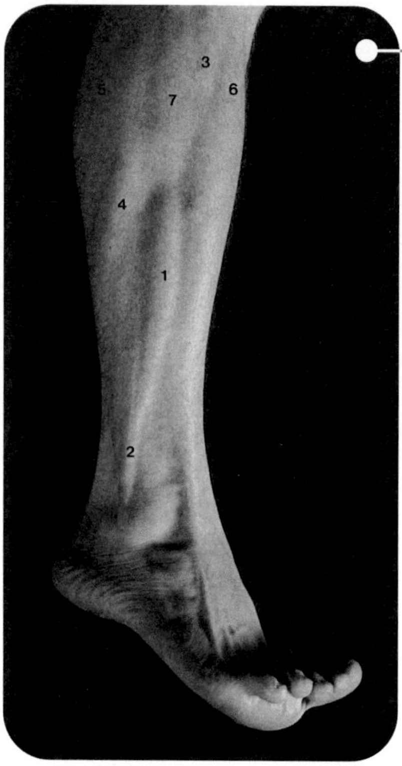

Unterschenkel, untere zwei Drittel, Ansicht von lateral

1. M. fibularis brevis
2. Sehne des M. fibularis longus
3. M. extensor digitorum longus
4. M. soleus
5. M. gastrocnemius, Caput laterale
6. M. tibialis anterior
7. M. fibularis longus

Funktion des M. fibularis brevis

- Pronation und Abduktion des Fußes.
- Laterale Stabilisation des Fußes in der Frontalebene.

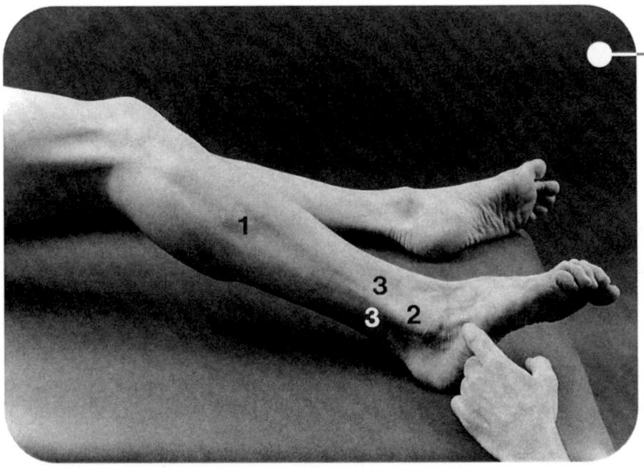

Abb. 11.27 Sehne des M. fibularis brevis, distaler Abschnitt am Außenrand des Fußes

1. M. fibularis longus
2. Sehne des M. fibularis longus
3. M. fibularis brevis

Es genügt eine reine Abduktionsbewegung des Fußes, um diese Sehne hervortreten zu lassen. Man folgt ihrem Verlauf zum lateralen Fußrand, bis man den Ansatz an der Tuberositas ossis metatarsalis V erreicht.

Anmerkung: Für die detaillierte Beschreibung des Verlaufs der Sehne am Außenrand des Calcaneus, unterhalb der Trochlea fibularis, siehe das Kapitel über „Sprunggelenk und Fuß".

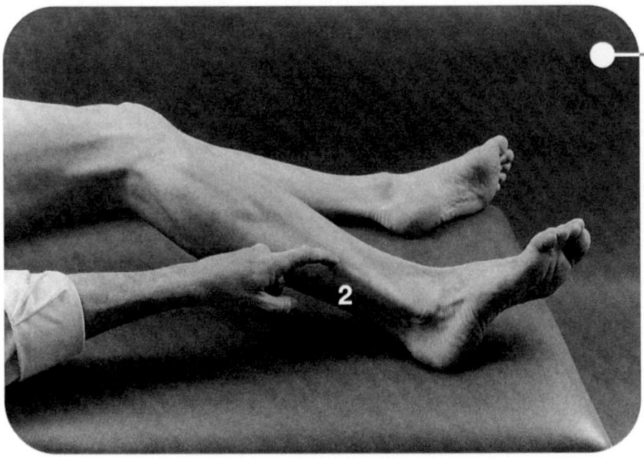

Abb. 11.28 M. fibularis brevis am Unterschenkel

Die Bewegung ist die in ➛ Abb. 11.27 beschriebene.
Der Muskelbauch tritt vor der Sehne des M. fibularis longus hervor.
Mehrmaliges Anspannen und Entspannen hilft, die genaue Position des entspannten Muskels besser wahrzunehmen.
Ziffern ➛ Abb. 11.27.

Ursprung und Ansatz

Der Muskel entspringt in den unteren zwei Dritteln der Facies lateralis fibulae und inseriert distal an der Tuberositas ossis metatarsalis V.

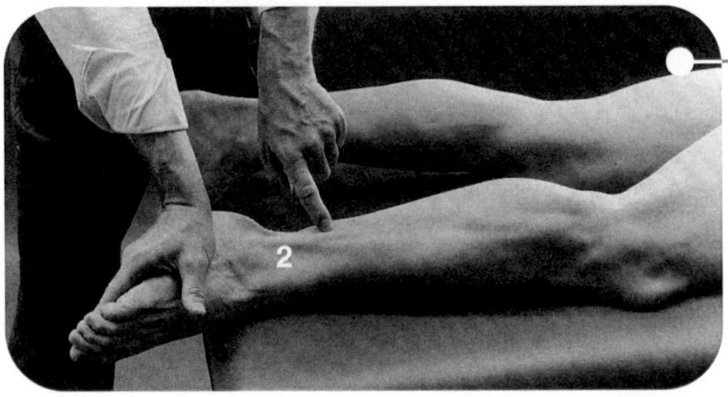

Abb. 11.29 M. fibularis brevis am Unterschenkel

Die Bewegung ist die in ➛ Abb. 11.27 beschriebene.
Zusätzlich kann eine Plantarflexion des Fußes hinzugefügt werden, um die Muskelkontraktion noch deutlicher zu machen.
Der Muskelbauch ist hinter der Sehne des M. fibularis longus zu sehen.
Ziffern ➛ Abb. 11.27.

Posteriore Muskelgruppe

Diese Muskelgruppe umfasst:
Die oberflächliche Schicht, bestehend aus:

- M. triceps surae:
  - M. gastrocnemius, Caput mediale (➤ Abb. 11.32, 11.33)
  - M. gastrocnemius, Caput laterale (➤ Abb. 11.34, 11.35)
  - M. soleus (➤ Abb. 11.36 – 11.38)
- M. plantaris (➤ Abb. 11.40)

Die tiefe Schicht, bestehend aus:

- M. popliteus (➤ Abb. 11.35)
- M. tibialis posterior (➤ Abb. 11.42 – 11.44)
- M. flexor digitorum longus (➤ Abb. 11.46 – 11.48)
- M. flexor hallucis longus (➤ Abb. 11.50 – 11.52)

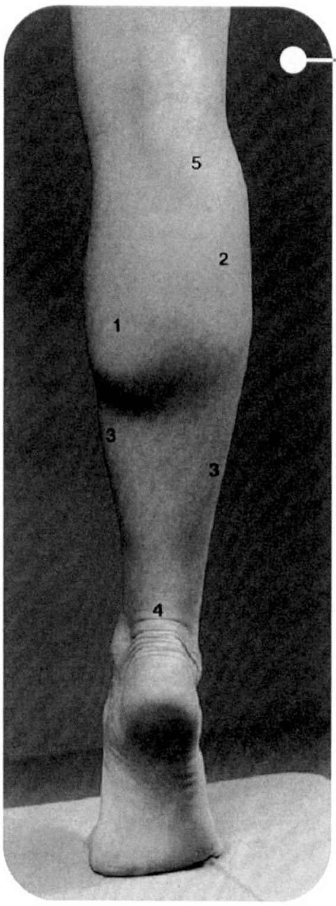

Abb. 11.30

Unterschenkel, Ansicht von posterior

1. M. gastrocnemius, Caput mediale
2. M. gastrocnemius, Caput laterale
3. M. soleus
4. Achillessehne (Tendo calcaneus)
5. M. plantaris

Oberflächliche Schicht

M. triceps surae und M. plantaris

- Der M. triceps surae besteht aus drei Muskeln:
  - M. gastrocnemius, Caput mediale (→ Abb. 11.32, 11.33)
  - M. gastrocnemius, Caput laterale (→ Abb. 11.34, 11.35)
  - M. soleus (→ Abb. 11.36 – 11.38)

Diese drei Muskeln inserieren distal über eine gemeinsame Sehne, die Achillessehne, am Calcaneus (→ Abb. 11.39).

- M. plantaris (→ Abb. 11.40)

Anmerkung: Aus didaktischen Gründen werden die Mm. gastrocnemii, der M. soleus und der M. plantaris in der angeführten Reihenfolge und getrennt voneinander behandelt.

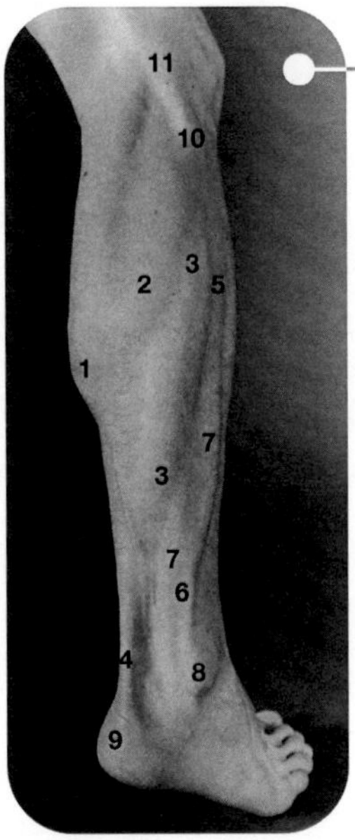

Abb. 11.31

Unterschenkel, Ansicht von posterolateral

1. M. gastrocnemius, Caput mediale
2. M. gastrocnemius, Caput laterale
3. M. soleus
4. Achillessehne (Tendo calcaneus)
5. M. fibularis longus
6. Sehne des M. fibularis longus
7. M. fibularis brevis
8. Malleolus lateralis
9. Rückseite des Calcaneus
10. Caput fibulae
11. Sehne des M. biceps femoris

Funktion des M. triceps surae und des M. plantaris

- Plantarflexion des Fußes
- Die Mm. gastrocnemii sind an der Flexion des Unterschenkels beteiligt und werden bei gebeugtem Knie in der Plantarflexion des Fußes weniger beansprucht.
- Der M. plantaris hat die gleiche Funktion wie die Mm. gastrocnemii. Er ist nicht immer vorhanden und spielt lediglich eine untergeordnete Rolle.

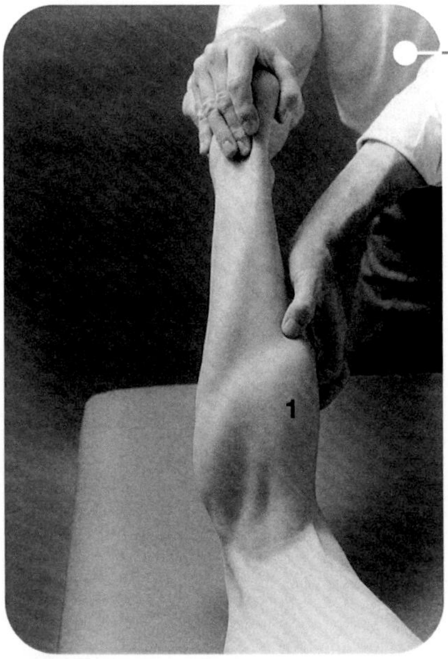

Abb. 11.32 M. gastrocnemius, Caput mediale (1) am Unterschenkel

Der Therapeut umgreift mit seiner distalen Hand den Calcaneus, sein Unterarm ruht auf der Fußsohle. Mit Hilfe dieses Griffs kann er den Patienten in Plantarflexion anspannen und entspannen lassen und sich gleichzeitig der Knieflexion widersetzen. Er kontrolliert somit die beiden Funktionen des Muskels. Der M. gastrocnemius lässt sich am besten im posteromedialen Anteil des Unterschenkels, hinter dem M. soleus, palpieren.

Anmerkung: Der Muskelbauch des Caput mediale zieht weiter nach kaudal als das Caput laterale des M. gastrocnemius.

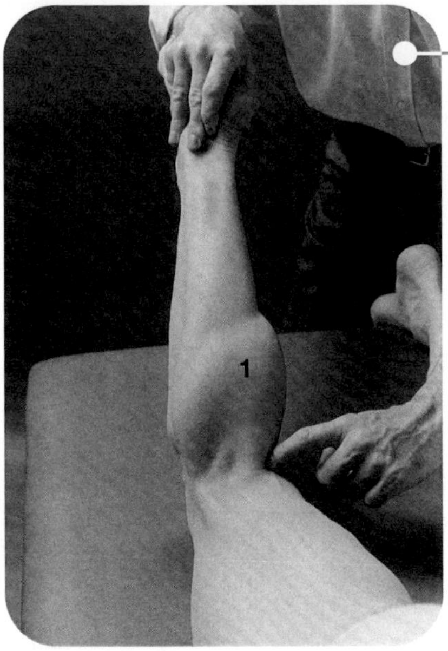

Abb. 11.33 M. gastrocnemius, Caput mediale (1) am Knie

Die Technik zur Anspannung des Muskels entspricht der in ➛ Abb. 11.32 beschriebenen Vorgangsweise.

Ursprung und Ansatz

- Proximal entspringt der Muskel u. a. an der Knorpelfläche des Condylus medialis, die an der Rückseite des Condylus medialis femoralis die Gelenkkapsel des Knies verstärkt, auf der Tuberositas supracondylaris mediale sowie auf dem angrenzenden Teil der Kapsel und der Facies poplitea. Der Muskel ist somit im medialen Teil der Kniekehle zugänglich, da er den inferomedialen Anteil der Fossa poplitea bildet.
- Distal vereinigt sich die Endsehne des Caput mediale mit den Sehnen der Mm. soleus und gastrocnemius, Caput laterale, zur Achillessehne, die am Fersenbeinhöcker ansetzt.

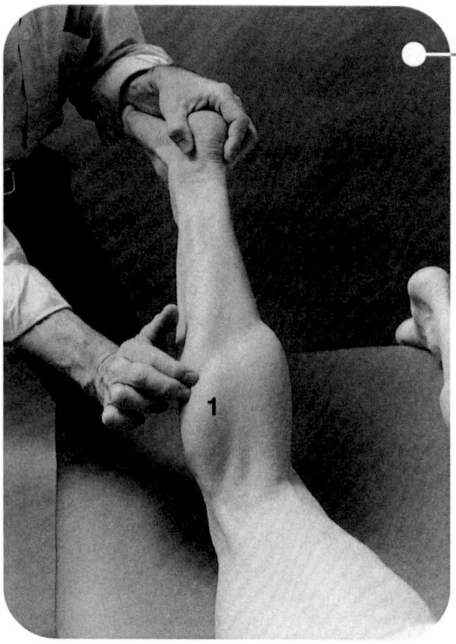

Abb. 11.34 M. gastrocnemius, Caput laterale am Unterschenkel

Auch in diesem Fall umgreift der Therapeut mit seiner distalen Hand die Ferse und legt seinen Unterarm auf die Fußsohle. Dadurch kann er sich sowohl der Plantarflexion des Sprunggelenks als auch der Knieflexion widersetzen. Diese Muskelkontraktionen lassen den gesuchten Muskel stärker hervortreten.
Auch in diesem Fall lässt das An- und Entspannen des Muskels den Muskel besonders deutlich hervortreten.

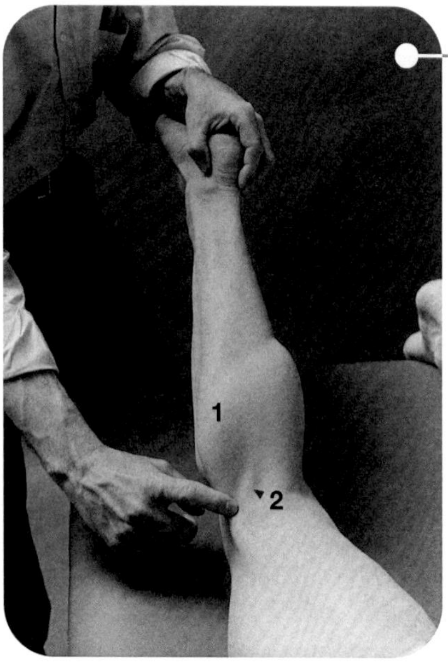

Abb. 11.35 M. gastrocnemius, Caput laterale (1) am Knie und M. plantaris

Die Technik zur Anspannung des Muskels entspricht der in ➛ Abb. 11.34 beschriebenen Vorgangsweise.
Der proximale Teil des Muskels ist palpatorisch eine besonders interessante Region, da er den inferolateralen Rand der Kniekehle bildet. Das proximale Ende des Muskels wird medial vom M. plantaris (2) begleitet, der in einer tieferen Schicht liegt.
Anmerkung: Der Muskelbauch des M. popliteus liegt im proximalen und posterioren Teil des Unterschenkels und kann indirekt über die Muskelmasse der Mm. gastrocnemii (diese Palpation ist nicht abgebildet) palpiert werden. Bei der tiefen Palpation dieser Region ist Vorsicht geboten, da hier auch der N. tibialis verläuft.
Die Palpation der Sehne des M. popliteus wurde bereits in ➛ Abb. 10.76 im Kapitel über das „Knie" beschrieben.

Ursprung und Ansatz

- Wie das Caput mediale hat auch das Caput laterale des M. gastrocnemius Ursprungsfasern im Bereich der Knorpelschicht des Condylus femorale – im Wesentlichen handelt es sich dabei um eine posteriore Verstärkung der Gelenkkapsel im Bereich des Condylus lateralis – auf der Tuberositas supracondylaris, am anschließenden Teil der Kapsel sowie auf der Facies poplitea.
- Distal verbindet sich der Muskel mit dem M. soleus und dem Caput mediale des M. gastrocnemius zu einer gemeinsamen Endsehne (Achillessehne), die auf der Rückseite des Calcaneus ansetzt.
- Der M. popliteus entspringt in der Fossa poplitea unmittelbar unterhalb des Epicondylus lateralis und inseriert distal auf der Tibia, oberhalb der Linea m. solei.

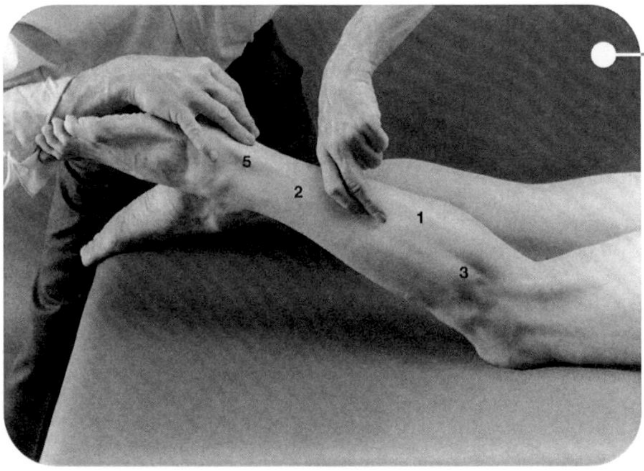

Abb. 11.36 M. soleus, Caput fibulare im distalen Anteil (siehe Anmerkung)

Der distale Teil des fibularen Anteils des M. soleus liegt oberhalb des M. fibularis brevis (3) und hinter der Sehne des M. fibulare longus (3). Die distale Hand umgreift die Ferse, der Unterarm ruht auf der Fußsohle und widersetzt sich der Plantarflexion. Das wiederholte An- und Entspannen lässt den Muskel besonders deutlich hervortreten. Man sucht ihn am besten entlang der Fibula zwischen dem M. gastrocnemius, Caput laterale (1), hinten und den Mm. fibulare brevis (2) und longus (3) vorne.

Ursprung und Ansatz

Der fibulare Anteil des M. soleus ist jener Teil des Muskelbauchs, der an der Fibula (posteriore Seite des Caput fibulae und proximales Viertel des Schafts) ansetzt. Er breitet sich auf der Facies lateralis des Unterschenkels viel mehr aus als der tibiale Anteil auf der Medialseite.

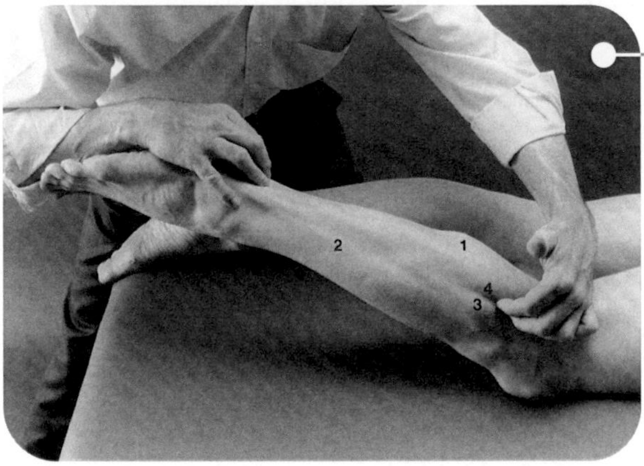

Abb. 11.37 M. soleus, Caput fibulare im proximalen Abschnitt

Der mittlere und proximale Anteil des Caput fibulare des M. soleus (4) liegt hinter dem M. fibulare longus (3) und vor dem Caput laterale (1) des M. gastrocnemius.

Ursprung und Ansatz

Der tibiale (➤ Abb. 11.38) und der fibulare (➤ Abb. 11.36) Anteil des M. soleus verschmelzen zu einer gemeinsamen Sehnenarkade (Arcus tendineus musculi solei). Die Sehne des M. soleus verbindet sich mit der Sehne der Mm. gastrocnemii und setzt über eine gemeinsame Endsehne (Achillessehne) an der Rückseite des Calcaneus an.

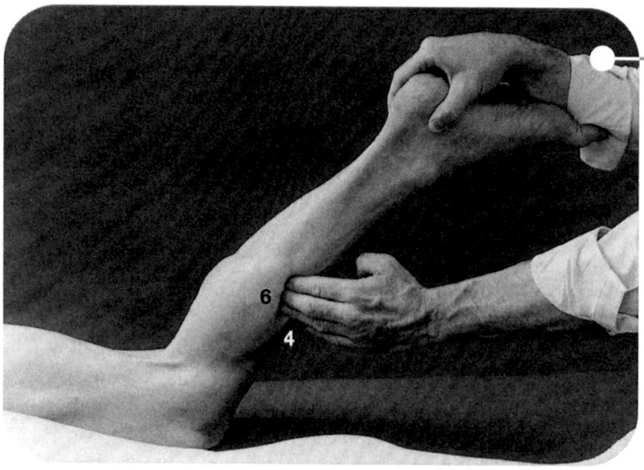

Abb. 11.38 M. soleus, Caput tibiale

Die distale Hand umgreift den Calcaneus, der Unterarm liegt auf der Fußsohle und widersetzt sich der Plantarflexion des Sprunggelenks.
Wieder lässt das wiederholte Anspannen und Entspannen des Muskels den Muskelbauch besonders deutlich hervortreten. Man sucht den Muskel entlang des medialen Tibiarands bis zum mittleren Drittel der Tibia und vor dem Caput mediale des M. gastrocnemius (6).

Ursprung und Ansatz

Das Caput tibiale (4) – das ist jener Teil des Muskelbauchs, der am Labium mediale der inferomedialen Hälfte der Linea m. solei und am mittleren Drittel des Margo mediale tibiae entspringt – breitet sich wesentlich weniger auf der Medialseite des Unterschenkels aus als das Caput fibulare auf der Lateralseite.

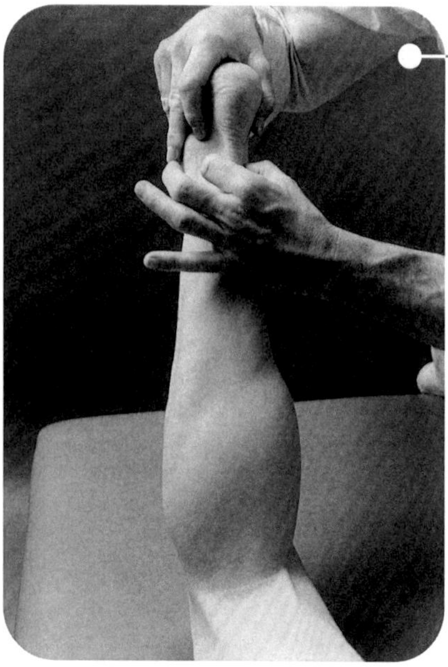

Abb. 11.39 Tendo calcaneus (Achillessehne)

Die distale Hand umgreift die Ferse, und der Unterarm liegt auf der Fußsohle; dadurch kann die Spannung in der Sehne variiert werden.
Die Sehne kann auf zwei Arten angespannt werden:
- entweder durch Druck auf die Plantarseite des Fußes, wodurch dieser in Dorsalflexion bewegt und die Sehne gedehnt wird,
- oder durch ein wiederholtes Anspannen und Entspannen in Plantarflexion.

Anmerkung: Hat man die Sehne einmal gefunden, kann man sie auch in entspanntem Zustand sowohl von posterior als auch von anterior und lateral palpieren. Die Achillessehne ist die dickste Sehne des menschlichen Körpers.

Ursprung und Ansatz

Die Achillessehne ist die Vereinigung der Mm. gastrocnemii und des M. soleus – sie inseriert distal in der unteren Hälfte des Tuber calcanei.

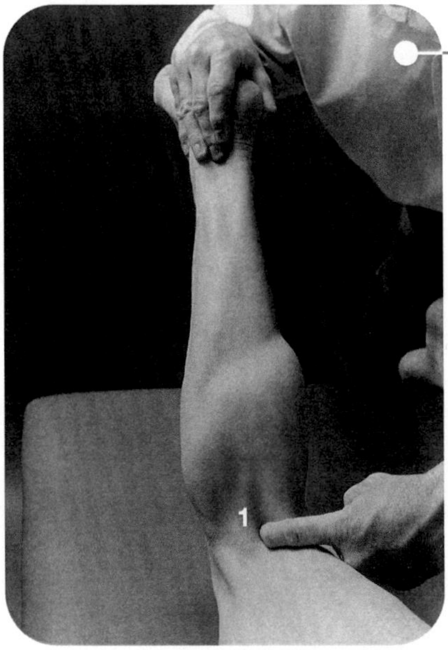

Abb. 11.40 M. plantaris in der Kniekehle

Der vor dem M. gastrocnemius, Caput laterale, liegende und diesem medial folgende M. plantaris ist nicht immer vorhanden und palpatorisch nur schwer zugänglich.
Der Therapeut umgreift mit seiner distalen Hand die Ferse und legt seinen Unterarm auf die Fußsohle, so dass er sich gleichzeitig der Plantarflexion und der Knieflexion widersetzen kann.
Inwieweit die Kontraktion des gesuchten Muskels möglich ist, hängt vom Patienten ab. Der Muskel (1) kann gegebenenfalls in der Kniekehle medial des Caput laterale des M. gastrocnemius ertastet werden.
Anmerkung: (1) bezeichnet mehr den Verlauf des Muskels als den sehr tief liegenden Muskel selbst.

Ursprung und Ansatz

- Der M. plantaris entspringt am Condylus lateralis oberhalb und medial des Caput laterale des M. gastrocnemius.
- Er inseriert medial der Achillessehne auf der Rückseite des Calcaneus.

Tiefe Schicht

M. tibialis posterior

Abb. 11.41

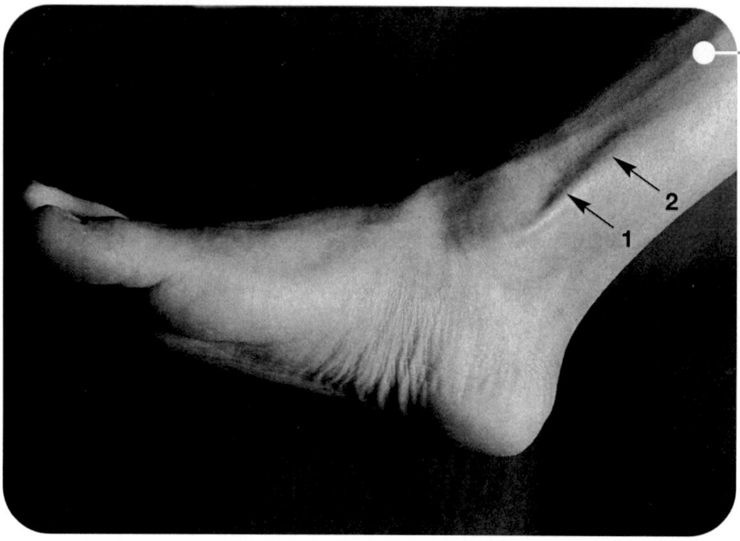

Unterschenkel, unteres Drittel, Ansicht von medial

1. Sehne des M. tibialis posterior
2. Muskelbauch des M. tibialis posterior

Anmerkung: Auf Seite 412 werden die Beziehungen dieser Struktur mit den beiden anderen hinter dem Malleolus medialis im Sulcus malleolaris verlaufenden Sehnen, die ebenfalls zur tiefen Schicht der Unterschenkelmuskulatur zählen, genauer erläutert:

- *M. flexor digitorum longus*
- *M. flexor hallucis longus*

Funktion

Adduktion und Supination des Fußes.

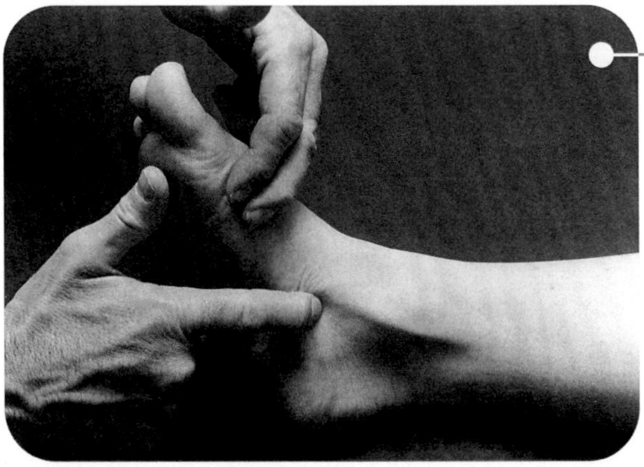

Abb. 11.42 Sehne des M. tibialis posterior zwischen der Tuberositas ossis navicularis und dem Malleolus medialis

Die distale Hand lenkt bzw. widersetzt sich der Adduktion des in Plantarflexion positionierten Fußes. Die Sehne kann zwischen der Tuberositas ossis navicularis und dem medialen Knöchel ertastet werden. Die Tuberositas ossis navicularis ist ein guter Anhaltspunkt für die Palpation. Siehe diesbezüglich das Kapitel über das „Sprunggelenk und den Fuß".

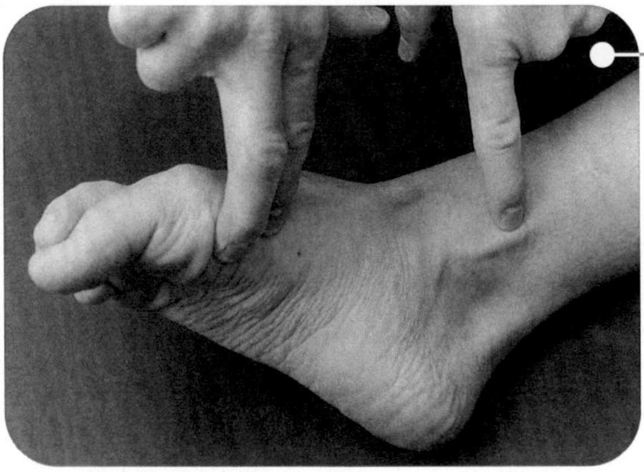

Abb. 11.43 Sehne des M. tibialis posterior am Sprunggelenk

Die distale Hand lenkt bzw. widersetzt sich der Adduktion des in Plantarflexion positionierten Fußes. Die Sehne ist hinter dem Malleolus medialis sichtbar. Unter den Fingern fühlt sie sich wie eine sehr „harte" rundliche Schnur an.

Ursprung und Ansatz

- Der M. tibialis posterior nimmt seinen Ursprung:
  - in den oberen zwei Dritteln der Rückseite der Tibia, lateral der Knochenleiste, die ihn vom M. flexor digitorum longus trennt,
  - in den oberen zwei Dritteln der Facies medialis fibulae, hinter dem Margo interosseum fibulae.
- Distal inseriert der Muskel auf allen Ossa tarsi, mit Ausnahme des Talus, und den Basen der Ossa metatarsalia II – IV.

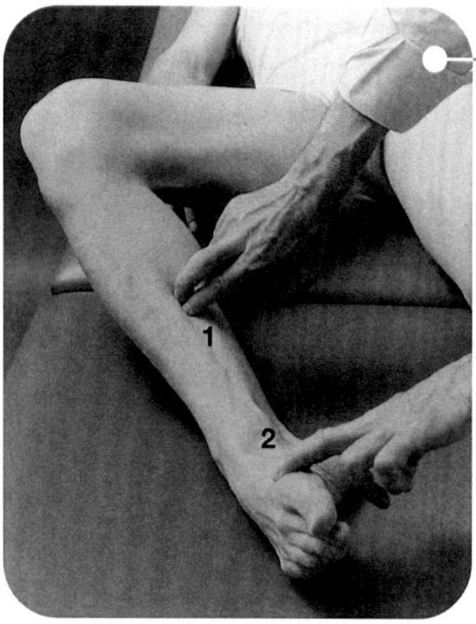

Abb. 11.44 Sehne und Muskelbauch des M. tibialis posterior am Unterschenkel

Der Therapeut legt den Unterschenkel des Patienten mit der Außenseite auf die Behandlungsliege. Um die Kontraktion des Muskels gut wahrnehmen zu können, gleiten seine Finger am medialen Rand der Tibia (1) entlang. Die Kontraktion wird durch wiederholtes Anspannen des Muskels noch deutlicher erkennbar. Ausgehend von der Plantarflexion, ersucht er den Patienten, gegen Widerstand den Fuß wiederholt in Adduktion zu bewegen. Der an die Sehne (2) anschließende Muskelbauch liegt vor dem M. flexor digitorum longus und reicht bis zur Sehnenarkade dieses Muskels, die ungefähr zehn Zentimeter oberhalb des Malleolus medialis an der Tibia fixiert ist. Nachdem der Muskelbauch unter dieser Arkade durchgezogen ist, verläuft er medial des Muskelbauchs des M. flexor digitorum longus. In diesem Bereich kann er nicht mehr direkt palpiert werden, da er vom M. triceps surae überdeckt wird.

M. flexor digitorum longus

Abb. 11.45

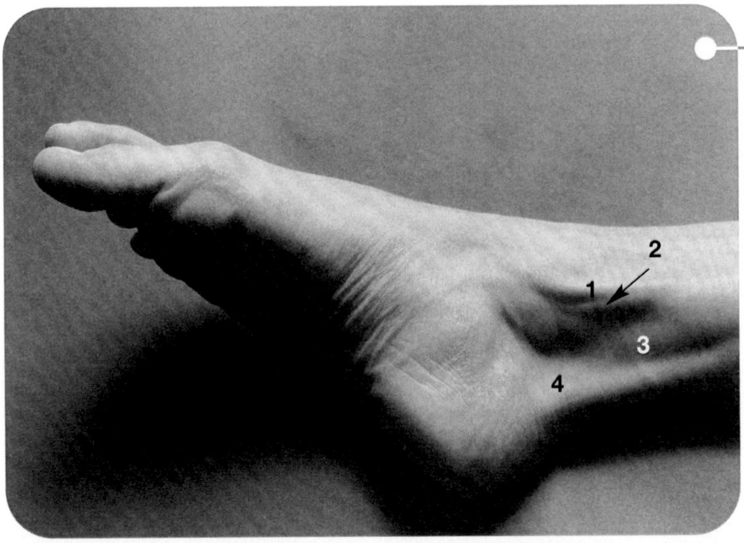

Unterschenkel, unteres Drittel, Ansicht von medial

1. M. tibialis posterior
2. M. flexor digitorum longus
3. M. flexor hallucis longus
4. Achillessehne (Tendo calcaneus)

Funktion des M. flexor digitorum longus

Der Muskel beugt die zweite bis fünften Phalangen, genauer die dritte Phalanx gegenüber der zweiten, die zweite gegenüber der ersten und die erste gegenüber dem entsprechenden Mittelfußknochen.

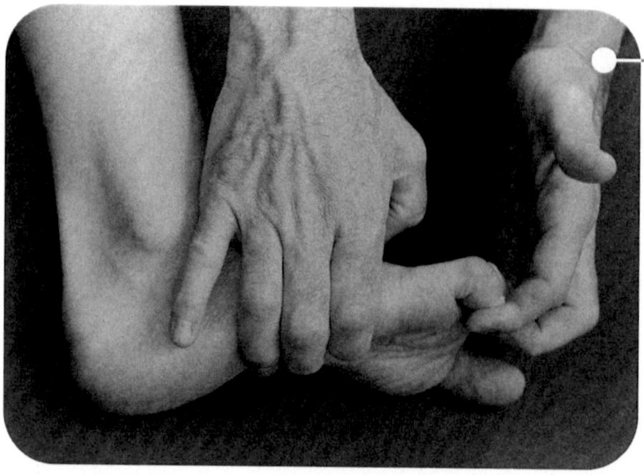

Abb. 11.46 Sehne des M. flexor digitorum longus auf der Fußsohle

Die distale Hand lenkt bzw. widersetzt sich der schnellen Flexion der Zehen, das Sprunggelenk befindet sich in Neutralposition. Die zweite Hand liegt auf der Plantarfläche des Fußes und umgreift den lateralen Fußrand. Der Handkontakt ist flächig, um die Kontraktion des Muskels besser spüren zu können. Die Sehnen selbst können nicht direkt unter den Fingern gespürt werden, da sie von den Sehnen des M. flexor digitorum brevis überlagert werden.
Anmerkung: Die Muskelkontraktion dieser beiden Muskeln ist besser zu spüren, wenn die Grundphalanx der Zehen vorher in Hyperextension bewegt wurde.

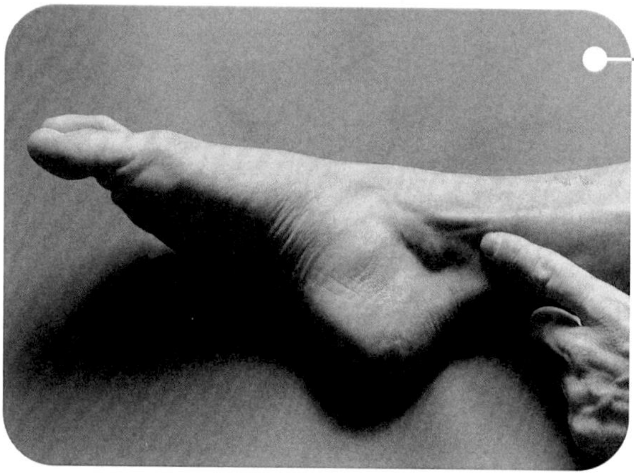

Abb. 11.47 M. flexor digitorum longus im Sulcus malleolaris

Der Therapeut legt den Fuß des Patienten auf die Ferse oder auf den Außenrand des Fußes. Er ersucht den Patienten, die Zehen wiederholt und schnell in Flexion zu bewegen.
Die Sehne wird nahe dem Malleolus medialis, hinter der Sehne des M. tibialis posterior erkennbar.

Ursprung und Ansatz

- Der Muskel entspringt proximal:
  - im medialen Anteil des Labium inferior der Linea m. solei,
  - am mittleren Drittel der Facies posterior der Tibia medial einer längsverlaufenden Knochenleiste, die ihn vom M. tibialis posterior trennt.
- Distal inseriert er an den Endphalangen der zweiten bis fünften Zehe.

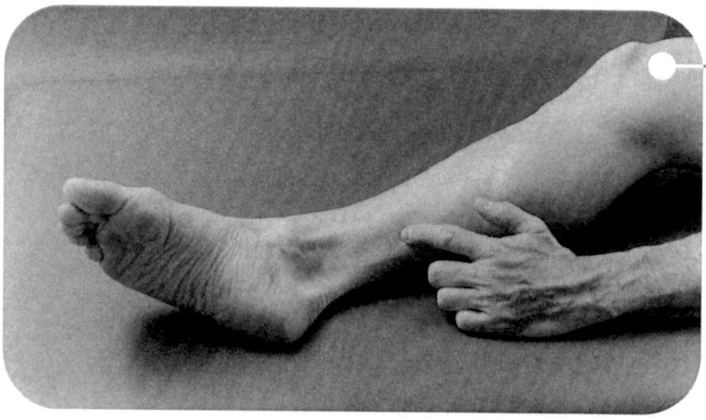

Abb. 11.48 Muskelbauch des M. flexor digitorum longus im unteren Drittel des Unterschenkels

Der Unterschenkel wird auf die Außenseite gelegt, das Sprunggelenk ist entspannt.
Der Zeigefinger deutet auf den Muskelbauch, der sich hinter dem M. tibialis posterior befindet, bis zur Sehnenarkade des M. flexor digitorum longus reicht und ungefähr zehn Zentimeter oberhalb des Malleolus medialis an der Tibia ansetzt. Jenseits der Arkade liegt der Muskelbauch lateral des Muskelbauchs des M. tibialis posterior.
Die Muskelkontraktion lässt sich besser spüren, wenn man den Muskel wiederholt anspannen lässt. Man ersucht den Patienten, die Zehen schnell und wiederholt zu beugen.

M. flexor hallucis longus

Abb. 11.49

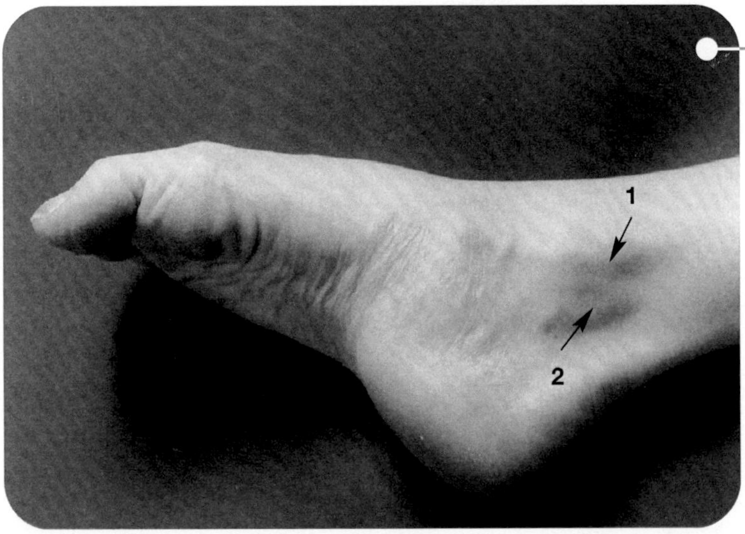

Unteres Drittel des Unterschenkels, Ansicht von medial

1. Sehne des M. tibialis posterior
2. Sehne des M. flexor hallucis longus

Anmerkung: Auf Seite 412 werden die Beziehungen dieser Struktur mit den beiden anderen, hinter dem Malleolus medialis im Sulcus malleolaris verlaufenden Sehnen, die ebenfalls zur tiefen Schicht der Unterschenkelmuskulatur zählen, genauer erläutert:

- *M. tibialis posterior*
- *M. flexor digitorum longus*

Funktion des M. flexor hallucis longus

Beugt die Endphalanx gegenüber der Grundphalanx und diese gegenüber dem Os metatarsale I.

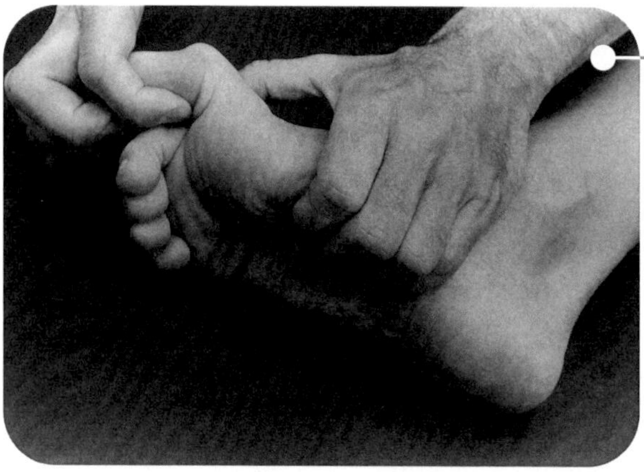

Abb. 11.50 M. flexor hallucis longus auf der Fußsohle

Die distale Hand lenkt bzw. widersetzt sich der wiederholten und schnellen Flexion der Großzehe, das Sprunggelenk befindet sich dabei in Neutralposition, und der Fuß liegt auf der Ferse oder auf der Außenseite des Fußes auf.
Die andere Hand umgreift die Plantarseite des Os metatarsale I, um die Kontraktion des Muskels, der sich unter den Fingern wie ein Seil abzeichnet, besser zu spüren.
Anmerkung: Diese Sehnenstruktur ist viel besser zu spüren, wenn die Grundphalanx der Großzehe vorher in Hyperextension positioniert wurde.

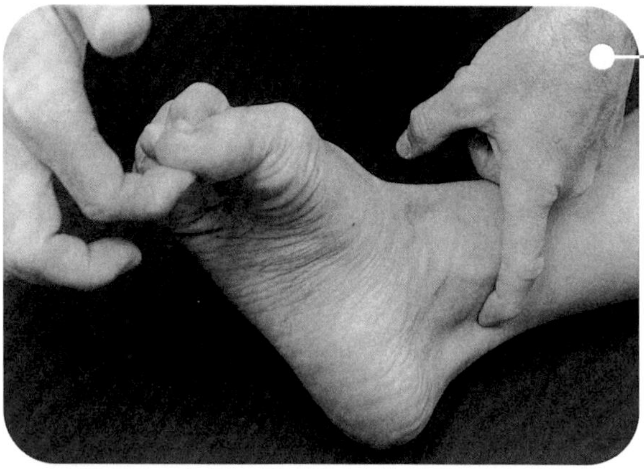

Abb. 11.51 M. flexor hallucis longus im Sulcus malleolaris

Die distale Hand lenkt bzw. widersetzt sich der wiederholten und schnelle Flexion der Großzehe, das Sprunggelenk befindet sich dabei in Neutralposition, und der Unterschenkel liegt auf seiner posterolateralen Seite.
Der Muskel wird im Sulcus malleolaris zwischen dem Malleolus medialis und der Achillessehne und hinter der Sehne des M. flexor digitorum longus erkennbar. Auch ➤ Abb. 12.134 im Kapitel über das „Sprunggelenk und den Fuß".

Ursprung und Ansatz

- Dieser Muskel entspringt in den unteren drei Vierteln der Facies posterior fibulae.
- Distal inseriert er, nachdem er zwischen den beiden Sesambeinen des Metatarsophalagealgelenks durchgezogen ist, an der Basis der Endphalanx der Großzehe.

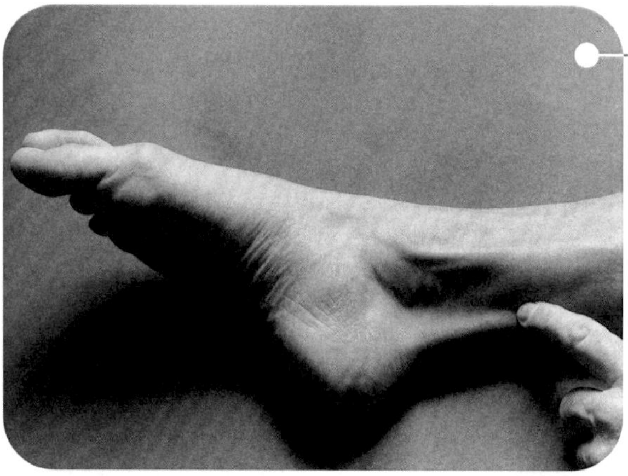

Abb. 11.52 M. flexor hallucis longus im Sulcus malleolaris: Visualisierung des Muskelbauchs

Diese Abbildung veranschaulicht den Muskelbauch (siehe Zeigefinger), der bereits in der ➤ Abb. 11.51 palpiert wurde und sich hinter dem M. flexor digitorum longus (2) (➤ Abb. 11.45) und medial der Achillessehne befindet.
Die Kontraktion dieses Muskels ist besonders gut zu erkennen, wenn man den Patienten ersucht, die Großzehe mehrfach zu beugen.

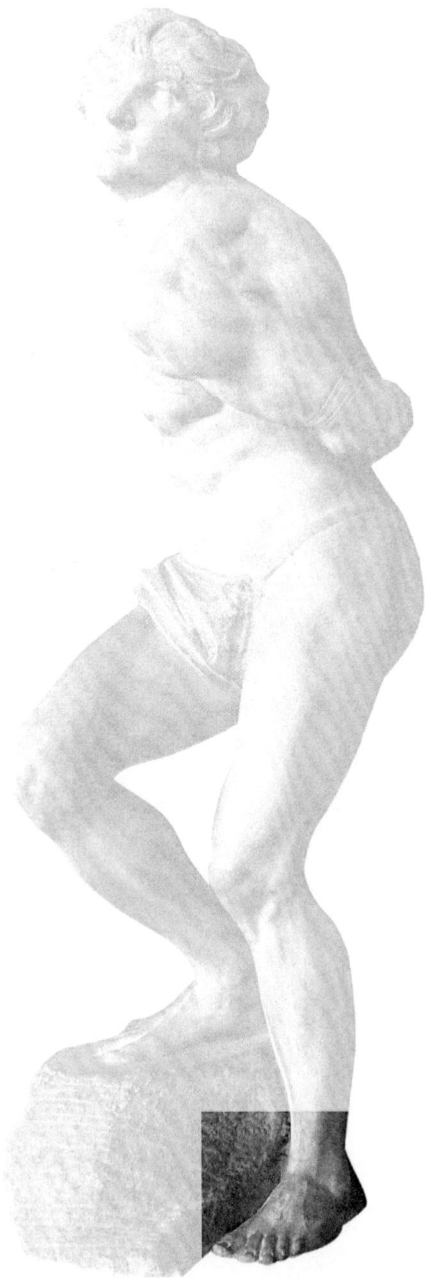

12 Das Sprunggelenk und der Fuß

Topografische Darstellung des Fußes (Pes)

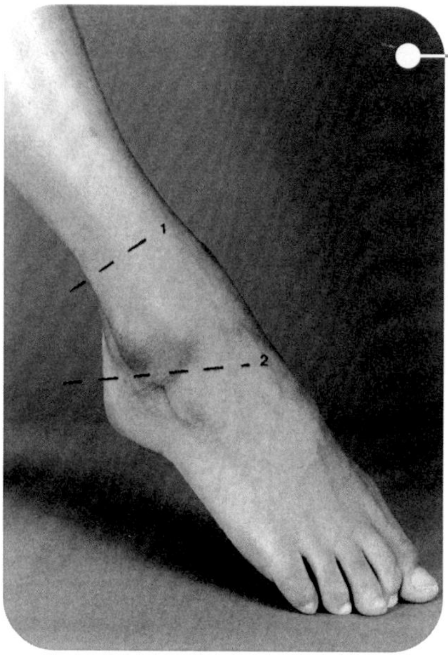

Abb. 12.1 **Sprunggelenk und Fuß (Pes), Ansicht von anterolateral**
1. Obere Begrenzung der Sprunggelenksregion
2. Untere Begrenzung der Sprunggelenksregion

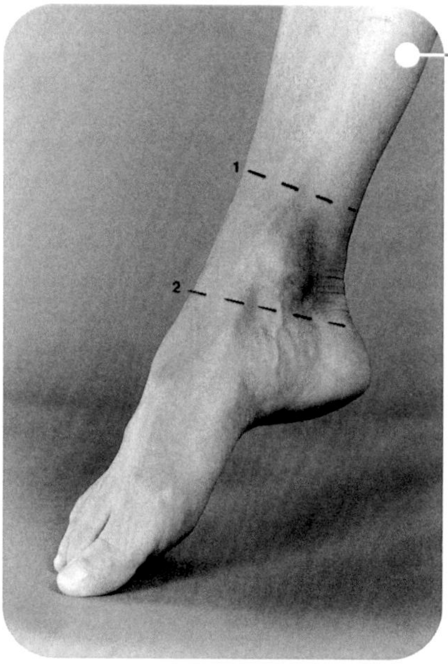

Abb. 12.2 **Sprunggelenk und Fuß (Pes), Ansicht von anteromedial**

Knochen

Fußskelett

Ansicht von lateral

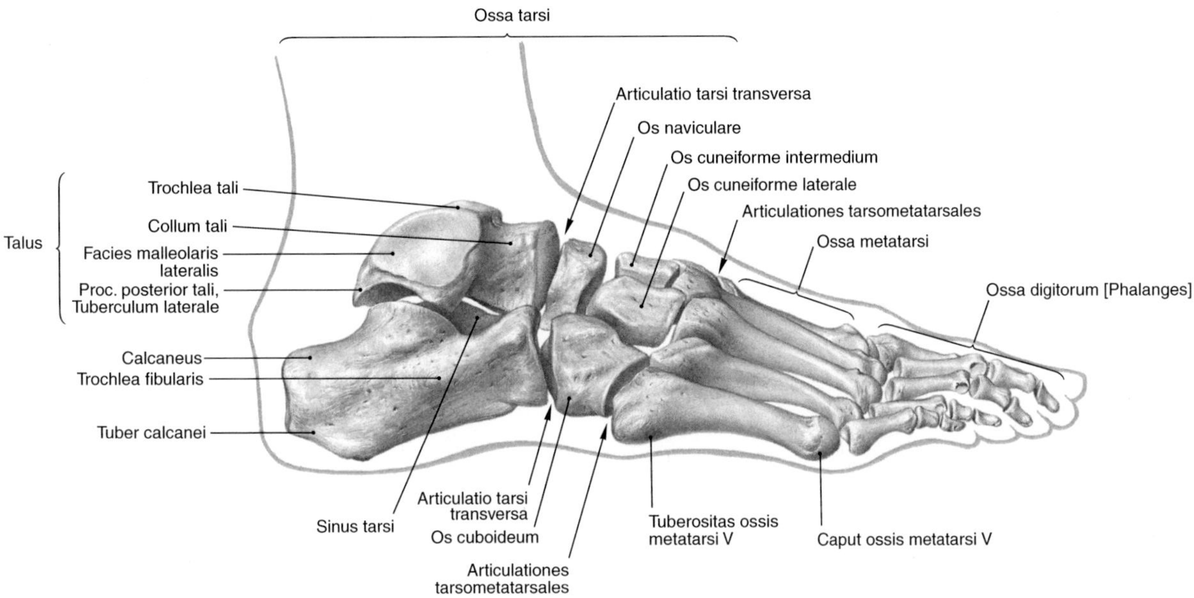

Ansicht von medial

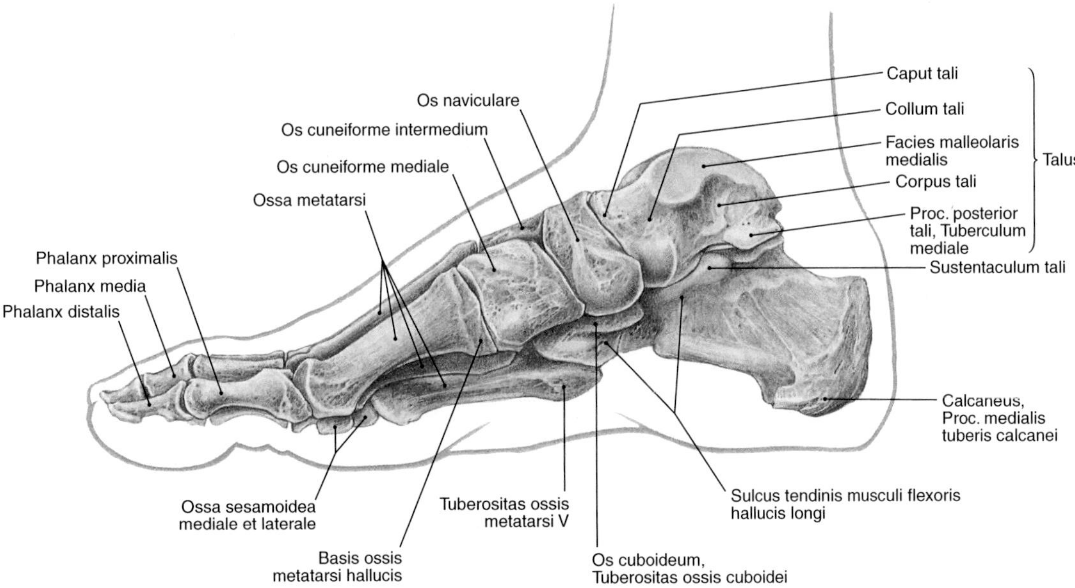

Fußskelett, Calcaneus

Ansicht von proximal

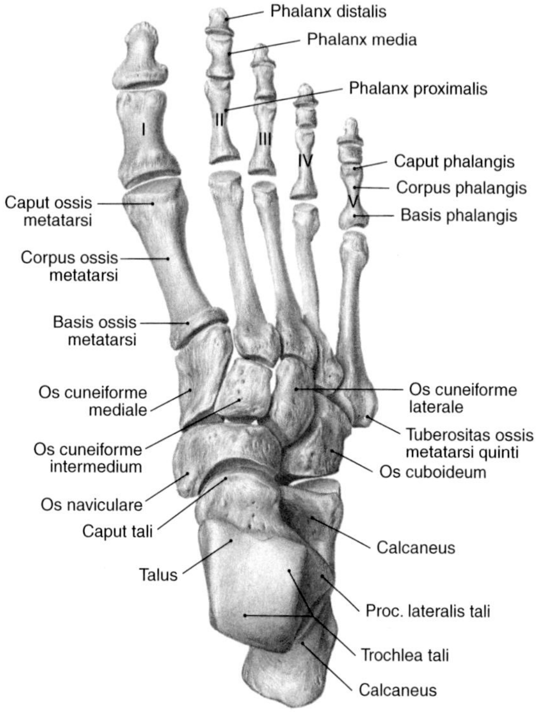

Ansicht von medial

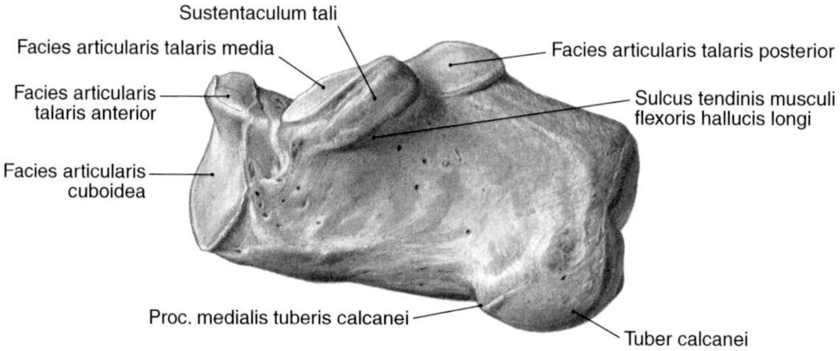

Ansicht von lateral

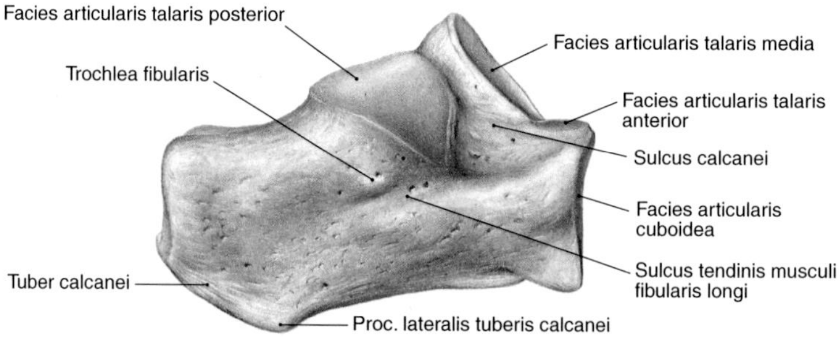

Lateraler Fußrand

Die palpatorisch zugänglichen Knochenstrukturen:

- Fünfter Mittelfußknochen (Os metatarsale V):
  - Caput ossis metatarsalis (→ Abb. 12.4)
  - Corpus ossis metatarsalis V, Facies lateralis (→ Abb. 12.5)
  - Corpus ossis metatarsalis V, Margo inferior (→ Abb. 12.6)
  - Basis ossis metatarsalis V und die anderen Knochen des lateralen Fußrands, globaler Ansatz zur Palpation des lateralen Fußrands (→ Abb. 12.7)
  - Tuberositas ossis metatarsalis V (→ Abb. 12.8)
- Würfelbein (Os cuboideum):
  - Lateraler Rand (→ Abb. 12.9, auch → Abb. 12.7)
  - Dorsalseite (→ Abb. 12.10)
  - Plantarseite (→ Abb. 12.11)
- Fersenbein (Calcaneus):
  - Lateralseite (→ Abb. 12.12)
  - Magna apophysis calcanei (→ Abb. 12.13, auch → Abb. 12.7)
  - Facies articularis cuboidea (→ Abb. 12.14)
  - Sinus tarsi (→ Abb. 12.15)
  - Trochlea fibularis (→ Abb. 12.16)
  - Ansatzfläche des Lig. calcaneofibulare (→ Abb. 12.17)
  - Posteriorer Teil der Facies lateralis (→ Abb. 12.18)
  - Facies superior, lateraler Anteil des posterioren Abschnitts (→ Abb. 12.19)
- Sprungbein (Talus):
  - Facies lateralis des Collum tali (→ Abb. 12.20, auch → Abb. 12.7)
  - Processus lateralis tali (→ Abb. 12.21)
- Malleolus lateralis:
  - Margo anterior (→ Abb. 12.22)
  - Apex (→ Abb. 12.23)
  - Margo posterior (→ Abb. 12.24)

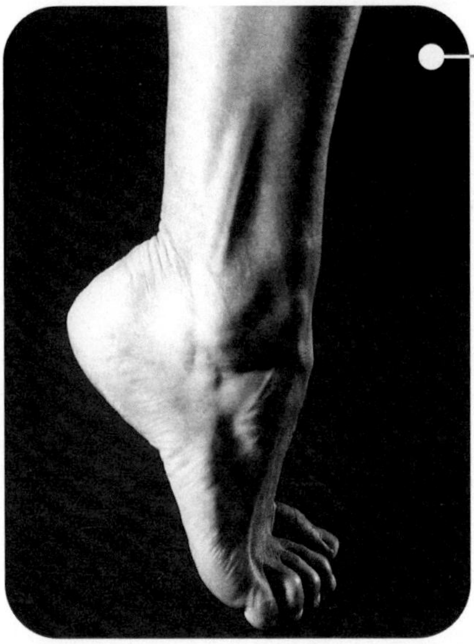

Abb. 12.3

Sprunggelenk und Fuß (Pes), laterale Fläche

Os metatarsale V

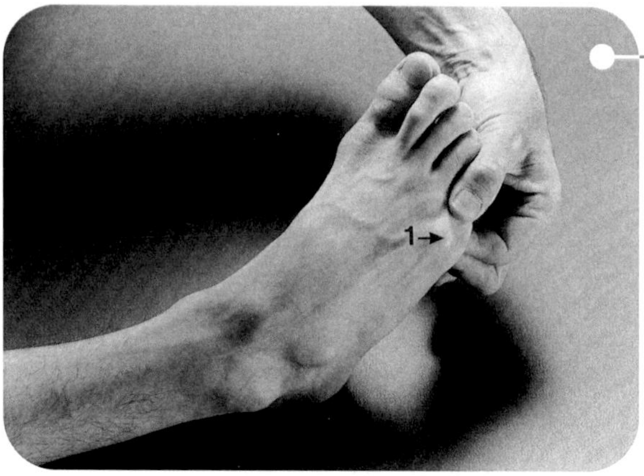

Abb. 12.4 Caput ossis metatarsalis V

Um das Caput (1) am lateralen Fußrücken hervorzuheben, bewegt man die fünfte Zehe in Plantarflexion. Dabei wird auch das Metatarsophalangealgelenk besser sichtbar.

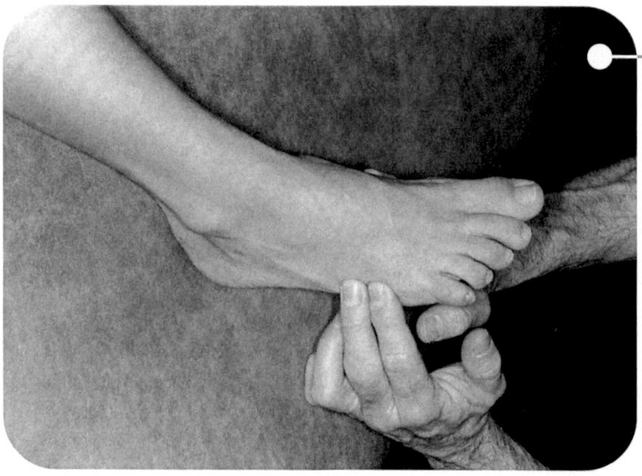

Abb. 12.5 Corpus ossis metatarsalis V, Facies lateralis

Diese direkt unter der Haut liegende Struktur ist leicht zu finden, sie liegt unmittelbar oberhalb des M. abductor digiti minimi.

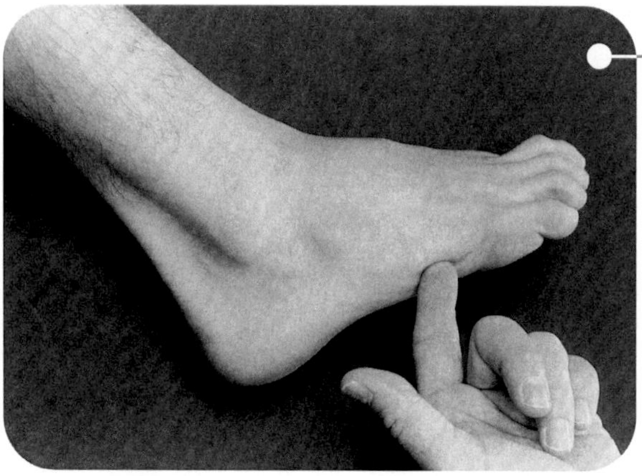

Abb. 12.6 Corpus ossis metatarsalis V, Margo inferior

Der inferiore Rand des Corpus bildet eine Krümmung mit plantarer Konkavität, die gut ertastbar ist.
In der nebenstehenden Abbildung schiebt der Zeigefinger den M. abductor digiti minimi zur Seite, um direkten Kontakt mit der gesuchten Knochenstruktur aufzunehmen.

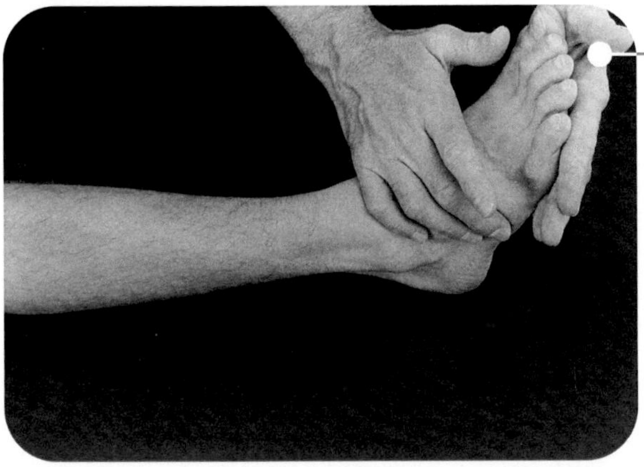

Abb. 12.7 Basis ossis metatarsalis V und die anderen Knochen des lateralen Fußrands (Cuboid, Calcaneus und Talus): globaler Ansatz zur Palpation des lateralen Fußrands

Der Fuß ist entspannt und ruht auf der Behandlungsliege oder auf dem Knie des Therapeuten. Dieser legt seine proximale Hand auf den Rist und umgreift vorsichtig den lateralen Fußrand. Dabei wird die Außenkante des kleinen Fingers gegen den Malleolus lateralis gedrückt.
Der kleine Finger hat Kontakt mit dem Collum tarsi (Dorsal- und Lateralseite), dem Boden des Sinus tarsi und dem anterosuperolateralen Winkel des Calcaneus (Magna apophysis calcanei). Der Ringfinger liegt über dem Cuboid, der Mittelfinger auf der Basis des Os metatarsale V.

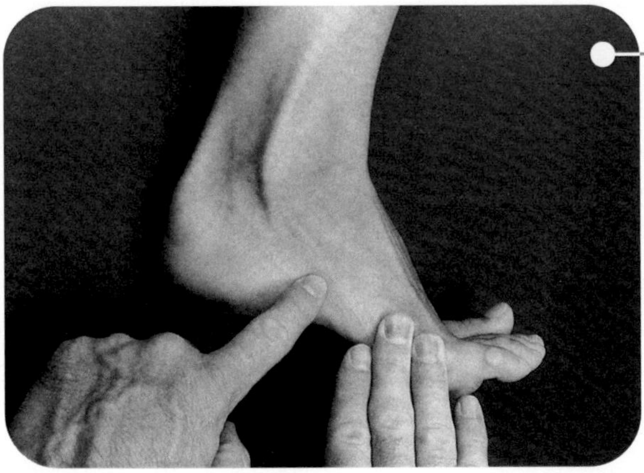

Abb. 12.8 Tuberositas ossis metatarsalis V

Das Os metatarsale V ist an seinem proximalen Ende gelenkig mit dem Os cuboideum verbunden. Es verfügt lateral und proximal seiner Basis über einen kleinen Knochenhöcker, die Tuberositas ossis metatarsalis V, an der die Sehne des M. fibularis brevis inseriert. Die Tuberositas überragt proximal teilweise den lateralen Rand des Os cuboideum.

Würfelbein (Os cuboideum)

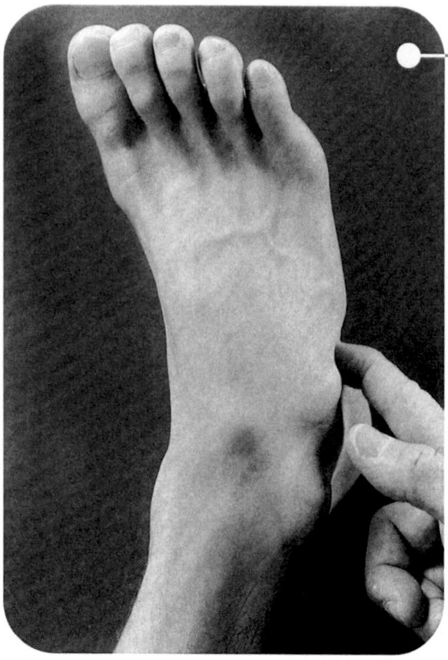

Abb. 12.9 Lateraler Rand des Os cuboideum (auch ➛ Abb. 12.7)

Das Os cuboideum schließt unmittelbar an die Tuberositas ossis metatarsalis V an (➛ Abb. 12.7 und 12.8). Der Therapeut palpiert also zunächst die Tuberositas und lässt den Finger dann in die unmittelbar anschließende Vertiefung am lateralen Fußrand gleiten. Hier stößt er auf einen Rand, eine Kante, die der gesuchten Struktur entspricht.
Anmerkung: Die Sehne des M. fibularis brevis folgt diesem Rand und kann, sofern der Muskel nicht vollständig entspannt ist, die Palpation des Os cuboideum beeinträchtigen.

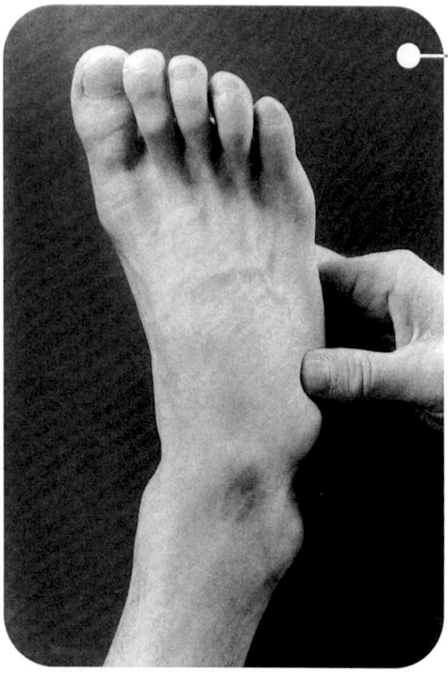

Abb. 12.10 Os cuboideum, Dorsalseite

Zwei knöcherne Anhaltspunkte helfen bei der Palpation der Dorsalseite des Os cuboideum:
- Tuberositas ossis metatarsalis V (➛ Abb. 12.7 und 12.8)
- Magna apophysis calcanei (➛ Abb. 12.13).

Diese beiden Knochenstrukturen bilden die anteriore und posteriore Begrenzung der gesuchten Struktur, die sich folglich zwischen diesen Punkten befindet.
Man legt den Daumen auf den lateralen Rand des Os cuboideum (➛ Abb. 12.9) und lässt ihn etwas zur Dorsalseite des Fußes gleiten, um Kontakt mit der gesuchten Struktur aufzunehmen.
Anmerkung: Die Dorsalseite ist rau, nach unten und außen geneigt und befindet sich unmittelbar unter der Haut. Sie kann daher leicht palpiert werden. Die Sehne des M. fibularis brevis verläuft lateral, sie wird teilweise vom M. extensor digitorum brevis überdeckt.

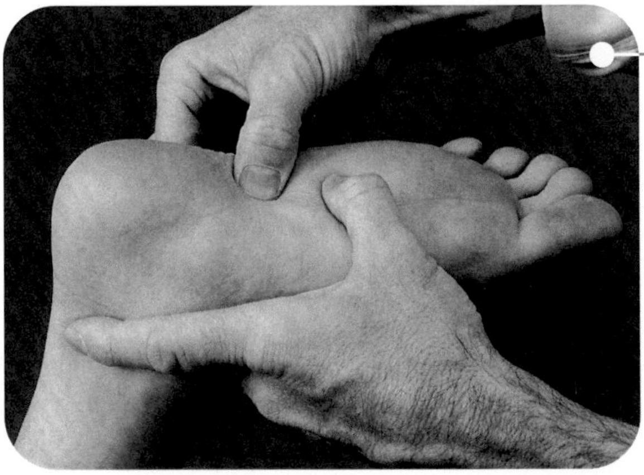

Abb. 12.11 Os cuboideum, Plantarseite

Nachdem man die Tuberositas ossis metatarsalis V (➤ Abb. 12.7 und 12.8) und die Magna apophysis calcanei (➤ Abb. 12.7 und 12.13) gefunden hat, legt man den Daumen zwischen diese beiden Strukturen und bewegt ihn um den lateralen Rand des Os cuboideum herum, um die Plantarseite des Knochens zu ertasten.

Fersenbein (Calcaneus)

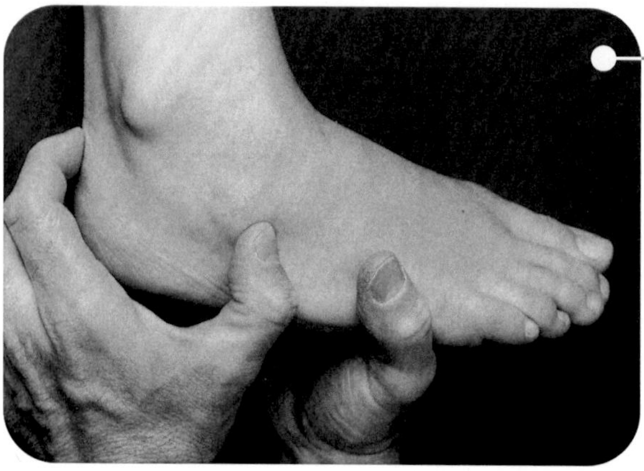

Abb. 12.12 Calcaneus, Lateralseite

Der Vorderfuß wird in Adduktion und leichte Supination bewegt, so dass die anteriore Gelenkfläche des Calcaneus stärker hervortritt und teilweise „freigelegt" wird.
Man legt den Daumen auf diese Seite und den Zeigefinger auf die Rückseite des Calcaneus und bekommt damit eine bessere Vorstellung von der Größe dieses Knochens innerhalb des Fußskeletts.

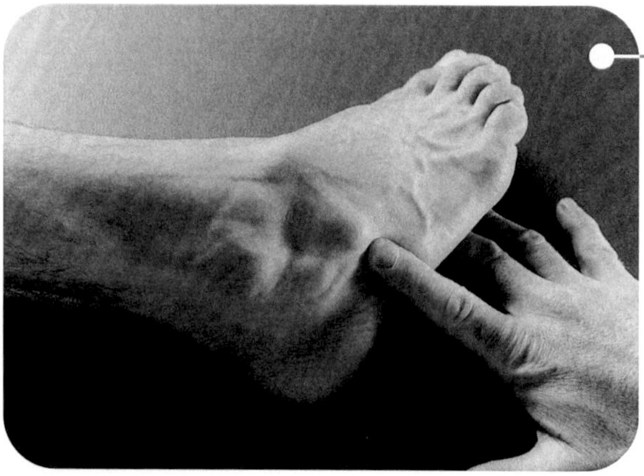

Abb. 12.13 Magna apophysis calcanei (anterosuperolateraler Winkel)

Diese Struktur begrenzt den lateralen Gelenkspalt zwischen Calcaneus und Os cuboideum. Um den Zugang zur gesuchten Struktur zu vereinfachen, wird der Vorderfuß in eine Supinationsstellung gebracht. Diese knöcherne Erhebung ist bei manchen Patienten sehr klar erkennbar, wie in der nebenstehenden Abbildung zu sehen.
Anmerkung: Diese Struktur ist insofern von Interesse, als sie eine klare Abgrenzung des bei jedem Patienten etwas anders geformten Calcaneus ermöglicht.

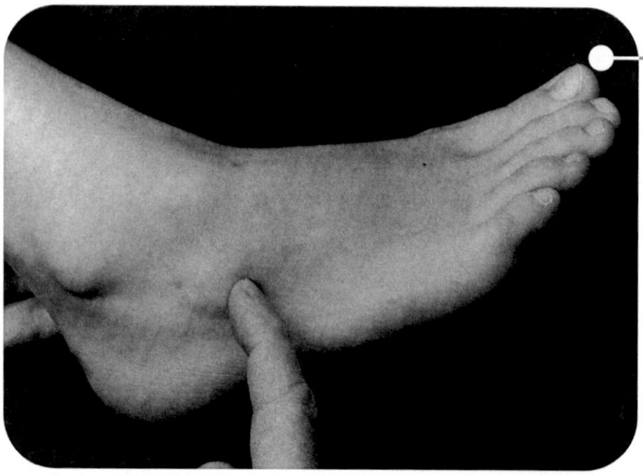

Abb. 12.14 Calcaneus, Facies articularis cuboidea

Um den superioren, anterioren und lateralen Teil dieser Gelenkfacette freizulegen, ersucht man den Patienten, den leicht gebeugten Vorderfuß in Adduktion und Supination zu bewegen.
Wenn dies nicht ausreicht, kann man folgende passive Bewegung ausführen: Man blockiert den Calcaneus mit einer Hand und bringt mit der anderen Hand den Vorderfuß in Adduktion, Supination und leichte Plantarflexion (auch ➛ Abb. 12.7).

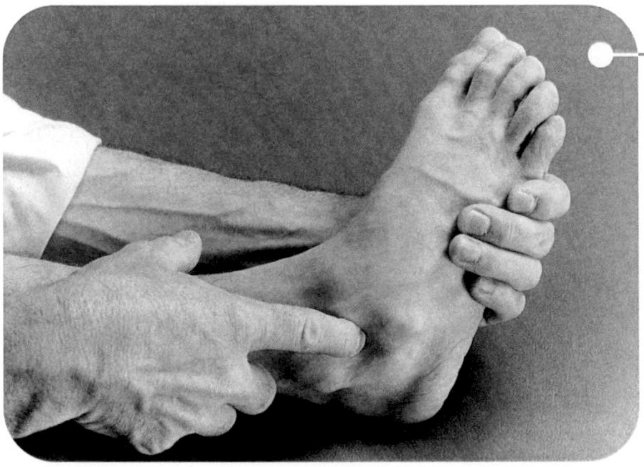

Abb. 12.15 Sinus tarsi

Anatomie

Der Sinus tarsi wird durch die Verbindung zwischen Calcaneus und Talus gebildet. Es handelt sich um einen Kanal, der von medial nach lateral und von hinten nach vorne größer wird. Der Boden des Sinus tarsi wird durch den Calcaneus (Sulcus calcanei) gebildet, das Dach durch den Talus, genauer durch den Sulcus tali. Die Überlagerung dieser beiden Sulci lässt einen Kanal entstehen, der als Sinus tarsi bezeichnet wird. Zugänglich ist somit nicht der Sinus tarsi, sondern sein Boden an der Stelle, an der er an der Oberseite des Calcaneus im Bereich des vorderen Abschnitts, austritt.

Anmerkung: Der posteriore Teil des Sinus tarsi wird durch die beiden Teile des Lig. talocalcaneum interosseum ausgefüllt.

Zugangstechnik

Der Fuß befindet sich in Neutralposition, der Therapeut legt seinen Zeigefinger auf den anterioren Rand des Malleolus lateralis. Er bewegt diesen Finger etwas in Richtung Fußsohle und findet die gesuchte Struktur, die eine leichte Vertiefung bildet. Der M. extensor digitorum brevis kann die Palpation dieser Struktur beeinträchtigen (man sollte also darauf achten, dass er gut entspannt ist bzw. etwas zur Seite geschoben wurde). Die Sehne des M. extensor digitorum sowie der laterale Teil des Talushalses liegen medial.

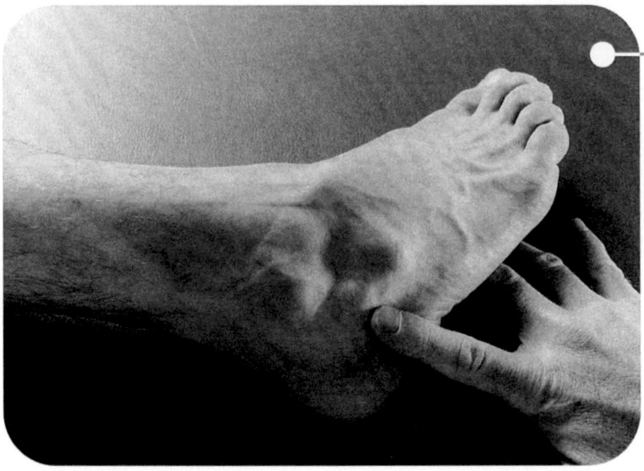

Abb. 12.16 Trochlea fibularis

Dabei handelt es sich um eine nicht immer vorhandene Knochenstruktur, ungefähr einen Fingerbreit unterhalb des Malleolus lateralis. Die Trochlea fibularis trennt die Rinne für den M. fibularis longus (unterhalb) von der Rinne für den M. fibularis brevis (oberhalb) (auch ➛ Abb. 12.12 und 12.23).

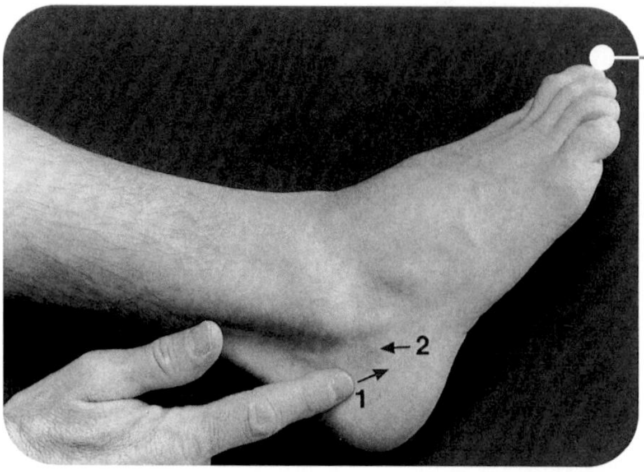

Abb. 12.17 Ansatzfläche des Lig. calcaneofibulare

Die Ansatzfläche des Lig. calcaneofibulare (1) ist manchmal als Knochenhöcker (Tuberculum) ausgebildet. Dieser liegt, wenn vorhanden, hinter der Trochlea fibularis (2) (➤ Abb. 12.16) ungefähr einen Fingerbreit unterhalb des lateralen Gelenkspalts zwischen Talus und Calcaneus, wenn der Fuß in Neutralposition gehalten wird.
Anmerkung: Das Tuberculum ist nicht immer vorhanden. Fehlt es, inseriert das Lig. calcaneofibulare direkt an der Außenseite des Calcaneus.

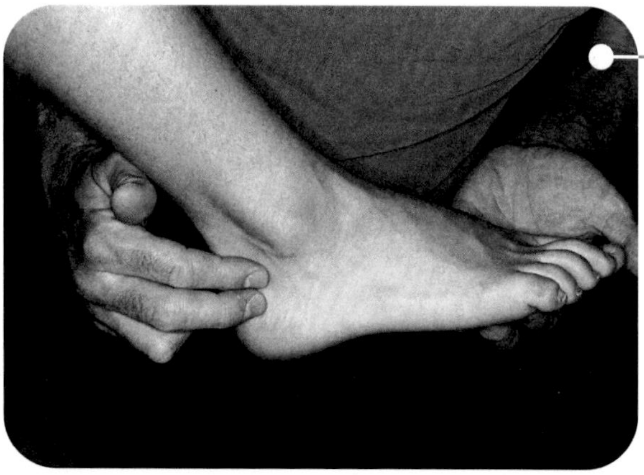

Abb. 12.18 Calcaneus, posteriorer Anteil der Lateralfläche

Dieser Teil ist flach und rau und erstreckt sich fast über die gesamte Länge der lateralen Calcaneusfläche und liegt direkt unter der Haut. In der nebenstehenden Abbildung liegen die Finger etwas neben der gesuchten Struktur, um sie gut sichtbar zu machen.

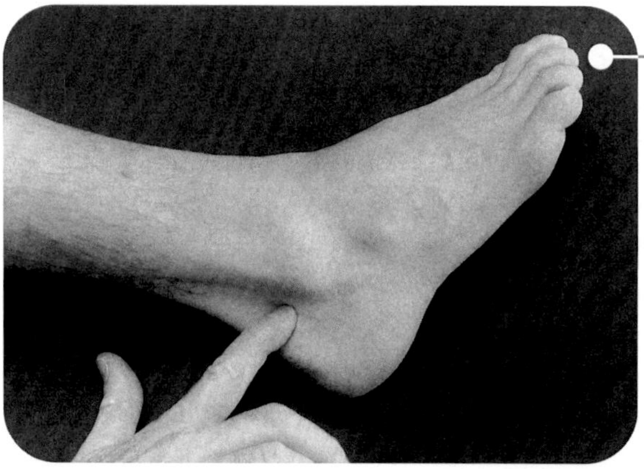

Abb. 12.19 Calcaneus, superiorer und lateraler Teil des posterioren Abschnitts

In der nebenstehenden Abbildung liegt der Zeigefinger auf der in ➤ Abb. 12.18 angeführten Struktur, hinter dem Talus und lateral der Achillessehne.

Sprungbein (Talus)

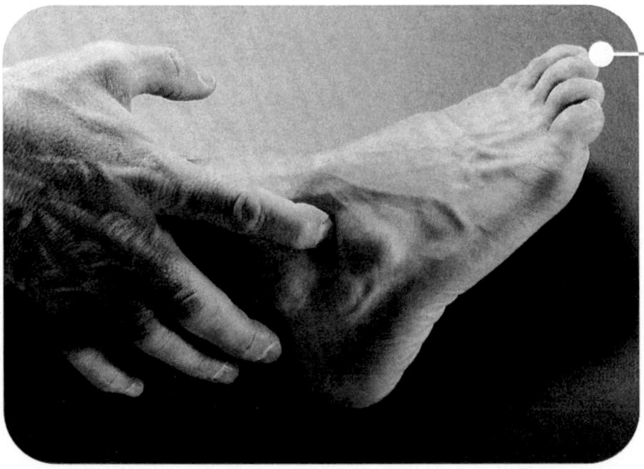

Abb. 12.20 Collum tali, Lateralseite (→ Abb. 12.7)

Der Fuß befindet sich in Neutralposition. Der Therapeut legt seinen Zeigefinger auf den anterioren Rand des Malleolus lateralis. Er bewegt den Finger etwas nach vorne und medial und stößt somit auf die gesuchte Struktur. Wird der Vorderfuß etwas in Supination bewegt, ist die Lateralseite des Talushalses noch besser zugänglich.

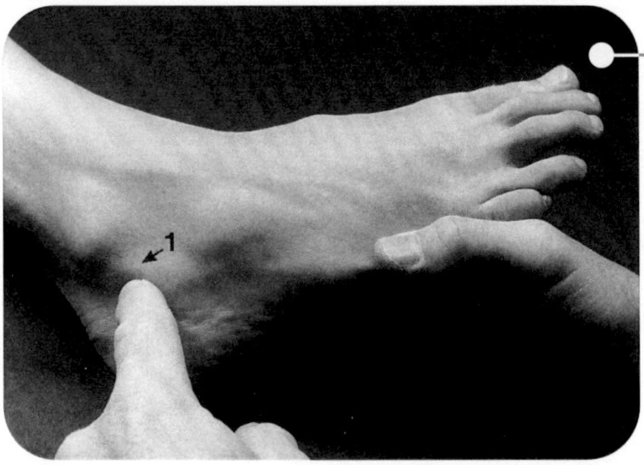

Abb. 12.21 Processus lateralis tali

Der Therapeut bewegt den Fuß in Inversion und entfernt den Malleolus lateralis von der gesuchten Struktur, die dadurch besser erkennbar wird.

Ursprungszone

Der Processus lateralis tali befindet sich unmittelbar oberhalb der Articulatio subtalaris lateralis, auf der das Lig. talocalcaneum laterale ansetzt.

Malleolus lateralis

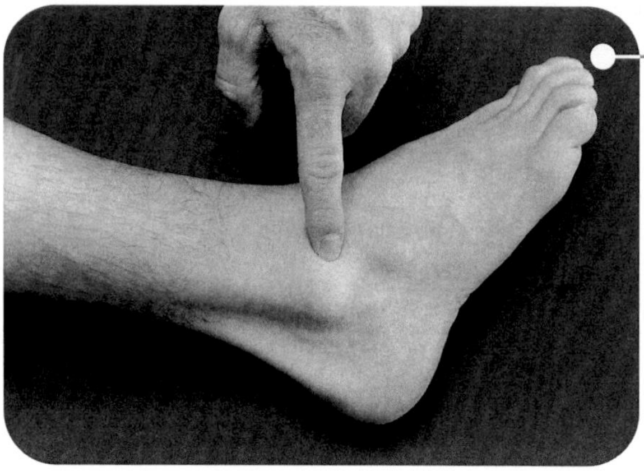

Abb. 12.22 Malleolus lateralis, anteriorer Rand

Der anteriore Rand bildet in seinem „obersten“ oder proximalen Anteil die Ursprungszone für das Lig. tibiofibulare anterius und das Lig. calcaneofibulare (➤ Abb. 12.23).

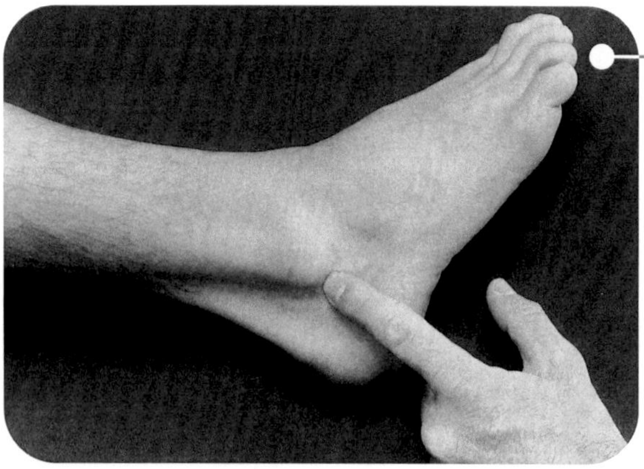

Abb. 12.23 Malleolus lateralis, Apex

Der Apex des Malleolus lateralis zeichnet sich durch eine unmittelbar vor dem markantesten, höchsten Punkt liegende Vertiefung aus, in der ein Teil des Lig. calcaneofibulare entspringt, der andere Teil dieses Bands entspringt im „unteren“ (distalen) Anteil des anterioren Rands. Der Apex ist somit ein wichtiger Anhaltspunkt zur Lokalisierung der Ansätze dieses Bands an der Fibula.

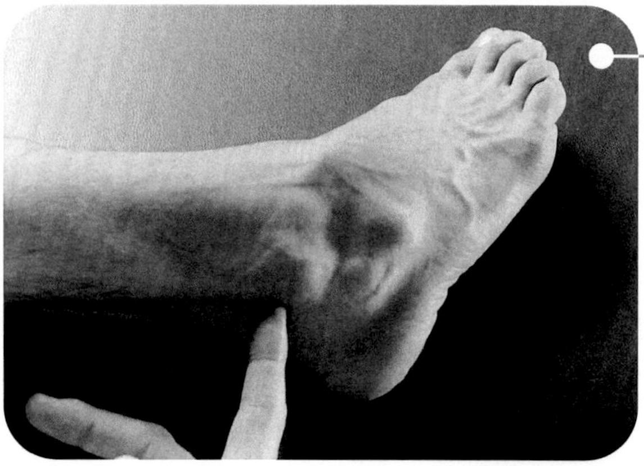

Abb. 12.24 Malleolus lateralis, posteriorer Rand

Bei der Palpation des posterioren Rands sollte besonders darauf geachtet werden, dass die Mm. fibularis longus und brevis entspannt sind oder etwas zur Seite geschoben werden. Dadurch verhindert man, dass die hinter dem posterioren Rand verlaufenden Sehnen den Zugang zur gesuchten Struktur beeinträchtigen.

Anmerkung: Dieser Rand ist Ansatzregion für das Lig. tibiofibulare posterius und das Lig. talofibulare posterius.

Medialer Fußrand

Die wichtigsten palpatorisch zugänglichen Knochenstrukturen:

- Erster Mittelfußknochen (Os metatarsale I)
  - Großzehe (Hallux), Phalangen und Caput ossis metatarsalis I: Zugang von dorsal (➤ Abb. 12.26)
  - Caput ossis metatarsalis I: Zugang von plantar (➤ Abb. 12.27)
  - Corpus ossis metatarsalis I (➤ Abb. 12.28 – 12.31)
  - Basis ossis metatarsalis I und die anderen Knochen des medialen Fußrands: Palpation und globaler Ansatz zum medialen Fußrand (➤ Abb. 12.32)
  - Basis ossis metatarsalis I, Tuberositas mediale (➤ Abb. 12.33)
  - Basis ossis metatarsalis I, Tuberositas laterale (➤ Abb. 12.34)
- Mediales Keilbein (Os cuneiforme mediale)
  - Mediale Seite: Palpation mit Hilfe des M. tibialis anterior (➤ Abb. 12.35, ➤ Abb. 12.32)
  - Dorsale Seite (➤ Abb. 12.36)
- Kahnbein (Os naviculare)
  - Tuberositas ossis naviculare: direkter Zugang (➤ Abb. 12.37, ➤ Abb. 12.32)
  - Tuberositas ossis naviculare: Palpation mit Hilfe des M. tibialis posterior (➤ Abb. 12.38)
- Sprungbein (Talus)
  - Ligamentärer bzw. mittlerer Abschnitt des Caput tali (➤ Abb. 12.39, ➤ Abb. 12.32)
  - Collum tali (➤ Abb. 12.40 und 12.41, ➤ Abb. 12.32)
  - Tuberculum mediale tali (➤ Abb. 12.42)
  - Tuberculum laterale tali (➤ Abb. 12.43)
- Fersenbein (Calcaneus)
  - Sustentaculum tali (➤ Abb. 12.44)
  - Sulcus calcanei (➤ Abb. 12.45)
- Malleolus medialis
  - anteriorer Rand (➤ Abb. 12.46)
  - inferiores Ende (➤ Abb. 12.47)
  - posteriorer Rand (➤ Abb. 12.48)

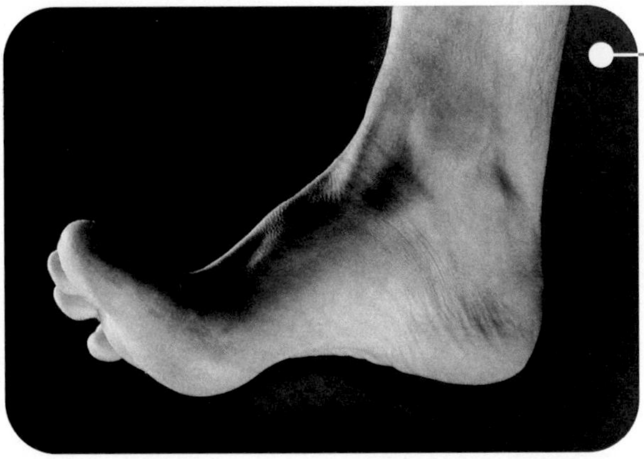

Abb. 12.25

Medialer Fußrand

Erster Mittelfußknochen (Os metatarsale I)

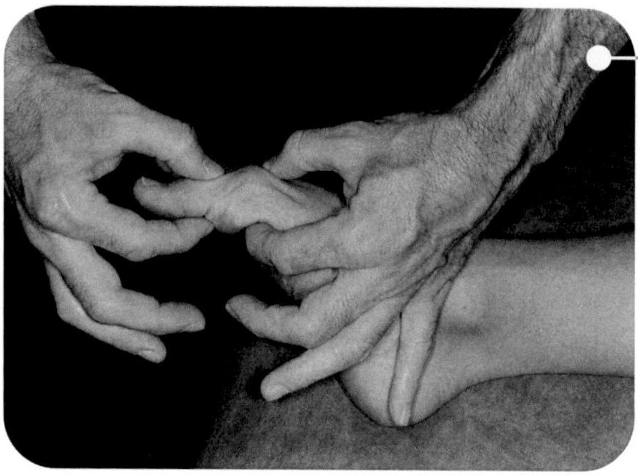

Abb. 12.26 Großzehe (Hallux), Phalangen und Caput ossis metatarsalis I: Zugang von dorsal

Die Zehenglieder sind leicht zu palpieren, man sollte nur nicht vergessen, dass die Großzehe, im Gegensatz zu den anderen Zehen, die über drei Zehenglieder verfügen, aus nur zwei Zehengliedern besteht.

Bei präziser Palpation lassen sich an der Großzehe an beiden Zehengliedern zwei Seitenflächen, eine plantare und eine dorsale Seite, unterscheiden.

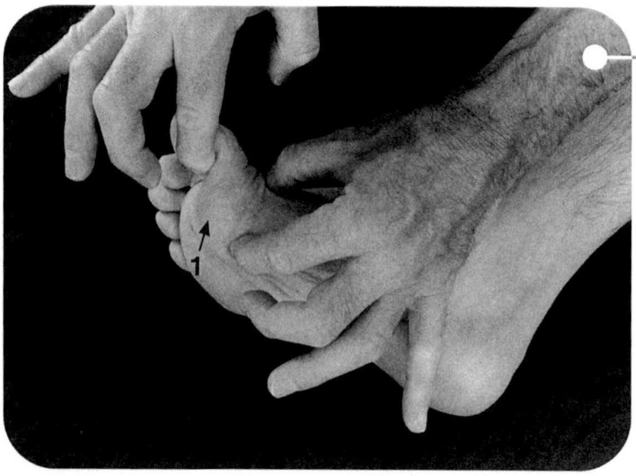

Abb. 12.27 Caput ossis metatarsalis I und Ossa sesamoidea: Zugang von plantar

Der Therapeut umgreift das erste Zehenglied an der Plantarseite und bringt die Großzehe in Extension. Dadurch werden plantarseitig an der Basis der Phalanx die inferiore (oder plantare) Gelenkfläche des Caput ossis metatarsalis I und die beiden Sesambeine (Ossa sesamoidea) erkennbar.

Anmerkung: Das anteriore Ende (Caput) aller Mittelfußknochen endet mit einer Gelenkfläche, die im plantaren (1) Teil viel größer ist als im dorsalen. Der beschriebene Griff legt die plantare Gelenkfläche frei.

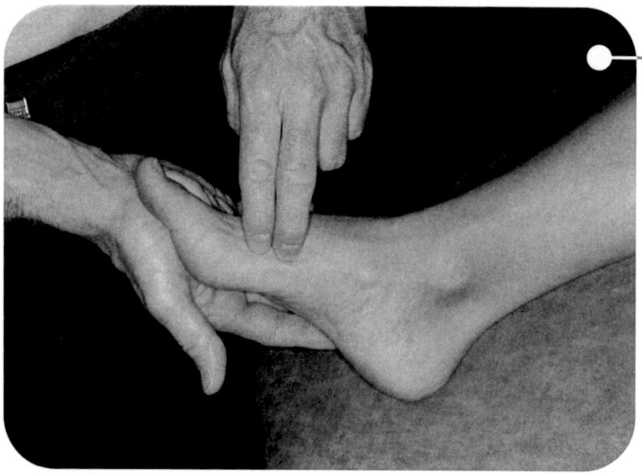

Abb. 12.28 Os metatarsale I, Facies medialis

Die Medialseite der Großzehe befindet sich am medialen Fußrand direkt unter der Haut. Auffällig ist, dass sie sich in der dorsalen Hälfte des medialen Fußrands befindet (die plantare Hälfte dieses Rands wird von Weichteilen gebildet).

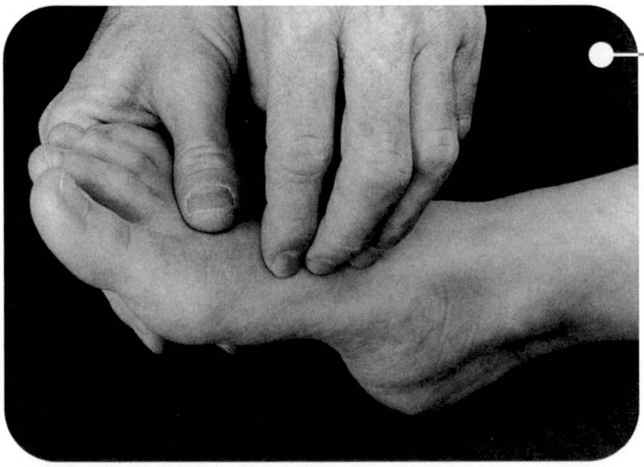

Abb. 12.29 Os metatarsale I, Facies dorsalis

Die Metatarsalknochen sind allgemein von dreieckig-prismatischer Form. Der Corpus der Mittelfußknochen verfügt über eine schmale Dorsalseite, die proximal viel breiter ist als distal.

Anmerkung: Anatomische Besonderheit der Mittelfußknochen: jede Dorsalseite verfügt über zwei Ränder, einen medialen und einen lateralen.

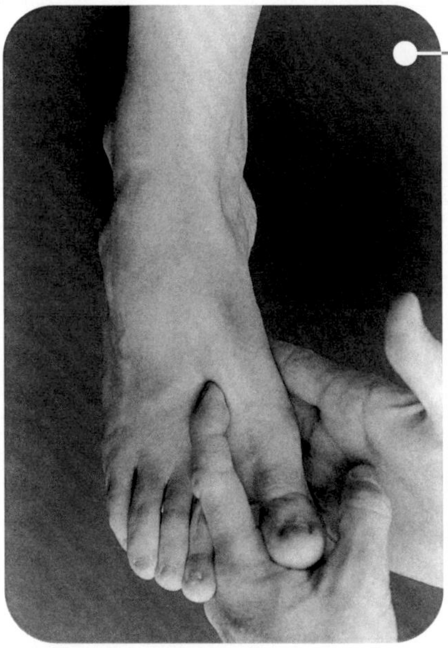

Abb. 12.30 Os metatarsale I, Facies lateralis

Die Lateralseiten der Mittelfußknochen begrenzen gemeinsam mit den Medialseiten des benachbarten Mittelfußknochens sogenannte Zwischenknochenräume (Spatia interossea metatarsi).

Ansatzzonen

- Die vier Mm. interossei dorsales entspringen an den einander zugewandten Flächen aller Ossa metatarsalia, die den Zwischenknochenraum begrenzen.
- Die drei Mm. interossei plantares inserieren im inferioren Teil der der Fußachse (eine durch die zweite Zehe verlaufende Achse) zugewandten Seitenfläche sowie am inferioren Rand und an der Basis dieser Mittelfußknochen.

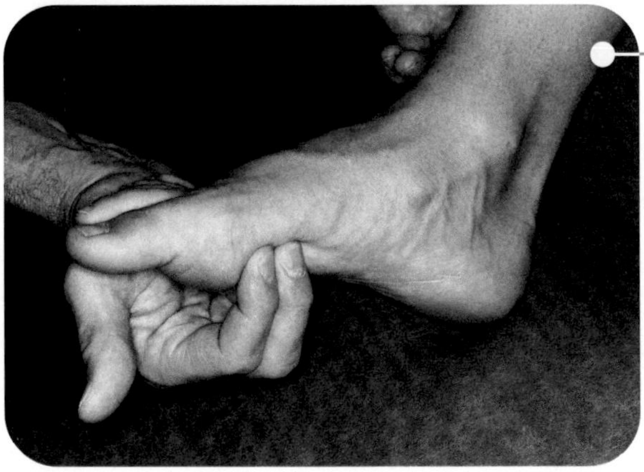

Abb. 12.31 Corpus ossis metatarsalis I, inferiorer Rand

Der plantare oder inferiore Rand des Corpus ossis metatarsalis I ist leicht zu palpieren. Er zeichnet sich unter den Fingern als eine leicht gebogene, nach plantar konkave Form ab (➛ Abb. 12.4 und 12.7).

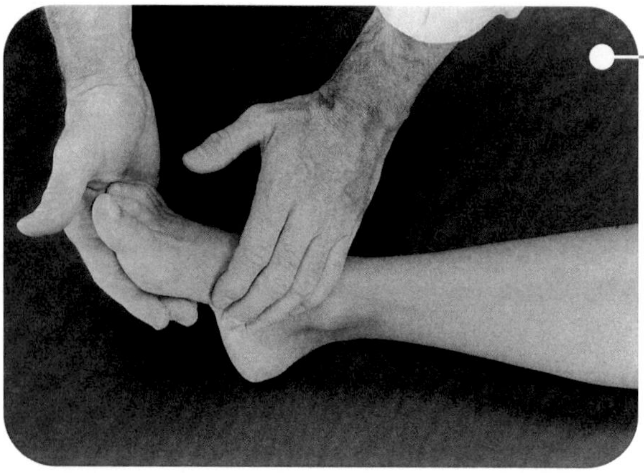

Abb. 12.32 Basis ossis metatarsalis I und die anderen Knochen des medialen Fußrands: Palpation und globaler Ansatz zum medialen Fußrand

Der Fuß ist entspannt und liegt auf der Behandlungsliege oder auf dem Knie des Therapeuten.
Dieser legt seine proximale Hand auf den Rist und umgreift mit den Fingern den medialen Fußrand, wobei die Ulnarkante des kleinen Fingers Kontakt mit dem Vorderrand des Malleolus medialis hat.
Bei dieser Handstellung liegt:

- der kleine Finger auf der Medialseite des Collum tali
- der Ringfinger auf dem Os naviculare
- der Mittelfinger auf dem Os cuneiforme mediale
- der Zeigefinger auf der Basis des Os metatarsale I.

Anmerkung: Dieser globale Zugang zu den knöchernen Strukturen des medialen Fußrands kann bei den meisten Patienten angewandt werden (wobei Ausnahmen, wie immer, die Regel bestätigen).

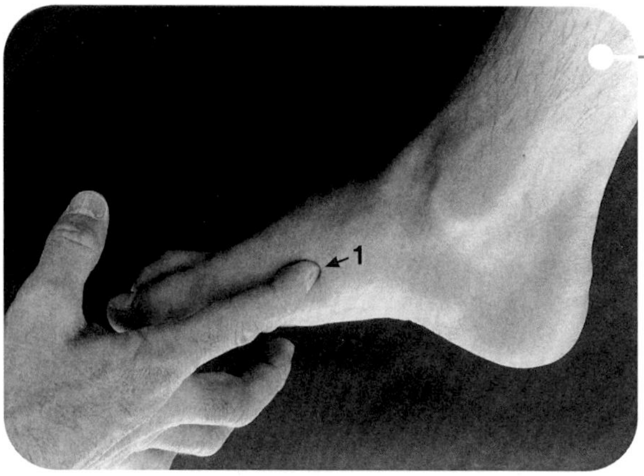

Abb. 12.33 Tuberositas medialis ossis metatarsalis I

Auf dieser Erhebung inseriert ein Teil des M. tibialis anterior, der andere Teil dieses Muskels setzt im medialen Anteil des Os cuneiforme mediale (1) (➤ Abb. 12.35) an.
Der Zeigefinger gleitet zwischen dem Muskelbauch des M. abductor hallucis longus und dem plantaren Rand des Os metatarsale I, den man unter den Fingern als gekrümmte Fläche wahrnimmt (➤ Abb. 12.31), entlang. An der Basis und nahe dem Gelenkspalt erkennt man, wenn man dem medialen Rand des Corpus ossis metatarsalis I folgt, die gesuchte Tuberositas.

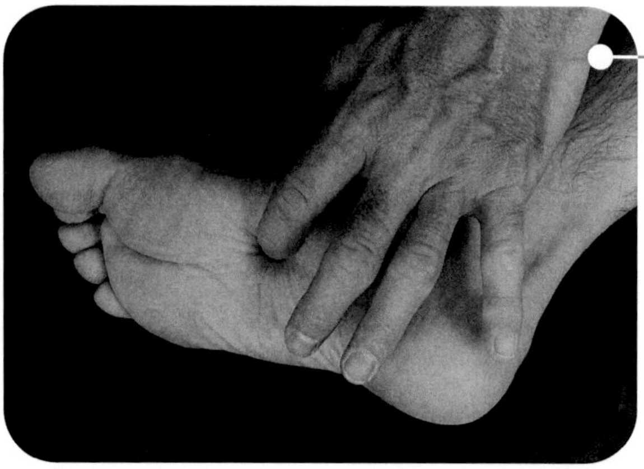

Abb. 12.34 Tuberositas lateralis ossis metatarsalis I

Dieser auf der Plantarseite, lateral und posterior der Tuberositas medialis, liegende Höcker bildet die Insertionsfläche für den M. fibularis longus.
Er wird von Weichteilen überlagert und ist daher bei Patienten mit Muskelschwund, die seit längerem bettlägerig sind, leichter ertastbar. In allen anderen Fällen bedarf es eines ausreichenden Drucks, um die gesuchte Struktur wahrnehmen zu können.

Mediales Keilbein (Os cuneiforme mediale)

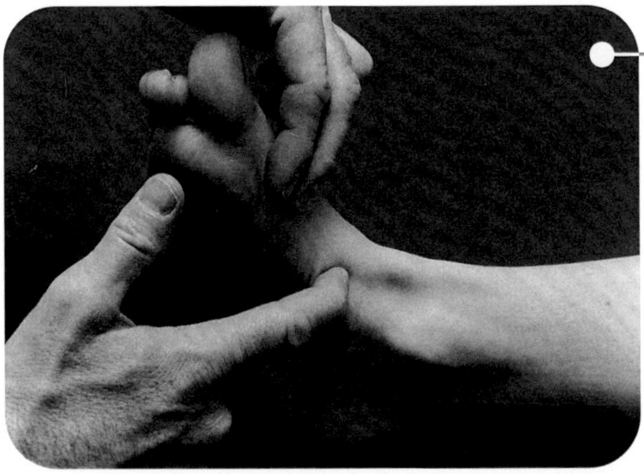

Abb. 12.35 Os cuneiforme mediale, mediale Seite (→ Abb. 12.32): Palpation mit Hilfe des M. tibialis anterior

Die Medialseite dieses Knochens kann durch die Anspannung des M. tibialis anterior besonders leicht gefunden werden. Dazu ersucht man den Patienten, den Fuß mit oder ohne Widerstand in Supination und Dorsalflexion zu bewegen. Da der Muskel im medialen Anteil dieser Seite ansetzt, bildet er einen guten Anhaltspunkt für die Palpation der medialen Seite des Os cuneiforme.

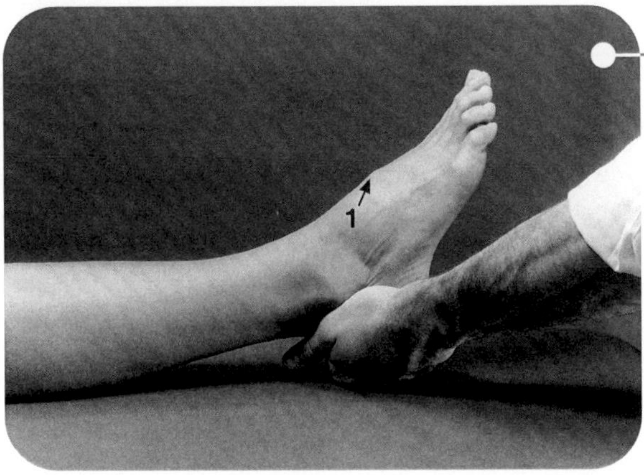

Abb. 12.36 Os cuneiforme mediale, laterale Ansicht des dorsalen Rands

Das Os cuneiforme mediale liegt am medialen Fußrand zwischen dem Os naviculare und dem Os metatarsale I und verfügt über einen oberen oder dorsalen Rand (1), der vor allem in seinem posterioren Abschnitt eine ziemlich scharfe Knochenkante bildet.

Anmerkung: Diese Besonderheit wird in der nebenstehenden Abbildung veranschaulicht, die die Lateralseite des Fußes darstellt (diese Ansicht wurde speziell ausgewählt, um diese Besonderheit des Os cuneiforme mediale hervorzuheben).

Kahnbein (Os naviculare)

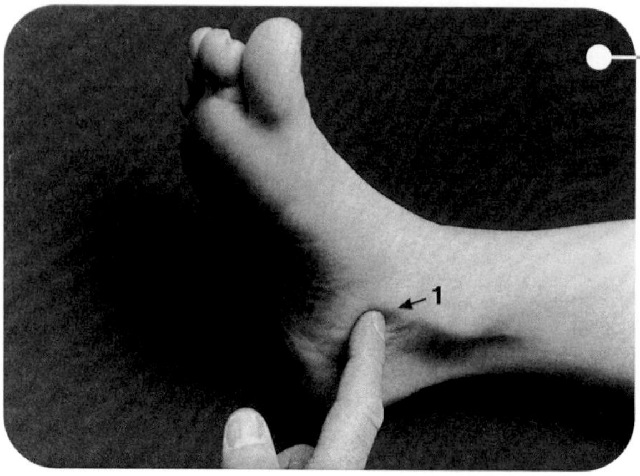

Abb. 12.37 Tuberositas ossis navicularis: direkter Zugang (➤ Abb. 12.32)

Der gesuchte Knochenhöcker zeichnet sich im inferioren Teil der Medialseite des Os naviculare (1) ab. Er dient dem M. tibialis posterior als Ansatzregion.
Die Tuberositas ist hinter der Sehne des M. tibialis anterior (➤ Abb. 12.59) zugänglich. Bei vielen Menschen ist sie, wie in der nebenstehenden Abbildung, mit freiem Auge zu erkennen.

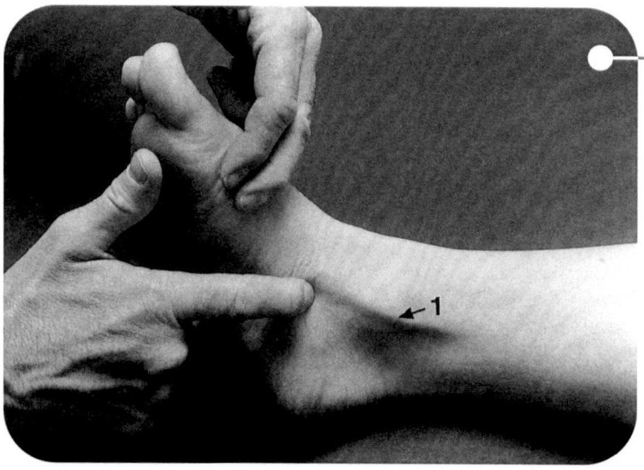

Abb. 12.38 Tuberositas ossis navicularis: Palpation mit Hilfe des M. tibialis posterior

Durch die Anspannung des M. tibialis posterior (1) kann die Tuberositas ossis navicularis besonders leicht gefunden werden.
Dazu wird der Fuß des Patienten zunächst in Plantarflexion bewegt. Anschließend ersucht man den Patienten, den Fuß in Adduktion zu bewegen.
Nun kann der Therapeut der Sehne des Muskels vom Malleolus medialis bis zur Tuberositas ossis navicularis folgen.

Sprungbein (Talus)

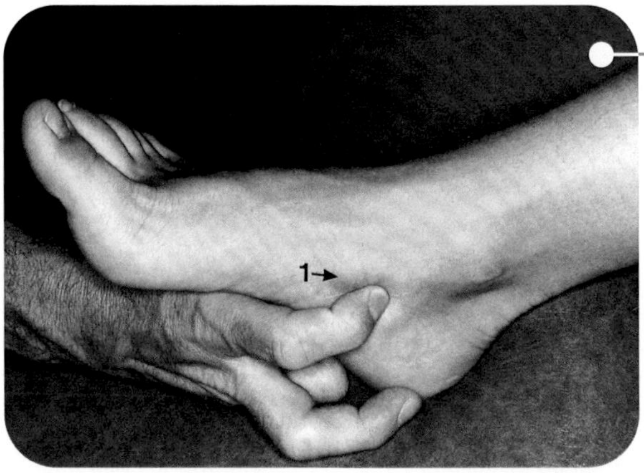

Abb. 12.39 Ligamentärer bzw. mittlerer Abschnitt des Caput tali (➛ Abb. 12.32)

Diese Struktur steht mit dem Lig. calcaneonaviculare plantare in Verbindung. Sie liegt hinter dem anterosuperioren Anteil des Taluskopfes, der mit dem Os naviculare gelenkig verbunden ist. Man legt einen Finger hinter die Tuberositas ossis navicularis (1) auf den medialen und plantaren Rand des Fußes und nimmt unter dem Finger eine glatte Fläche wahr.

Anmerkung: Bei manchen Patienten findet man diese zwischen der Tuberositas ossis navicularis und dem Sustentaculum tali liegende Struktur leichter, wenn man den Vorderfuß in Abduktion und Pronation bringt.

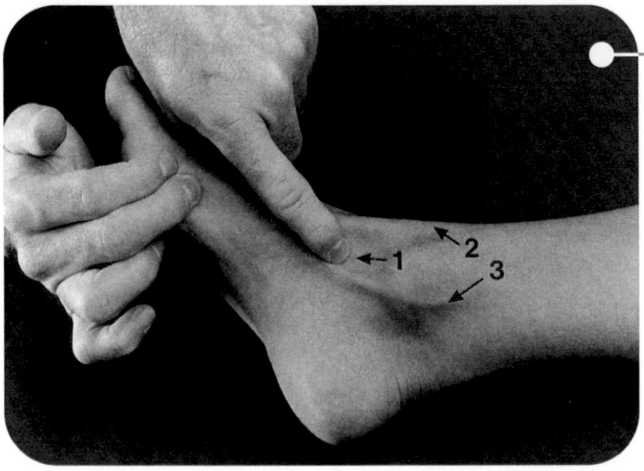

Abb. 12.40 Collum tali, medialer Anteil (➛ Abb. 12.32)

Der medialen Anteil des Talushalses (1) kann am besten zwischen den Sehnen des M. tibialis anterior (2) lateral und des M. tibialis posterior (3) medial ertastet werden.

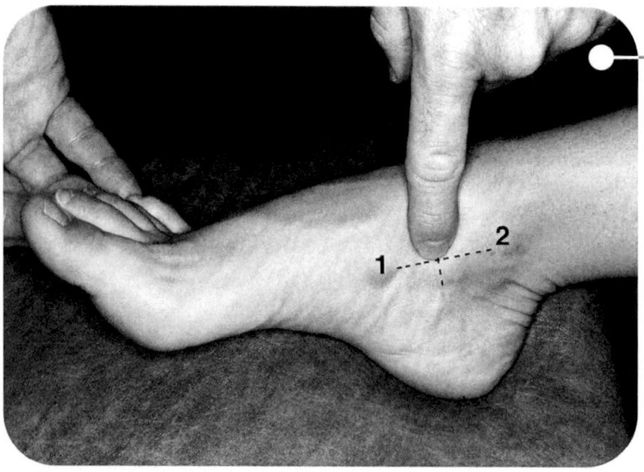

Abb. 12.41 Collum tali, medialer Anteil (zweite Möglichkeit)

Neben der Palpation mit Hilfe der Sehnen (➤ Abb. 12.40) kann man diese Struktur auch mit Hilfe einer fiktiven Linie zwischen der Tuberositas ossis navicularis (1) und dem Malleolus medialis (2) ertasten.

Teilt man diese Linie in zwei Teile und bewegt man den Finger von diesem Mittelpunkt aus in Richtung Malleolus medialis (2), befindet man sich direkt über dem Collum tali (raue Fläche).

Bewegt man den Finger vom Mittelpunkt der Linie in Richtung Plantarseite des Fußes, befindet man sich über der ligamentären Fläche des Taluskopfes (die sich unter den Fingern glatt anfühlt) (➤ Abb. 12.39).

Anmerkung: Eine mehr oder weniger ausgeprägte raue Kante trennt das ligamentäre Feld des Caput tali vom Collum tali.

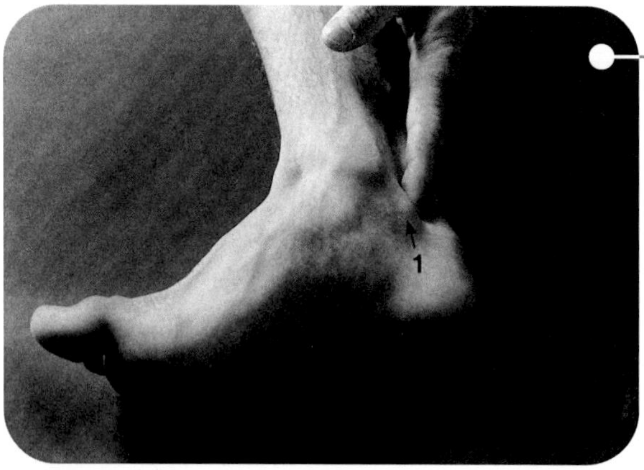

Abb. 12.42 Tuberculum mediale tali

Diese Knochenstruktur (1) gehört zur posterioren Fläche des Talus, an der die Pars tibiotalaris posterior des Lig. mediale (deltoideum) ansetzt.

Von dieser Struktur zieht auch das Lig. talocalcaneum mediale Richtung posteriorer Rand des Sustentaculum tali.

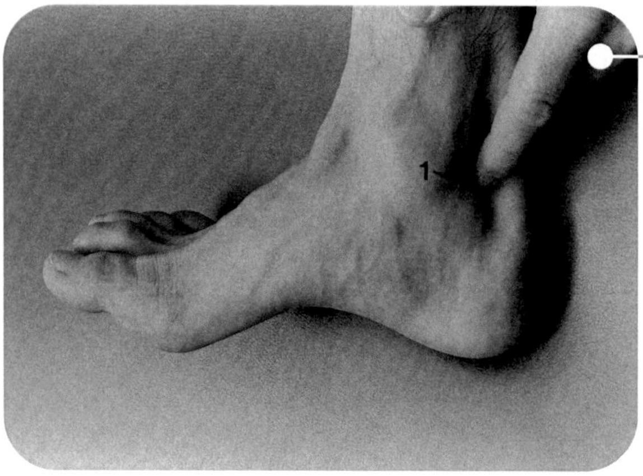

Abb. 12.43 Tuberculum laterale tali

Dieses Tuberculum (1) liegt ebenfalls auf der posterioren Fläche des Talus. Man findet es, indem man den Finger gegen den medialen Rand der Achillessehne legt und den posterioren Rand des Talus abtastet.

Anmerkung: Bei den meisten Patienten ist dieser Knochenhöcker, an dem das Lig. talofibulare posterius inseriert, nur schwer zu finden.

Ansatzzonen

Neben dem Lig. talofibulare posterius entspringt an diesem Tuberculum auch noch das Lig. talocalcaneum posterius, das an der posterosuperioren Fläche des Calcaneus ansetzt. Zwischen dem Tuberculum mediale und dem Tuberculum laterale befindet sich eine Rinne, in der die Sehne des M. flexor hallucis longus verläuft.

Fersenbein (Calcaneus)

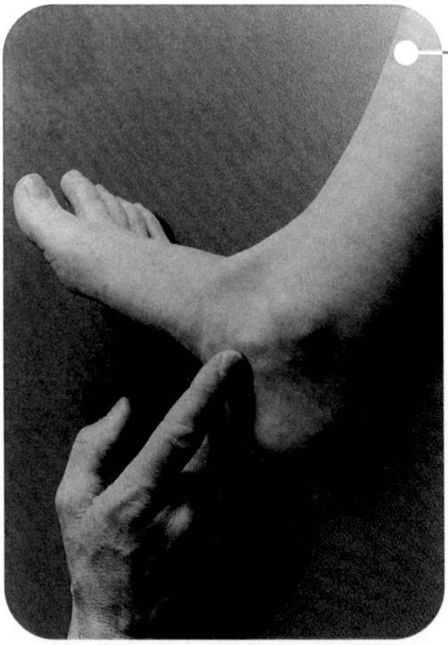

Abb. 12.44 Sustentaculum tali

Das Sustentaculum tali liegt ungefähr einen Fingerbreit unterhalb des Malleolus medialis.
Der obere Teil dieses Fortsatzes unterstützt die mittlere Gelenkfacette des Calcaneus gegenüber dem Talus.
Der mediale Gelenkspalt zwischen Talus und Calcaneus ist sehr schmal, er liegt zwischen Sustentaculum tali und Talus.

Ansatzzonen

- Am Vorderrand dieser Struktur entspringt das Lig. calcaneonaviculare plantare, das in Richtung des mittleren „Felds" des Taluskopfs zieht.
- Am Hinterrand dieser Struktur entspringt das Lig. talocalcaneum mediale, das zum Tuberculum mediale tali weiterzieht.
- In einer unter der Spitze des Sustentaculum tali entlangziehenden Rinne verläuft der M. flexor hallucis longus (Sulcus tendinis musculi flexoris hallucis longi).
- Der M. tibialis posterior setzt ebenfalls am Sustentaculum an.

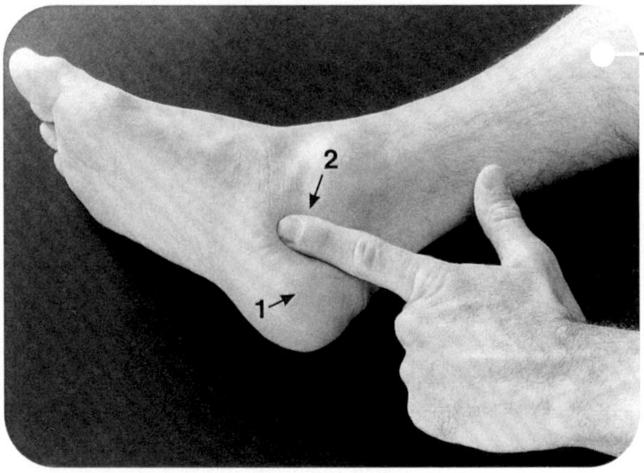

Abb. 12.45 Sulcus calcanei

Dieser von oben nach unten und von hinten nach vorne verlaufende Sulcus nimmt einen erheblichen Anteil der Facies medialis des Calcaneus ein. Er wird posterior und inferior vom Processus medialis tuberis calcanei (1) und anterior und superior von einem je nach Patient unterschiedlich stark ausgeprägten Knochenhöcker, dem Sustentaculum tali (2), begrenzt.

Malleolus medialis

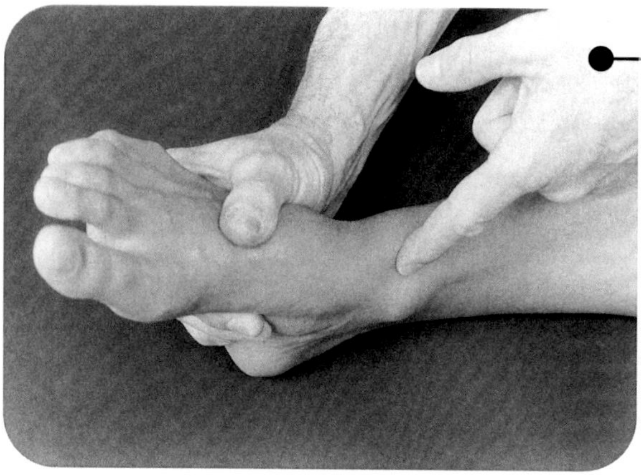

Abb. 12.46 Malleolus medialis, anteriorer Rand

Der anteriore Rand des Malleolus medialis ist sehr dick und rau und bildet die Ansatzfläche für die oberflächliche Schicht des Lig. mediale.

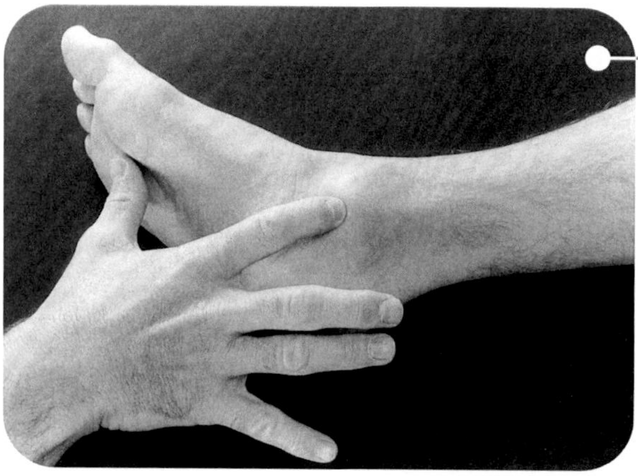

Abb. 12.47 Malleolus medialis, inferiores Ende

Dieses Ende besteht aus zwei (anteriore und posteriore) Erhebungen, die durch eine Rinne voneinander getrennt werden.
In dieser Rinne inserieren die (oberflächlichen und tiefen) Schichten des Lig. mediale.

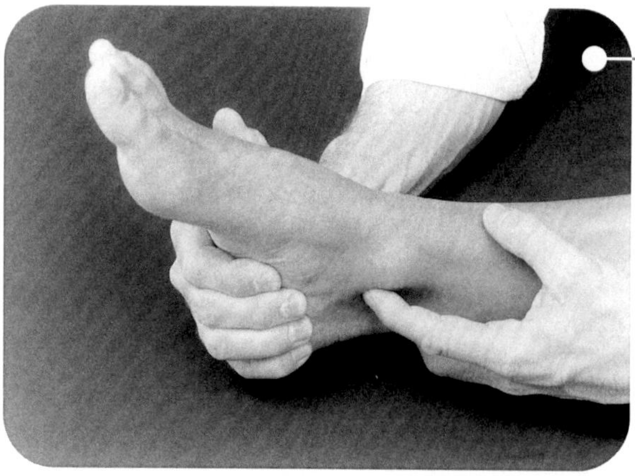

Abb. 12.48 Malleolus medialis, posteriorer Rand

Dieser Rand wird vom schräg von oben nach unten und von lateral nach medial verlaufenden Sulcus malleolaris durchzogen, der palpatorisch zugänglich ist, sofern die dort befindlichen Sehnen – die anterior liegende Sehne des M. tibialis posterior und die weiter posterior liegende Sehne des M. flexor digitorum longus – entspannt sind.
Anmerkung: Die Sehnen werden im Sulcus malleolaris von einer Sehnenscheide umschlossen und ziehen, von dieser umgeben, hinter dem Malleolus medialis nach distal.

Vorderseite des Sprunggelenks und Fußrücken

Die palpatorisch zugänglichen Strukturen:

- Caput ossis metatarsalis I–V, Ansicht von dorsal (➤ Abb. 12.50)
- Os metatarsale V (➤ Abb. 12.51)
- Os metatarsale IV (➤ Abb. 12.52)
- Os metatarsale III (➤ Abb. 12.53)
- Os metatarsale II (➤ Abb. 12.54)
- Os metatarsale I (➤ Abb. 12.55)
- Collum tali (➤ Abb. 12.56)
- Tibia, Epiphysis distalis, anteriorer Rand (➤ Abb. 12.57)
- Weitere Zugangstechniken (➤ Abb. 12.58 – 12.61)

Abb. 12.49

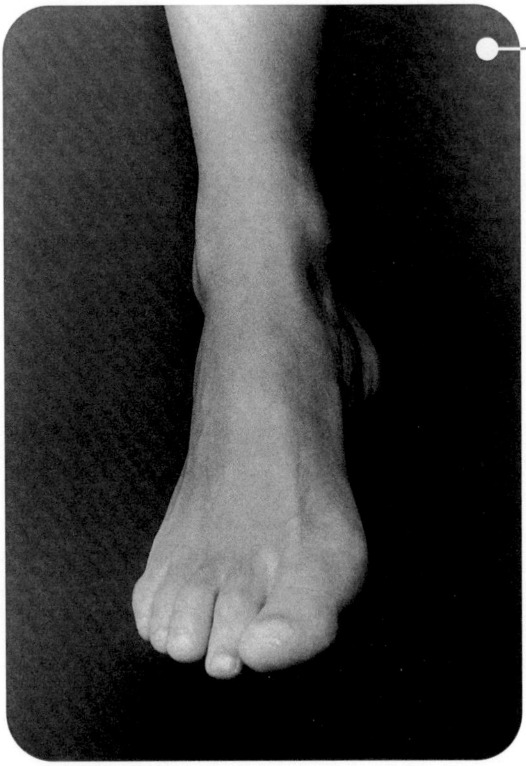

Sprunggelenk und Fußrücken, Ansicht von anterior

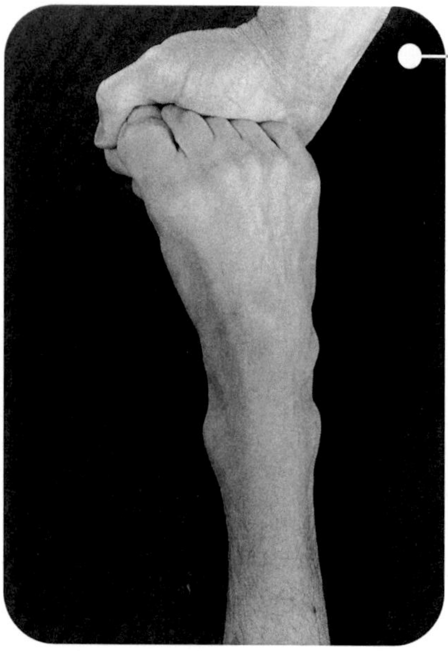

Abb. 12.50 Caput ossis metatarsalis I–V: Ansicht von dorsal

Der Therapeut umgreift die Zehen mit einem globalen Griff und bewegt sie so weit in Plantarflexion, dass die Caput ossis metatarsalis I–V sichtbar werden. Natürlich kann man die Zehen auch einzeln in Flexion bringen.

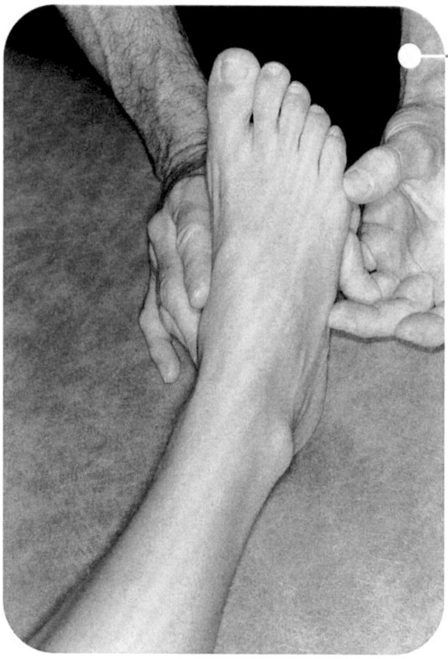

Abb. 12.51 Os metatarsale V

Man sucht zunächst das Caput ossis metatarsalis V (➤ Abb. 12.4) und die Basis metatarsale V (➤ Abb. 12.7 und 12.8) und legt den Finger anschließend auf den entsprechenden Gelenkspalt (➤ Abb. 12.92), so dass der fünfte Mittelfußknochen zwischen Daumen und Zeigefinger gehalten werden kann.

Man achtet dabei besonders auf die Position und die Dimension dieses Knochens und vergleicht ihn mit den anderen Mittelfußknochen. Die Basis des Os metatarsale V hat proximal Verbindung zum Os cuboideum und medial zum Os metatarsale IV. Posterolateral endet dieser Knochen in einem als Tuberositas ossis metatarsalis V bezeichneten Fortsatz.

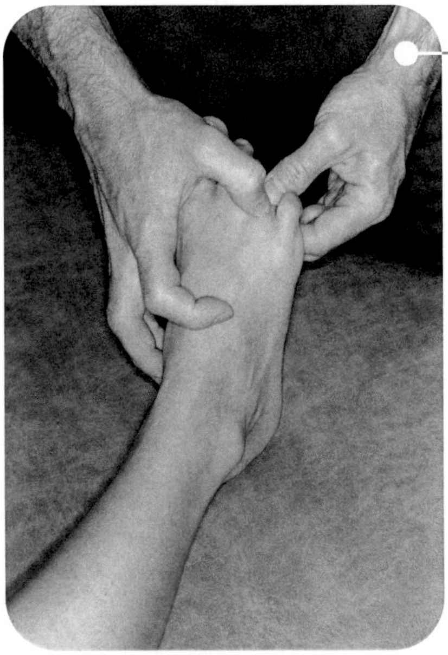

Abb. 12.52 Os metatarsale IV

Man sucht zunächst den Gelenkspalt (➤ Abb. 12.93) und anschließend das Caput und die Basis des vierten Mittelfußknochens.

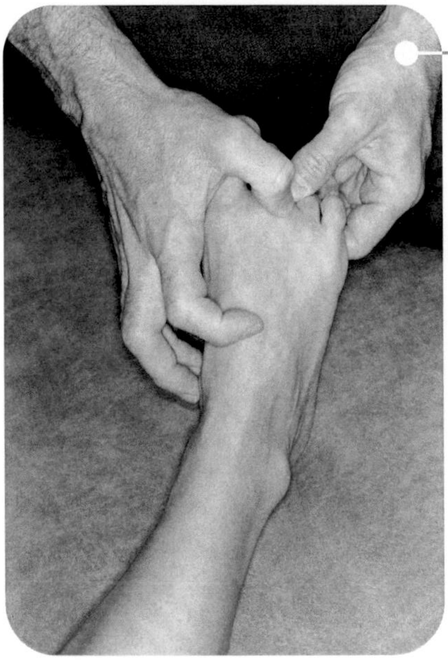

Abb. 12.53 Os metatarsale III

Man sucht zunächst den Gelenkspalt (➤ Abb. 12.94) und anschließend das Caput und die Basis des dritten Mittelfußknochens.

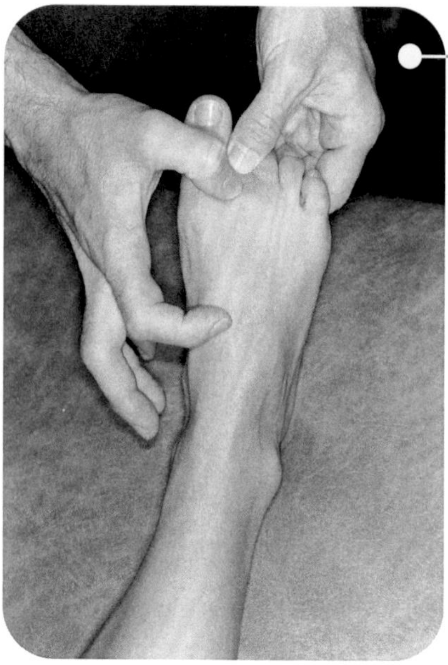

Abb. 12.54 Os metatarsale II

Man sucht zunächst den Gelenkspalt (➛ Abb. 12.95) und anschließend das Caput und die Basis des zweiten Mittelfußknochens.

Anmerkung: Das Os metatarsale II ist der längste Mittelfußknochen.

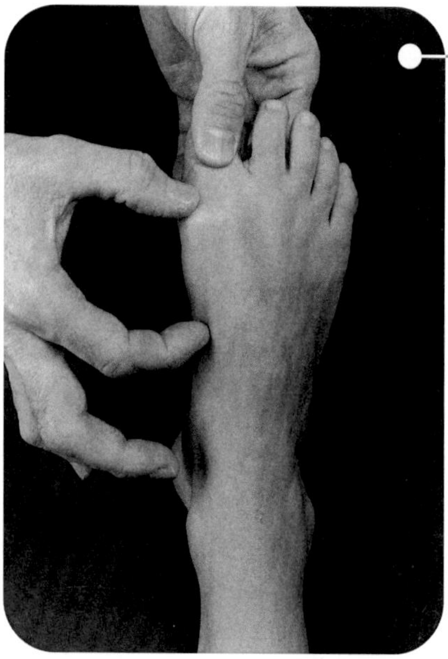

Abb. 12.55 Os metatarsale I

Man sucht zunächst den Gelenkspalt (➛ Abb. 12.32 und 12.96) und anschließend das Caput (➛ Abb. 12.26) und die Basis (➛ Abb. 12.32 und 12.33) des ersten Mittelfußknochens.

Anmerkung: Das Os metatarsale I ist der kräftigste Mittelfußknochen.

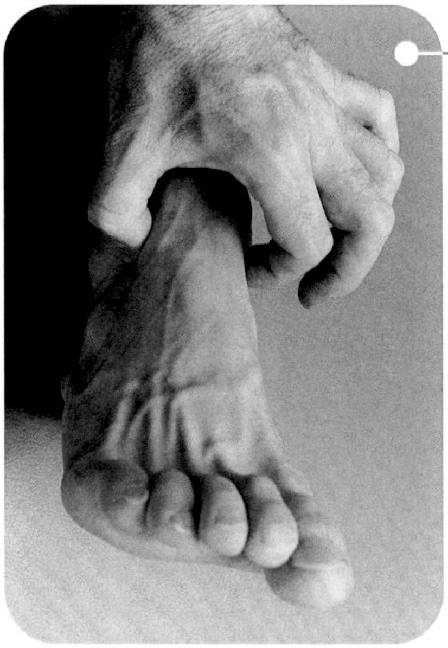

Abb. 12.56 Collum tali

In der nebenstehenden Abbildung umgreift der Therapeut das Collum tali von medial und lateral, wobei der Zeigefinger die Medialseite kontaktiert (diese beiden Teile des Talushalses wurden bereits in den Abschnitten über den lateralen Rand (➛ Abb. 12.7 und 12.20) und den medialen Rand (➛ Abb. 12.32, 12.40 und 12.41) des Fußes behandelt.

Die Dorsalseite des Collum tali liegt zwischen Daumen und Zeigefinger.

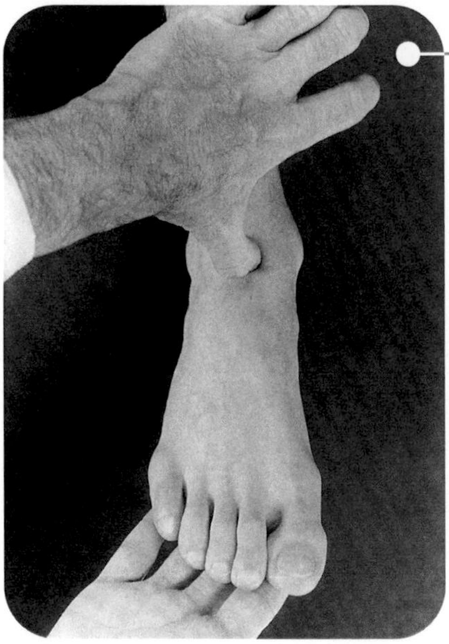

Abb. 12.57 Tibia, Epiphysis distalis, anteriorer Rand

Anmerkung: Dieser Rand schiebt sich während der Dorsalflexion des Sprunggelenks in die auf der Dorsalseite des Collum tali liegende quer verlaufende Rinne.

Weitere Zugangstechniken

Die nachstehend beschriebenen palpatorischen Zugangstechniken erleichtern das Erlernen der Gelenktechniken in dieser Körperregion.

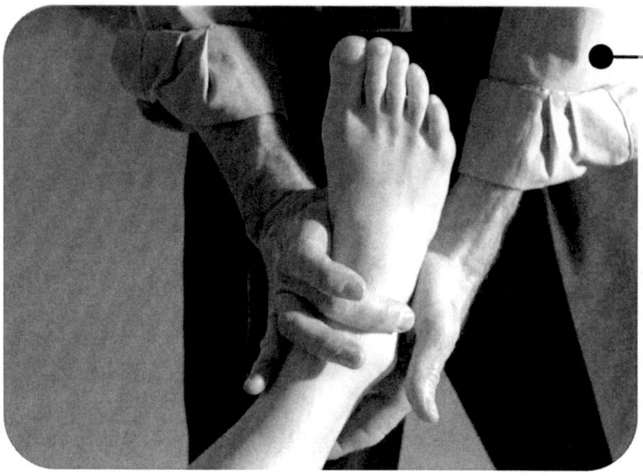

Abb. 12.58 Collum tali, Dorsalseite

Der Therapeut legt seinen Ringfinger auf die Dorsalseite des Talushalses, hinter die Tuberositas ossis navicularis.

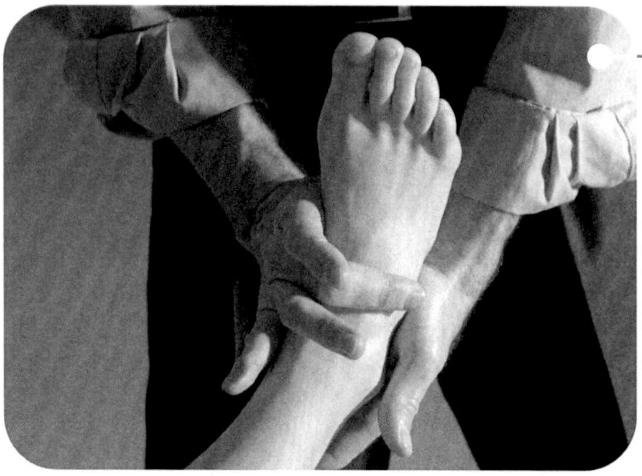

Abb. 12.59 Os naviculare, Dorsalseite

Man verwendet die leicht zu palpierende Tuberositas ossis navicularis als Anhaltspunkt und legt seinen Finger auf die Dorsalseite des Kahnbeins.

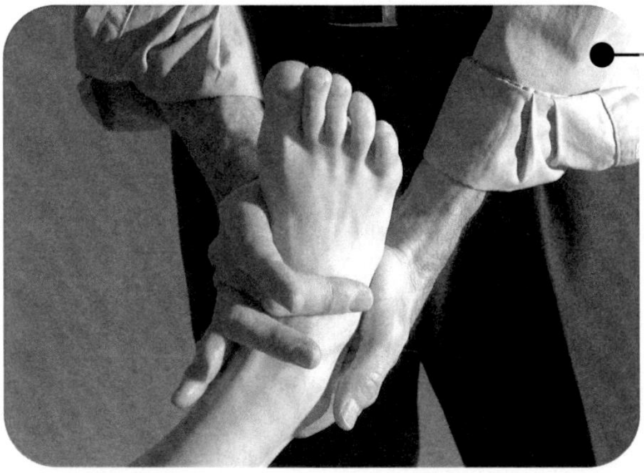

Abb. 12.60 Ossa cuneiformia, Dorsalseite

Der Therapeut sucht zunächst die Dorsalseite des Os naviculare und lässt seine Finger anschließend von der Dorsalseite der drei Keilbeine bis zur Basis des ersten Mittelfußknochens nach distal gleiten.

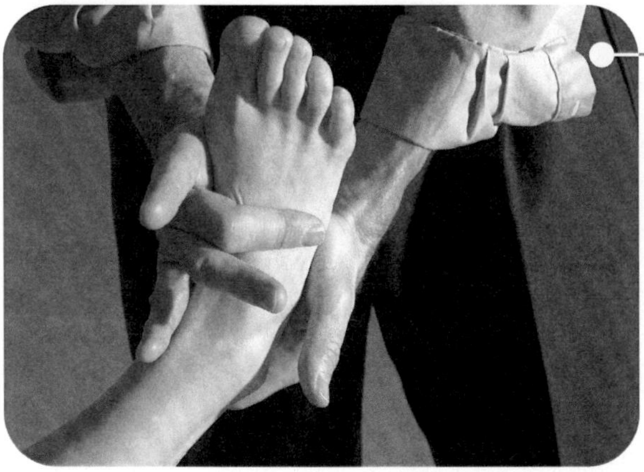

Abb. 12.61 Os metatarsale I, Dorsalseite

Die Dorsalseite wird mit dem Mittelfinger palpiert. Der Therapeut lässt den Finger von der Dorsalseite der Ossa cuneiformia bis zur Dorsalseite des ersten Mittelfußknochens gleiten.

Rückseite des Sprunggelenks und des Fußes

Die palpatorisch zugänglichen Strukturen:
- Malleolus medialis (➛ Abb. 12.63)
- Sustentaculum tali (➛ Abb. 12.64)
- Calcaneus, Facies posterior (➛ Abb. 12.65)
- Calcaneus, Facies superior, posteriorer Anteil (➛ Abb. 12.66)
- Malleolus lateralis (➛ Abb. 12.67)
- Trochlea fibularis (➛ Abb. 12.68)

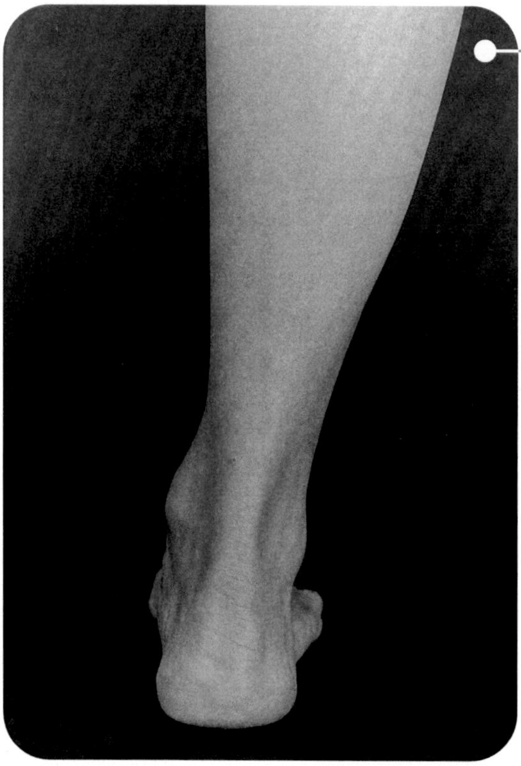

Abb. 12.62

Sprunggelenk und Fuß, Ansicht von posterior

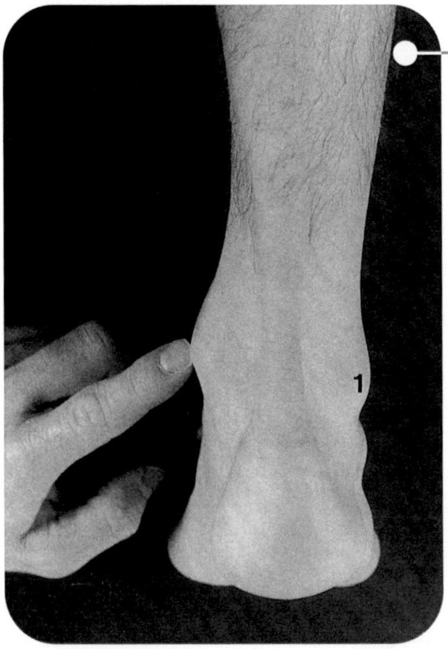

Abb. 12.63 Malleolus medialis

Diese durch den Zeigefinger markierte Struktur wurde bereits im Abschnitt über den medialen Fußrand behandelt. In der posterioren Ansicht erkennt man die topografische Situation des Malleolus medialis gegenüber den anatomischen Strukturen der Region.

Anmerkung: Aus dieser Ansicht geht klar hervor, dass der Malleolus medialis „höher" liegt als der Malleolus lateralis (1).

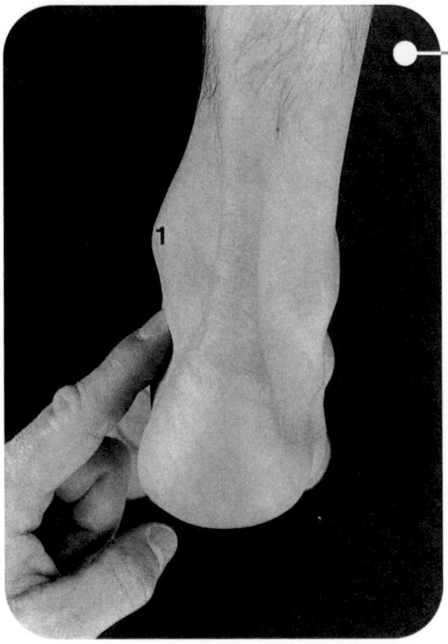

Abb. 12.64 Sustentaculum tali

Diese ebenfalls durch den Zeigefinger angedeutete Struktur wurde bereits im Abschnitt über den medialen Fußrand behandelt. In der posterioren Ansicht erkennt man die Position des Sustentaculum tali gegenüber dem Malleolus medialis (1), das ca. einen Fingerbreit unterhalb des Malleolus medialis liegt.

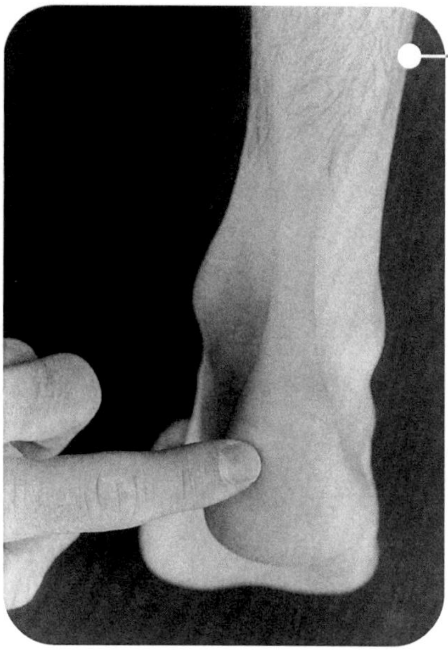

Abb. 12.65 Calcaneus, Facies posterior

Die Rückseite des Fersenbeins ist in ihrem oberen Teil schmal und glatt und in ihrem unteren Teil, dem Ansatzbereich der Achillessehne, breit und rau. Unter den Fingern zeichnet sie sich als Dreieck mit inferiorer Basis ab.

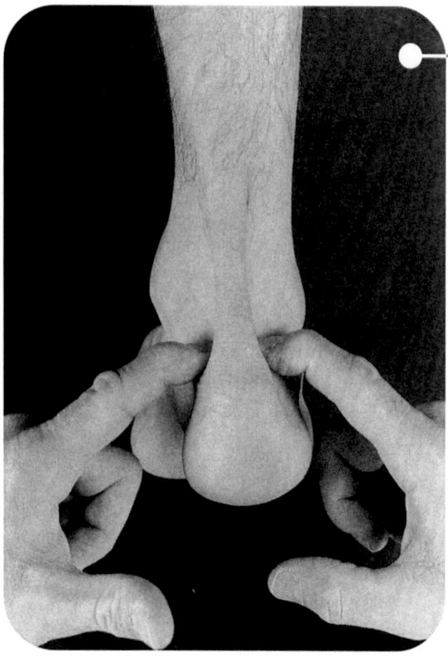

Abb. 12.66 Calcaneus, Facies superior, posteriorer Abschnitt

Dieser Teil ist in sagittaler Ebene konkav und in transversaler Ebene konvex und kann zu beiden Seiten der Achillessehne ertastet werden.

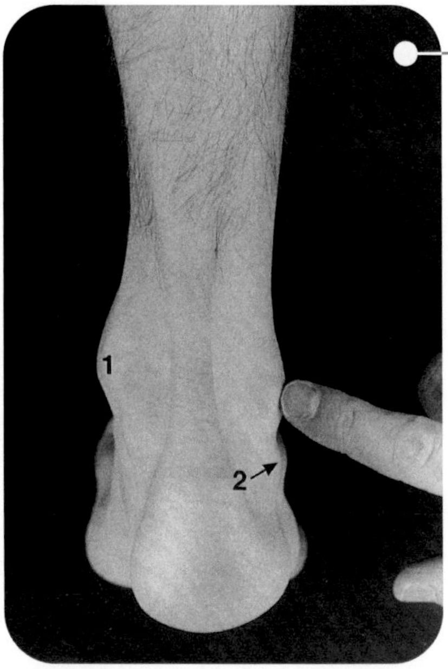

Abb. 12.67 Malleolus lateralis

Diese durch den Zeigefinger angedeutete Struktur wurde bereits im Abschnitt über den lateralen Fußrand behandelt. In der nebenstehenden Abbildung ist klar erkennbar, dass der Malleolus lateralis „tiefer" liegt als der Malleolus medialis (1). Sie zeigt auch die Position des Malleolus lateralis gegenüber der Trochlea fibularis (2) (➤ Abb. 12.68).

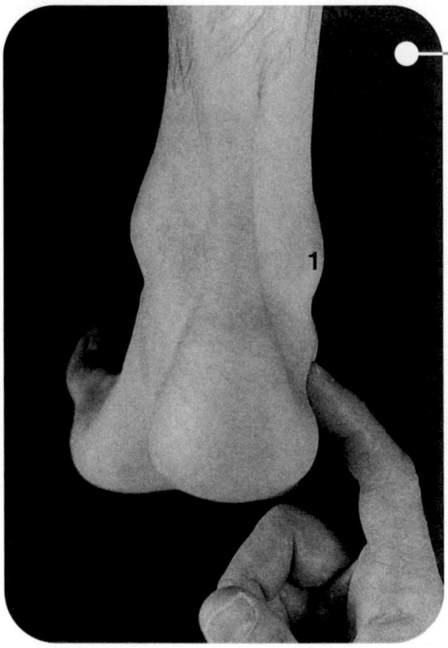

Abb. 12.68 Trochlea fibularis

Auch diese Struktur wurde im Abschnitt über den lateralen Fußrand bereits behandelt. Die Ansicht von posterior unterstreicht die Position der Trochlea gegenüber der Spitze des Malleolus lateralis (1), die ungefähr einen Fingerbreit über dem Malleolus lateralis liegt.

Plantarseite

Die palpatorisch zugänglichen Strukturen:

- Caput ossis metatarsalis I–V, Ansicht von plantar (➤ Abb. 12.70)
- Os cuboideum, Plantarseite (➤ Abb. 12.71)
- Ossa sesamoidea medialis und lateralis (➤ Abb. 12.72 und 12.73)
- Tuberositas ossis metatarsalis I (➤ Abb. 12.74)
- Processus anterior calcanei, Ansicht von plantar (➤ Abb. 12.75)
- Calcaneus, Facies inferior, posteriorer Abschnitt (➤ Abb. 12.76)
- Tuber calcanei, Processus medialis (➤ Abb. 12.77)
- Tuber calcanei, Processus lateralis (➤ Abb. 12.78)
- Weitere Zugangstechniken (➤ Abb. 12.79 – 12.85)

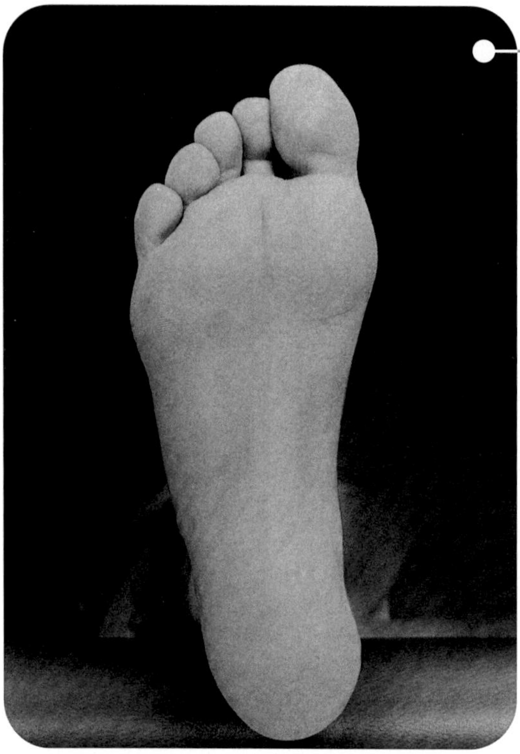

Abb. 12.69

Fuß (Pes) Ansicht von plantar

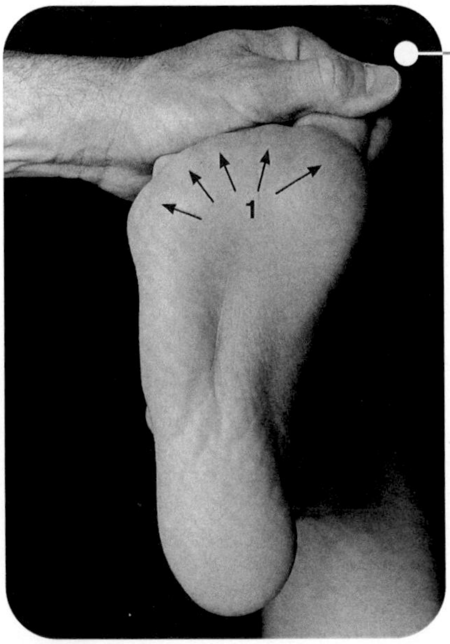

Abb. 12.70 Caput ossis metatarsalis I–V, Ansicht von plantar

Die Besonderheit der Ossa metatarsalia liegt darin, dass jedes Metatarsalköpfchen von einer konvexen Gelenkfläche überzogen ist, die auf der Plantarseite viel größer ist als auf der Dorsalseite.

Auf der Plantarseite spürt man unter den Fingern eine breite konvexe Fläche (1) unmittelbar hinter den Articulationes metatarsophalangeales der einzelnen Mittelfußknochen.

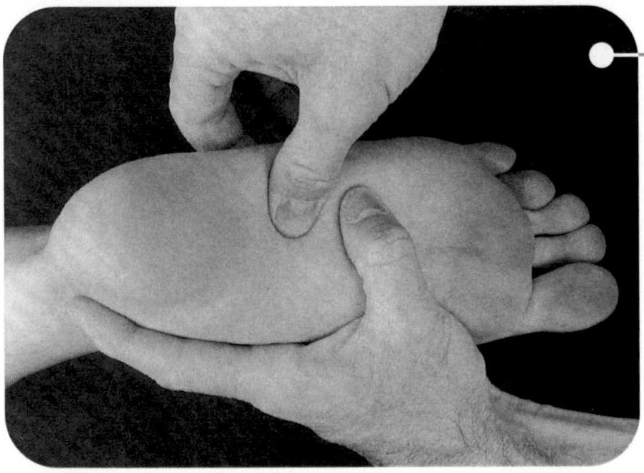

Abb. 12.71 Os cuboideum, Plantarseite

Dieser Knochen wurde bereits im Abschnitt über den lateralen Fußrand behandelt. Nachdem man die Tuberositas ossis metatarsalis V (➛ Abb. 12.7 und 12.8) und die Magna apophysis calcanei (➛ Abb. 12.7 und 12.13) gefunden hat, legt man den Daumen zwischen diese beiden Strukturen und umrundet den lateralen Fußrand, der gleichzeitig auch der laterale Rand des Os cuboideum (➛ Abb. 12.9) ist, und legt den Daumen auf die Plantarseite des gesuchten Knochens.

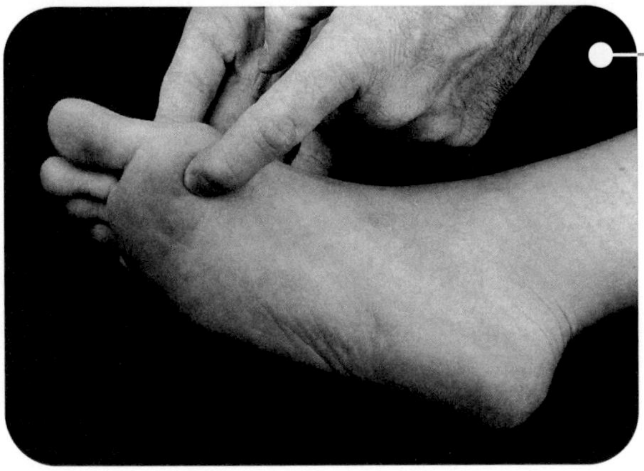

Abb. 12.72 Os sesamoideum mediale

Der Therapeut legt einen Finger auf die Plantarseite des Caput ossis metatarsalis I und führt an dieser Stelle kleine Reibebewegungen quer zum Knochen aus. Dabei nimmt er mit dem Finger zwei durch eine Einkerbung getrennte Höcker wahr.

In der nebenstehenden Abbildung umgreift der Zeigefinger das Os sesamoideum mediale.

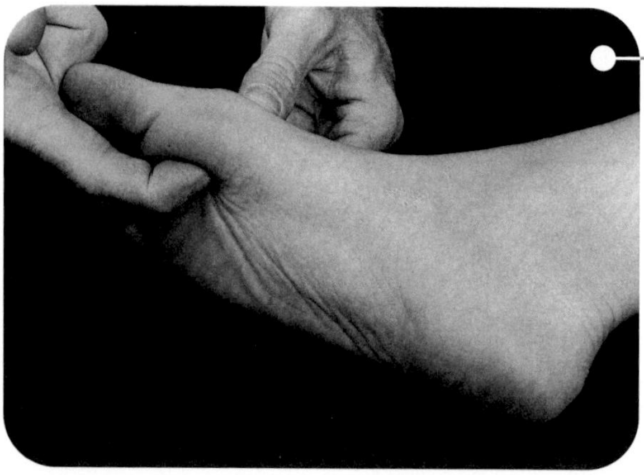

Abb. 12.73 Os sesamoideum laterale

Die Technik entspricht der in ➤ Abb. 12.72 beschriebenen Vorgangsweise. Man legt den Zeigefinger auf den lateralen Fußrand und spürt unter dem Finger (jenseits der in ➤ Abb. 12.72 erwähnten Einkerbung) das Os sesamoideum laterale.

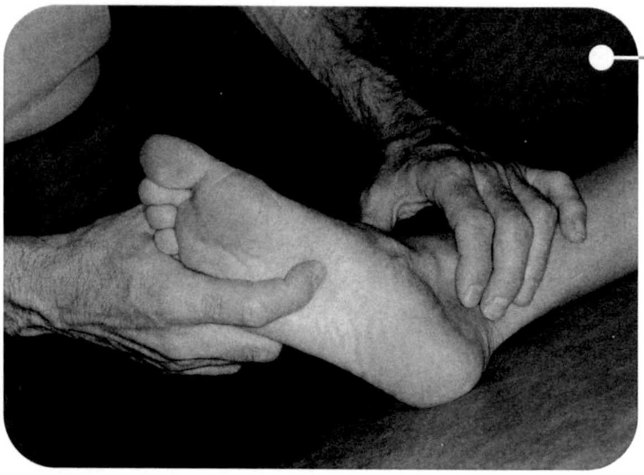

Abb. 12.74 Tuberositas ossis metatarsalis I

Der Therapeut palpiert zunächst die Basis ossis metatarsalis I und verschiebt seinen Finger anschließend auf der Plantarseite in Richtung lateralen Fußrand (siehe nebenstehende Abbildung) (auch ➤ Abb. 12.34).
Anmerkung: Die gesuchte Struktur liegt sehr tief, es bedarf daher eines gewissen Drucks, um sie zu spüren. Am besten verwendet man den Daumen.

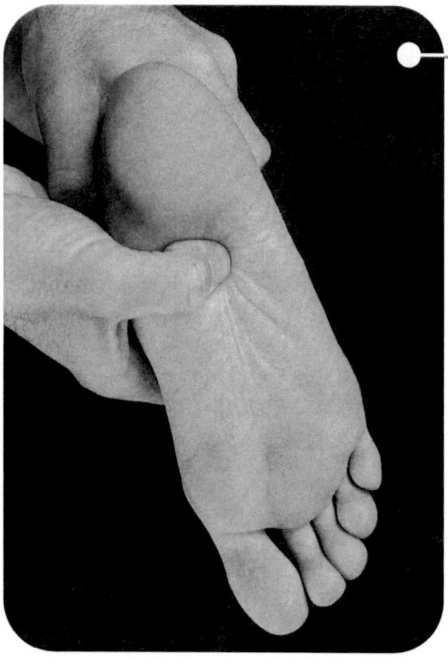

Abb. 12.75 Processus anterior calcanei

Die nebenstehende Abbildung zeigt eine plantare Ansicht des Fußes und ermöglicht dadurch eine genauere Vorstellung von der topografischen Lage der gesuchten Struktur. Wenn die Struktur vom medialen Fußrand aus palpiert werden soll, so dient das Collum tali (➤ Abb. 12.32 und 41) als Anhaltspunkt. Der Therapeut legt seinen Daumen auf den Talushals und bewegt ihn um den medialen Fußrand herum, um die gesuchte Struktur unter dem Finger zu spüren.

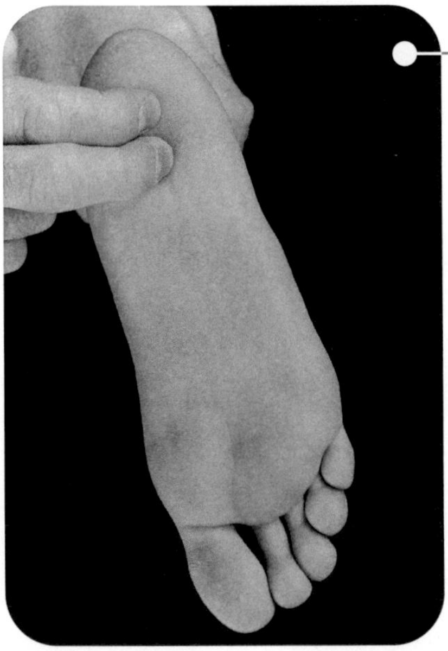

Abb. 12.76 Tuber calcanei, posteriorer Anteil

Der Felsenbeinhöcker umfasst ungefähr das posteriore Drittel des Calcaneus, es ist jener Teil des Calcaneus, der am Boden aufliegt (➤ Abb. 12.7).
Der Tuber calcanei verfügt über zwei Knochenhöcker: Processus medialis tuberis calcanei (➤ Abb. 12.77) und Processus lateralis tuberis calcanei (➤ Abb. 12.78).

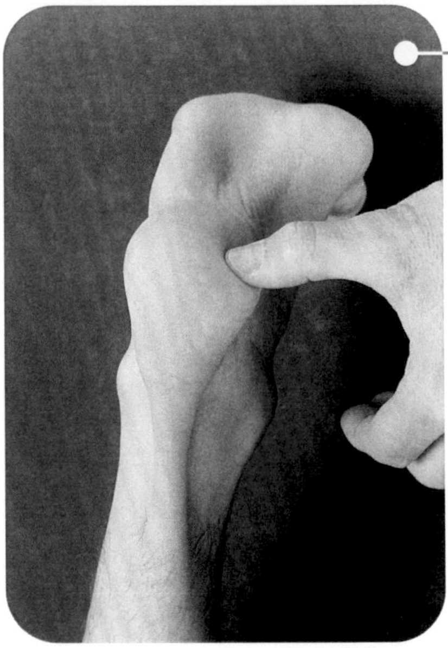

Abb. 12.77 Processus medialis tuberis calcanei

Dabei handelt es sich um die größere der beiden posterioren Erhebungen des Tuber calcanei (Felsenbeinhöcker).

Ansatzzonen

Auf dem Processus medialis entspringen der M. flexor digitorum brevis und der M. abductor hallucis.

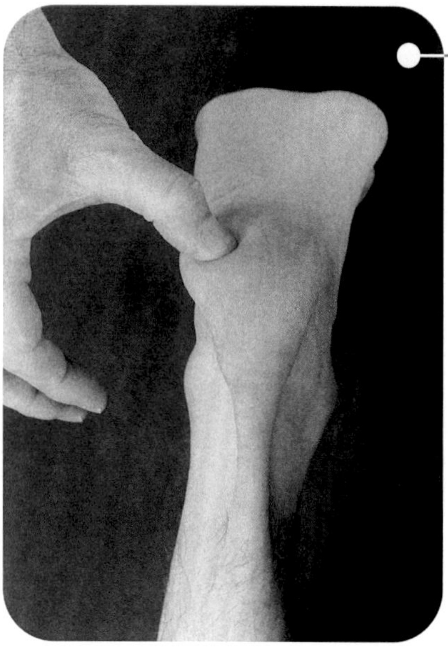

Abb. 12.78 Processus lateralis tuberis calcanei

Dabei handelt es sich um die kleinere der beiden auf der Unterfläche des Tuber calcanei liegenden Höckerchen.

Ansatzzonen

Am Processus lateralis entspringt der M. abductor digiti minimi.

Weitere Zugangstechniken

Die nachstehend beschriebenen palpatorischen Zugänge erleichtern das Erlernen der Gelenktechniken in dieser Körperregion.

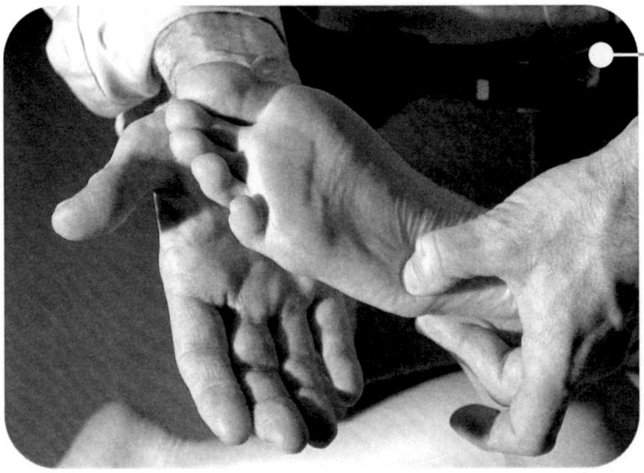

Abb. 12.79 Basis ossis metatarsalis V, Plantarseite

Der Patient befindet sich in Bauchlage. Der Therapeut beugt das Knie des Patienten, ergreift seinen Fuß und „klemmt" die Rückseite des Calcaneus zwischen den Ring- und kleinen Finger der rechten oder linken Hand ein. Der Daumen der gleichen Hand palpiert die Plantarseite der Basis ossis metatarsalis V sowie die Tuberositas ossis metatarsalis V. Die zweite Hand des Therapeuten liegt auf dem Fußrücken. *Anmerkung: Der Griff am Calcaneus kann je nach Morphologie des Patienten bzw. des Therapeuten auch etwas abgewandelt werden. Er kann für alle nachstehend beschriebenen Zugangstechniken auf der Fußsohle verwendet werden.*

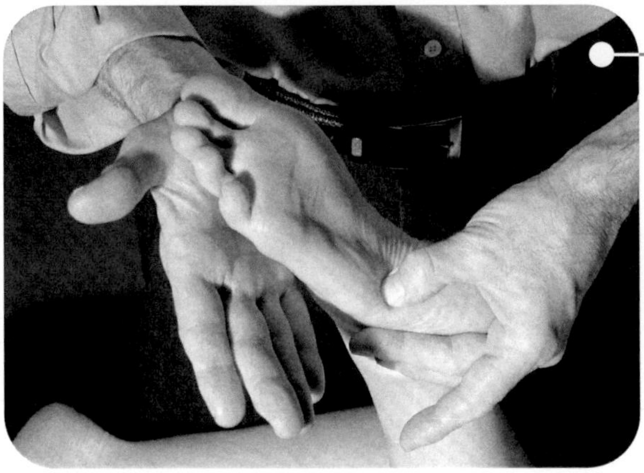

Abb. 12.80 Os cuboideum, Plantarseite

Patient und Therapeut nehmen wieder die in ➛ Abb. 12.79 beschriebenen Positionen ein. Der Therapeut legt seinen Daumen auf die Plantarseite des Os cuboideum.

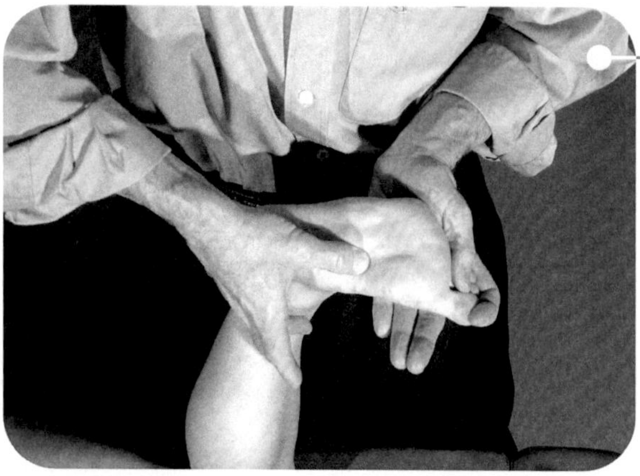

Abb. 12.81 Os metatarsale I, Plantarseite

Der Therapeut legt seinen Daumen auf die Plantarseite des Os metatarsale I und palpiert die Tuberositas mediale und laterale des Os metatarsale I.

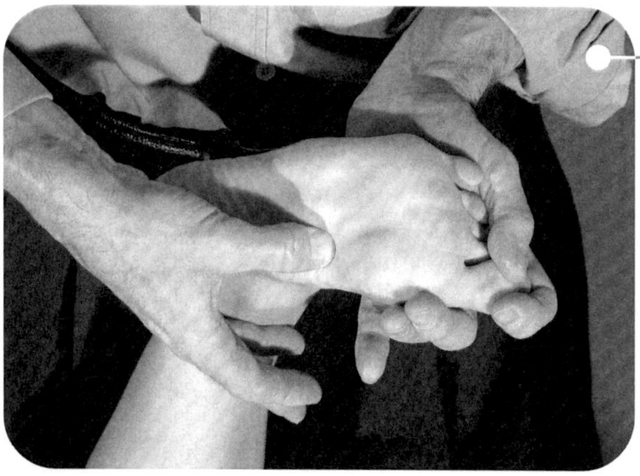

Abb. 12.82 Os cuneiforme mediale, Plantarseite

Der Therapeut legt seinen Daumen auf die Plantarseite und verschiebt ihn, vom Os metatarsale I kommend, in Richtung Fersenbein und palpiert die Plantarseite des Os cuneiforme mediale.

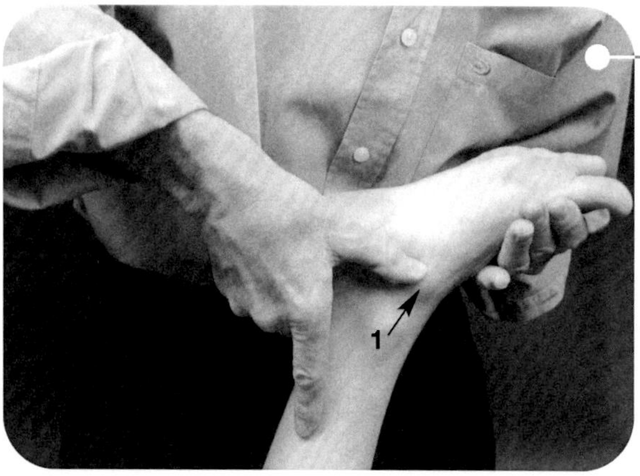

Abb. 12.83 Tuberositas ossis navicularis, Plantarseite

Die Tuberositas ossis navicularis (1) wurde bereits im Abschnitt über den medialen Fußrand behandelt (➝ Abb. 12.37 und 12.38). Sie kann, wie in der nebenstehenden Abbildung dargestellt, auch über die Fußsohle palpiert werden.

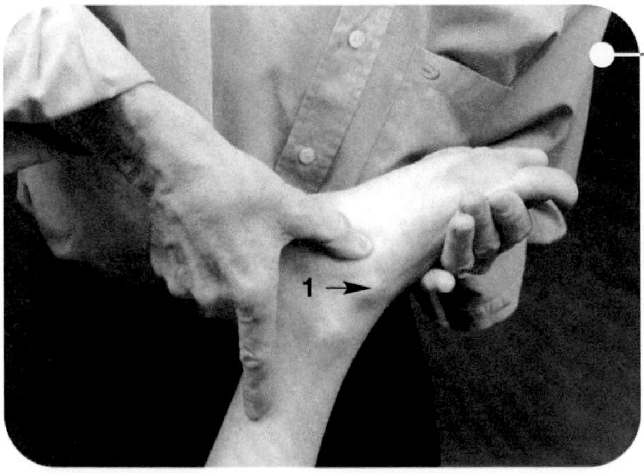

Abb. 12.84 Os naviculare, Plantarseite

Ausgehend von der Plantarseite der Tuberositas ossis navicularis (1) bewegt der Therapeut seinen Daumen nach lateral und hat somit Kontakt mit der Plantarseite des Kahnbeins.

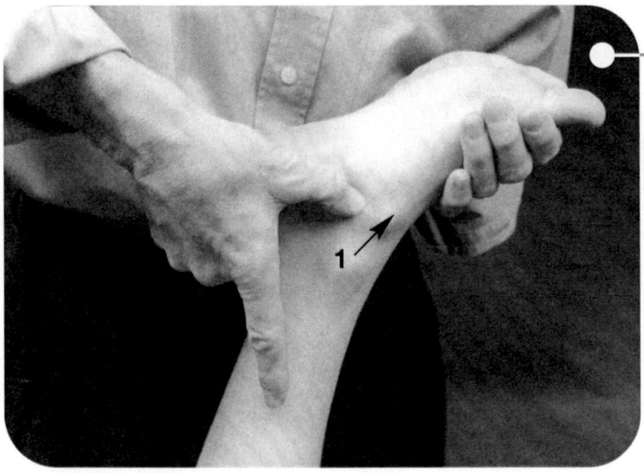

Abb. 12.85 Plantarer Zugang zum ligamentären bzw. mittleren Feld des Caput tali

Der Taluskopf kann zwischen der Tuberositas ossis navicularis (1) und dem Sustentaculum tali, das ungefähr einen Fingerbreit unterhalb des Malleolus medialis liegt, palpiert werden. Er zeichnet sich unter den Fingern als glatte Struktur ab.
Diese Struktur kann sowohl medial als auch plantar palpiert werden, da dieser Teil des Taluskopfes auf der Plantarseite des Fußes gut zugänglich ist.

Gelenke

Bänder und Sehnen des Sprunggelenks

Ansicht von lateral

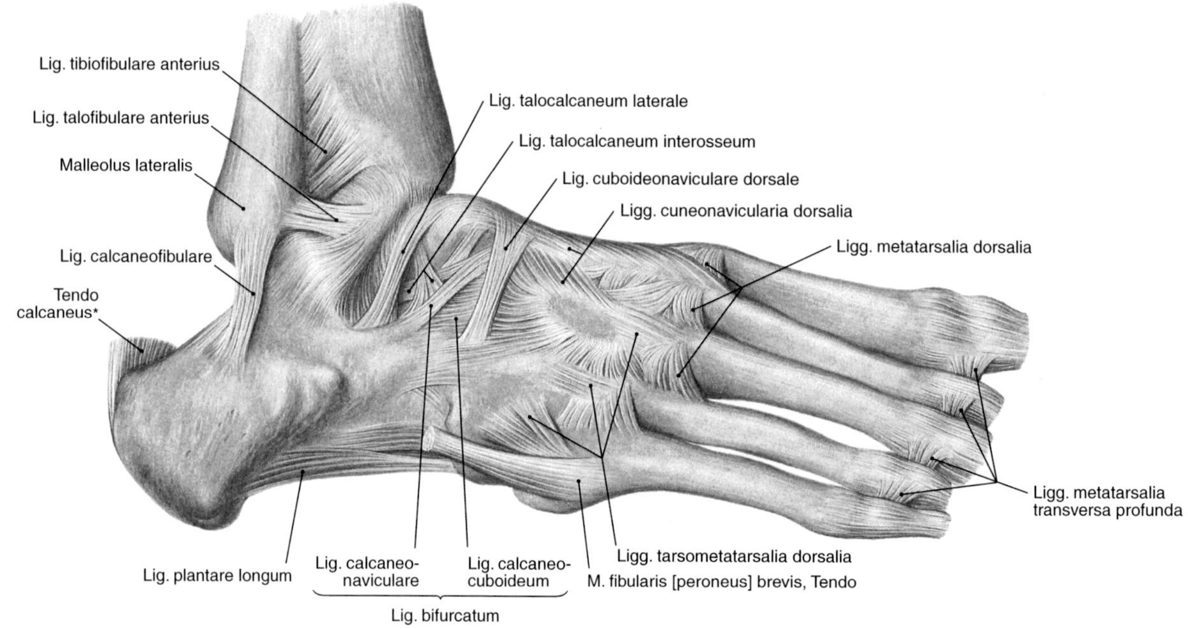

Ansicht von medial

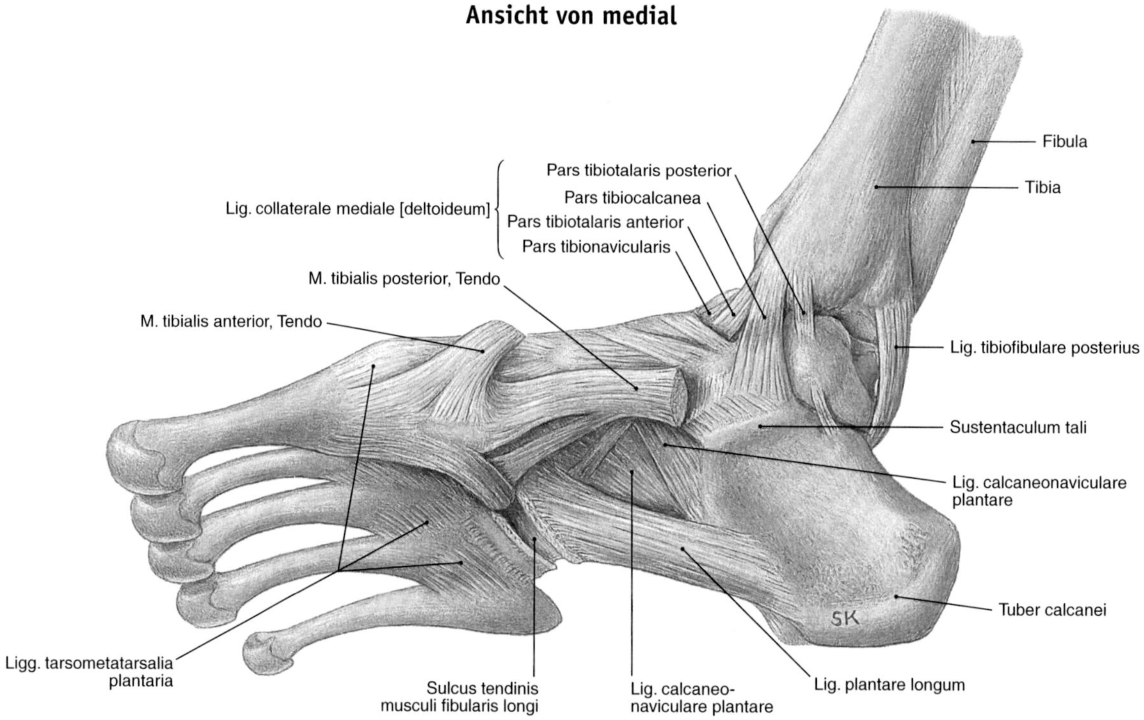

Bänder und Sehnen des Fußes

Ansicht von plantar

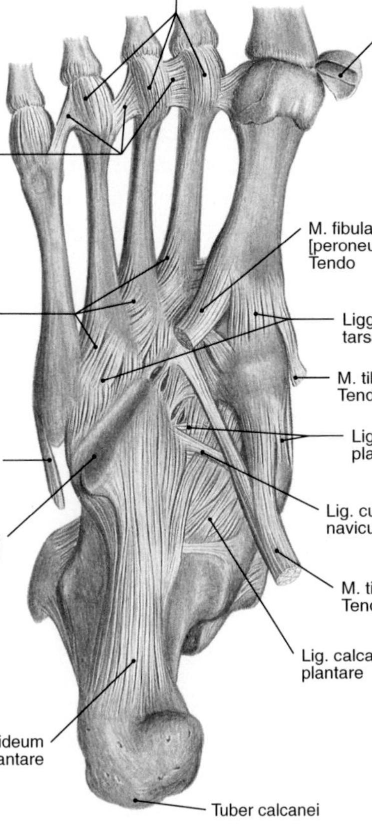

Gelenke und Bänder

Die palpatorisch zugänglichen Gelenke (von den Zehenspitzen zum Sprunggelenk):

- Articulationes interphalangeales (➛ Abb. 12.87 und 12.88)
- Articulationes metatarsophalangeales (➛ Abb. 12.89 bis 12.91)
- Articulationes tarsometatarsales (Lisfranc'sche Gelenklinie) (➛ Abb. 12.92 – 12.96)
- Articulatio tarsi transversa (Chopart'sche Gelenklinie) (➛ Abb. 12.97 – 12.99), einschließlich des Lig. bifurcatum (➛ Abb. 12.98) und der Art. talocalcaneonavicularis (➛ Abb. 12.99)
- Articulatio subtalaris (Abb. 12.100 und 101)
- Articulatio talocruralis (➛ Abb. 12.102 – 12.107)
- Articulatio talocruralis, Bandstrukturen (➛ Abb. 12.108 bis 12.113)
- Lig. tibiofibulare posterius (➛ Abb. 12.114)
- Retinaculum mm. fibularium inferius (➛ Abb. 12.115)
- Retinaculum mm. extensorum superius et inferius (➛ Abb. 12.116)
- Fascia dorsalis pedis (➛ Abb. 12.117)

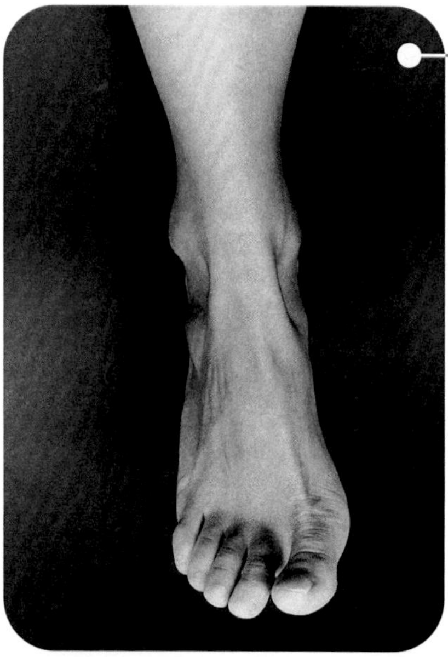

Abb. 12.86

Sprunggelenk und Fuß, Ansicht von anterior

Articulationes interphalangeales

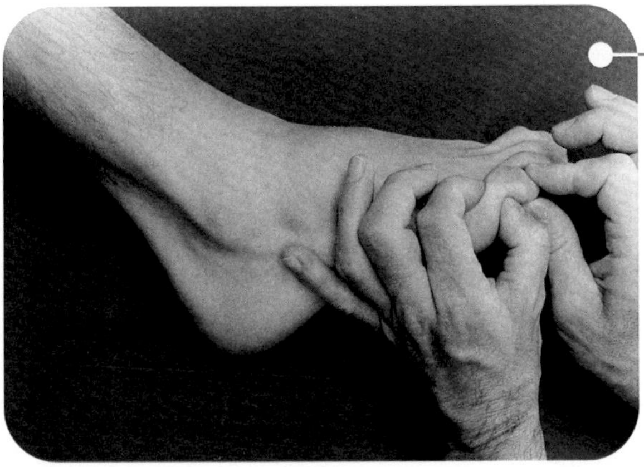

Abb. 12.87 Articulationes interphalangeales der Kleinzehe

Die Mittel- und Endgelenke der Kleinzehe sind leicht erkennbar.

In der nebenstehenden Abbildung fixiert der Therapeut das proximale Zehenglied mit seiner proximalen Hand, während die distale Hand das distale Zehenglied in Plantarflexion bewegt.

Anmerkung: Bei diesen Gelenken handelt es sich um Scharniergelenke, die aus folgenden Gelenkflächen bestehen: einer Gelenkfläche am anterioren Ende der proximalen Phalanx, die die Form einer Rolle (walzenförmiger Gelenkkopf) hat, und einer Gelenkfläche am posterioren Ende der distalen Phalanx, deren Besonderheit eine in der Mitte liegende, nicht besonders ausgeprägte Knochenleiste ist.

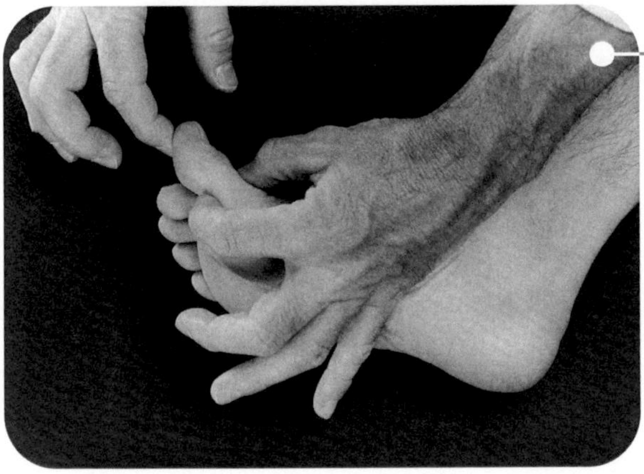

Abb. 12.88 Articulatio interphalangeale hallucis, Dorsalextension

Im Bereich der Großzehe gibt es nur ein Interphalangealgelenk. In der nebenstehenden Abbildung fixiert die proximale Hand die Grundphalanx, während die distale Hand die Endphalanx in Extension bewegt.

Articulationes metatarsophalangeales

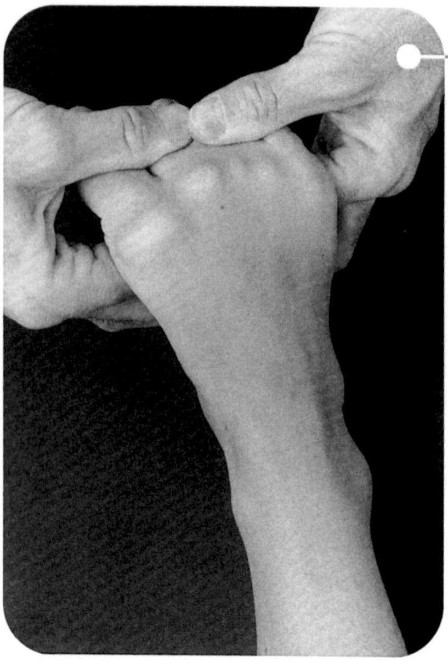

Abb. 12.89 Articulationes metatarsophalangeales, Ansicht von dorsal

In der nebenstehenden Abbildung umgreift der Therapeut die Zehen, bewegt sie in Plantarflexion und legt damit die dorsalen Gelenkflächen der einzelnen Mittelfußköpfchen frei.

Anmerkung: Die Gelenkfläche kann unter den Fingern als glatte Fläche wahrgenommen werden. Die Gelenkfläche der Großzehe ist am besten zugänglich.

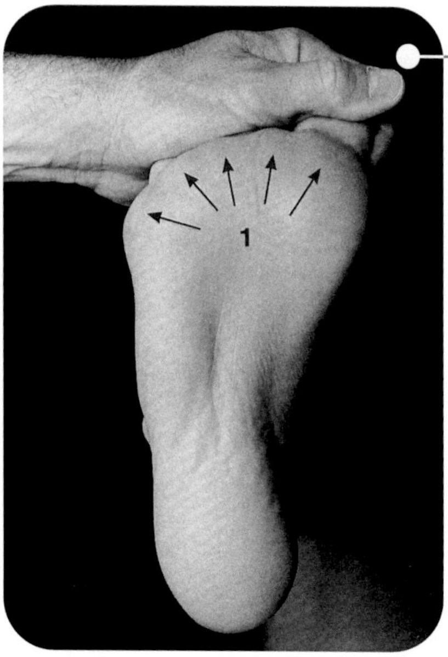

Abb. 12.90 Articulationes metatarsophalangeales, Ansicht von plantar

In der nebenstehenden Abbildung umgreift die Hand des Therapeuten die Zehen, bringt sie in Dorsalflexion und legt damit die plantaren Gelenkflächen der einzelnen Mittelfußköpfchen (1) frei.

Anmerkung: Die Gelenkfläche jedes Mittelfußköpfchens „ragt" weit über die Palmarseite hinaus.

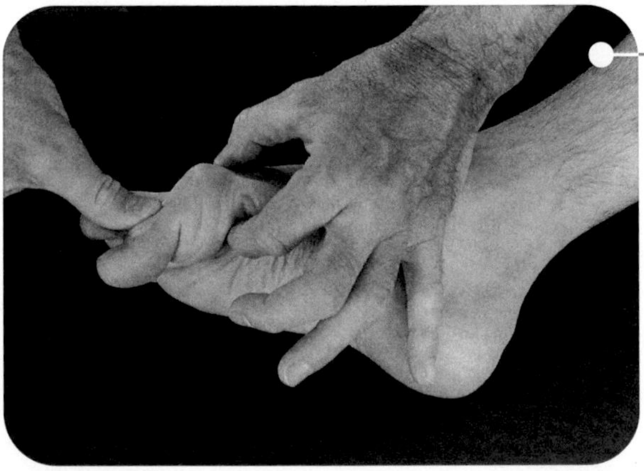

Abb. 12.91 Articulatio metatarsophalangealis hallucis

Bei der Untersuchung dieses Gelenks trifft man auf der Plantarseite auf die Sesamknöchelchen (➛ Abb. 12.72 und 12.73).

Articulationes tarsometatarsales (Lisfranc'sche Gelenklinie)

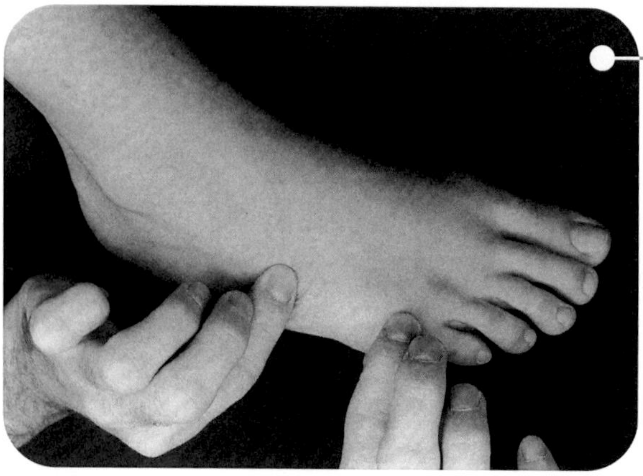

Abb. 12.92 Gelenkspalt zwischen Os cuboideum und Os metatarsale V

Der Zeigefinger der linken Hand wird auf die anteriore und laterale Seite des Os cuboideum (➛ Abb. 12.7, 12.9, 12.10, 12.11) gelegt und hat gleichzeitig Kontakt mit der Basis des Os metatarsale V (➛ Abb. 12.7 und 12.8). Um den Gelenkspalt zu spüren, umgreift man das Caput ossis metatarsalis und bewegt es mehrfach von dorsal nach plantar und versucht mit dem Zeigefinger den Gelenkspalt zu ertasten.

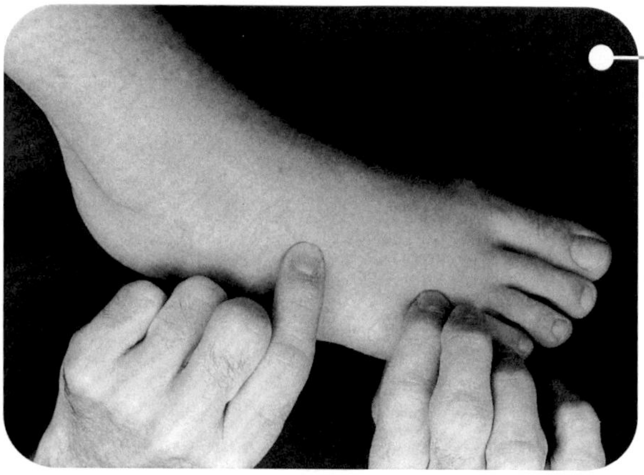

Abb. 12.93 Gelenkspalt zwischen Os cuboideum und Os metatarsale IV

Hierfür verschiebt man den Zeigefinger der proximalen Hand zum anterioren und medialen Teil des Os cuboideum und hat gleichzeitig Kontakt mit dem Os metatarsale IV.

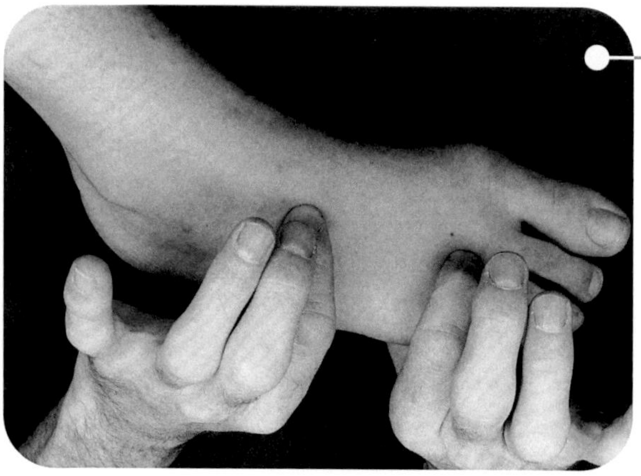

Abb. 12.94 Gelenkspalt zwischen dem Os cuneiforme laterale und dem Os metatarsale III

Man beginnt in der in ➛ Abb. 12.93 beschriebenen Position und verschiebt den Zeigefinger um ungefähr einen Fingerbreit nach medial, so dass man gleichzeitig Kontakt zum anterioren Rand des Os cuneiforme laterale und zur Basis des Os metatarsale III hat.

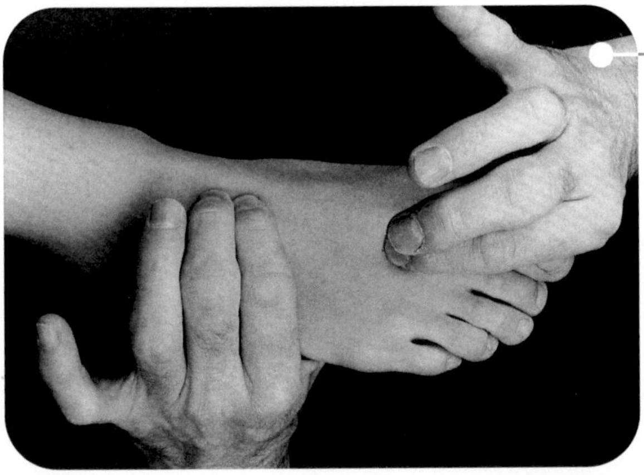

Abb. 12.95 Gelenkspalt zwischen dem Os cuneiforme intermedium und dem Os metatarsale II

Wieder beginnt man in der gleichen Ausgangsstellung (➛ Abb. 12.94) und verschiebt anschließend den Finger um ungefähr einen Fingerbreit nach medial. Dabei berücksichtigt man, dass der anteriore Rand des Os cuneiforme intermedium gegenüber dem anterioren Rand des Os cuneiforme mediale und laterale etwas zurückversetzt ist. Der Zeigefinger muss folglich etwas nach posterior bewegt werden, um Kontakt mit dem Os cuneiforme intermedium und der Basis des Os metatarsale II aufnehmen zu können.

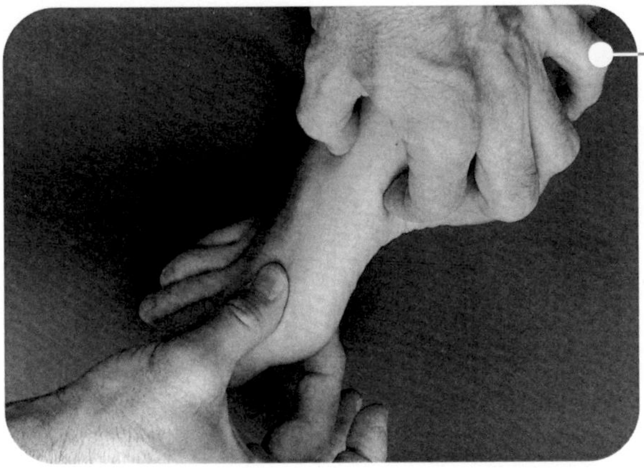

Abb. 12.96 Gelenkspalt zwischen dem Os cuneiforme mediale und dem Os metatarsale I

Die Palpation des Os cuneiforme mediale wurde bereits in den ➛ Abb. 12.7 und 12.32 beschrieben. In der nebenstehenden Abbildung umgreift die proximale Hand den Bereich des Gelenkspalts. Die distale Hand mobilisiert das Caput ossis metatarsalis I.

Anmerkung:

Die Articulationes tarsometatarsales (Lisfranc'sche Gelenklinie):

Diese Gelenklinie verbindet die drei Ossa cuneiformia mit den fünf Ossa metatarsalia. Sie umfasst drei Gelenke:

- *ein mediales Gelenk zwischen dem Os cuneiforme mediale und dem Os metatarsale I,*
- *ein intermediäres Gelenk zwischen den Ossa cuneiformia intermedium und laterale und den Ossa metatarsalia II und III,*
- *ein laterales Gelenk zwischen dem Os cuboideum und den Ossa metatarsalia IV und V.*

Articulatio tarsi transversa (Chopart'sche Gelenklinie)

Das quere Fußwurzelgelenk verbindet die distale mit der proximalen Fußwurzelreihe. Funktionell besteht es aus einer einzigen Einheit, die die Articulatio talocalcaneonavicularis und die Articulatio calcaneocuboidea umfasst. Das Lig. bifurcatum ist die gemeinsame Bandstruktur der beiden Gelenken.

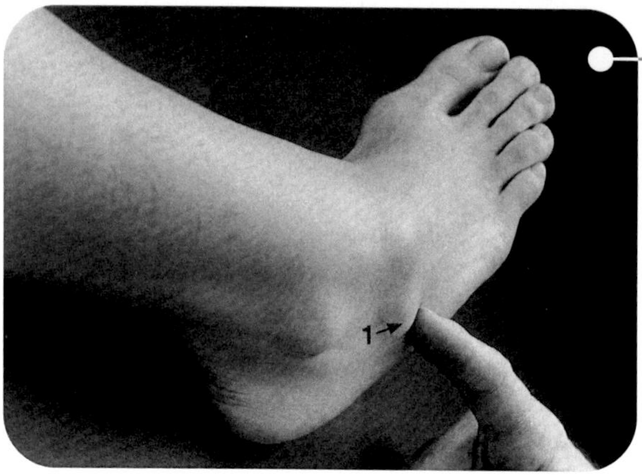

Abb. 12.97 Articulatio tarsi transversa, lateraler Anteil

Der laterale Anteil der Chopart'schen Gelenklinie entspricht der Articulatio calcaneocuboidea. Der Zeigefinger liegt auf der mit dem Os cuboideum verbundenen Gelenkfläche des Calcaneus. Diese Facette ist vorne mit dem Os cuboideum verbunden. Die Inversion des Fußes erleichtert den Zugang zum lateralen Teil dieser Gelenkfläche.
(1) Magna apophysis calcanei.
Siehe Anmerkung bei ➤ Abb. 12.13, Seite 426

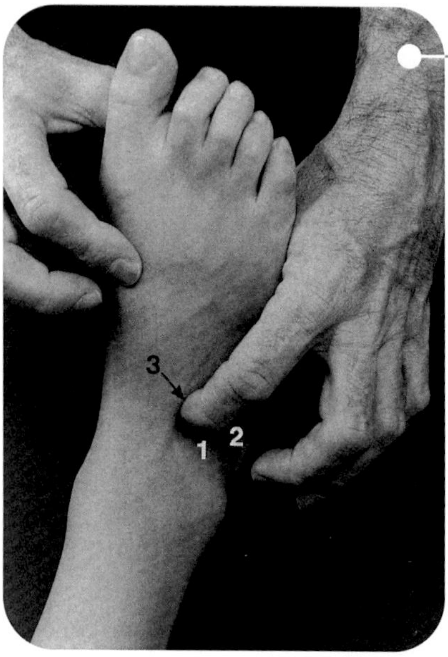

Abb. 12.98 Articulatio tarsi transversa, Lig. bifurcatum

Das Lig. bifurcatum entspringt proximal an der Dorsalseite der Magna apophysis calcanei (1) und spaltet sich in zwei Faserbündel auf:

- lateral das Lig. calcaneocuboideum, das an der Dorsalseite des Os cuboideum (2) ansetzt,
- medial das Lig. calcaneonaviculare, das auf der gesamten Höhe des lateralen Endes des Os naviculare (3) ansetzt.

Anmerkung: Das Lig. bifurcatum wird als Schlüsselband des Chopart'schen Gelenks betrachtet.

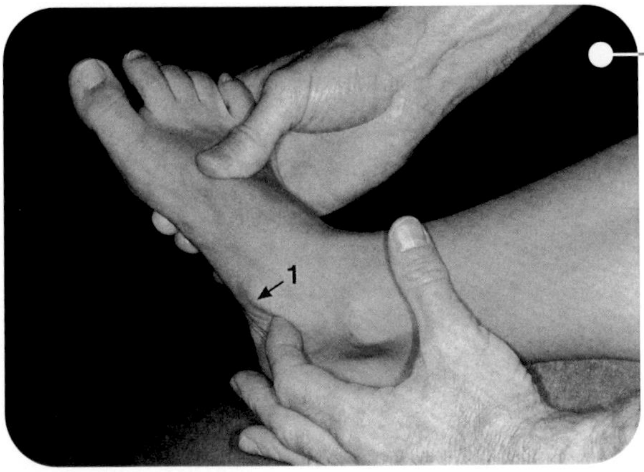

Abb. 12.99 Articulatio tarsi transversa, medialer Anteil

Dieser Teil der Chopart'schen Gelenklinie entspricht der Articulatio talocalcaneonavicularis. Bringt man den Fuß in Eversion, wird der Taluskopf, der vorne mit dem Os naviculare (1) artikuliert, besser freigelegt.
In der nebenstehenden Abbildung liegt der Zeigefinger über dem mittleren Feld des Taluskopfes, der mit dem Lig. calcaneonaviculare plantare in Verbindung steht. Es handelt sich um eine glatte Fläche, die mit dem Zeigefinger gut ertastbar ist.

Unteres Sprunggelenk (Articulatio subtalaris)

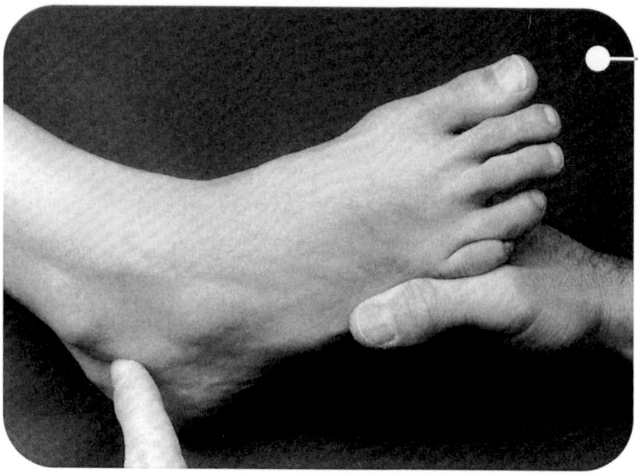

Abb. 12.100 Articulatio subtalaris, Ansicht von lateral

Der Zeigefinger weist auf den lateralen Gelenkspalt des unteren Sprunggelenks hin. Die knöcherne Erhebung unter dem Zeigefinger ist der Processus lateralis tali, der den lateralsten Teil der fibulären Gelenkfläche am Talus trägt.
Anmerkung: Auf dem Processus lateralis tali entspringt das Lig. talocalcaneum laterale.

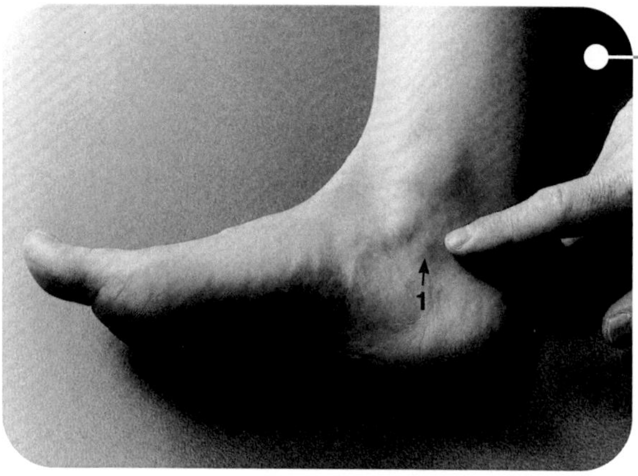

Abb. 12.101 Articulatio subtalaris, Ansicht von medial

Der Zeigefinger markiert den medialen Gelenkspalt des unteren Sprunggelenks. Die knöcherne Erhebung unter dem Zeigefinger ist das Sustentaculum tali (1), das die mittlere Gelenkfacette des Calcaneus gegenüber dem Talus trägt und häufig mit der anterioren Gelenkfacette des Calcaneus verbunden ist.

Oberes Sprunggelenk (Articulatio talocruralis)

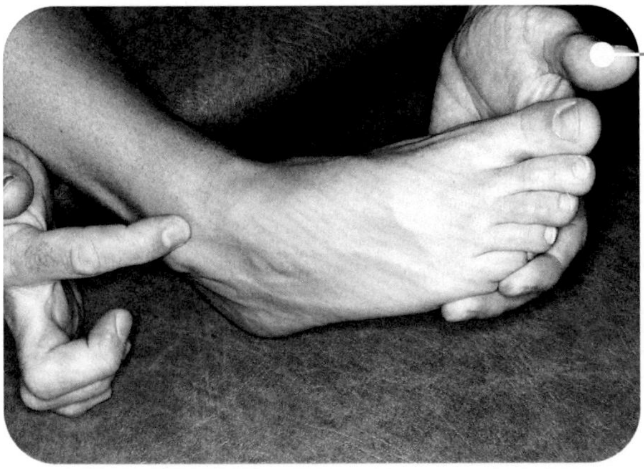

Abb. 12.102 Trochlea tali, Facies lateralis, lateraler Rand

Der Fuß befindet sich in Neutralstellung. Der Therapeut legt den Zeigefinger seiner distalen Hand auf den Vorderrand des distalen Endes der Fibula. Er bringt den Fuß in eine leichte Plantarflexion, um den lateralen Rand der Trochlea tali besser spüren zu können. Durch eine zusätzliche Adduktion kann dieser noch besser ertastet werden.
Anmerkung: Dieser „glatte", da von Knorpel überzogene Rand spürt sich unter den Fingern etwas scharfkantig an.

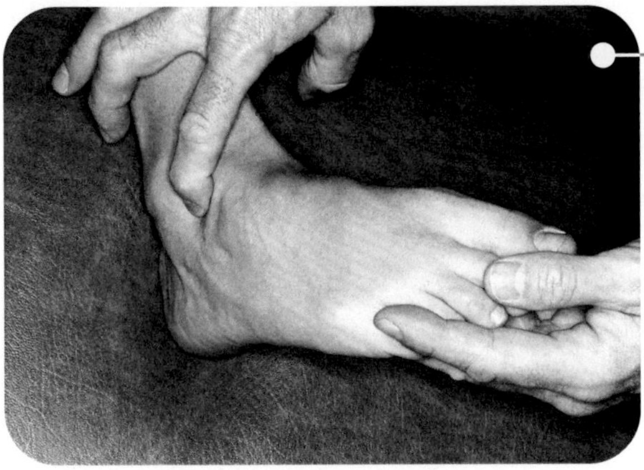

Abb. 12.103 Facies malleolaris lateralis

Der Fuß befindet sich in Neutralstellung. Der Therapeut legt den Zeigefinger seiner proximalen Hand unmittelbar vor den Vorderrand des distalen Endes der Fibula.
Mit Hilfe der distalen Hand bewegt er den Fuß in Inversion und fügt eine leichte Plantarflexion hinzu. Die gesuchte Gelenkfacette wird unter dem Finger als glatte Oberfläche wahrgenommen.

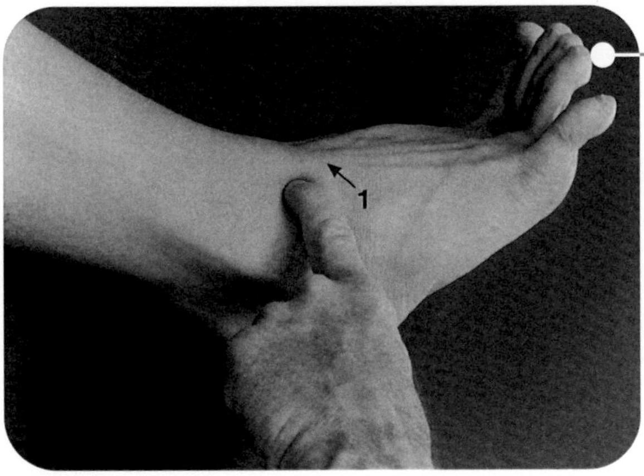

Abb. 12.104 Trochea tali, Facies lateralis

Nachdem man den lateralen Rand (➛ Abb. 12.102) gefunden hat, lässt man den Finger hinter die Sehne des M. extensor digitorum longus (1) in Richtung medialer Fußrand gleiten.
Bringt man den Fuß dabei in Inversion und Plantarflexion (indem man die Talusrolle nach außen „schiebt"), ist die gesuchte Gelenkstruktur noch leichter zugänglich.

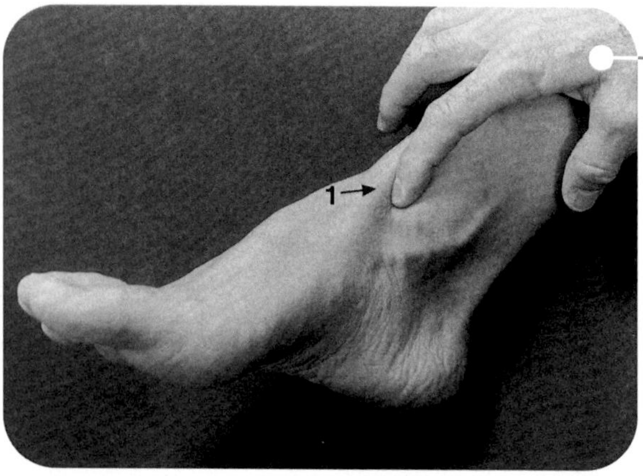

Abb. 12.105 Trochlea tali, Facies medialis, medialer Rand

Der Fuß befindet sich in Neutralposition. Der Therapeut legt den Zeigefinger seiner distalen Hand auf den Vorderrand des Malleolus medialis, am Übergang zum Vorderrand des distalen Tibiaendes.

Er bewegt den Fuß in eine leichte Plantarflexion, damit er den gesuchten Rand unter dem Finger wahrnehmen kann. Man kann dieser Bewegung eine leichte Eversion hinzufügen, so dass der Rand noch besser zu spüren ist, da man nicht mehr von der Sehne des M. tibialis anterior (1) beeinträchtigt wird.

Anmerkung: Dieser Rand, der mit dem Finger als glatte Fläche wahrgenommen wird, ist weniger ausgeprägt als an der lateralen Seite.

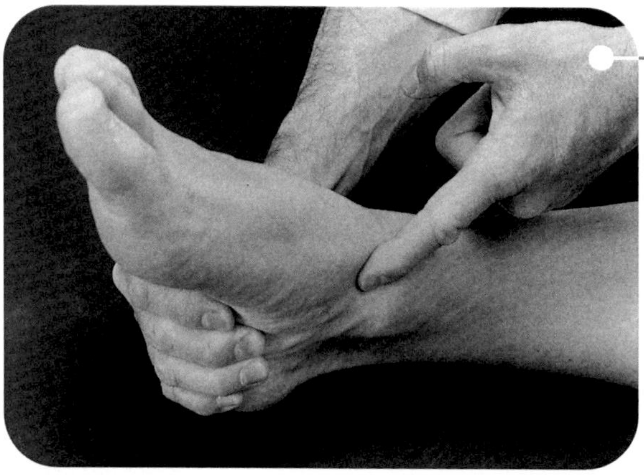

Abb. 12.106 Facies malleolaris medialis

Nachdem man den Zeigefinger der distalen Hand vor den anterioren Rand des Malleolus medialis gelegt hat, kann man die Facette der Tibia leicht „freilegen“, indem man den Fuß in Eversion und leichte Plantarflexion bringt.

Die gesuchte Gelenkfläche wird unter dem Finger als glatte Fläche wahrgenommen.

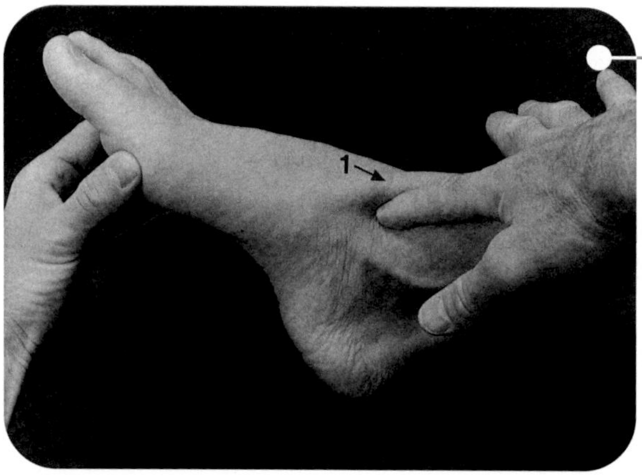

Abb. 12.107 Trochlea tali, Facies medialis

Nachdem man den medialen Rand gefunden hat (➛ Abb. 12.105), lässt man den Finger hinter die Sehne des M. tibialis anterior (1) in Richtung lateraler Fußrand gleiten.

Ausgehend von dieser Position, sollte man in einem weiteren Schritt den Fuß in Eversion und leichte Plantarflexion bringen, um die Talusrolle am medialen Fußrand stärker hervortreten zu lassen. Dadurch wird der Zugang zur gesuchten Struktur erleichtert.

Bandstrukturen des oberen Sprunggelenks (Articulatio tibiocruralis)

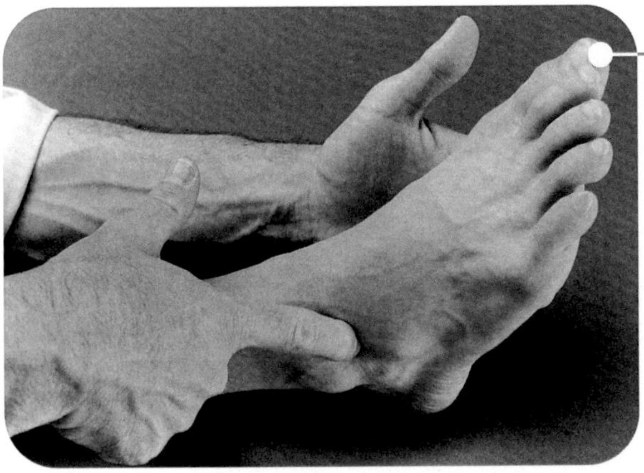

Abb. 12.108 Lig. talofibulare anterius, siehe auch Abb. 12.109 und 12.110

Bei der Palpation dieses Bands sollte man ein klares Bild vom Ursprung (im mittleren Teil des anterioren Rands des Malleolus lateralis, distaler Anteil) und vom Ansatz (unmittelbar vor der Facette des Malleolus lateralis auf der Lateralseite des Collum tali) vor Augen haben.
Manchmal erweist es sich als sinnvoll, den Fuß in Adduktion, Supination und leichter Plantarflexion zu bewegen, um diese Bandstruktur besser zu erreichen.

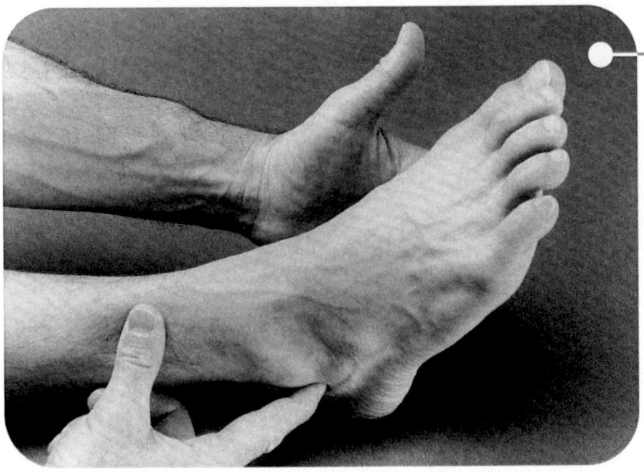

Abb. 12.109 Lig. calcaneofibulare

Der Verlauf dieses Bands sowie sein Ursprung (am anterioren Rand des Malleolus, unterhalb des in ➛ Abb. 12.108 beschriebenen Bands) und sein Ansatz (auf der Außenseite des Calcaneus) müssen genau visualisiert werden, um diese Ligamentstruktur palpieren zu können.

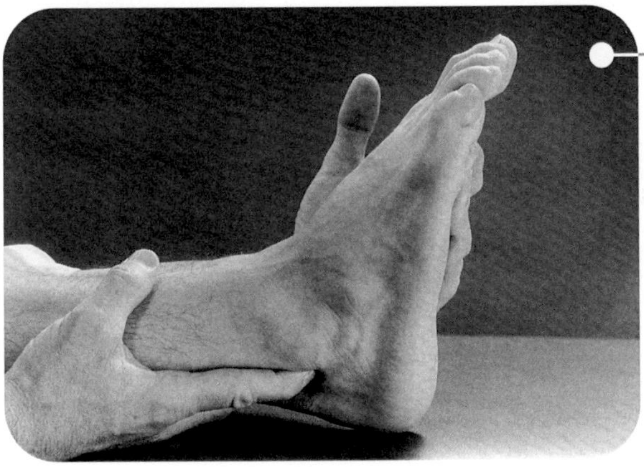

Abb. 12.110 Lig. talofibulare posterius

Auch bei diesem Band sollte man eine klare Vorstellung vom lateralen Ursprung (auf der Medialseite des Malleolus lateralis, unterhalb und hinter der Gelenkfläche) und vom Ansatz (auf dem Tuberculum laterale tali) haben.
Das Band erstreckt sich zwischen diesen beiden Knochenstrukturen in fast horizontaler Richtung.
Anmerkung: Das Band liegt unterhalb des Lig. tibiofibulare posterius (posteriores Gabelband), das Tibia und Fibula posterior verbindet .

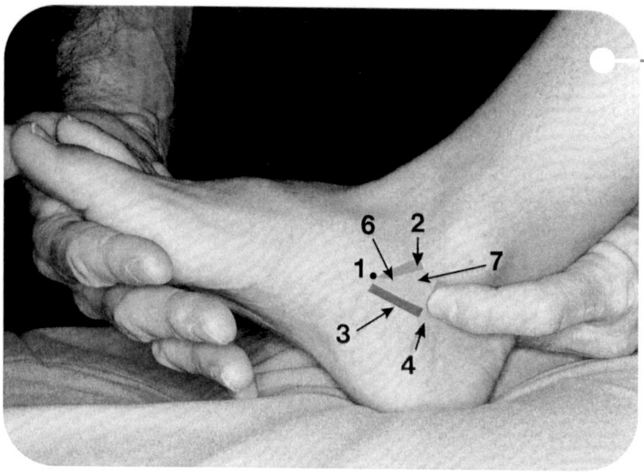

Abb. 12.111 Lig. mediale (deltoideum), oberflächliche Schicht

Diese Schicht besteht aus zwei Anteilen:
- Pars tibionavicularis (6) zwischen dem Malleolus medialis und dem Os naviculare (1) (oberflächlicher und anteriorer Teil des Lig. mediale),
- Pars tibiocalcanea (7), verbindet den Malleolus medialis mit dem Sustentaculum tali (4) und dem Lig. calcaneonaviculare plantare (3).

Ziffern ➤ Abb. 12.112.

Anmerkung: Der Zeigefinger des Therapeuten verweist auf die oberflächliche Schicht des Lig. mediale in seiner Gesamtheit.

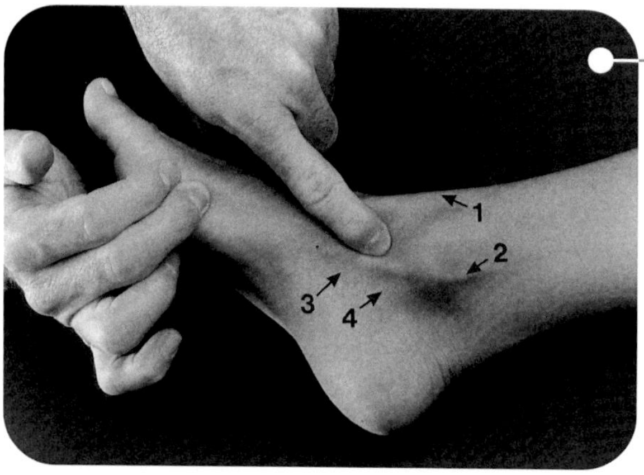

Abb. 12.112 Lig. mediale (deltoideum), tiefe Schicht

Diese Schicht setzt sich aus zwei Teilen zusammen:
- Pars tibiotalaris anterior
- Pars tibiotalaris posterior.

1. Os naviculare
2. Pars tibiotalaris anterior
3. Lig. calcaneonaviculare plantare
4. Sustentaculum tali
5. Pars tibiotalaris posterior
6. Pars tibionavicularis
7. Pars tibiocalcanea

Anmerkung: Der Zeigefinger des Therapeuten verweist auf die Pars tibiotalaris anterior, die vom Malleolus medialis zum Collum tali zieht.

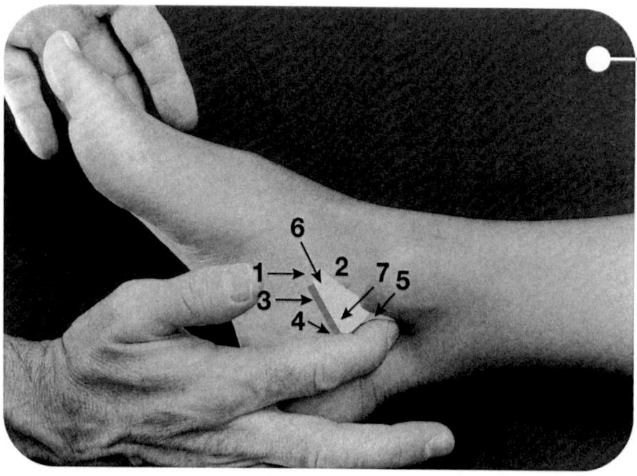

Abb. 12.113 Lig. mediale (deltoideum), tiefe Schicht, posteriorer Anteil

Die Pars tibiotalaris posterior (5) entspringt an der Medialseite des Corpus tali unterhalb der Gelenkfläche und zieht von dort zum Tuberculum mediale tali.

Ziffern ➤ Abb. 12.112.

Anmerkung: In der nebenstehenden Abbildung liegt der Finger des Therapeuten auf dem am weitesten posterior liegenden Anteil der Pars tibiotalaris posterior im Bereich ihres Ansatzes am Tuberculum mediale tali.

Lig. tibiofibulare posterius

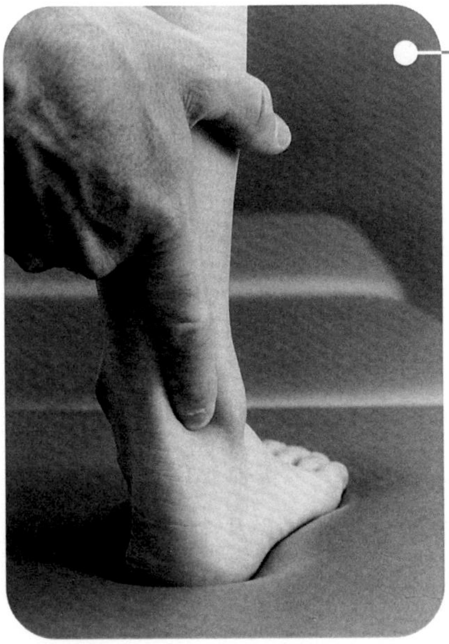

Abb. 12.114 Lig. tibiofibulare posterius

Wenn man den Zeigefinger in der hinter dem Malleolus lateralis verlaufenden Rinne nach unten gleiten lässt, stößt man zunächst auf das Lig. tibiofibulare posterior. Unterhalb dieses Bands trifft man auf Faserbündel, die die Gelenkkapsel verstärken, noch weiter distal begegnet der Zeigefinger dem Lig. talofibulare posterius, das Teil des lateralen Seitenbands ist.

Retinacula tarsi und Fascia dorsalis pedis

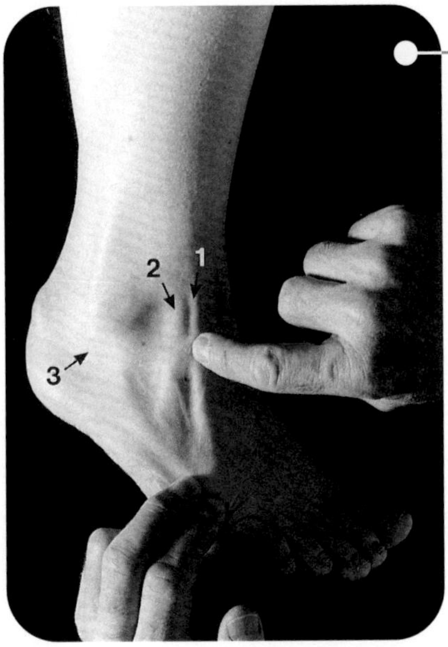

Abb. 12.115 Retinaculum musculorum fibularium inferius

In der nebenstehenden Abbildung erkennt man deutlich den lateralen Anteil des Retinaculum musculorum extensorum inferius, das durch den Zeigefinger markiert wird und das sich, nachdem es die Sehnen der Mm. extensor digitorum longus (1) und fibularis tertius (2) überdeckt hat, am lateralen Fußrand im Retinaculum musculorum fibularium inferius fortsetzt (3).

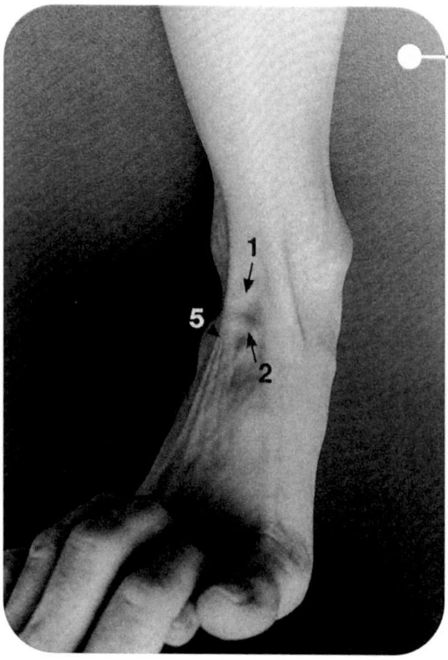

Abb. 12.116 Retinaculum musculorum extensorum superius und inferius

Die nebenstehende Abbildung ermöglicht eine klare Unterscheidung zwischen dem oberen Teil (1) und den unteren Teil (2) des Retinaculum musculorum extensorium.

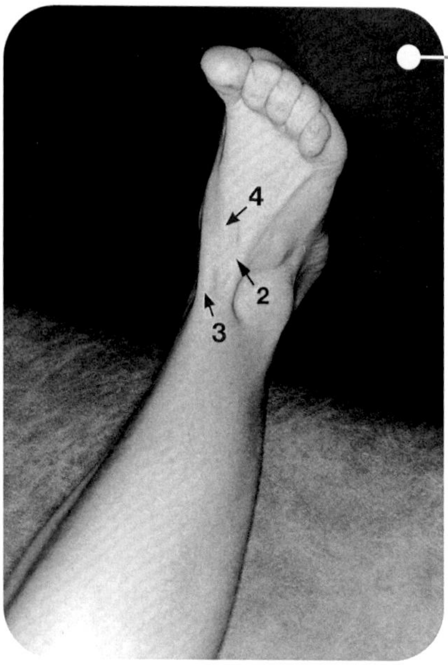

Abb. 12.117 Fascia dorsalis pedis

In der nebenstehenden Abbildung sieht man die Fascia dorsalis pedis (2), die die Sehnen der Mm. extensor hallucis longus (4) und tibialis anterior (3) überdeckt.

Muskeln

Muskeln des Fußrückens: oberflächliche Dissektion

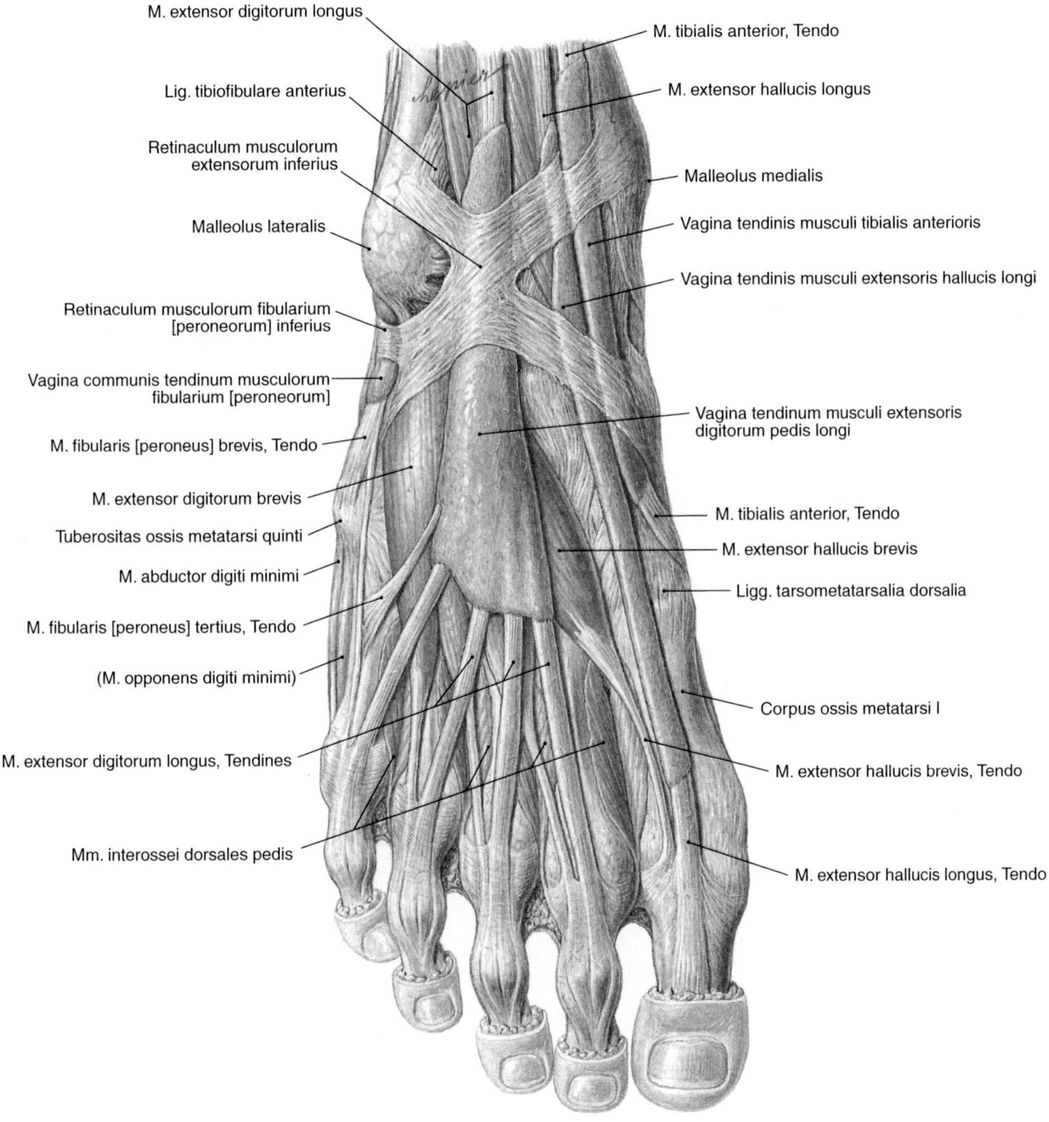

Muskel- und Sehnenstrukturen des Sprunggelenks und des Fußes

Bei einer „Umkreisung" des Sprunggelenks lassen sich folgende Strukturen erkennen:

- Sehne des M. tibialis anterior (➤ Abb. 12.119)
- Sehne des M. extensor hallucis longus (➤ Abb. 12.120)
- M. extensor hallucis brevis (➤ Abb. 12.121)
- Sehne des M. extensor digitorum longus (➤ Abb. 12.122)
- Sehne des M. fibularis tertius (➤ Abb. 12.123)
- Muskelbauch des M. extensor digitorum brevis (➤ Abb. 12.124)
- Sehne des M. fibularis brevis (➤ Abb. 12.125)
- Sehne des M. fibularis longus (➤ Abb. 12.126)
- Posteriorer Anteil des Muskelbauchs des M. fibularis brevis (➤ Abb. 12.127)
- Achillessehne (Tendo calcaneus) (➤ Abb. 12.128 und 12.129)
- Sehne des M. tibialis posterior (➤ Abb. 12.130)
- Sehne des M. tibialis posterior am medialen Fußrand (➤ Abb. 12.131)
- Sehne des M. flexor digitorum longus am Malleolus medialis (➤ Abb. 12.132)
- Sehne des M. flexor digitorum longus am medialen Fußrand (➤ Abb. 12.133)
- Sehne des M. flexor hallucis longus im Sulcus malleolaris (➤ Abb. 12.134)
- Sehnen des M. flexor hallucis longus am medialen Fußrand (➤ Abb. 12.135)

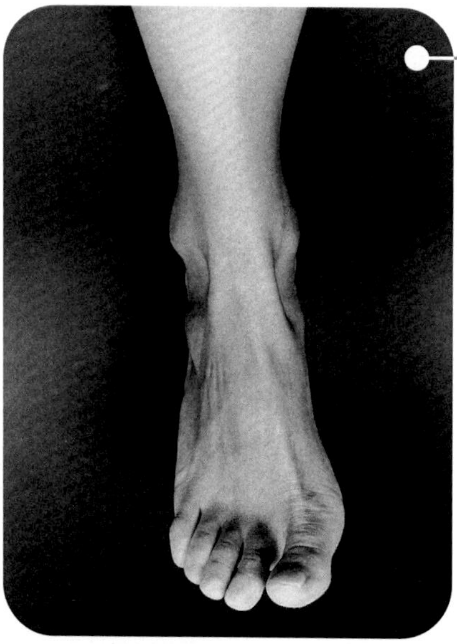

Abb. 12.118

Sprunggelenk und Fuß, Ansicht von anterior

Anmerkung: Diese topografische Region darf nicht als klar abzugrenzende Zone betrachtet werden, die hier präsentierte Einteilung dient lediglich als didaktisches Hilfsmittel zur Palpation von Strukturen, die sich natürlich nicht auf diese Region beschränken, sondern in den Fuß erstrecken.

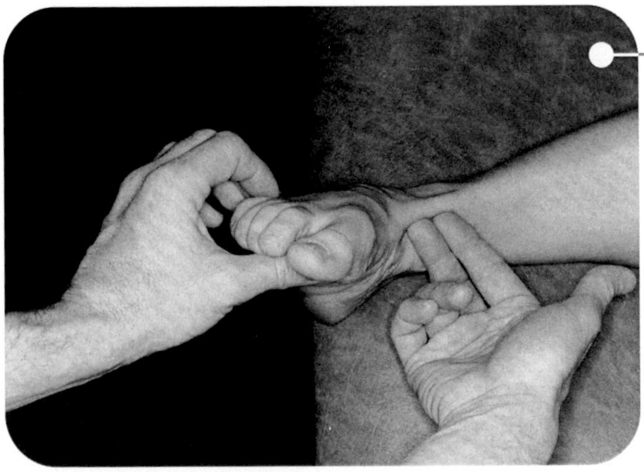

Abb. 12.119 Sehne des M. tibialis anterior

Eine große kräftige Sehne ist unmittelbar vor dem Malleolus medialis zu erkennen. Diese „seilartige" Struktur zieht zum medialen Fußrand, wo sie hauptsächlich am Os cuneiforme mediale ansetzt, aber auch einige Fasern zum Tuberculum mediale ossis metatarsalis I entsendet. In der nebenstehenden Abbildung bewegt der Therapeut den Fuß mit seiner proximalen Hand in Inversion und Dorsalflexion und ersucht den Patienten, diese Stellung zu „halten".

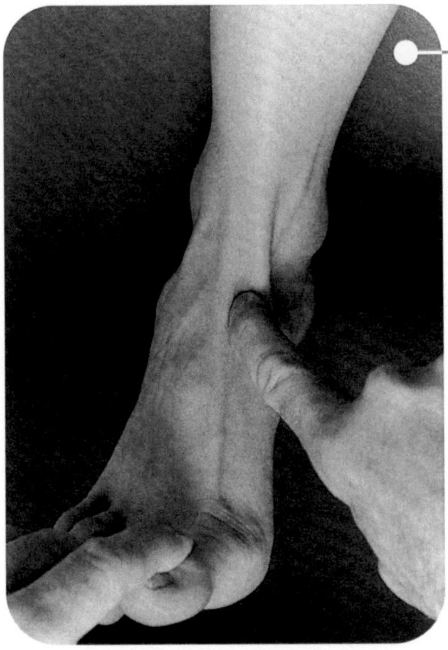

Abb. 12.120 Sehne des M. extensor hallucis longus

Der Therapeut ersucht den Patienten, sowohl das Interphalangeal- als auch das Metatarsophalangealgelenk der Großzehe zu strecken, und widersetzt sich gegebenenfalls mit dem auf der Dorsalseite der Großzehe liegenden Daumen dieser Bewegung. Die Sehne tritt unmittelbar außerhalb der in ➛ Abb. 12.119 erwähnten Sehne hervor.
Anmerkung: Die Sehne dieses Muskels ist auch an der Adduktion, Supination und Dorsalflexion des Sprunggelenks beteiligt. Sie inseriert auf den beiden Phalangen der Großzehe.

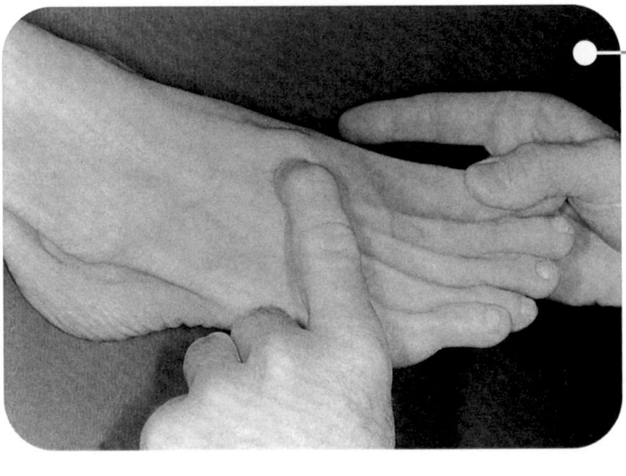

Abb. 12.121 Muskelbauch des M. extensor hallucis brevis

Dieser inkonstante Muskel bildet den medialsten Teil des M. extensor digitorum brevis, da er den muskulären Anteil für die Großzehe bildet.
Man ersucht den Patienten, das Großzehengrundgelenk mehrmals zu strecken, und versucht auf dem Fußrücken, unmittelbar außerhalb der Sehne des M. extensor hallucis longus, den gesuchten Muskelbauch zu ertasten.
Anmerkung: Die gesuchte Struktur liegt unter den Sehnen des M. extensor digitorum longus und inseriert an der Basis des ersten Großzehenglieds.

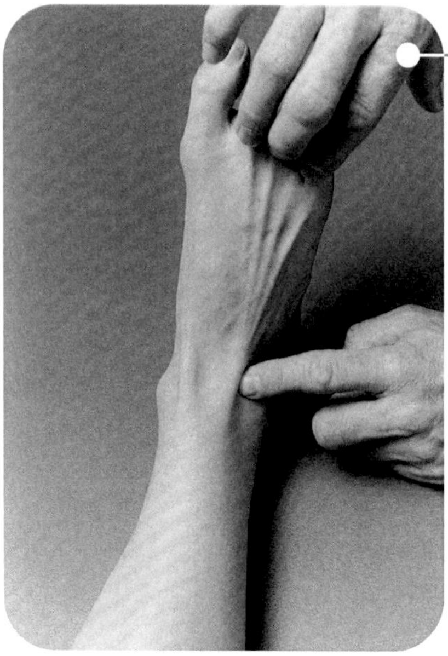

Abb. 12.122 Sehne des M. extensor digitorum longus

Dabei handelt es sich um einen Muskel, der an der Dorsalflexion des Sprunggelenks und der Abduktion des Fußes beteiligt ist. Man ersucht den Patienten, genau diese Bewegungen auszuführen, und erkennt im Bereich des Sprunggelenks, unmittelbar außerhalb der Sehne des M. extensor hallucis longus (➤ Abb. 12.121), die gesuchte Sehne.
Anmerkung: Dieser Muskel ist auch an der Abduktion, der Pronation und der Dorsalflexion des Fußes beteiligt.

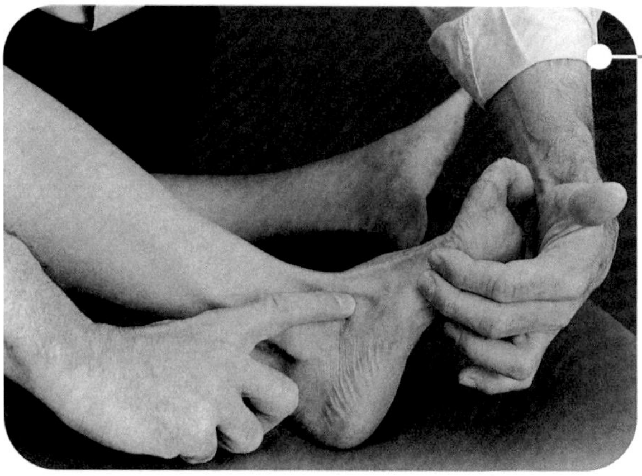

Abb. 12.123 Sehne des M. fibularis (peronaeus) tertius

Man ersucht den Patienten, den Fuß in Abduktion, Pronation und Dorsalflexion zu bewegen, und widersetzt sich eventuell diesen Bewegungen, indem man die Finger auf den lateralen Fußrand legt (siehe nebenstehende Abbildung).
Die gesuchte Sehne tritt außerhalb der Sehne des M. extensor digitorum longus für die fünfte Zehe hervor. Sie zieht zur Oberseite der Basis des Os metatarsale V, an der sie distal ansetzt.
Anmerkung: Der M. fibularis tertius ist inkonstant.

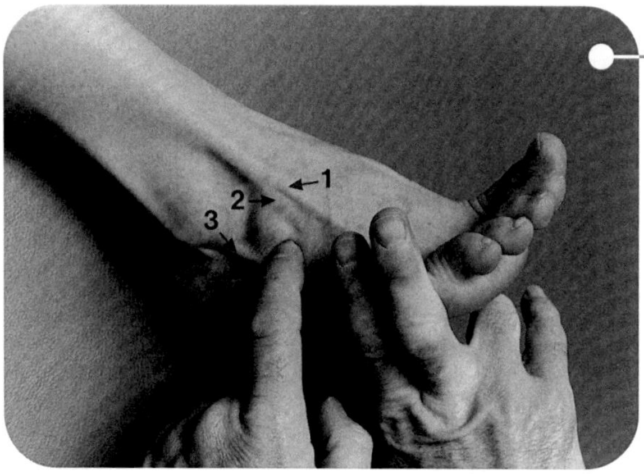

Abb. 12.124 Muskelbauch des M. extensor digitorum brevis

Man ersucht den Patienten, die Interphalangeal- und die Metatarsophalangealgelenke der Zehen global zu strecken (die Kleinzehe hat keine Verbindung zu diesem Muskel).
Der Muskelbauch tritt außerhalb der Sehnen der Mm. extensor digitorum longus (1) und fibularis tertius (2), vor dem Malleolus lateralis und medial der Sehne des M. fibularis brevis (3), hervor.
Anmerkung: Der Widerstand am lateralen Fußrand (distale Hand) soll die Sehnen hervorheben, die den gesuchten Muskel umgeben, der durch den Zeigefinger des Therapeuten angedeutet wird. Es handelt sich meist um einen hervorstehenden Muskelbauch, der im anterioren Anteil auf der Oberseite des Calcaneus inseriert.

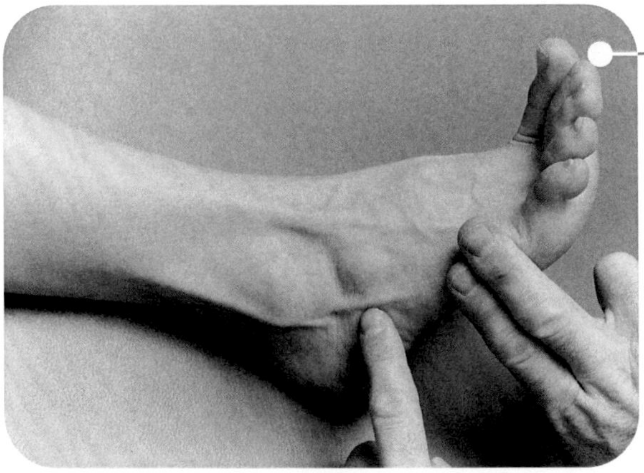

Abb. 12.125 Sehne des M. fibularis (peronaeus) brevis

Der Fuß befindet sich in Neutralposition. Der Patient führt eine reine Abduktionsbewegung mit dem Fuß aus.
Die distale Hand am lateralen Fußrand kann sich dieser Bewegung widersetzen.
Der Zeigefinger der proximalen Hand verweist auf die gesuchte Struktur.
Anmerkung: Diese Sehne zieht oberhalb der Trochlea fibularis zu ihrer Ansatzstelle an der Basis der Tuberositas ossis metatarsalis V.

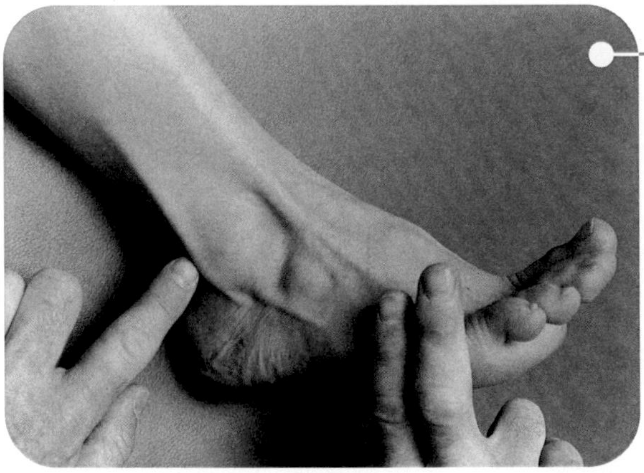

Abb. 12.126 Sehne des M. fibularis (peronaeus) longus

Man ersucht den Patienten, die gleiche Bewegung wie in ➛ Abb. 12.125 auszuführen. Sie reicht normalerweise aus, um die Sehne am lateralen Rand des Fußes, unmittelbar vor ihrem Eintritt in den Sulcus tendinis m. fibularis longus, sichtbar zu machen. Gegebenenfalls kann man der Bewegung eine Pronation und Plantarflexion hinzufügen.
Anmerkung: Diese Sehne verläuft unterhalb der Trochlea fibularis und inseriert distal auf der Tuberositas ossis metatarsalis I. Sie entsendet meist einige Fasern zum Os cuneiforme mediale, zum Os metatarsale II und zum ersten M. interosseum dorsale.

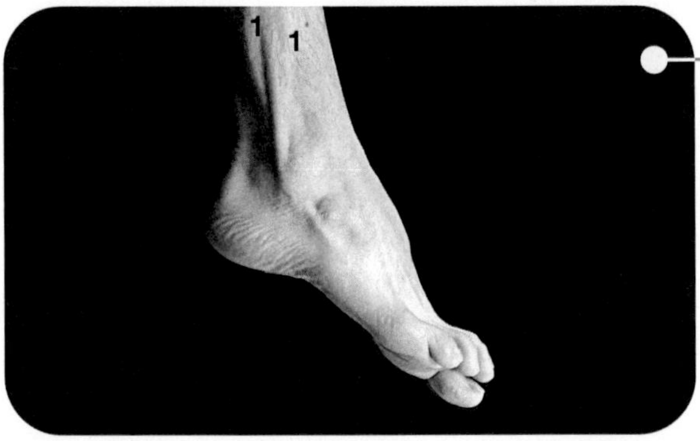

Abb. 12.127 Muskelbauch des M. fibularis brevis

Man ersucht den Patienten, die gleiche Bewegung wie in ➛ Abb. 12.125 auszuführen.
Der Muskelbauch (1) ist ungefähr oberhalb des Malleolus lateralis, hinter und vor der Sehne des M. fibularis longus erkennbar.
Je nach Patient kann der Muskelbauch vor oder hinter der Sehne des M. fibularis longus stärker hervortreten.

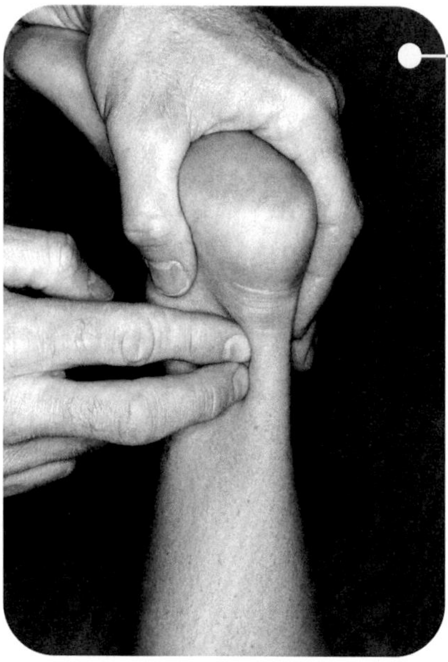

Abb. 12.128 Achillessehne (Tendo calcaneus), lateraler Zugang

Die sehr oberflächliche Sehne ist leicht zu ertasten.

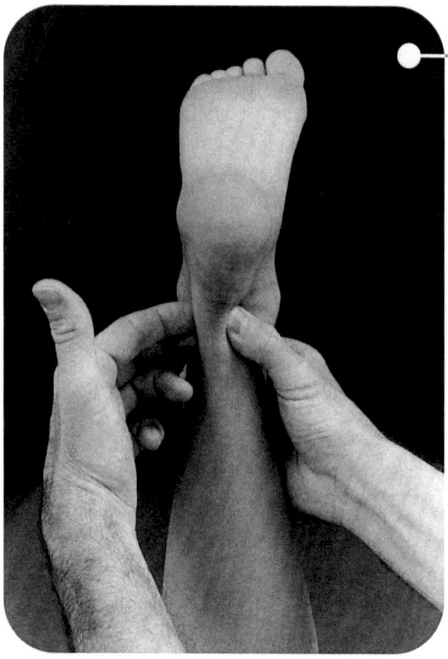

Abb. 12.129 Achillessehne (Tendo calcaneus), anterolateraler Anteil

Man drückt die Sehne mit dem Daumen etwas nach lateral und hat somit Zugang zum anterolateralen Anteil dieser Struktur. Sie kann durch Gleitbewegungen mit den Fingerkuppen untersucht werden. Auf gleiche Weise, durch leichten Druck nach medial, kann man auch den anteromedialen Anteil dieser Sehne ertasten.

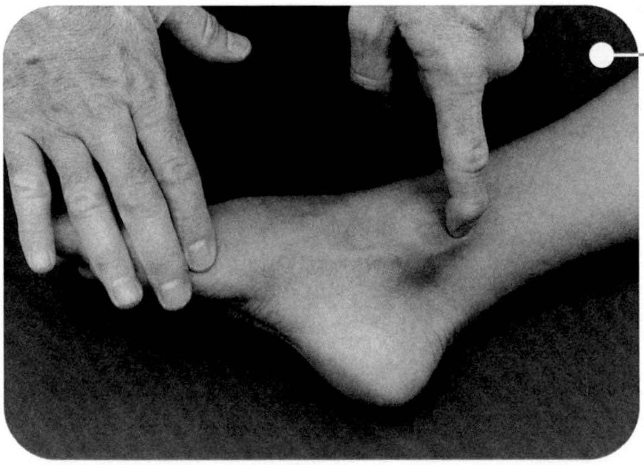

Abb. 12.130 Sehne des M. tibialis posterior am Malleolus medialis

Der Fuß befindet sich in Plantarflexion. Der Patient führt mit dem Fuß eine Abduktion aus, der sich der Therapeut durch Kontakt am medialen Fußrand widersetzt.
Die Sehne ist am posterioren Rand des Malleolus medialis erkennbar.

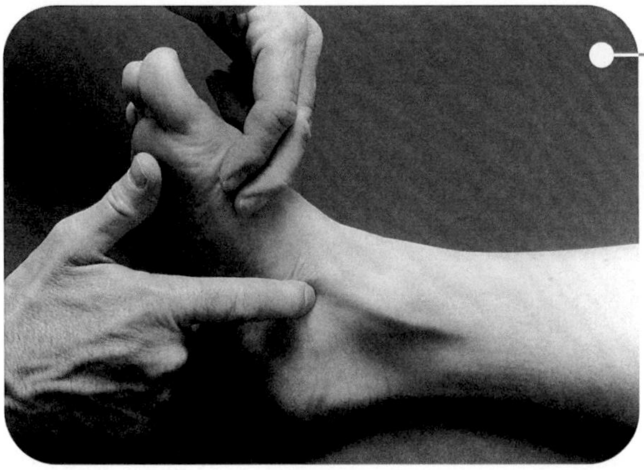

Abb. 12.131 Sehne des M. tibialis posterior im Bereich des Os naviculare

Man verwendet die in ➛ Abb. 12.130 beschriebene Bewegung zur Anspannung der Sehne.
Distal des Malleolus medialis folgt die Sehne dem medialen Fußrand und inseriert an der Tuberositas ossis naviculare – siehe Zeigefinger in der nebenstehenden Abbildung – sowie an allen Fußwurzelknochen (mit Ausnahme des Talus) und an allen Ossa metatarsalia (mit Ausnahme der Ossa metatarsalia I und V).

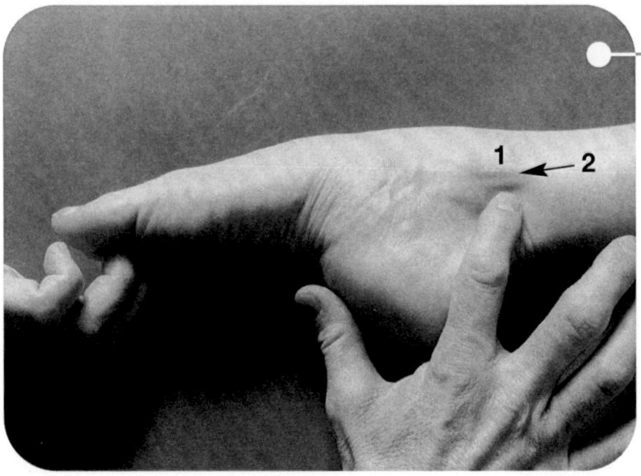

Abb. 12.132 Sehne des M. flexor digitorum longus am Malleolus medialis

Der Therapeut legt seine Hand auf die Plantarseite der zweiten bis fünften Zehe und ersucht den Patienten, seine Zehen mehrmals schnell zu beugen. Diese Muskelbewegungen können mit der hinter dem M. tibialis posterior (1) liegenden Hand wahrgenommen werden. Der Zeigefinger weist auf die Sehne des M. flexor digitorum longus (2) hin, der ebenfalls hinter dem Malleolus medialis verläuft.

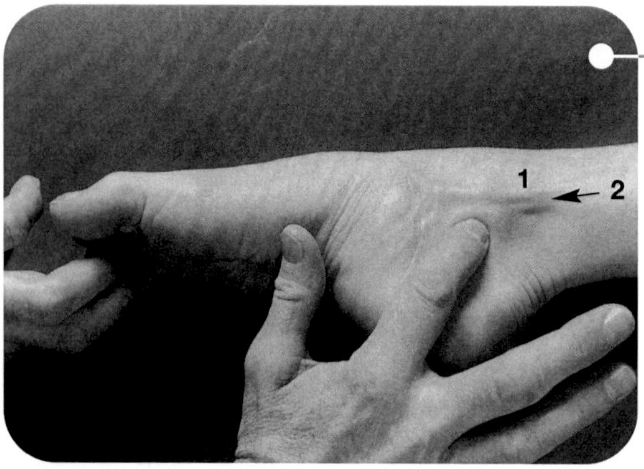

Abb. 12.133 Sehne des M. flexor digitorum longus am medialen Fußrand

Die Sehne verläuft, umschlossen von einer eigenen Sehnenscheide, seitlich am Malleolus medialis entlang, durchzieht den Sulcus malleolaris, kreuzt das Lig. mediale und zieht, durch einen kleinen Sulcus (Zeigefinger in der nebenstehenden Abbildung), zum medialen Rand des Sustentaculum tali. Von dort zieht die Sehne des M. flexor digitorum longus (2) zur Planta pedis.

1. M. tibialis posterior
2. M. flexor digitorum longus
3. M. flexor hallucis longus

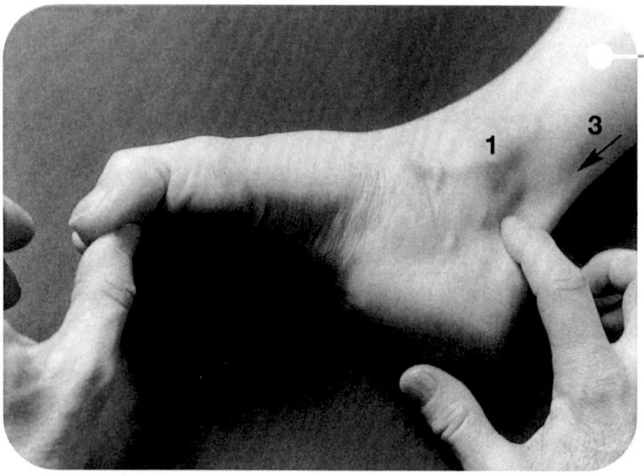

Abb. 12.134 Sehne des M. flexor hallucis longus im Sulcus malleolaris

Der Therapeut legt eine Hand auf die Plantarseite der Großzehe und ersucht den Patienten, diese mehrmals hintereinander schnell zu beugen.

Durch diese wiederholte Muskelbewegung wird die Sehne des gesuchten Muskels im Sulcus malleolaris etwas vom Malleolus medialis entfernt und sehr nahe an der Achillessehne sichtbar.

Ziffern ➛ Abb. 12.134.

Anmerkung: Die Sehne (3) des gesuchten Muskels, die in der nebenstehenden Abbildung klar erkennbar ist, ist nicht bei allen Patienten sichtbar.

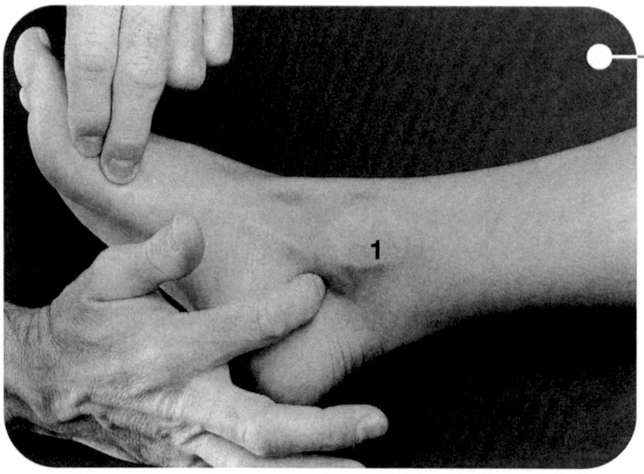

Abb. 12.135 Sehne des M. flexor hallucis longus am medialen Fußrand

Unterhalb des oberen Sprunggelenk (Art. talocruralis) verläuft die Sehne im Sulcus tendinis musculi flexoris hallucis über die Hinterfläche des Talus (zwischen dem Tuberculum laterale und mediale), sie legt sich unter die Sehne des M. flexor digitorum longus (➛ Abb. 12.133) (2) in einen Sulcus auf der Medialseite des Calcaneus, unterhalb des Sustentaculum tali.

Ziffern ➛ Abb. 12.134.

Anmerkung: Wie in der nebenstehenden Abbildung dargestellt, erweist es sich als nützlich, die Sehne des M. tibialis posterior (1) anzuspannen, da sie einen guten Orientierungspunkt für die gesuchte Sehnen bietet.

Kurze Fußmuskulatur

Die palpatorisch zugänglichen Muskelstrukturen:
- M. extensor digitorum brevis (➤ Abb. 12.138 – 12.142)
  Funktion: streckt die Grundphalangen der zweiten bis vierten oder fünften Zehe
- M. abductor digiti minimi (➤ Abb. 12.143)
  Funktion: abduziert die fünfte Zehe.
- M. flexor digiti minimi brevis (➤ Abb. 12.144)
  Funktion: beugt die fünfte Zehe
- M. opponens digiti minimi, Visualisierung seiner Funktion (➤ Abb. 12.145)
  Funktion: zieht den fünften Mittelfußknochen nach medial.
- M. abductor hallucis (➤ Abb. 12.146)
  Funktion:
  - abduziert die Grundphalanx der Großzehe
  - beugt und abduziert die Großzehe
- M. flexor hallucis brevis (➤ Abb. 12.147)
  Funktion: beugt die Großzehe
- M. adductor hallucis (➤ Abb. 12.148)
  Funktion: adduziert und beugt die Großzehe
- M. quadratus plantae, Visualisierung seiner Funktion (➤ Abb. 12.149)
  Funktion: stabilisiert den M. flexor digitorum, indem er ihn nach lateral zieht
- M. flexor digitorum brevis, Visualisierung seiner Funktion (➤ Abb. 12.150)
  Funktion: beugt das zweite Zehenglied der zweiten bis fünften Zehe, beugt das erste Zehenglied gegenüber dem entsprechenden Mittelfußknochen.
- Mm. interossei plantares et dorsales, Visualisierung ihrer Funktionen (➤ Abb. 12.151 – 12.153)
  Funktion:
  - beugen das erste Zehenglied
  - die Mm. interossei dorsales spreizen die Zehen von der Fußachse (d. h. vom zweiten Zehenstrahl) weg
  - die Mm. interossei plantares nähern die dritte, vierte und fünfte Zehe der Fußachse an.

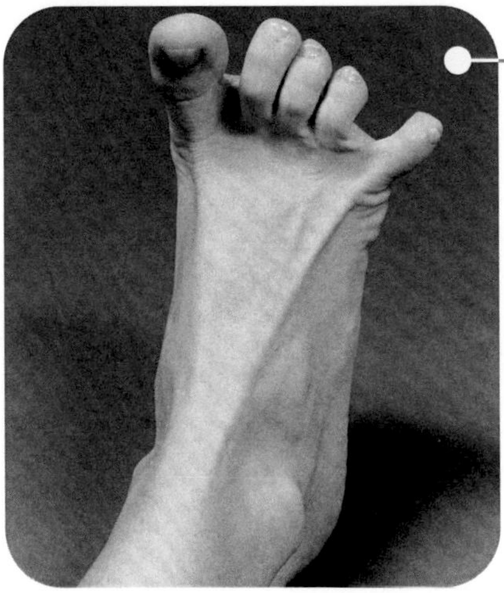

Abb. 12.136

Fuß (Pes), Ansicht von dorsal

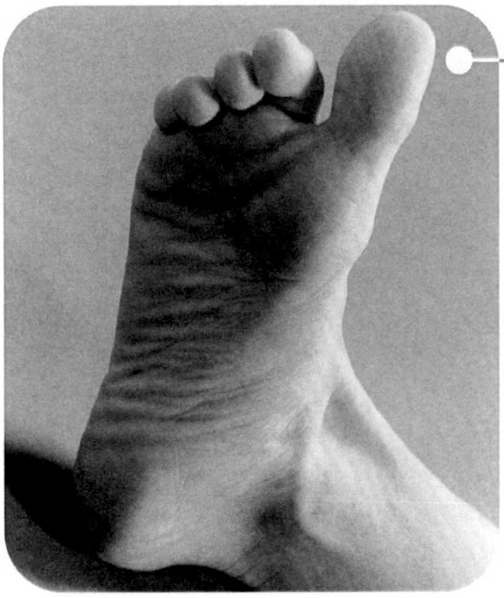

Abb. 12.137

Fuß (Pes), Ansicht von plantar

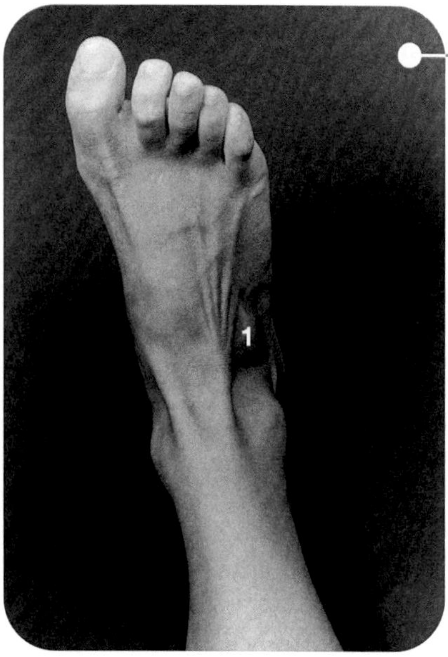

Abb. 12.138 M. extensor digitorum brevis, Visualisierung und topografische Situation

Dieser Muskel (1) ist Teil des Fußrückens.

Ursprung und Ansatz

- Dieser Muskel entspringt rückwärts im anterolateralen Anteil der Dorsalseite der Magna apophysis calcanei.
- Er endet distal mit vier Sehnen:
  - Die erste Sehne inseriert auf der Dorsalseite an der Basis der Grundphalanx der Großzehe.
  - Die drei lateralen Sehnen inserieren am lateralen Rand der Sehne des M. extensor digitorum longus für die zweite, dritte und vierte Zehe.

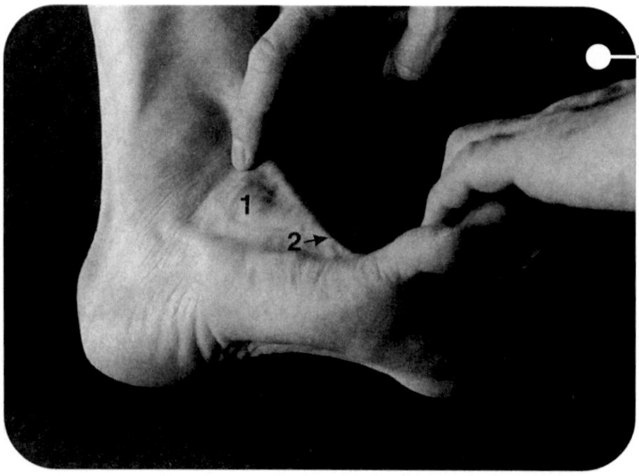

Abb. 12.139 M. extensor digitorum brevis

Man ersucht den Patienten die Grundphalanx der zweiten bis fünften Zehe, eventuell gegen Widerstand, zu strecken, um den Muskelbauch (1) vor dem Malleolus lateralis und lateral der Sehne des M. extensor digitorum longus (2) zu erkennen. Danach ist der Muskel schwieriger zu erkennen, da er vom M. extensor digitorum longus überdeckt wird.

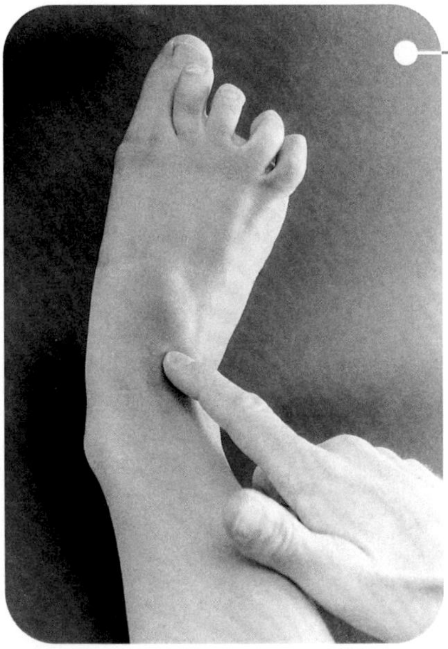

Abb. 12.140 M. extensor hallucis brevis

Dieser Muskel ist Teil des M. extensor digitorum. Man ersucht den Patienten, die in ➤ Abb. 12.139 beschriebene Bewegung auszuführen. Der Muskelbauch wird vor dem Retinaculum mm. extensorum inferius (➤ Abb. 12.116 und 12.117), medial der Sehne des M. extensor digitorum longus, (➤ Abb. 12.123) tastbar.

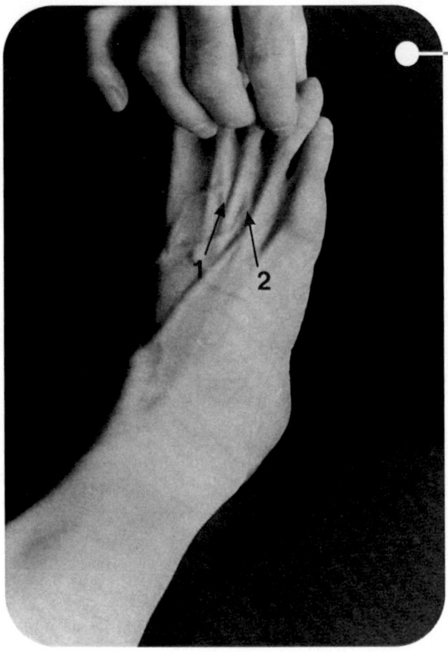

Abb. 12.141 Endpunkte der Sehnen des M. extensor digitorum brevis im Bereich der zweiten und dritten Zehe

Man ersucht den Patienten, wieder die in ➤ Abb. 12.139 beschriebene Bewegung auszuführen, und legt anschließend drei Finger auf die Dorsalseite der Zehen und bewegt diese in Plantarflexion. Dadurch werden die Sehnen deutlich sichtbar: die Sehne, die sich mit der Sehne des M. extensor digitorum für die zweite Zehe (1) verbindet, und die Sehnen, die sich mit der Sehne des M. extensor digitorum für die dritte Zehe (2) verbindet.

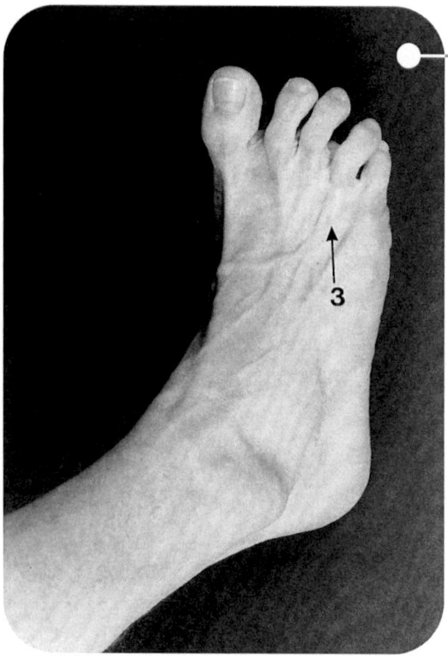

Abb. 12.142 Endpunkte der Sehne des M. extensor digitorum brevis im Bereich der vierten Zehe

Die nebenstehende Abbildung ermöglicht eine bessere Visualisierung der Sehne des M. extensor digitorum brevis, der sich mit der Sehne des M. extensor digitorum longus für die vierten Zehe (3) verbindet.

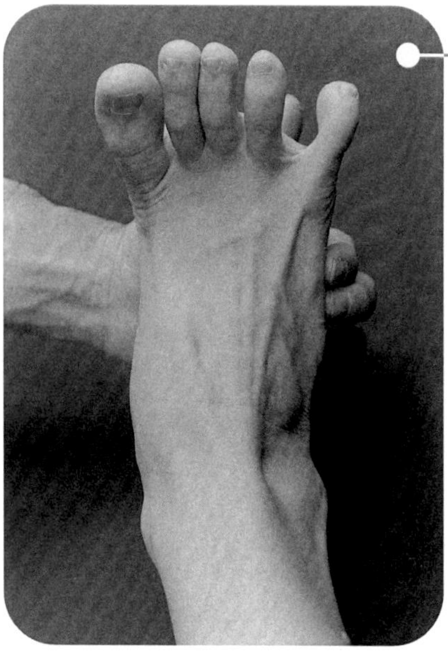

Abb. 12.143 M. abductor digiti minimi

Der Therapeut legt die Finger an den lateralen Fußrand und ersucht den Patienten, die fünfte Zehe mehrfach in Richtung Abduktion zu bewegen. Dadurch wird die Muskelkontraktion unter den Fingern deutlich spürbar.

Ursprung und Ansatz

- Im rückwärtigen Teil des Fußes:
  - auf dem Processus lateralis auf der Unterseite des Tuber calcanei
  - auf der Plantaraponeurose
  - auf der Tuberositas ossis metatarsalis V.
- Im vorderen Teil des Fußes:
  - im lateralen plantaren Anteil der Basis der Grundphalanx der fünften Zehe.

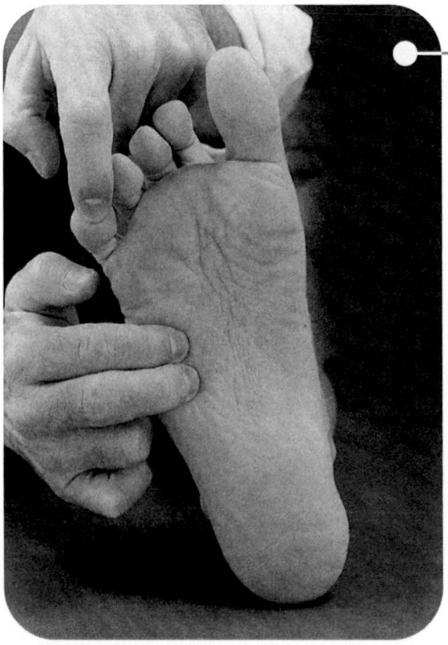

Abb. 12.144 M. flexor digiti minimi brevis

Der Therapeut legt zwei Finger auf die Plantarseite des fünften Mittelfußknochens und verschiebt seine Finger etwas zum medialen Fußrand. Lateral wird der Muskelbauch vom M. abductor digiti minimi überdeckt.

Ursprung und Ansatz

- Im rückwärtigen Teil des Fußes:
  - im lateralen Teil der Knochenleiste des Os cuboideum
  - auf der Sehnenscheide des M. fibularis longus
  - auf der Basis des Os metatarsale V.
- Im vorderen Teil des Fußes:
  - auf der Plantarseite der Basis der Grundphalanx der fünften Zehe.

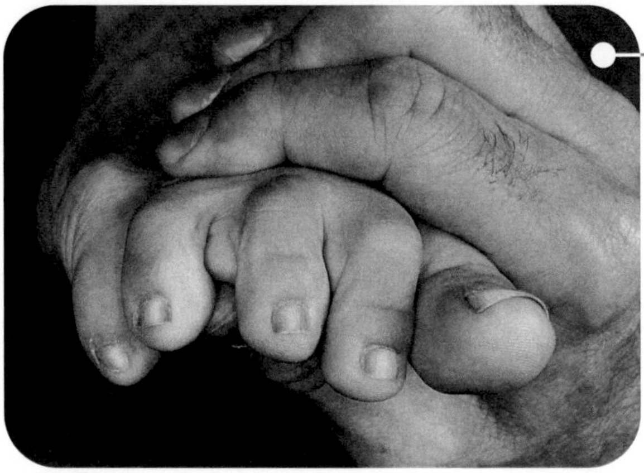

Abb. 12.145 Visualisierung der Funktion des M. opponens digiti minimi

Der Muskel bewegt das Os metatarsale V nach medial.
Anmerkung: Er gehört, wie die beiden oben beschriebenen Muskeln, zur lateralen Muskelgruppe. Er kann nicht isoliert palpiert werden und ist inkonstant.

Ursprung und Ansatz

- Im rückwärtigen Teil des Fußes:
  - im lateralen Teil der Knochenleiste des Os cuboideum
  - auf der Sehnenscheide des M. fibularis longus.
- Im vorderen Teil des Fußes:
  - am lateralen Rand des gesamten Os metatarsale V.

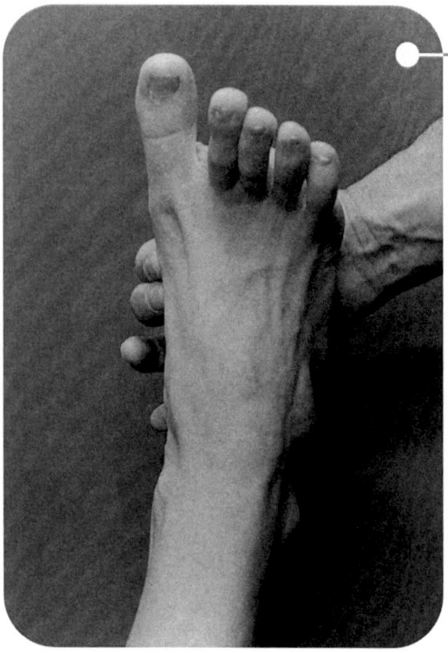

Abb. 12.146 M. abductor hallucis

Der Therapeut legt seine Finger an den medialen Fußrand und ersucht den Patienten, die Großzehe zu abduzieren. Wenn der Patient diese Bewegung nicht ausführen kann, ersucht man ihn, die Großzehe zu beugen; dadurch wird die Muskelkontraktion am medialen Fußrand, vor allem auf der Plantarseite des Os cuneiforme mediale und des Os naviculare, erkennbar.

Ursprung und Ansatz

- Im rückwärtigen Teil des Fußes:
  - auf dem Processus medialis an der Unterseite des Tuber calcanei
  - auf der Plantaraponeurose.
- Im vorderen Teil des Fußes:
  - auf dem Os sesamoideum mediale
  - am medialen Rand der Basis der Grundphalanx der Großzehe.

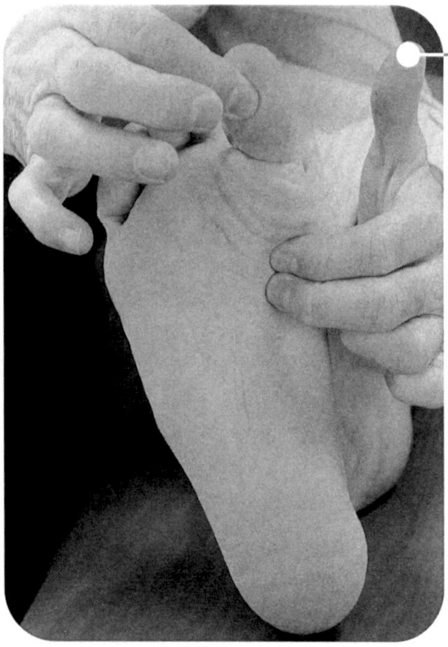

Abb. 12.147 M. flexor hallucis brevis

Der Therapeut legt zwei Finger großflächig auf die Plantarseite des Os metatarsale I hinter die Ossa sesamoidea und verschiebt seine Finger etwas zur Medialseite des Fußes, um den medialen Anteil dieses Muskels zu ertasten. Für den lateralen Anteil legt man die Finger an den lateralen Rand des Fußes und berücksichtigt dabei, dass dieser Anteil teilweise von der Sehne des M. flexor hallucis longus überdeckt wird. Man ersucht den Patienten, die Großzehe gegenüber dem Mittelfuß zu beugen.
Anmerkung: Da die verschiedenen Strukturen in dieser Region in übereinanderliegenden Schichten angeordnet sind, ist eine isolierte Palpation sehr schwierig.

Ursprung und Ansatz

- Im rückwärtigen Teil des Fußes:
  - auf der Plantarseite der Ossa cuneiformia intermedium und laterale
  - auf dem Lig. calcaneocuboideum
  - auf den Ausläufern des M. tibialis posterior.
- Im vorderen Teil des Fußes, über zwei Faseranteile:
  - ein medialer Anteil auf der Sehne des M. abductor hallucis
  - ein lateraler Anteil auf der Sehne des M. adductor hallucis.

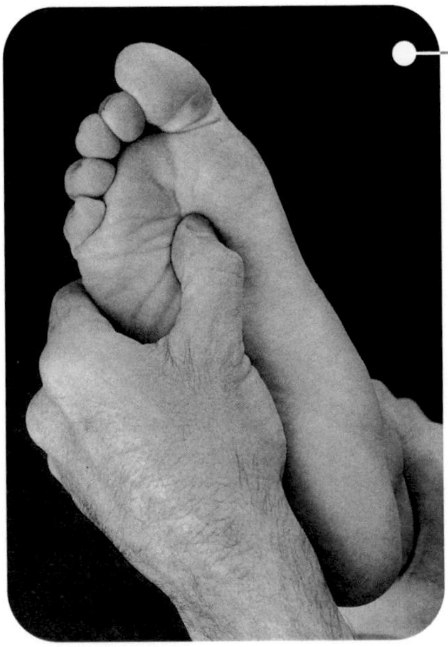

Abb. 12.148 M. adductor hallucis

Der Therapeut legt seinen Daumen auf der Plantarfläche auf den lateralen Abschnitt des Intermetatarsalraums. Er ersucht den Patienten, seine Großzehe zu beugen, und versucht die Muskelkontraktion unter dem Daumen wahrzunehmen. Die Kontraktion wird v. a. im Caput obliquus erspürt, das mit dem Caput transversum des M. flexor hallucis brevis verschmilzt. Die Kontraktion ist allerdings schwer zu spüren.

Ursprung und Ansatz

- Ursprung über zwei Muskelfaserbündel:
  - ein Caput obliquum
    - auf der Knochenleiste des Os cuboideum
    - auf dem plantaren Teil des Os cuneiforme laterale und auf der Basis des dritten und vierten Metatarsalknochens.
    - auf dem Lig. calcaneocuboideum
    - auf den Ausläufern des M. tibialis posterior
  - Caput transversum: auf der Kapsel der Metatarsophalangealgelenke der dritten, vierten und fünften Zehe.
- Ansatz:
  - auf dem Os sesamoideum laterale
  - am lateralen Rand der Basis der Grundphalanx der Großzehe.

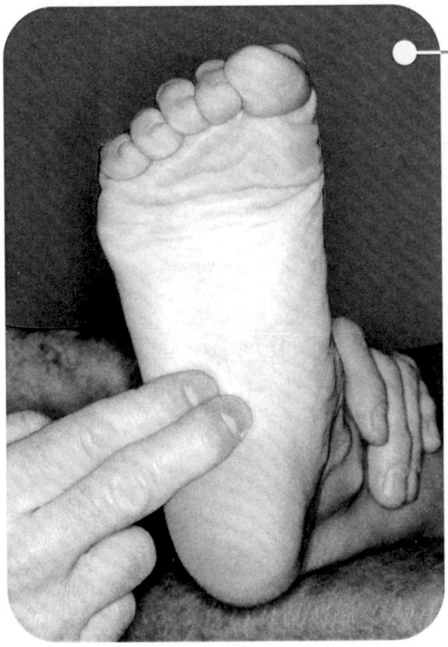

Abb. 12.149 Visualisierung der Funktion des M. quadratus plantae

In der nebenstehenden Abbildung werden die Finger auf den Übergang zwischen dem Muskel und dem lateralen Rand der Sehne des M. flexor digitorum longus gelegt.
Anmerkung: Da die Sehne des M. flexor digitorum longus schräg verläuft, werden der Fuß und die Zehen etwas abgelenkt. Der M. quadratus plantae soll diese Tendenz korrigieren.
Der Muskel ist an der Flexion der zweiten bis fünften Zehe beteiligt.

Ursprung und Ansatz

- Ursprung über zwei Muskelfaserbündel:
  - ein Caput laterale auf der Plantarfläche des Calcaneus und auf dem Lig. calcaneocuboideum inferior
  - ein Caput mediale auf der konkaven Seite der Medialfläche des Calcaneus.
- Ansatz: am lateralen Rand der Sehne des M. flexor digitorum longus.

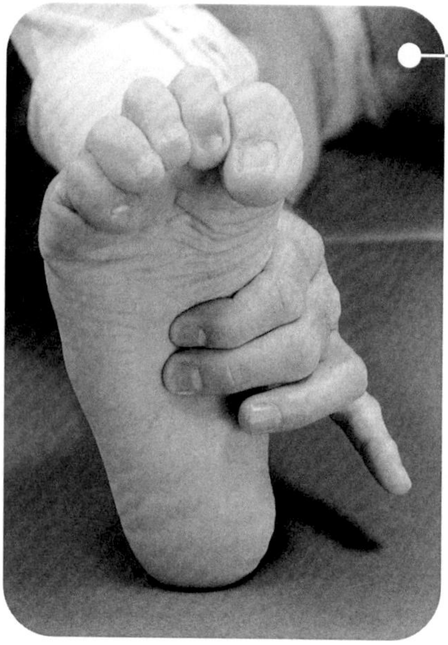

Abb. 12.150 Visualisierung der Funktion des M. flexor digitorum brevis

Der Therapeut umgreift den medialen oder lateralen Fußrand, so dass die Finger in der Mitte der Fußsohle liegen. Anschließend ersucht er den Patienten, die Zehen mehrfach zu beugen, und spürt dabei die Muskelkontraktion unter den Fingern.
Anmerkung: Die oben beschriebenen Sehnen und die Sehnen des M. flexor digitorum longus überlagern sich.

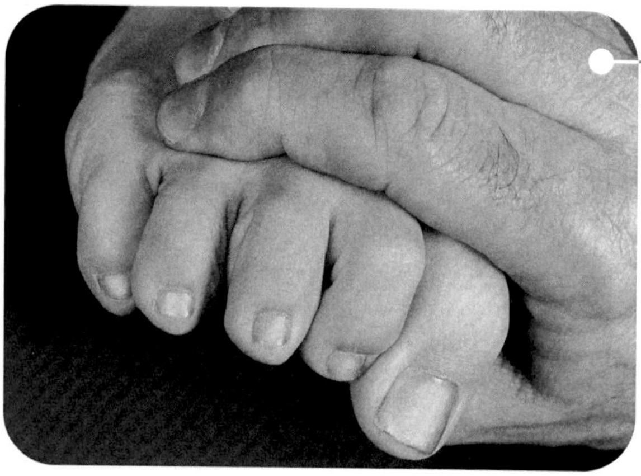

Abb. 12.151 Visualisierung einer der Funktionen der Mm. interossei plantares und der Mm. lumbricales

In der nebenstehenden Abbildung wird die Flexion der Grundphalanx gegenüber den Metatarsalknochen der zweiten bis fünften Zehe dargestellt. Die Großzehe ist, obwohl sie in der Abbildung ebenfalls gebeugt ist, von dieser Funktion nicht betroffen. Die Mm. interossei plantares beugen das erste Zehenglied der zweiten bis fünften Zehe und nähern die letzten drei Zehen der Fußachse (die durch den zweiten Strahl verläuft) an. Die Mm. lumbricales beugen die Grundphalanx der zweiten bis fünften Zehe und strecken die Mittel- und die Endphalangen gegenüber der Grundphalanx.

Ursprung und Ansatz

- Mm. interossei plantares: diese drei Muskeln entspringen auf der Medialseite und am plantaren Rand des dritten, vierten und fünften Mittelfußknochens und inserieren im medialen Teil der Basis der Grundphalanx der entsprechenden Zehe.
- Mm. lumbricales:
  - Diese vier Muskeln entspringen auf den beiden Rändern der dritten, vierten und fünften Sehne des M. flexor digitorum longus (mit Ausnahme des ersten M. lumbricalis, der am medialen Rand der Sehne der zweiten Zehe beginnt).
  - Sie enden im medialen Teil der Basis der Grundphalanx der zweiten bis fünften Zehe mit einem Ausläufer an der entsprechenden Streckersehne.

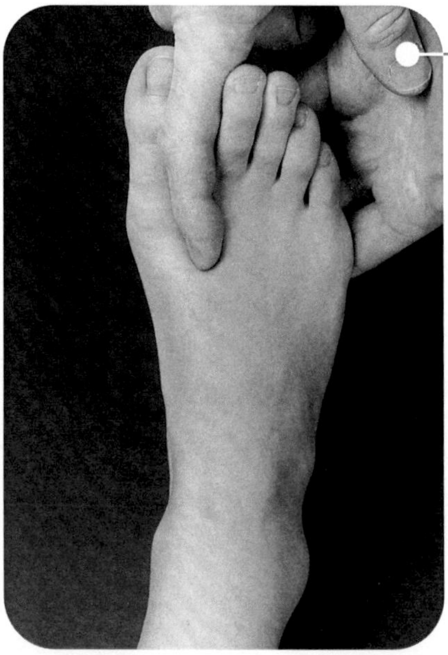

Abb. 12.152 Die Mm. interossei dorsales und der Zugang zum M. interosseum dorsalis I

Die Mm. interossei dorsales sind in den vier Intermetatarsalräumen palpierbar.
Legt man die Finger flach auf die Seitenflächen der Ossa metatarsalia, sind sie direkt zugänglich.
Anmerkung: Diese Abbildung zeigt nur den M. interosseum dorsalis I. Sie entspricht jedoch auch den anderen Mm. interossei. Es genügt die Zugangstechnik für die Ossa metatarsalia II und III auf den M. interosseum dorsalis II, die Technik für die Ossa metatarsalia III und IV auf den M. interosseum dorsalis III sowie die Technik für die Ossa metatarsalia IV und V auf den M. interosseum dorsalis IV zu übertragen.

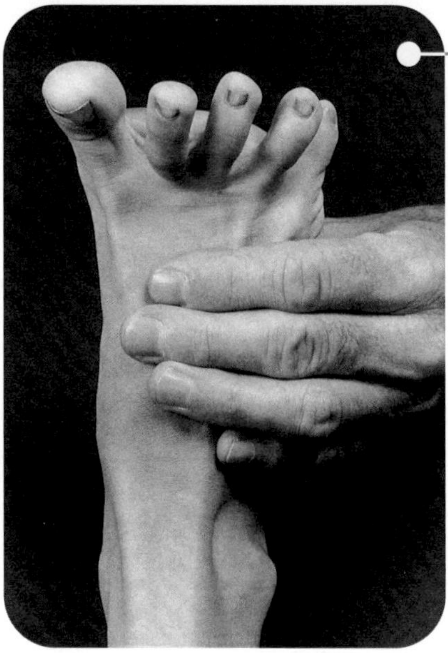

Abb. 12.153 Visualisierung der Hauptfunktion der Mm. interossei dorsales

In der nebenstehenden Abbildung wird die Abduktion der zweiten, dritten und vierten Zehe gegenüber der Fußachse (die durch den zweiten Strahl verläuft) hervorgehoben.
Anmerkung: Diese Muskeln beugen auch die Grundphalanx der zweiten bis fünften Zehe.

Ursprung und Ansatz

- Diese vier Muskeln entspringen an den medialen und lateralen Flächen der Ossa metatarsalia I, II, III und IV und auf der medialen Fläche des Os metarsale V.
- Sie inserieren auf den Seitenflächen der Phalangen der zweiten, dritten und vierten Zehe (betrifft den zweiten, dritten und vierten M. interosseum dorsalis). Der erste M. interosseum dorsalis endet auch auf der medialen Fläche der Grundphalanx der zweiten Zehe.
  Der zweite M. interosseum dorsalis endet auf der lateralen Fläche der Basis der Grundphalanx der zweiten Zehe. Der dritte und der vierte M. interosseum dorsalis inserieren jeweils auf den lateralen Flächen der Basis der Grundphalanx der dritten und vierten Zehe.

Anmerkung: Die verschiedenen analytisch zu beschreibenden Einzelfunktionen der kurzen Fußmuskeln sind gegenüber der globalen Funktion dieser als untrennbare Einheit zu betrachtenden Muskeln vernachlässigbar.
Als Einheit erfüllen sie eine wichtige Rolle beim Gehen und im aufrechten Stand, zudem sind sie sehr anpassungsfähig, wenn die Füße über sehr unterschiedliche Böden (Sand, Kies etc.) laufen.

Nerven und Gefäße

Die palpatorisch zugänglichen Strukturen:

- N. fibularis superficialis (➛ Abb. 12.156 und 12.157)
- N. cutaneus dorsalis lateralis (➛ Abb. 12.157)
- Anastomose zwischen N. cutaneus dorsalis intermedius und N. cutaneus dorsalis lateralis (➛ Abb. 12.157)
- N. cutaneus dorsalis intermedius (➛ Abb. 12.158)
- N. tibialis (➛ Abb. 12.160 und 12.161)
- A. tibialis posterior (➛ Abb. 12.160 und 12.161)
- A. dorsalis pedis (➛ Abb. 12.162)

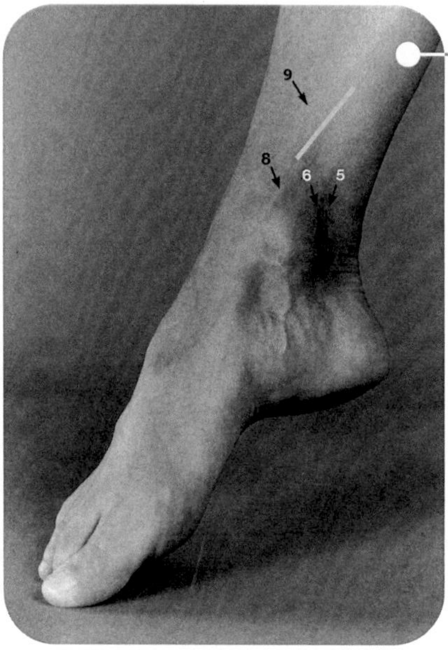

Abb. 12.154

Sprunggelenk und Fuß, Ansicht von medial

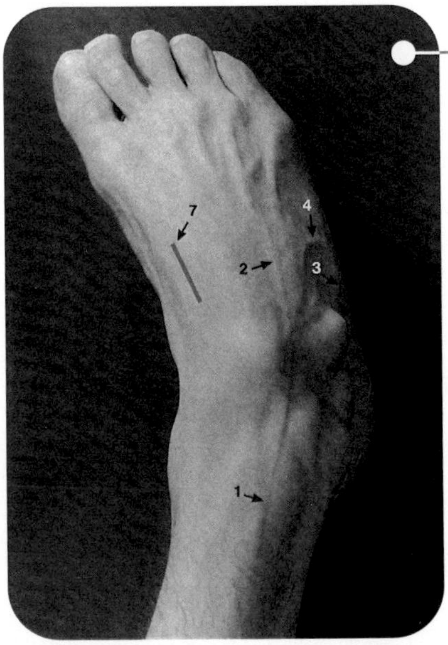

Abb. 12.155 Sprunggelenk und Fuß, Ansicht von superior

1. N. fibularis superficialis
2. N. cutaneus dorsalis intermedius
3. N. cutaneus dorsalis lateralis
4. Anastomose zwischen N. cutaneus dorsalis intermedius und N. cutaneus dorsalis lateralis
5. N. tibialis
6. A. tibialis posterior
7. A. dorsalis pedis
8. V. saphena magna
9. N. saphenus

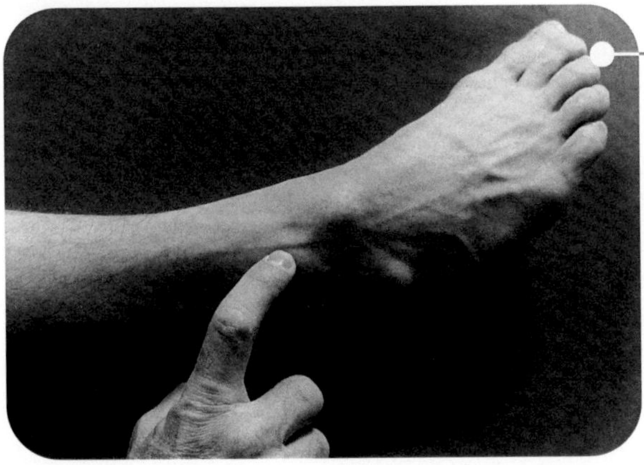

Abb. 12.156 N. fibularis superficialis

Dieser Nerv kann auf zwei Arten palpiert werden:

- Entweder sucht man ihn relativ weit proximal im Bereich des Unterschenkels (ungefähr an der Verbindung zwischen dem proximalen und dem distalen Drittel im anterolateralen Abschnitt des Unterschenkels)
- oder weiter distal im Bereich des Rists.

Anmerkung: In beiden Fällen verläuft der Nerv, nachdem er die Aponeurose durchbohrt hat, subkutan.

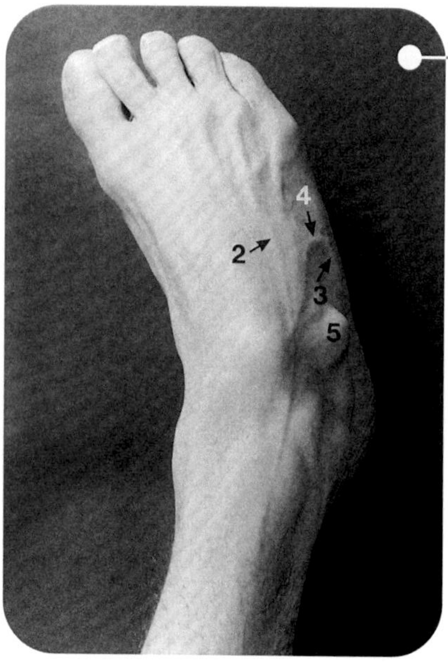

Abb. 12.157 N. cutaneus dorsalis lateralis (3) und die Anastomose (4) zwischen N. cutaneus dorsalis intermedius (2) und N. cutaneus dorsalis lateralis (3)

In der nebenstehenden Abbildung ist der N. fibularis superficialis im distalen Anteil des anterolateralen Unterschenkels gut erkennbar. Er setzt sich ab dem Malleolus lateralis durch den N. cutaneus dorsalis intermedius (2) fort, der dem dritten Metatarsalraum folgt.

Der aus dem N. saphenus stammende N. cutaneus dorsalis lateralis (3) folgt dem lateralen Rand des Fußes, wo er gut sichtbar ist. In der nebenstehenden Abbildung ebenfalls gut erkennbar ist die Anastomose (4) zwischen den beiden genannten Nervenstrukturen, die unterhalb der Magna apophysis calcanei (5) verläuft.

Anmerkung: Die Anastomose zwischen den Nn. cutaneus dorsalis lateralis und intermedius ist nicht immer vorhanden.

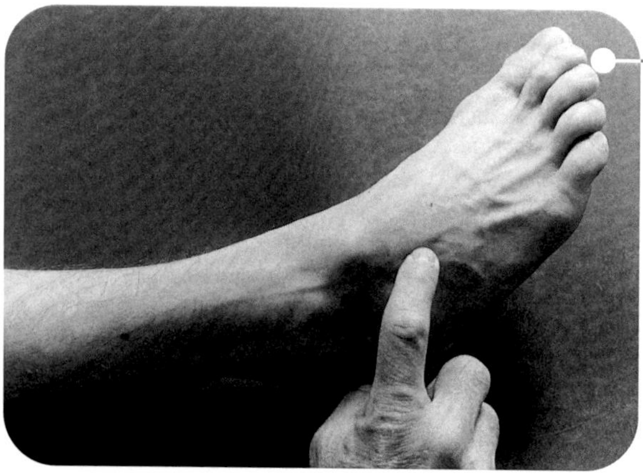

Abb. 12.158 N. cutaneus dorsalis intermedius

Laterale Ansicht dieses Nervs, dessen topografische Beziehungen zu den anderen Nervenstrukturen der Region bereits in ➛ Abb. 12.157 beschrieben wurden.

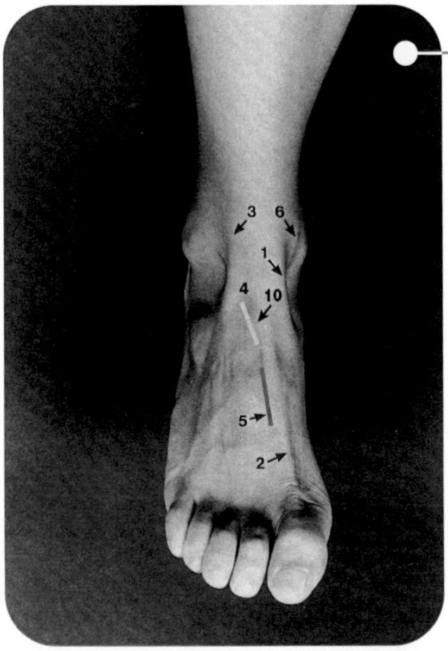

Abb. 12.159 Sprunggelenk und Fuß, Ansicht von anterior

1. Sehne des M. tibialis anterior
2. Sehne des M. extensor hallucis longus
3. Sehne des M. extensor digitorum longus
4. Retinaculum mm. extensorum inferius
5. A. dorsalis pedis
6. V. saphena magna
10. N. fibularis profundus

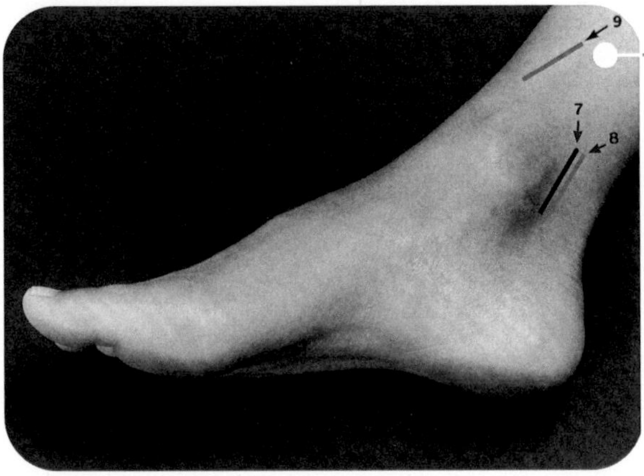

Abb. 12.160 Sprunggelenk und Fuß, Ansicht von medial

7. A. tibialis posterior
8. N. tibialis
9. N. saphenus

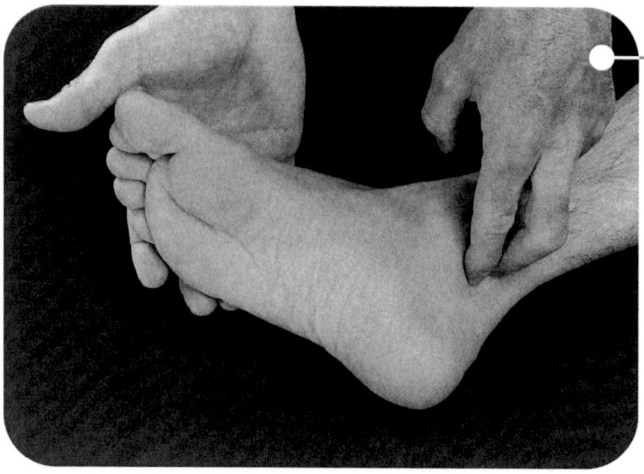

Abb. 12.161 A. tibialis posterior und N. tibialis

Die Arterie zieht zwischen dem M. flexor digitorum longus und dem weiter posterior verlaufenden M. flexor hallucis longus durch eine Rinne hinter dem Malleolus medialis. Bringt man den Fuß zunächst in eine leichte Inversionsstellung und entspannt dadurch die verschiedenen Weichgewebe der Region, ist der Puls noch besser zu spüren.
Der N. tibialis kann unmittelbar hinter der Arterie als rundliche Schnur ertastet werden.

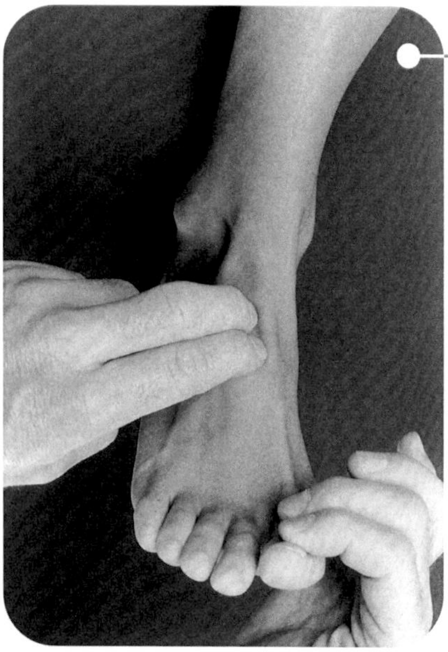

Abb. 12.162 A. dorsalis pedis und medialer Ast des N. fibularis profundus

Ab dem Retinaculum mm. extensorum inferius wird die A. tibialis als A. dorsalis pedis bezeichnet (➤ Abb. 12.105 und 12.106)
Sie zieht auf dem Fußrücken bis zum posterioren Ende des ersten Interossärraums, den sie in vertikaler Richtung kreuzt, um anschließend mit der A. plantaris lateralis eine Anastomose zu bilden.

- Der wichtigste Anhaltspunkt auf dem Fußrücken ist die Sehne des M. extensor hallucis longus. Man sucht mit den Fingerkuppen den Puls der A. dorsalis pedis unmittelbar lateral dieser Sehne und medial der Sehne des M. extensor digitorum longus für die zweite Zehe.
- Die wichtigsten Anhaltspunkte im Bereich des Rists sind das inferiore Faserbündel des Retinaculum mm. extensorum inferius und die Sehnen des M. extensor hallucis longus medial und des M. extensor digitorum longus lateral (der Puls kann mit zwei Fingern zwischen diesen beiden Sehnen und etwas unterhalb des Retinaculum ertastet werden.
- Der mediale Ast des N. fibularis profundus ist im gleichen Raum wie die A. dorsalis pedis palpierbar. Der Nerv liegt lateral der Arterie.

Literatur

Beauthier JP, Lefèvre P. Traité d'anatomie, de la théorie à la pratique palpatoire. Brussels: De Boeck University. Vol. 2: Membre supérieur, ceinture scapulaire; 1991. Vol. 3: Tête et tronc, propédeutique viscérale; 1993.

Bonnel F, Chevrel JP, Outrequin G (series edited by J. P. Chevrel). Anatomie clinique, Vol. 1: Les Membres. Paris: Springer; 1991.

Bouchet A, Cuilleret J. Anatomie topographique, descriptive et fonctionnelle. Paris: SIMEP. Vol. 2: Le Cou, le thorax. 2nd edn; 1992. Vol. 3 (A): Le membre supérieur. 3rd edn; 1996. Vol. 3 (B): Le membre inférieur. 3rd edn; 1996.

Guntz M. Nomenclature anatomique illustrée. Paris: Masson; 1975.

Hislop H, Montgomery J. Daniels and Worthingham's Muscle Testing. Philadelphia, PA: Elsevier Health Sciences; 2002.

Hoppenfeld S. Physical Examination of the Spine and Extremities. New Jersey: Prentice Hall; 1979.

Kamina P. Dictionnaire atlas d'anatomie. Paris: Maloine; 1983.

Kamina P. Ostéologie des membres, Vol. 2. Paris: Maloine; 1986.

Kamina P. Tête et cou. Vol. 1: Muscles, vaisseaux, nerfs et viscères. Paris: Maloine; 1996.

Kamina P. Dos et thorax. Paris: Maloine; 1997.

Kamina P, Francke J-P. Arthrologie des membres. Paris: Maloine; 1994.

Kamina P, Rideau Y. Myologie des membres, Vol. 3. 2nd edn. Paris: Maloine; 1992.

Kamina P, Santini JJ. Anatomie, introduction à la clinique, nerfs des membres. Paris: Maloine; 1989.

Kendall HO, Peterson Kendall F, Wadsworth GE. Muscles, Testing and Function. Baltimore, MD: Williams & Wilkins; 1971.

Lacote M, Chevalier AM, Miranda A, Bleton JP, Stevenin P. Évaluation clinique de la fonction musculaire. Paris: Maloine; 2005.

Lazorthes G. Le système nerveux périphérique. Paris: Masson; 1981.

Lockhart RD. Living Anatomy. 3rd edn. London: Faber & Faber; 1951.

Lumley JS. Surface Anatomy. Edinburgh: Churchill Livingstone; 1990.

McMinn RMH, Hutchings RT, Marks SC, Abrahams PH. Color Atlas of Human Anatomy. Edinburgh: Mosby; 1998.

Mollier S. Plastische Anatomie. 2nd edn. Munich: JF Bergmann; 1967.

Netter FH. Atlas of Human Anatomy. 4th edn. Philadelphia, PA: Elsevier Health Sciences; 2006.

Netter FH. Atlas d'anatomie palpatoire. 3rd edn. Paris: Masson; 2005.

Pierron G, Leroy A, Peninou G, Dufour M, Genot C. Kinésithérapie. Paris: Flammarion Médecine-Sciences.
Vol. 2: Membre inférieur; 1984.
Vol. 3: Membre supérieur, bilans, techniques passives et actives; 1997.
Vol. 4: Tronc et tête; 1997.

Rouvière H, Delmas A. Anatomie humaine, descriptive, topographique et fonctionnelle. Paris: Masson. Vol. 1: Tête et cou. 15th edn; 2002. Vol. 2: Tronc. 15th edn; 2002. Vol. 3: Membres. 15th edn; 2002.

Royce J. Surface Anatomy. Philadelphia, PA: F. A. Davis; 1965.

Sobotta J. (ed. J. Staubesand) Sobotta Atlas of Human Anatomy. Munich: Urban & Schwarzenberg. Vol 1: Head, Neck, Upper Limbs, Skin. 11th English edn; 1989. Vol 2: Thorax, Abdomen, Pelvis, Lower Limbs. 11th English edn; 1989.

Testut L, Jacob O. Traité d'anatomie topographique. Paris: Octave Douin; 1914.

Toby C. Methodische Palpation. Berlin: S. Karger; 1905.

Wolf-Heidegger G. Atlas der systematischen Anatomie des Menschen, vol. III. Basel: S. Karger; 1972.

Register

A

B

C

D

E

F

G

H

I

K

L

M

Q

R

S

T

U

V

W

Z